Complicações em Rejuvenescimento Facial Minimamente Invasivo

Prevenção e Manejo

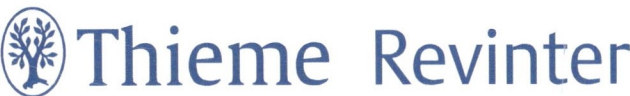

Complicações em Rejuvenescimento Facial Minimamente Invasivo

Prevenção e Manejo

Paul J. Carniol
Clinical Professor
Department of Otolaryngology
Rutgers New Jersey Medical School;
Plastic Surgeon
Carniol Plastic Surgery
Summit, New Jersey, USA

Mathew M. Avram
Associate Professor
Department of Dermatology
Massachusetts General Hospital/Harvard Medical School
Wellman Center for Photomedicine
Boston, Massachusetts, USA

Jeremy A. Brauer
Clinical Associate Professor
Ronald O. Perelman Department of Dermatology
New York University
New York, New York, USA

262 ilustrações

Thieme
Rio de Janeiro • Stuttgart • New York • Delhi

Dados Internacionais de Catalogação na Publicação (CIP) de acordo com ISBD

C289c

Carniol, Paul J.
  Complicações em Rejuvenescimento Facial Minimamente Invasivo: Prevenção e Manejo/Paul J. Carniol, Mathew M. Avram, Jeremy A. Brauer. – Rio de Janeiro: Thieme Revinter Publicações Ltda, 2022.

  246 p.: il.: 18,5 cm x 27 cm.
  Inclui bibliografia e índice.
  ISBN 978-65-5572-123-2
  eISBN 978-65-5572-124-9

  1. Medicina. 2. Estética. 3. Intervenções. 4. Faciais. I. Avram, Mathew M. II. Brauer, Jeremy A. III. Título.

  2021-3783   CDD 610
                                       CDU 61

Elaborado por Odilio Hilario Moreira Junior – CRB-8/9949

Tradução:
ANGELA NISHIKAKU (Caps. 1 A 6)
Tradutora Especializada na Área da Saúde, SP
SILVIA SPADA (Caps. 7 A 10)
Tradutora Especializada na Área da Saúde, SP
EDIANEZ CHIMELLO (Caps. 11 A 19)
Tradutora Especializada na Área da Saúde, SP

Revisão Técnica:
ANTONIO JULIANO TRUFINO
Membro Titular da Sociedade Brasileira de Cirurgia Plástica (SBCP)
Membro da American Society of Plastic Surgeons (ASPS)
Mestre em Medicina pela Universidade do Porto, Portugal
Graduado em Medicina pela Universidade Estadual de Londrina (UEL)
Residência Médica em Cirurgia Geral pela Universidade Estadual de Londrina (UEL)
Residência Médica em Cirurgia Plástica pelo Hospital Fluminense – Serviço do Prof. Ronaldo Pontes (MEC e SBCP)
Diretor da Clínica Trufino – São Paulo, SP
Cirurgião Plástico do Hospital Fluminense - Serviço do Prof. Ronaldo Pontes – Rio de Janeiro, RJ

NÁDIA DE ROSSO GIULIANI
Membro Titular da Sociedade Brasileira de Cirurgia Plástica (SBCP)
Especialista em Contorno Corporal - Hospital das Clínicas da Faculdade de Medicina da USP (HCFMUSP)
Membro da Equipe de Reconstrução de Mamas – Instituto Brasileiro de Controle do Câncer (IBCC)

Título original:
Complications in Minimally Invasive Facial Rejuvenation: Prevention and Management
Copyright © 2021 by Thieme
ISBN 978-1-68420-013-9

© 2022 Thieme. All rights reserved.

Thieme Revinter Publicações Ltda.
Rua do Matoso, 170
Rio de Janeiro, RJ
CEP 20270-135, Brasil
http://www.ThiemeRevinter.com.br

Thieme USA
http://www.thieme.com

Design de Capa: © Thieme
Créditos Imagem da Capa: imagem da capa combinada pela Thieme usando as imagens a seguir:
injection-of-botox-on-female © Valuavitaly/br.freepik.com
Figuras 10-01 e 11-07b

Impresso no Brasil por Forma Certa Gráfica Digital Ltda.
5 4 3 2 1
ISBN 978-65-5572-123-2

Também disponível como eBook:
eISBN 978-65-5572-124-9

Nota: O conhecimento médico está em constante evolução. À medida que a pesquisa e a experiência clínica ampliam o nosso saber, pode ser necessário alterar os métodos de tratamento e medicação. Os autores e editores deste material consultaram fontes tidas como confiáveis, a fim de fornecer informações completas e de acordo com os padrões aceitos no momento da publicação. No entanto, em vista da possibilidade de erro humano por parte dos autores, dos editores ou da casa editorial que traz à luz este trabalho, ou ainda de alterações no conhecimento médico, nem os autores, nem os editores, nem a casa editorial, nem qualquer outra parte que se tenha envolvido na elaboração deste material garantem que as informações aqui contidas sejam totalmente precisas ou completas; tampouco se responsabilizam por quaisquer erros ou omissões ou pelos resultados obtidos em consequência do uso de tais informações. É aconselhável que os leitores confirmem em outras fontes as informações aqui contidas. Sugere-se, por exemplo, que verifiquem a bula de cada medicamento que pretendam administrar, a fim de certificar-se de que as informações contidas nesta publicação são precisas e de que não houve mudanças na dose recomendada ou nas contraindicações. Esta recomendação é especialmente importante no caso de medicamentos novos ou pouco utilizados. Alguns dos nomes de produtos, patentes e design a que nos referimos neste livro são, na verdade, marcas registradas ou nomes protegidos pela legislação referente à propriedade intelectual, ainda que nem sempre o texto faça menção específica a esse fato. Portanto, a ocorrência de um nome sem a designação de sua propriedade não deve ser interpretada como uma indicação, por parte da editora, de que ele se encontra em domínio público.

Todos os direitos reservados. Nenhuma parte desta publicação poderá ser reproduzida ou transmitida por nenhum meio, impresso, eletrônico ou mecânico, incluindo fotocópia, gravação ou qualquer outro tipo de sistema de armazenamento e transmissão de informação, sem prévia autorização por escrito.

Este livro não poderia ter sido concluído sem o encorajamento e apoio de toda a nossa família. Muito obrigado à minha esposa, Renie, e: Michael, Stephanie, Maddie, Alan, Andrea, Lucélia, Eric, Aliza e David. Meus agradecimentos aos coeditores: Doutor Mathew M. Avram e Doutor Jeremy A. Brauer por todas as suas profundas contribuições. Por fim, agradeço à Thieme e sua excelente assessoria, especialmente Stephan Konnry e Madhumita Dey, que forneceram excelente *expertise* editorial e dedicaram várias horas à produção deste livro.

Paul J. Carniol

Aos meus pais incríveis, Morrell e Maria Avram, que me proporcionaram amor, inspiração e apoio para toda a minha vida. Vocês são o melhor exemplo de tudo que eu espero me tornar. À minha esposa, Alison, e meus filhos maravilhosos, Rachel, Alexander e Noah, obrigado por seus presentes diários de amor, alegria, diversão e felicidade. Por fim, quero agradecer aos meus ilustres e incansáveis coeditores, Doutores Paul J. Carniol e Jeremy A. Brauer, assim como à nossa equipe na Thieme, Stephan Konnry e Madhumita Dey.

Mathew M. Avram

À minha esposa, Anate – o amor da minha vida, nada neste mundo seria possível sem você. As palavras não podem expressar o quanto eu dou valor ao seu apoio e a tudo o que você faz por nossa família, para que eu possa perseguir todos os meus sonhos pessoais e profissionais. Às nossas filhas Maddie, Noa e Sophie – vocês são as luzes de nossa vida, que nos mantêm jovens, sorrindo e exaustos! À minha mãe, Bobbi – seu amor incondicional, orientação e apoio inabalável me tornaram no que eu sou hoje. Por último, quero agradecer aos Doutores, Carniol e Avram – foi uma honra e um prazer trabalhar com vocês.

Jeremy A. Brauer

Sumário

Menu de Vídeos xiii

Introdução xv

Prefácio xvii

Colaboradores xix

Seção I • Fundamentos da Prevenção de Complicações

1 Abordagem Geral: A Consulta – Avaliação do Paciente 3
Eric T. Carniol

1.1	Introdução 3	1.4	Levantamento Preciso do Histórico Médico 5
1.2	Avaliação das Expectativas 4	1.5	Aconselhamento Pré-Operatório 5
1.3	Avaliação de Transtorno Dismórfico Corporal 4	1.6	Conclusão 6

2 Anestesia na Cirurgia Estética Facial Minimamente Invasiva 7
Seden Akdagli • Dennis P. Dimaculangan • George Ferzli • Sydney C. Butts

2.1	A Definição da Cirurgia no Consultório .. 7	2.3.5	Crioanestesia 11
2.2	Preparação do Pré-Procedimento 7	2.3.6	Sedação Oral 12
2.3	Anestesia Local 8	2.3.7	Cuidados Anestésicos Monitorizados 12
2.3.1	Anestesia Local Tópica 9	2.4	*Laser* – Complicações da Anestesia 12
2.3.2	Infiltração Subcutânea ou Tecidual 9	2.4.1	Incêndio 12
2.3.3	Bloqueios dos Nervos Regionais 10	2.5	Recuperação e Alta Médica 13
2.3.4	Anestesia Tumescente 11	2.6	Conclusão 13

3 Anatomia 15
Kaete A. Archer

3.1	Introdução 15	3.4.2	Sobrancelhas (Supercílios) 23
3.2	Anatomia da Pele 15	3.5	Face Média 24
3.2.1	Epiderme 15	3.5.1	Junção Pálpebra/Bochecha 24
3.2.2	Derme 15	3.5.2	Bochecha 26
3.3	Anatomia da Testa 16	3.6	Anatomia Nasal 30
3.3.1	Região Central da Testa e Glabela 16	3.6.1	Envelope de Pele – Tecido Mole 30
3.3.2	Fossa Temporal 18	3.6.2	Profundo 30
3.4	Anatomia Periorbital 20	3.7	Ramos do Nervo Facial 33
3.4.1	Pálpebras Superiores e Inferiores 20	3.7.1	Ramo Frontal 33

3.7.2	Ramo Zigomático 33	3.7.4	Ramo Marginal 33
3.7.3	Ramo Bucal 33	3.7.5	Ramo Cervical 34

4 Fuligem, *Laser*/Cautério 36
Daniel A. Yanes ▪ Mathew M. Avram

4.1	Introdução 36	4.3	Conteúdo Orgânico da Fuligem 37
4.2	Conteúdos Inorgânicos da Fuligem 36	4.4	Estratégias de Proteção 38

Seção II ▪ Injetáveis: Prevenção e Manejo das Complicações

5 Preenchedores 43
Helen M. Moses ▪ Louis M. Dejoseph ▪ Nikunj Rana

5.1	Introdução 43	5.5.1	Reações Alérgicas e Hipersensibilidade ao AH 47
5.2	Princípios Gerais 43	5.5.2	Infecção Aguda 47
5.2.1	Fatores Relacionados com o Paciente 43	5.6	Eventos Vasculares 48
5.2.2	Fatores Relacionados com o Produto 44	5.6.1	Considerações Anatômicas e Mecanismos 48
5.2.3	Fatores Relacionados com a Técnica 44		
5.2.4	Profilaxia de Pré-Tratamento 45	5.6.2	Técnica 48
5.3	Reações Adversas e Complicações 45	5.6.3	Identificação 49
5.4	Reações Adversas Precoces e Manejo de Complicações 45	5.6.4	Tratamento e Manejo do Comprometimento Vascular 50
5.4.1	Hematomas 45	5.7	Considerações Específicas 51
5.4.2	Edema 45	5.7.1	Cegueira 51
5.4.3	Relacionadas com a Colocação: Colocação e Profundidade Inapropriadas, Hipercorreção 46	5.8	Reações Adversas Retardadas e Manejo de Complicações 52
		5.8.1	Nódulos Não Inflamatórios 52
5.4.4	Uma Ferramenta para o Manejo de Eventos Adversos Iniciais: Uso de Cânula com Ponta Romba 46	5.8.2	Reações Inflamatórias Incluindo Infecção e Formação de Granuloma 52
5.5	Reações Inflamatórias 47		

6 Transferência de Tecido Adiposo 55
Stephen E. Metzinger ▪ Rebecca C. Metzinger

6.1	Introdução 55	6.5	Necrose Gordurosa 58
6.2	Riscos e Complicações 55	6.6	Tratamento de Gordura Facial Necrose .. 60
6.3	Oclusão Vascular 55	6.7	Conclusão 61
6.4	Infecções Atípicas 57		

7 Neuromoduladores para Rugas Induzidas por Músculo 62
Timothy M. Greco ▪ Lisa Coppa-Breslauer ▪ Jason E. Cohn

7.1	Introdução 62	7.2	Porção Superior da Face 62

7.3	Porção Facial Média 73	7.5	Pescoço 84
7.4	Porção Facial Inferior 76		Agradecimento 86

8 Ácido Desoxicólico 88
Aubriana M. McEvoy ▪ Basia Michalski ▪ Rachel L. Kyllo

8.1	Descrição da Tecnologia/Procedimentos 88	8.2.5	Complicações Comuns 89
		8.2.6	Complicações: Lesão ao Nervo 91
8.1.1	Introdução 88	8.2.7	Complicações: Ulceração e Necrose da Pele 92
8.1.2	Mecanismo de Ação 88		
8.2	Otimização do Uso e Prevenção de Complicações 88	8.2.8	Complicações: Disfagia 92
		8.2.9	Complicações: Alopecia 93
8.2.1	Estudos Clínicos 88	8.3	Identificação Precoce das Complicações 93
8.2.2	Determinação do Paciente Ideal 88	8.4	Complicações do Tratamento 93
8.2.3	Avaliando a Gordura Pré-Platismal 89		
8.2.4	Técnica Adequada de Injeção 89	8.5	Conclusão 95

Seção III ▪ Dispositivos de Alta Energia: Prevenção e Tratamento de Complicações

9 *Resurfacing a Laser* 99
E. Victor Ross

9.1	Introdução 99	9.5	Tratamento Ablativo Não Fracionado ... 103
9.2	Pontos-chave para Maximizar a Segurança com *Lasers* e Outros Dispositivos de Energia 99	9.6	Pontos-chave para Maximizar a Segurança na Área do Olho 104
		9.7	Pontos-chave para Maximizar a Segurança na Área Perioral/da Bochecha 106
9.3	Pontos-chave para Maximizar a Segurança com *Laser*s de Penetração Mais Superficial e Dispositivos de Energia 99		
		9.8	Pontos-chave para Maximizar a Segurança em Diferentes Tipos de Pele 107
9.4	Sistemas de *Laser* Fracionado 99		
		9.9	Pele Étnica 107
9.4.1	Sistemas de *Laser* Fracionado Não Ablativo 101	9.10	Pele Bronzeada/Danificada pelo Sol ... 108
9.4.2	Microagulhamento e RF com Pinos/Agulhas 102	9.11	Pele Irradiada (Raios X) 108

10 *Peelings* Químicos 111
Sidney J. Starkman ▪ Devinder S. Mangat

10.1	Cenário 111	10.5	Profilaxia da Infecção 113
10.2	Seleção do Paciente 111	10.6	Complicações do Tratamento 113
10.3	Diretrizes Pré-Operatórias 111	10.6.1	Reepitelização Retardada 113
10.4	Prevenção de Complicações 112	10.7	Formação Cicatricial 113

10.7.1 Infecção..................114	10.7.4 Arritmia Cardíaca..................114
10.7.2 Eritema e Hiperpigmentação..................114	**10.8 Conclusão**..................114
10.7.3 Hipopigmentação..................114	

11 Fontes de *Laser* e de Luz para Lesões Vasculares e de Pigmento 116
Elizabeth F. Rostan

11.1 Fontes de *Laser* e de Luz para Lesões Vasculares e de Pigmento..................116	11.2.1 *Lasers* de Nanossegundos e de Picossegundos (1.064 nm, 755 nm, 532 nm)..................120
11.1.1 Tratamento de Lesões Vasculares a *Laser*..................116	11.2.2 *Lasers* de Pulso Longo (532 nm, 595 nm, 755 nm, 800-890 nm, 1.064 nm)..................121
11.1.2 Escolha do Dispositivo – Comprimento de Onda e Duração do Pulso..................116	11.2.3 Fontes de Luz..................121
11.1.3 Melhorando os Resultados no Tratamento de Lesões Vasculares..................117	11.2.4 *Lasers* Não Específicos de Pigmento..................122
	11.2.5 Combinação de *Lasers*..................123
11.2 Tratamento a *Laser* de Lesões Pigmentadas..................120	**11.3 Manejo das Complicações do Tratamento a *Laser* de Lesões Vasculares e Pigmentadas**..................125
	11.4 Conclusão..................125

12 Radiofrequência e Radiofrequência com Microagulha 127
Steven F. Weiner

12.1 Introdução..................127	12.7.1 Inchaço Prolongado, Eritema, Desconforto..................129
12.2 Ciência da RF..................127	12.7.2 Hiperpigmentação Pós-Inflamatória (PIH)..................129
12.3 Neocolagênese..................127	12.7.3 Queimadura de Segundo Grau..................129
12.4 Métodos de Envio de RF..................127	12.7.4 Perda de Gordura..................129
12.5 Medidas de Segurança..................128	12.7.5 Anormalidades de Textura..................130
12.6 Seleção de Pacientes..................128	12.7.6 Propensão/Infecção de Acne..................130
12.7 Complicações..................129	12.7.7 Disestesia/Neuropraxia..................130
	12.7.8 Seroma/Cisto..................130
	12.8 Conclusão..................130

13 Complicações de Plasma Rico em Plaquetas e Microagulhamento 131
Amit Arunkumar ▪ *Anthony P. Sclafani* ▪ *Paul J. Carniol*

13.1 Plasma Rico em Plaquetas – Introdução..................131	**13.3 Microagulhamento – Introdução**..................134
13.2 Plasma Rico em Plaquetas – Evitar, Identificar e Gerenciar Complicações..................133	**13.4 Microagulhamento – Evitar, Identificar e Gerenciar Complicações**..................134

Seção IV • *Lipo Reduction*: Evitando e Gerenciando Complicações

14 Lipoaspiração 139
Brandon Worley • Murad Alam

14.1	Histórico 139	14.3.8	Lipoaspiração de Outros Sítios do Corpo . 151
14.2	Avaliação Pré-Operatória 139	14.4	Considerações Pós-Operatórias 151
14.2.1	Exame Físico e Avaliação Laboratorial 140	14.5	Minimizando Riscos 151
14.2.2	Planejamento Anestésico 141	14.6	Manejo das Complicações 152
14.2.3	Seleção de Ferramentas Certas para Otimizar os Resultados Estéticos 142	14.6.1	Dor e Edema 152
		14.6.2	Complicações Vasculares 152
14.3	Procedimento 144	14.6.3	Desfechos Estéticos Subótimos 154
14.3.1	Cânulas 144	14.6.4	Lesão por Perfuração 155
14.3.2	Princípios Gerais de Técnica Cirúrgica 144	14.6.5	Redistribuição de Volume Intravascular 155
14.3.3	Coxim de Gordura Malar e Contorno da Bochecha 147	14.6.6	Lesão de Nervos 155
14.3.4	Tratamento da Prega Nasolabial e do Sulco Pré-Tragal 147	14.6.7	Infecção 155
14.3.5	Tratamento do *Jowl* 147	14.6.8	Seroma 156
14.3.6	Lipoaspiração Submentual 149	14.6.9	Melhora Tardia 156
14.3.7	Transferência de Gordura Autóloga Facial e Periorbitária 150	14.6.10	Toxicidade da Lidocaína 157
		14.7	Conclusões 157

15 Criolipólise 160
Aria Vazirnia • Mathew M. Avram

15.1	Introdução 160	15.6	Complicações Diversas em Criolipólise 162
15.2	Mecanismo de Ação da Criolipólise 160	15.7	Introdução ao ATX-101 162
15.3	Perfil de Segurança da Criolipólise 160	15.8	Perfil de Segurança do ATX-101 162
15.4	Hiperplasia Adiposa Paradoxal em Criolipólise 161	15.9	Lesão do Nervo Mandibular Marginal com ATX-101 163
15.5	Dor Retardada Após Tratamento em Criolipólise 162	15.10	Complicações Vasculares em ATX-101 .. 163
		15.11	Conclusão 163

Seção V • Cirurgia Minimamente Invasiva: Evitando e Gerenciando Complicações

16 Fios de Sustentação (*Thread Lift*) 167
Kian Karimi

16.1	Introdução 167	16.3	Fios de PDO 170
16.2	Complicações 168	16.4	Prevenção de Complicações Usando Fios de PDO 173

16.4.1 Seleção de Pacientes 173	16.5.2 Enrugamentos e Irregularidades Leves a Moderados 176
16.4.2 Consentimento Informado Apropriado . 173	16.5.3 Enrugamentos e Irregularidades Graves de Colocação Superficial de Fios 177
16.4.3 Protocolos de Tratamento 174	
16.4.4 Instruções e Protocolos após o Tratamento 176	16.5.4 Infecção 177
16.5 Manejo das Complicações 176	**16.6 Conclusão** 179
16.5.1 Equimoses 176	

17 *Lift* do SMAS 181
Phillip R. Langsdon • Ronald J. Schroeder II

17.1 Introdução 181	**17.4 Complicações** 188
17.2 Indicações e Seleção de Pacientes 181	17.4.1 Minimizando Risco e Complicações 188
17.3 Técnica Cirúrgica 182	17.4.2 Identificação Precoce de Complicações . 189
17.3.1 Detalhes do Procedimento 182	17.4.3 Tratamento de Complicações 190
17.3.2 Otimização de Resultados 188	

18 Transplante Capilar 192
Alfonso Barrera • Christian Arroyo

18.1 Introdução 192	18.3.2 Enxertos Muito Grandes (Muito Cabelo Por Enxerto) Dando uma Aparência em Grumos (em Tufos) 196
18.2 Técnica Atual de Transplante Capilar .. 193	
18.3 Resultados Desfavoráveis no Transplante Capilar 196	18.3.3 Alopecia Cicatricial do Sítio Doador 199
	18.3.4 Crescimento Deficiente do Cabelo Após o Transplante Capilar 201
18.3.1 Linha do Cabelo que é Muito Baixa e/ou Muito Reta 196	**18.4 Conclusão** 202

19 Blefaroplastia 203
Fred G. Fedok • Sunny S. Park

19.1 Introdução 203	Pregas Assimétricas/Má Posição da Incisão 208
19.2 Avaliação do Paciente 203	19.3.2 Complicações da Blefaroplastia na Pálpebra Inferior 209
19.3 Problemas Comuns no Pós-Operatório: Sua Prevenção e Correção 203	
	Retração/Ectrópio das Pálpebras 209
19.3.1 Complicações da Blefaroplastia da Pálpebra Superior Ptose da Sobrancelha 203	Lagoftalmo 209
	Quemose 209
Blefaroptose 204	19.3.3 Complicações Incomuns/Desastrosas da Blefaroplastia 209
Dermatocalasia Persistente 205	
Cicatrização 207	Lesão do Globo 209
Lagoftalmo 207	Hematoma Retro-Orbital 209
Olho Seco 208	**19.4 Conclusão** 210

Índice Remisivo 213

Menu de Vídeos

Vídeo	QR Code	Vídeo URL
Vídeo 9.1 Observar modo de toque de pena com escâner Acupulse Surgitouch sendo aplicado à região direita da testa no paciente.		https://www.thieme.de/de/q.htm?p=opn/cs/20/10/12765796-38213878
Vídeo 10.1 Aplicação de *peeling* profundo de fenol com óleo de cróton na região perioral, atingindo nível 3 de *frost*.		https://www.thieme.de/de/q.htm?p=opn/cs/20/10/12765797-dd487204
Vídeo 11.1 *Laser* longo pulsado de 1.064 nm com tratamento de resfriamento com ar forçado de pequenas veias na perna, mostrando reação imediata dos vasos que se contraem e desaparecem.		https://www.thieme.de/de/q.htm?p=opn/cs/20/10/12765798-cb3028f7
Vídeo 11.2 Tratamento com *laser* de corante pulsado de 595-nm resfriado com criogênio, com reação imediata dos tecidos.		https://www.thieme.de/de/q.htm?p=opn/cs/20/10/12765781-9f1784b2
Vídeo 11.3 Técnica de empilhamento de pulso com *laser* de corante pulsado de 595 nm resfriado com criogênio na área da asa nasal para telangiectasias pequenas.		https://www.thieme.de/de/q.htm?p=opn/cs/20/10/12765782-5cfc253a
Vídeo 11.4 *Laser* de 532 nm *Q-switched* para pigmento mostrando branqueamento leve imediato do alvo e demonstrando som leve de estalo.		https://www.thieme.de/de/q.htm?p=opn/cs/20/10/12765783-8972b71b
Vídeo 11.5 Técnica a *Laser* de 1.064 nm *Q-switched* de baixa energia para melasma.		https://www.thieme.de/de/q.htm?p=opn/cs/20/10/12765784-fb57e4e8
Vídeo 11.6 *Laser* Alexandrite pulsado longo, sendo usado sem resfriamento para tratar lentigo solar.		https://www.thieme.de/de/q.htm?p=opn/cs/20/10/12765785-6ee2cd3f
Vídeo 13.1 Pode-se observar o microagulhamento por radiofrequência.		https://www.thieme.de/de/q.htm?p=opn/cs/20/10/12765786-f57daf85

Vídeo 16.1 Vídeo da técnica 1 de colocação de fio bioestimulador.		https://www.thieme.de/de/q.htm?p=opn/cs/20/10/12765787-ccb52924
Vídeo 16.2 Vídeo da técnica 2 de colocação de fio bioestimulador.		https://www.thieme.de/de/q.htm?p=opn/cs/20/10/12765788-2b125f35
Vídeo 16.3 Técnica 1 de colocação de fio de sustentação.		https://www.thieme.de/de/q.htm?p=opn/cs/20/10/12765789-7f24c6d7
Vídeo 16.4 Técnica 2 de colocação de fio de sustentação.		https://www.thieme.de/de/q.htm?p=opn/cs/20/10/12765790-703d90c4
Vídeo 16.5 Reposicionamento franzido com fio.		https://www.thieme.de/de/q.htm?p=opn/cs/20/10/12765791-d3769ee8
Vídeo 16.6 Técnica 1 para aparar fios.		https://www.thieme.de/de/q.htm?p=opn/cs/20/10/12765792-d7317799
Vídeo 16.7 Técnica 2 para aparar fios.		https://www.thieme.de/de/q.htm?p=opn/cs/20/10/12765793-b226eb70
Vídeo 16.8 Remoção de fio de PDO com perfurações finas.		https://www.thieme.de/de/q.htm?p=opn/cs/20/10/12765794-2cd8848a
Vídeo 18.1 Como realizar o passo a passo seguro de transplante de cabelo.		https://www.thieme.de/de/q.htm?p=opn/cs/20/10/12920316-e4d20627
Vídeo 19.1 Blefaroplastia superior demonstrada pelo Doutor Fedok.		https://www.thieme.de/de/q.htm?p=opn/cs/20/10/12765795-ed3ff954

Introdução

Como especialistas que praticam cirurgia plástica e medicina estética, somos desafiados continuamente a manter nossa *expertise* clínica na vanguarda. Cada técnica inovadora, farmacêutica ou dispositivo traz a aspiração, quase sempre acompanhada por garantias elevadas de que o Nirvana chegou para atender à necessidade de um paciente específico.

Às vezes, a existência onipresente de avanços "novos" pode sobrecarregar nossa habilidade de escolher quais procedimentos e práticas são realmente as melhores para nós e para nossos pacientes. Além disso, é axiomático que cada tratamento estabelecido, quanto mais inovação, carrega com ele não só o potencial para resultados reforçados para o paciente, mas também o risco de complicações lamentáveis.

Assim, como cada um de nós adquire o conhecimento integral e a *expertise* desejada que nos capacitará a nos tornarmos o melhor que pudermos ser, com eficácia e segurança?

Em seu novo livro: *Complicações em Rejuvenescimento Facial Minimamente Invasivo: Prevenção e Manejo,* os Drs. Avram, Brauer e Carniol montaram um grupo aclamado de médicos e de acadêmicos em nosso campo, que criaram um tomo para solucionar esse dilema para nós. Juntos, como cirurgiões plásticos faciais, dermatologistas, cirurgiões plásticos e cirurgiões oculoplásticos, nós abrangemos tanto a amplitude, quanto a profundidade deste campo exigente e emocionante.

E o mais impressionante, isso foi realizado em um livro que é, de imediato, tanto holístico, quanto específico ao assunto. O jovem médico (ou médica) vai se absorver completamente na leitura de capa a capa e, ao fazê-lo, construirá uma base sólida de conhecimento para chegar à prática bem-sucedida em estética facial não invasiva. O médico experiente utilizará os capítulos quanto aos seus detalhes e nuances específicos de sabedoria empírica demonstrada. Todos os leitores descobrirão pérolas deliciosas de conhecimento e dicas em sutileza clínica para reforçar seu conjunto de habilidades e os resultados de seus pacientes.

O texto começa, apropriadamente, reconhecendo que o melhor deverá ser evitar complicações. Afinal, é importante operar bem; mas é ainda mais importante não operar mal. Os capítulos sobre seleção sábia de pacientes, anestesia, anatomia e o significado da fumaça do *laser* e do cautério estabelecem uma fundação básica e enfatizam a importância da prática segura. Elas são práticas e fornecem informações necessárias que todos os médicos deveriam ter. Injetáveis, incluindo preenchedores, neuromoduladores, transferência de gordura e ácido desoxicólico, cada tema tem seu capítulo próprio cobrindo as modalidades mais populares e efetivas. A regeneração epidérmica na forma de *laser* e *peelings* químicos, assim como capítulos sobre *laser* vascular e de pigmento, além de fontes de luz, seguidos por radiofrequência e microagulhamento fecham a visão geral de temas minimamente invasivos. Por fim, procedimentos cirúrgicos, como lipoaspiração, criolipólise, elevação por fios de sustentação, rejuvenescimento facial, blefaroplastia e transplante de cabelos, completam o livro.

O que realmente impressiona é o conteúdo dos capítulos. Os autores organizam informações básicas, afirmam princípios específicos, enfatizam o planejamento dos procedimentos e articulam como atingir tecnicamente resultados máximos e, ao mesmo tempo, minimizando complicações em potencial. A redação é clara, concisa e nítida. O livro está repleto de excelentes fotografias demonstrativas de pacientes, juntamente com ilustrações detalhadas para reforçar a compreensão do tema. Há uma profusão de tabelas, gráficos e algoritmos que simplificam, consolidam e resumem o texto. Eles são claros e coloridos e comandam a atenção do leitor. Cada capítulo é muito bem referenciado para o estudioso que busca cada vez mais o conhecimento de um assunto em especial.

Outro prazer que a leitura deste livro proporciona é a organização hábil de cada capítulo, começando com um resumo e palavras-chave, seguido de cabeçalhos numerados sobre o tema e encerrando com uma conclusão. A fonte Gulliver da Thieme é simples, moderna e calmante aos olhos.

Todo médico comprometido com a ciência e arte do rejuvenescimento facial minimamente invasivo vai desejar ter este livro excelente e bonito. Esse esforço colaborativo de cirurgiões e médicos admiráveis nos fornece um recurso valioso, imbuído de conhecimento fundamental, pérolas clínicas e sabedoria adquirida. Essa obra também dá ênfase aos perigos potenciais desses procedimentos às vezes mais simples, mas nunca triviais.

Complicações em Rejuvenescimento Facial Minimamente Invasivo: Prevenção e Manejo é uma contribuição literária inestimável à nossa especialidade. Ela será um tesouro de biblioteca utilitária para o médico tanto iniciante, quanto o realizado, por muitos anos ainda.

Peter A. Adamson, OOnt, MD, FRCSC, FACS
Professor
Division of Facial Plastic and Reconstructive Surgery
Department of Otolaryngology-Head and Neck Surgery
University of Toronto;
President
International Board for Certification in Facial Plastic and Reconstructive Surgery;
President and Founder
Face the Future Foundation
Toronto, Ontario, Canada

Prefácio

Ao olhar este prefácio, você pode estar imaginando "Porque eu deveria ler este livro?" A resposta a essa pergunta é mais bem elaborada fazendo a pergunta "Por que os editores criaram este livro?"

Resumindo, este livro precisava ser escrito. Ele precisou ser escrito para nossos pacientes e para os médicos que tratam deles. Uma pesquisa de 2019 sobre procedimentos, conduzida pela American Academy of Facial Plastic and Reconstructive Surgery, revelou que 80% dos procedimentos faciais cosméticos realizados por seus cirurgiões foram minimamente invasivos, em 2019. Embora não tenhamos resultados de pesquisas similares da American Society for Dermatologic Surgery, ou da American Society of Plastic Surgery, suspeitamos que seus membros poderiam informar estatísticas similares. E considerando tudo isso, a questão de evitar e administrar complicações de procedimentos minimamente invasivos se torna ainda mais importante. Importante para ambos os nossos pacientes e os médicos que cuidam deles.

Por isso, os editores se uniram para criar este livro. Se examinado cuidadosamente, ele o ajudará, leitor, a minimizar o risco ou reduzir a incidência de complicações e, se essas ocorrerem, você terá algumas das melhores informações disponíveis sobre como administrá-las.

Este texto não deverá ser considerado como um livro de receitas, mas sim como referência útil e a determinação e a decisão sobre a melhor tecnologia, procedimento, produto e/ou técnica para o paciente deverão ser deixadas a cada médico que use este livro. Se complicações realmente ocorrerem, fica a critério de cada médico decidir se o tratamento discutido neste livro é apropriado para seu/sua paciente. Estamos otimistas de que ambos, nossos pacientes e leitores, se beneficiarão disso.

O livro tem formato facilmente acessível, de modo que as seções apropriadas à sua prática podem ser facilmente referenciadas. A maioria dos capítulos inclui vídeos que também são valiosos. Isso é especialmente benéfico, pois os múltiplos vídeos neste livro ajudam a ilustrar e enfatizar muitos dos pontos encontrados nesses capítulos.

Com base na incidência imprevisível de complicações, assim como das questões de tratamento associadas, sugerimos que, além de ter uma cópia impressa do texto em seu armário, seria útil ter uma cópia eletrônica em seu dispositivo móvel de modo que você tenha o texto sempre disponível.

Fizemos tudo o que foi possível para criar um texto abrangente e facilmente referenciado que inclui todos os procedimentos minimamente invasivos sendo realizados atualmente. O texto se inicia com, talvez, a primeira técnica importante para minimizar complicações, denominada seleção do paciente.

Esse capítulo começa com a consulta do(a) paciente. A importância dessa consulta não pode ser enfatizada demais. Ela é a sua oportunidade de avaliar se o(a) paciente é, psicológica e clinicamente, um(a) bom(a) candidato(a) para o procedimento. Essa consulta também dá a você a oportunidade de conhecer um(a) paciente em potencial, avaliar as preocupações e/ou problemas dele(a) e decidir sobre o melhor tratamento. Durante essa visita inicial, é importante ouvir seu(sua) paciente. A seguir, além de avaliar as áreas anatômicas de interesse dele(a), você terá a oportunidade de determinar se os objetivos e expectativas do(a) paciente estão alinhados com desfechos realistas.

Uma vez conhecido o paciente e revisado o procedimento, com os resultados, riscos, alternativas e complicações variáveis associados a muitos desses procedimentos, é tempo de continuar para as considerações sobre a anestesia, se ou conforme o necessário. Isso nos leva, naturalmente, à discussão sobre esse tópico em nosso segundo capítulo. O segundo capítulo trata da anestesia para esses procedimentos, o que é uma consideração importante. Afinal, reações sistêmicas significativas, incluindo toxicidade à anestesia, incluindo a anestesia tópica, foram informadas.

O terceiro capítulo fornece uma revisão importante da anatomia relevante, incluindo ilustrações extensas que fornecem detalhes visuais maravilhosos. Para muitos procedimentos, além de definir expectativas realistas e selecionar pacientes apropriados, é o conhecimento da anatomia relevante que ajudará a otimizar desfechos e reduzir a incidência de complicações.

O restante do texto é dedicado à discussão dos procedimentos minimamente invasivos. O primeiro procedimento discutido é a injeção de preenchedores. Estes são frequentemente usados por razões estéticas por médicos de múltiplas práticas de treinamento, assim como para transferências de gordura realizadas com menos frequência. Complicações significativas são incomuns, mas podem incluir alguns episódios graves. Esses eventos graves incluem, sem limitação: acidentes cerebrovasculares, perda da visão, perda de pele e infecção. Considerando a significância desses episódios, é importante conhecer como evitá-los e tratá-los.

O capítulo seguinte trata de transferências de gordura. Embora de uso menos comum que os preenchedores, elas também possuem questões significativas relacionadas e são discutidas no capítulo subsequente.

Os neuromoduladores são, talvez, os agentes injetáveis mais comumente usados, e, felizmente, complicações de grande porte são raras. Entretanto, embora, em geral não potencialmente fatais, a diplopia, ptose, deformidades e assimetria podem-se desenvolver a partir desses tratamentos. Portanto, compreender como minimizar a incidência desses problemas também é importante.

Considerando os riscos de queimaduras, formação de cicatrizes, deformidade e transtornos de pigmentação, é importante saber como evitar, minimizar e/ou tratar complicações associadas a *lasers*, luz e dispositivos elétricos. Isso inclui discussões na seleção da melhor tecnologia possível para a questão particular e os desafios associados.

As mesmas questões de riscos e complicações são importantes para evitar ou minimizar a incidência de complicações de *peelings* químicos, sendo essencial ter total compreensão dos vários componentes e das melhores técnicas. Isso é discutido no capítulo sobre *peelings* químicos.

Existem múltiplos *lasers* que podem ser usados para tratar lesões vasculares e pigmentadas. É importante compreender o uso desses dispositivos para o tratamento dessas lesões. Recentemente, tem havido grande interesse em radiofrequência. Como evitar e administrar complicações desses procedimentos também é discutido em detalhes.

Outros procedimentos faciais minimamente invasivos incluem a redução do excesso de adiposidade com o uso de injetáveis. Há também capítulos dedicados ao ácido desoxicólico, calor com *lasers* e energia e criolipólise para o tratamento do excesso de gordura.

Procedimentos com fios de sustentação, embora inicialmente introduzidos há muitos anos, voltaram mais fortes, com materiais e técnicas melhores. Considerando esse aumento, é importante termos um capítulo dedicado a esses procedimentos. O capítulo sobre procedimentos com fios de sustentação inclui técnicas para minimizar complicações desses processos.

Além de injetáveis e dispositivos, os próximos três capítulos discutem como evitar e administrar complicações informadas em mais procedimentos cirúrgicos minimamente invasivos, como rejuvenescimento facial (*facelift*), transplante de cabelos e blefaroplastia.

Plumas podem estar associadas ao uso de cautério, radiofrequência mínima e *lasers*. O último capítulo deste texto trata especificamente dessas plumas, pois elas podem apresentar riscos associados. Considerando-se esse fato, o capítulo discute como minimizar esses riscos. Há também muitos vídeos que ilustram e enfatizam muitos dos pontos apresentados nos capítulos. Em resumo, este livro fornece uma referência valiosa e necessária para provedores de cuidados de saúde que executam qualquer um desses procedimentos. Leia e sinta-se à vontade para enviar seus comentários aos editores.

Paul J. Carniol, MD, FACS
Mathew M. Avram, MD, JD
Jeremy A. Brauer, MD

Colaboradores

SEDEN AKDAGLI, MD
Resident
Department of Anesthesiology
State University of New York-Downstate
Health Sciences University
Brooklyn, New York, USA

MURAD ALAM, MD, MSCL, MBA
Professor and Vice-Chair
Department of Dermatology;
Professor
Department of Otolaryngology-Head
and Neck Surgery;
Professor
Department of Surgery;
Feinberg School of Medicine
Northwestern University
Chicago, Illinois, USA

KAETE A. ARCHER, MD
Assistant Clinical Professor
Department of Surgery
Columbia University
New York, New York, USA

CHRISTIAN ARROYO, MD
Plastic Surgeon
West Houston Plastic Surgery
Houston, Texas, USA

AMIT ARUNKUMAR, MD
Resident
Department of Otolaryngology – Head and
Neck Surgery
Weill Cornell and Columbia University
New York, New York, USA

MATHEW M. AVRAM, MD, JD
Associate Professor
Department of Dermatology
Massachusetts General Hospital/Harvard
Medical School
Wellman Center for Photomedicine
Boston, Massachusetts, USA

ALFONSO BARRERA, MD, FACS
Clinical Assistant Professor
Department of Plastic Surgery
Baylor College of Medicine
Houston, Texas, USA

SYDNEY C. BUTTS, MD, FACS
Associate Professor and Chief-Facial Plastic and
Reconstructive Surgery
Department of Otolaryngology
State University of New York-Downstate Health
Sciences University
Brooklyn, New York, USA

ERIC T. CARNIOL, MD, MBA
Facial Plastic Surgeon and Hair Restoration Surgeon
Department of Facial Plastic Surgery and
Otolaryngology Head and Neck Surgery
Carniol Plastic Surgery
Summit, New Jersey, USA

PAUL J. CARNIOL, MD, FACS
Clinical Professor
Department of Otolaryngology
Rutgers New Jersey Medical School;
Plastic Surgeon
Carniol Plastic Surgery
Summit, New Jersey, USA

JASON E. COHN, DO
Fellow and Instructor
Department of Otolaryngology-Head and
Neck Surgery
Division of Facial Plastic Reconstructive Surgery
Louisiana State University Health
Shreveport, Louisiana, USA

LISA COPPA-BRESLAUER, MD
Associate Attending-Dermatology
Department of Internal Medicine
Morristown Memorial Medical Center
Morristown, New Jersey, USA

LOUIS M. DEJOSEPH, MD
Adjunct Assistant Professor of Otolaryngology
Department of Otolaryngology and Head and
Neck Surgery
Emory University School of Medicine
Atlanta, Georgia, USA

DENNIS P. DIMACULANGAN, MD
Clinical Associate Professor
Department of Anesthesiology
State University of New York-Downstate
Health Sciences University
Brooklyn, New York, USA

FRED G. FEDOK, MD, FACS
Adjunct Professor
Department of Surgery
University of South Alabama
Mobile, Alabama;
Plastic Surgeon
Fedok Plastic Surgery
Foley, Alabama, USA

GEORGE FERZLI, MD
Attending
Department of Otolaryngology
Lenox Hill Hospital
New York, New York, USA

TIMOTHY M. GRECO, MD, FACS
Director
Department of Facial Plastic and
Reconstructive Surgery
Center of Excellence in Facial Cosmetic Surgery
Bala Cynwyd, Pennsylvania;
Adjunct Assistant Professor
Department of Otorhinolaryngology and
Head and Neck Surgery
Division of Facial Plastic Surgery
Perelman School of Medicine at the University
of Pennsylvania
Philadelphia, Pennsylvania, USA

KIAN KARIMI, MD, FACS
Double-Board Certified Facial Plastic Surgeon
Head and Neck Surgeon
Medical Director and Founder
Rejuva Medical Aesthetics
Los Angeles, California, USA

RACHEL L. KYLLO, MD
Dermatologist
Meramec Dermatology, LLC
Arnold, Missouri, USA

PHILLIP R. LANGSDON, MD
Professor and Chief of Facial Plastic Surgery
Department of Otolaryngology – Head and Neck Surgery
University of Tennessee Health Science Center
Memphis, Tennessee, USA

DEVINDER S. MANGAT, MD, FACS
Clinical Professor
Department of Orolaryngology and Head and Neck Surgery
University of Cincinnati
Cincinnati, Ohio, USA;
Facial Plastic Surgeon
Mangat Plastic Surgery
Vail, Colorado, USA

AUBRIANA M. MCEVOY, MD, MS
Resident
Department of Dermatology
Washington University
St. Louis, Missouri, USA

REBECCA C. METZINGER, MD
Associate Professor
Department of Ophthalmology
Tulane University School of Medicine;
Chief
Section of Ophthalmology
Department of Surgery
Section of Ophthalmology
Southeast Louisiana Veterans Health Care Center
New Orleans, Louisiana, USA

STEPHEN E. METZINGER, MD, MSPH, FACS
Aesthetic Surgical Associates;
Clinical Associate Professor
Department of Surgery
Division of Plastic and Reconstructive Surgery
Tulane University School of Medicine
New Orleans, Louisiana, USA
Contributors

BASIA MICHALSKI, MD
Resident Physician
Department of Medicine
Division of Dermatology
Washington University
Saint Louis, Missouri, USA

HELEN M. MOSES, MD, ABFPRS
Graduate Fellow
Facial Plastic and Reconstructive Surgery;
Private Practice
Palmetto Facial Plastics
Columbia, South Carolina, USA

SUNNY S. PARK, MD, MPH
Plastic Surgeon
Sunny Park Facial Plastic Surgery
Newport Beach, California, USA

NIKUNJ RANA, MD
Fellow
Department of Facial Plastic Surgery
Premier Image Cosmetic and Laser Surgery
Atlanta, Georgia, USA

E. VICTOR ROSS, MD
Director of Laser and Cosmetic Dermatology
Division of Dermatology
Scripps Clinic
San Diego, California, USA

ELIZABETH F. ROSTAN, MD
Charlotte Skin and Laser
Charlotte, North Carolina, USA

RONALD J. SCHROEDER II, MD
Fellow
Department of Otolaryngology – Head and Neck Surgery
University of Tennessee Health Science Center
Memphis, Tennessee, USA

ANTHONY P. SCLAFANI, MD, MBA
Professor
Department of Otolaryngology
Weill Cornell Medical College
New York, New York, USA

SIDNEY J. STARKMAN, MD
Facial Plastic Surgeon
Private Practice
Starkman Facial Plastic Surgery
Scottsdale, Arizona, USA

ARIA VAZIRNIA, MD, MAS
Laser and Cosmetic Dermatology Fellow
Department of Dermatology
Massachusetts General Hospital/Harvard Medical School
Wellman Center for Photomedicine
Boston, Massachusetts, USA

STEVEN F. WEINER, MD
Facial Plastic Surgeon
The Aesthetic Clinique
Santa Rosa Beach, Florida, USA
Brandon Worley, MD, MSc, FRCPC, DABD
Fellow
Mohs Micrographic Surgery and Dermatologic Oncology;
Fellow
Cosmetic Dermatologic Surgery
Northwestern University
Chicago, Illinois, USA

DANIEL A. YANES, MD
PGY-3, Dermatology
Department of Dermatology
Massachusetts General Hospital
7Boston, Massachusetts, USA

Complicações em Rejuvenescimento Facial Minimamente Invasivo

Prevenção e Manejo

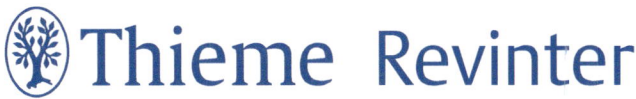

Seção I

Fundamentos da Prevenção de Complicações

1 Abordagem geral: A Consulta – Avaliação do Paciente 3

2 Anestesia na Cirurgia Estética Facial Minimamente Invasiva 7

3 Anatomia 15

4 Plumas, *Laser*/Cautério 36

1 Abordagem Geral: A Consulta – Avaliação do Paciente

Eric T. Carniol

Resumo

O estágio pré-operatório da relação cirurgião-paciente é importante para avaliar as candidaturas física e psicológica a um procedimento e estabelecer expectativas realistas. Os cirurgiões devem ser preparados para negar tratamentos a pacientes que não são candidatos, bem como criar confiança com os pacientes com quem eles gostariam de continuar com o tratamento. A relação cirurgião-paciente operado é permanente, e ambas as partes devem entender e entrar prontamente nesta relação.

Palavras-chave: consulta, planejamento pré-operatório, avaliação pré-operatória, avaliação psicológica

1.1 Introdução

O objetivo do rejuvenescimento facial minimamente invasivo ou de procedimentos estéticos/cosméticos é enriquecer a vida do paciente ao melhorar um defeito perceptível de função ou aparência. A consulta inicial é importante para evitar e minimizar complicações resultantes dos procedimentos. Esta primeira consulta entre o médico e o novo paciente é uma oportunidade importante para estabelecer um forte relacionamento duradouro. Para o médico, é imperativo identificar as metas e aspirações do paciente e determinar o procedimento ou procedimentos potenciais apropriados. Para o paciente, é indispensável expressar esses objetivos e estabelecer expectativas realistas. A seleção dos pacientes é de suma importância, e os problemas relacionados podem ser desafiadores. Existem quatro componentes principais. Primeiramente, qual a probabilidade do(s) procedimento(s) identificado(s) produzir(em) a mudança que o paciente está buscando? A resposta a esta e a outras questões relacionadas serão discutidas nos capítulos que se seguem. O segundo componente é a seleção do paciente. O terceiro componente é a execução do procedimento, e o componente final é qualquer cuidado, se apropriado, que seja necessário após o procedimento.

Os pacientes atuais podem fazer uma extensa pesquisa tanto em relação ao procedimento desejado, quanto ao seu médico em potencial. É importante que o médico reconheça que o paciente provavelmente apresentará uma quantidade razoável de informações sobre o procedimento solicitado. Isto vem com desafios adicionais, pois algumas das informações podem não ser precisas ou podem não ser aplicáveis ao paciente ou a suas preocupações. O médico deve estar preparado para discutir riscos, benefícios e alternativas para o procedimento, além de tratar respeitosamente qualquer informação errônea que o paciente possa ter adquirido a partir de suas próprias pesquisas. É importante demonstrar experiência ao abordar qualquer desinformação.

Muitos pacientes buscam múltiplas opiniões e consultas antes de decidir sobre um médico e um procedimento; portanto, durante este período, é indispensável para o médico garantir que ela/ele envolva o paciente em uma relação médico-paciente. Como diz o aforismo: "O período pré-operatório é finito. O período pós-operatório é infinito".

Uma vez que os objetivos e as expectativas sejam identificados, discutidos e em concordância, o médico deve prosseguir com uma conversa estruturada, considerando o restante da experiência do tratamento. Uma discussão estruturada bem descrita e adaptada é o modelo R-DOS, adaptado de Daniel Sullivan, fundador do The Strategic Coach.[1]

A primeira pergunta (O Fator R) é "Se fôssemos nos reunir daqui um ano e olhássemos para trás ao longo do ano, o que teria acontecido, tanto pessoal como profissionalmente, para que você esteja satisfeito com seu progresso na vida?" Embora a resposta geralmente tenha pouco a fazer com o procedimento solicitado ou com a aparência corporal desagradável, a resposta refletirá se o médico e o paciente terão um relacionamento contínuo que durará pelo menos um ano. A resposta, como em todas elas, é importante notar o mais precisamente possível. Isto permite que o médico utilize a própria linguagem do paciente, um processo conhecido como escuta reflexiva.[2] Se um paciente em potencial tiver dificuldade de responder a esta pergunta, vale a pena perguntar se esse procedimento previsto em discussão tem o potencial de mudar seu futuro. Esta pode ser a situação para um paciente com uma deformidade ou problema significativo. Entretanto, para um procedimento estético relativamente simples, mais frequente, é improvável que ele mude seu futuro. Pacientes, que fazem a previsão de que um procedimento estético relativamente pequeno mudará suas vidas, esperam muito do procedimento e podem ficar insatisfeitos com o resultado, quando sua vida não será alterada. Portanto, estes pacientes devem ser evitados.

A segunda pergunta diz respeito à percepção do paciente quanto aos riscos do procedimento. "Ao pensar sobre [o procedimento/parte do corpo], quais dúvidas ou problemas específicos você tem?" Escrever estas perguntas também transmite ao paciente que você está ouvindo e que está atento às suas preocupações. Estas questões também dão ao médico uma visão do caráter emocional que o procedimento ou a característica não apreciada tem um papel na psique do paciente. As preocupações ou perguntas são as únicas partes negativas da interação. O médico deve rever todas as dúvidas com o paciente para que elas sejam completas. Uma vez abordada, a discussão pode ser (permanentemente) transformada em um ponto positivo.

Oportunidades: Uma vez que as preocupações tenham sido tratadas, a atenção na conversa pode ser alterada no futuro. "Finja que é um ano no futuro e que você tenha realizado um procedimento bem-sucedido, o que isso fará por você"? Embora esta pergunta possa parecer semelhante ao Fator R, em vez disso, desloca o foco do paciente para o futuro, uma vez concluídos o procedimento e a recuperação do paciente.

Pontos fortes: Muitas vezes, os pacientes já abordaram seus pontos fortes pessoais na consulta. Entretanto, este é o momento de abordar os pontos fortes especificamente e continuar a construí-los. "Quais são seus pontos fortes e como este procedimento irá construí-los?"

A conversa R-DOS permite ao médico obter uma visão-chave sobre o paciente. Ao realizar esta avaliação, o médico pode decidir se um paciente é candidato à cirurgia. Há alguns pacientes que não são capazes de fornecer respostas de qualidade a estas perguntas ou são tão apreensivos sobre estas questões que eles recusarão.

Se o paciente não for capaz de imaginar seu futuro e seu lugar nele, eles também podem ser incapazes de imaginar sua recuperação pós-procedimento e podem ter maior dificuldade de se ajustar ao seu resultado pós-operatório. Alguns pacientes prospectivos podem descrever também os ganhos secundários da cirurgia, como mudança na posição social, renovação do amor ou da atenção de um(a) companheiro(a) ou manutenção/obtenção de um emprego. Estas respostas ajudam o médico a identificar um paciente potencialmente infeliz. O médico também pode determinar que o paciente prospectivo não seja alguém com quem eles gostariam de se engajar em uma relação médico permanente-paciente operado.

Esta conversa pode ajudar um paciente a idealizar sua cirurgia não apenas como um resultado ou um bem que é comprado, como também como uma experiência que utiliza para continuar a melhorar sua vida. Depois de ter passado pela conversa R-DOS, os pacientes têm maior envolvimento e maiores taxas de conversão e satisfação em relação ao procedimento realizado.

1.2 Avaliação das Expectativas

O manejo das expectativas também é importante para obter um paciente feliz. Se as expectativas de um paciente forem maiores do que normalmente é possível alcançar de um procedimento ou mesmo o que um determinado procedimento pode conseguir, agora não há como agradar ao paciente.

Por exemplo, uma paciente na faixa etária dos cinquenta anos que vai solicitar o rejuvenescimento facial e mostra a você a fotografia de uma celebridade com idade em torno dos vinte anos, provavelmente não será capaz de se parecer com a celebridade. Além disso, um paciente com um nariz proeminente e pele espessa não deve esperar um nariz pequeno ultradefinido após uma rinoplastia, pois seu envelope de tecido mole não pode se contrair para baixo após o procedimento.

1.3 Avaliação de Transtorno Dismórfico Corporal

Deve-se tomar cuidado com os pacientes com transtorno dismórfico corporal. Embora estudos iniciais demonstrem aumento da taxa deste transtorno em homens, pesquisas mais recentes indicam que este suposto risco aumentado pode não estar presente.[3] Pacientes com esse transtorno frequentemente apresentam outros distúrbios psiquiátricos. Em um estudo, mais de 75% tinham histórico, ao longo da vida, de depressão intensa, 30% apresentavam história de transtorno obsessivo compulsivo, 25% a 30% com história de abuso de substâncias, e 7% a 14% manifestavam distúrbio alimentar. Mais da metade desses pacientes preenchiam os critérios de pelo menos um distúrbio de personalidade.[4]

Em pacientes com distúrbio dismórfico corporal, é importante reconhecer que os procedimentos estéticos não costumam melhorar os sintomas e muitas vezes podem agravá-los.[5] Para pacientes preocupados com psicopatologia prévia, perguntas abertas sobre a imagem corporal e a aparência percebida podem muitas vezes ser úteis, assim como o grau de insatisfação em comparação às medidas do médico. A avaliação de motivações apropriadas também é importante, como discutido de outra forma neste capítulo.

1.4 Levantamento Preciso do Histórico Médico

É importante perguntar aos pacientes sobre seu histórico médico de diferentes maneiras. Os pacientes podem ter esquecido intencional ou involuntariamente de descrever as comorbidades médicas. Questões no momento da admissão, específicas sobre determinados sistemas orgânicos, são mais eficazes na obtenção de históricos precisos. Além disso, perguntas distintas sobre prescrição e medicamentos, vitaminas e outros suplementos sem receita médica podem servir também como um recurso valioso para determinar outros processos patológicos que estão em curso. Pode ser frustrante para o médico descobrir, pouco antes de um procedimento, uma parte do histórico do paciente que não foi divulgada anteriormente. Particularmente, o histórico de doenças infecciosas, como HIV e hepatite C, deve ser perguntado especificamente. Em algumas condições, os pacientes são repórteres obrigatórios de seu *status* viral, mas isso não deve ser tomado exclusivamente como base, pois muitos pacientes não estão cientes de seu estado viral.

Hoje, como houve mudança dos cenários cultural e político em relação à maconha e produtos relacionados, também é importante perguntar aos pacientes sobre isso, além do consumo de álcool e outras drogas. Pesquisas recentes demonstraram que certos tipos de produtos relacionados com a maconha podem alterar a tolerância à dor do paciente, com alguns desses pacientes necessitando de doses maiores de anestesia durante a cirurgia e também um aumento na necessidade de narcóticos pós-operatórios.[6]

Os sistemas de apoio aos pacientes podem ser muito importantes durante os períodos imediatos do pré-operatório, no pós-operatório e pós-operatório de longo prazo. Tendo apoio emocional antes de se submeter a um procedimento pode diminuir o estresse pré-operatório e permitir que o paciente se concentre nas instruções, por exemplo, facilitando o período de recuperação. Após um procedimento, os pacientes que têm menos suporte são mais propensos a desafios associados à sua recuperação e correm maior risco de não cumprirem todo o procedimento. Portanto, pode ser mais provável que se deparem com problemas após o procedimento, sintomas pós-operatórios exacerbados e possivelmente uma recuperação tardia, resultando em desfechos subótimos. Finalmente, o encorajamento de um sistema de apoio ao paciente pode ajudar na transição para a sua aparência nova e rejuvenescida.

1.5 Aconselhamento Pré-Operatório

O período de pré-procedimento é um momento importante para aconselhar os pacientes durante a fase de pós-procedimento. Se um médico discutir com o paciente sobre uma complicação em potencial que eles poderiam ter antes da cirurgia, é realizado o *aconselhamento*. Entretanto, uma discussão com o paciente sobre um problema que ocorreu após um procedimento é considerada uma *complicação*.

Para procedimentos mais importantes, a marcação adicional de um pré-procedimento, após a consulta, pode ser benéfica para confirmar o plano de tratamento, as expectativas e discutir a recuperação pós-operatória. O intervalo entre as duas visitas é importante para que tanto o paciente quanto o médico decidam que desejam prosseguir com o procedimento. Durante este intervalo, o médico também pode obter o *feedback* (opinião) da equipe do procedimento médico sobre sua interação com o paciente. Muitas vezes o paciente pode "fazer uma apresentação" para o médico, mas pode ser completamente diferente para a equipe, fornecendo potencialmente uma pista ao médico sobre a personalidade inerente ou outro transtorno psiquiátrico.[2]

Na visita pré-operatória, revisamos as indicações, contraindicações, o procedimento em si, riscos e a recuperação da cirurgia. Uma área-chave de risco para ser focada durante este período é a probabilidade de revisão. Este risco inerente da cirurgia pode ser uma discussão difícil com os pacientes, pois muitos médicos acreditam que esta discussão fura o véu da confiança. No entanto, ao abordá-lo com o paciente (e documentando esta discussão), os médicos podem administrar mais efetivamente as expectativas do paciente. Mesmo para uma cirurgia com uma taxa de revisão de 5%, para 5% que caem nesse subgrupo de pacientes, 100% deles precisam de uma revisão. Além disso, existe uma porcentagem de pacientes dentro dos 95% que não estão totalmente satisfeitos com o resultado, mas não insatisfeitos o suficiente para se submeterem à cirurgia de revisão. Portanto, o médico também deve prever que qualquer paciente pode estar no grupo insatisfeito/de revisão. Se um paciente apresentar algum tipo de problema, então o seu seguimento médico será em uma frequência muito maior do que a de um paciente que tem bons resultados. Portanto, o médico deve ser preparado para gastar parcelas significativas do tempo com o paciente no pós-operatório.

Para alguns pacientes que não estão psicologicamente prontos para um procedimento, um psiquiatra, um psicólogo ou conselheiro pode ser muito útil. Tais pacientes podem, durante o curso da terapia, estar preparados para o procedimento ou reconhecer que eles não estão aptos.

É importante para o médico ser parceiro com o paciente e a equipe de saúde mental. Qualquer paciente que retorna para a cirurgia após o aconselhamento deve permitir que o médico discuta sobre o paciente diretamente com o conselheiro.

1.6 Conclusão

A avaliação pré-operatória (a consulta e a reunião de planejamento pré-operatório) é uma importante área para que os médicos selecionem cuidadosamente os pacientes para o procedimento. De modo geral, a maioria dos pacientes se sairá bem e será feliz com um determinado procedimento. No entanto, é responsabilidade do médico fazer o seu melhor para que o paciente interrompa o procedimento, caso ele esteja significativamente mais em risco de maus resultados. O médico nunca deve ter medo de dizer não a um paciente, pois a relação médico-paciente operado é permanente.

Referências

[1] Constantinides M. The rhinoplasty consultation and the business of rhinoplasty. Facial Plast Surg Clin North Am. 2009;17(1):1-5, v.

[2] Sykes J, Javidnia H. A contemporary review of the management of the difficult patient. JAMA Facial Plast Surg. 2013;15(2):81-84.

[3] Daines SM, Mobley SR. Considerations in male aging face consultation: psychologic aspects. Facial Plast Surg Clin North Am. 2008;16(3):281-287, v.

[4] Phillips KA, McElroy SL. Personality disorders and traits in patients with body dysmorphic disorder. Compr Psychiatry. 2000;41(4):229-236.

[5] Crerand CE, Phillips KA, Menard W, Fay C. Nonpsychiatric medical treatment of body dysmorphic disorder. Psychosomatics. 2005;46(6):549-555.

[6] Huson HB, Granados TM, Rasko Y. Surgical considerations of marijuana use in elective procedures. Heliyon. 2018;4(9):e00779.

2 Anestesia na Cirurgia Estética Facial Minimamente Invasiva

Seden Akdagli ▪ *Dennis P. Dimaculangan* ▪ *George Ferzli* ▪ *Sydney C. Butts*

Resumo

Uma variedade de técnicas anestésicas é utilizada nos procedimentos de cirurgia plástica facial. O tratamento a laser de lesões da face é um subconjunto desses procedimentos que requer considerações e planejamento únicos. Os procedimentos anestésicos e de tratamento a laser podem ser ambos realizados pelo mesmo médico; a anestesia da região a ser tratada pode ser feita em um curto período de tempo ou pode levar um período prolongado de tempo que requer uma preparação pré-procedimento específico; as equipes de enfermagem e de anestesia serão necessárias para os procedimentos que exigem níveis profundos de sedação; e, por fim, existem inúmeras considerações de segurança exclusivas da terapia a laser que podem ditar o tipo de anestesia fornecida. Fatores do paciente a considerar incluem o tipo e a extensão das lesões a serem tratadas, estado geral de saúde do paciente e experiências anteriores com o tratamento a laser ou outros procedimentos que exijam anestesia. O tipo de abordagens anestésicas necessárias pode variar de métodos não invasivos que utilizam agentes tópicos a técnicas invasivas que requerem infiltração do anestésico com ou sem a adição de sedação (cuidados anestésicos monitorizados [MAC]) para o uso de anestesia geral em determinadas situações.[1] Neste capítulo, discutimos os métodos anestésicos comumente utilizados que são empregados no tratamento de pacientes com o *resurfacing* a *laser* e revisamos as possíveis complicações associadas a estas técnicas anestésicas.

Palavras-chave: anestesia local, bloqueios dos nervos, crioanestesia, cuidados anestésicos monitorizados (MAC), toxicidade sistêmica do anestésico local (LAST)

2.1 A Definição da Cirurgia no Consultório

O número e a complexidade dos procedimentos cirúrgicos eletivos realizados fora do ambiente hospitalar nos Estados Unidos se expandiram rapidamente nos últimos 30 anos. Parte da razão para este crescimento é o desenvolvimento de novas técnicas cirúrgicas e anestésicas que permitem procedimentos mais invasivos e complexos a serem realizados com segurança em centros de cirurgia ambulatorial e nos consultórios dos cirurgiões.[2] Seguindo esta tendência, os procedimentos de cirurgia estética facial estão sendo rotineiramente realizados no ambiente de consultório.[3] Em 2017, 17,5 milhões de procedimentos estéticos foram realizados nos Estados Unidos. Destes, 15,7 milhões ou 70% foram procedimentos estéticos minimamente invasivos feitos em sua maioria no consultório.[4]

A cirurgia de consultório (OBS) e a anestesia oferecem muitas vantagens tanto para os pacientes, quanto para os profissionais de saúde. Os procedimentos podem ser realizados de forma mais conveniente e econômica no ambiente de consultório, em comparação ao ambiente hospitalar. Os pacientes recebem mais atenção pessoal e privacidade, enquanto os cirurgiões dispõem de mais flexibilidade na programação e maior produtividade.[5]

Para instalações de OBS, os regulamentos diferem em relação às instalações cirúrgicas em ambiente hospitalar. Os regulamentos variam de estado para estado e em nível do governo local.[5] O American College of Surgeons (ACS) emitiu diretrizes que listam dez princípios essenciais de segurança do paciente para a OBS em uma declaração de consenso conjunta com a American Medical Association (AMA), em 2003.[6] Um princípio exige que as instalações de OBS sejam credenciadas por uma das várias organizações reguladoras reconhecidas. A American Academy of Facial Plastic and Reconstructive Surgery, a American Society of Plastic Surgeons (ASPS) e a American Society of Aesthetic Plastic Surgery determinaram que seus membros devem realizar as cirurgias ambulatoriais somente em unidades credenciadas para procedimentos que necessitem de anestesia geral e/ou intravenosa. Casos cirúrgicos que necessitam de anestesia local e possivelmente alguma sedação oral são isentos.[7]

2.2 Preparação do Pré-Procedimento

O paciente ideal para um procedimento realizado em ambiente de consultório ou centro de cirurgia ambulatorial deve ter poucas ou nenhumas comorbidades para evitar complicações anestésicas.[8] A Classificação de Estado Físico I ou II da American Society of Anesthesiologists (ASA) está associada a taxas menores de morbidade e mortalidade em 30 dias.[8] Pacientes classificados nos estados físicos mais elevadas, associados à doença sistêmica significativa, são considerados candidatos inadequados para a sedação profunda e anestesia geral, que incluem pacientes com obesidade mórbida, apneia obstrutiva do sono, insuficiência cardíaca congestiva, infarto recente do miocárdio (nos últimos 6 meses), doença pulmonar crônica obstrutiva grave, distúrbios convulsivos ou AVC nos últimos 3 meses.[8]

Pacientes submetidos a procedimentos que envolvem a face podem estar mais ansiosos e preocupados do que a população em geral de pacientes. Discussões sobre o manejo da dor, expectativas de níveis de dor e experiências anteriores do paciente com dores do procedimento são cada vez mais apreciadas como importantes para a satisfação geral do paciente.[9] Estudos recentes demonstram que a comunicação sobre analgesia pós-operatória a ser associada à diminuição do consumo de opiáceos após os procedimentos.[9] Pacientes que receberam educação pré-operatória (incluindo materiais sobre controle da dor e opiáceos) eram menos propensos a preencher prescrições de narcóticos, usando analgésicos não narcóticos com mais frequência em comparação a um grupo que não recebeu nenhuma orientação de pré-procedimento sobre dor. Os escores de dor do grupo orientado também foram mais baixos no pós-operatório em relação ao outro grupo.[9]

2.3 Anestesia Local

O tratamento a *laser* da pele da face pode ser realizado usando anestesia local com ou sem sedação oral que pode ser fornecida pelo cirurgião.[10] O MAC com anestesia intravenosa moderada à profunda ou geral administrada por um anestesiologista é empregado para procedimentos mais amplos.[11]

Anestésicos locais (LAs) são usados para bloquear a transmissão de impulsos nervosos, assim reduzindo ou eliminando a sensibilidade.[8,12] Os LAs podem ser aplicados por via tópica, injetados por infiltração do tecido subcutâneo, administrados para realizar o bloqueio do nervo periférico específico da face e utilizados para anestesia tumescente de áreas a serem tratadas.[10,13-15]

Os LAs são divididos em ésteres e amidas com base na estrutura química dos compostos. A maioria dos LAs em uso está na classe das amidas (lidocaína, bupivacaína, ropivacaína, levobupivacaína, prilocaína), enquanto a cocaína e a tetracaína são tipos de ésteres.[8,10] O metabolismo de um LA difere entre classes de ésteres e amidas.[10,12,13] Os LAs mais utilizados são a lidocaína e a bupivacaína (▶ Tabela 2.1). A lidocaína tem uma duração de ação de 2 a 3 horas em comparação a uma maior duração de ação da bupivacaína (3-8 horas, duração prolongada com a adição de adrenalina). Nos anos 1990, foram introduzidas duas amidas adicionais de longa ação: levobupivacaína e ropivacaína, que são isômeros S de bupivacaína, uma mistura racêmica de isômeros S e R.[12] Estes novos agentes — semelhantes em potência, início da ação e duração do efeito para bupivacaína — apresentam redução das toxicidades cardíacas e do sistema nervoso central.[16] A toxicidade cardíaca associada aos níveis plasmáticos de bupivacaína em doses tóxicas pode ser resistente ao tratamento com as fatalidades relatadas.[16]

Os ésteres são hidrolisados por colinesterase plasmática, enquanto as amidas são metabolizadas pelo sistema do citocromo P450 no fígado.[8,12] Qualquer condição que reduza a função enzimática hepática ou fluxo sanguíneo hepático pode retardar o metabolismo e prolongar a duração da ação de amidas. A dose de LA deve ser reduzida nestes pacientes.[8,12] Os LAs diferem em sua potência, início e duração da ação e potencial para toxicidade. Vários injetáveis são combinados com a adrenalina, o que aumenta a dose que pode ser dada com segurança[10] (▶ Tabela 2-1).

As reações alérgicas aos LAs são raras, e muitas reações descritas pelos pacientes, como alergia, mais provavelmente, são reações idiossincráticas não alérgicas, como reações vasovagais e de ansiedade. As reações aos aditivos, como adrenalina (ruborização, palpitação), são frequentemente interpretadas erroneamente ou interpretadas como alergias.[8,10] As verdadeiras alergias dos LAs são reações de hipersensibilidade dos tipos I e IV.

Tabela 2-1. Dosagem, duração de ação da anestesia local

Agente anestésico	Dose máxima (mg/kg)	Início da ação	Duração da ação (h)
Lidocaína a 1% (10 mg/mL)	5	Rápido	1,5-2
Lidocaína a 1% + adrenalina	7	Rápido	2-3
Bupivacaína 0,25% (2,5 mg/mL)	2	Lento	3-6
Bupivacaína 0,25% + adrenalina	3	Lento	6-8
Bupivacaína 0,5% (5 mg/mL)	2	Lento	3-6
Ropivacaína 0,5% (5 mg/mL)	3	Moderado	3-8
Levobupivacaína 0,5% (5 mg/mL)	3	Moderado	3-8

Fonte: Utilizado com permissão de Armstrong.[18]

A anafilaxia e reações alérgicas imediata são exemplos de reações do tipo I, que normalmente começam dentro de uma hora após administração de medicamentos, mas são muito raras. Dermatites de contato e o edema localizado de início tardio são exemplos de hipersensibilidade tardia, do tipo IV. Os sintomas se desenvolvem de 1 a 3 dias após a administração de medicamentos e podem ser avaliados com o teste de contato. As reações alérgicas aos LAs da classe das amidas são extremamente raras, enquanto a maioria das causas de alergias em pacientes ocorre com os LAs da classe dos ésteres.[8,12] Uma circunstância especial pode ser encontrada em pacientes que relatam alergias a protetores solares e outros cosméticos. Estes produtos contêm metilparabeno — um conservante que está contido em alguns LAs da classe das amidas e é metabolizado em ácido paraminobenzoico (PABA). O PABA pode-se ligar à proteína tecidual que é antigênica e pode causar dermatites alérgicas. O PABA também é um metabólito dos LAs da classe dos ésteres.[8,12] Por causa desta via comum, casos de sensibilização cruzada entre LAs da classe dos ésteres e das amidas foram erroneamente relatados.[8,12,13] Se um paciente for alérgico a um éster do tipo LA, deve-se administrar ao paciente a amida sem conservantes. A triagem adequada com testes apropriados para conservantes da classe dos ésteres ou amidas é importante para esclarecer a base para reações alérgicas aos LAs.[8,12,13]

2.3.1 Anestesia Local Tópica

Creme EMLA

A mistura eutética de anestésicos locais (EMLA) é um creme anestésico de uso tópico que contém uma mistura de dois LAs de amidas: 2,5% de lidocaína e 2,5% de prilocaína.[10,17] É utilizada para fornecer anestesia sensorial à pele normal intacta. Sua profundidade de penetração é de 3 mm em seu efeito máximo de 60 minutos e até 5 mm após 1,5 a 2 horas. É recomendável a aplicação de 2 g de creme EMLA por 10 cm quadrados de pele e coberta com curativo oclusivo por 60 minutos para atingir anestesia adequada para procedimentos dérmicos.[10]

A sensibilidade conhecida para lidocaína, prilocaína ou outros LAs de amida e qualquer predisposição à metemoglobinemia, como deficiência de glucose-6-fosfato desidrogenase, são contraindicações para uso da EMLA.[17] A maioria das reações associadas à EMLA inclui irritações de pele leves e transitórias. No entanto, reações adversas, incluindo a metemoglobinemia, podem ocorrer se a EMLA for aplicada em grandes áreas de pele por longos períodos de tempo.[8,12]

Lidocaína Lipossomal

A lidocaína lipossomal (LMX) é uma preparação em creme de uso tópico com um período prolongado de absorção de medicamentos e atraso em seu metabolismo. A LMX vem em duas preparações: 4% de lidocaína (LMX 4) ou a 5% de lidocaína (LMX 5).[1] O mecanismo de ação e eficácia é semelhante à EMLA, mas tem um início mais rápido de analgesia que a EMLA, e sua aplicação não requer um curativo oclusivo. A anestesia adequada pode ser obtida em 30 minutos após a aplicação. Contraindicações para LMX incluem hipersensibilidade à lidocaína ou alergia a qualquer LA do tipo amida.

2.3.2 Infiltração Subcutânea ou Tecidual

A lidocaína é o anestésico mais comumente usado para infiltração local. Geralmente é administrada como uma solução a 1% (10 mg/mL). Se forem necessários grandes volumes ou uma menor dose é desejada, o clínico pode usar uma solução de 0,5%. Infiltração de tecido em grande volume deve ser executada de forma a não distorcer a anatomia dos tecidos ou encobrir os pontos de referência de tratamento. O calibre da agulha e a técnica de injeção são importantes fatores na dor associada às injeções de anestesia local.[10] Taxas lentas de injeção diminuem a dor associada à infiltração.[10,11] As técnicas de distração têm mostrado reduzir a ansiedade e o desconforto que os pacientes sentem durante a injeção de anestesia local. O estímulo tátil do local de injeção pelo injetor ou com um dispositivo vibratório manual ajuda a distrair o paciente e diminuir o estímulo percebido pelo sistema nervoso central.[8] A distração verbal focalizada e técnicas de respiração pelos pacientes são outros procedimentos complementares que podem ser empregados para lidar com a ansiedade da injeção.[10]

O tamponamento da lidocaína com bicarbonato de sódio diminui a dor da injeção e pode encurtar o tempo para o efeito anestésico.[14] A base para estes efeitos é o aumento do pH da solução com a adição de bicarbonato.[18] Uma proporção de 9 mL de lidocaína (com ou sem adrenalina) para 1 mL de 8,4% de bicarbonato de sódio é recomendada.[10,18,19] Uma revisão sistemática de ensaios randomizados comparando níveis de dor entre os pacientes que recebem lidocaína simples e lidocaína tamponada demonstrou desconforto significativamente reduzido, quando o bicarbonato foi adicionado ao LA.[18] A adição de bicarbonato à bupivacaína pode resultar em precipitação dos medicamentos.[10,18,19]

A toxicidade sistêmica do anestésico local (LAST) decorre da administração de grandes doses de LA. Níveis plasmáticos elevados de infiltração local ou injeção intravascular inadvertida podem resultar em reações adversas. Os sinais iniciais de toxicidade envolvem o sistema nervoso central

(CNS), incluindo a dormência circum-oral, tinido e agitação. A progressão resulta em convulsões e depressão do CNS com depressão respiratória.[20] A toxicidade cardíaca manifesta-se inicialmente, como taquicardia e hipertensão, progredindo para arritmias e colapso cardiopulmonar.[8,12,20] O tratamento da toxicidade sistêmica começa com o suporte das vias aéreas e da pressão arterial, o que pode exigir o início dos protocolos ACLS. Os benzodiazepínicos são a terapia de primeira linha para convulsões.[21] A arritmia cardíaca secundária à toxicidade da anestesia local, com a toxicidade da bupivacaína sendo a mais refratária ao tratamento, pode ser tratada com a terapia de resgate lipídico.[12,20] A terapia de emulsão lipídica (administrada por via intravenosa) atua para ligar e sequestrar o anestésico no plasma. Deve ser administrada nos primeiros sinais de LAST.[12,20]

2.3.3 Bloqueios dos Nervos Regionais

As injeções de LA são usadas para bloqueios de nervos regionais de ramos do nervo trigêmeo: supraorbital, nervos supratrocleares = V1; nervo infraorbital = V2, nervo mentual = V3[13,22,23] (▶ Fig. 2.1). Um (1) a 3 mL de 1% ou 2% de lidocaína com adrenalina 1:100.000 podem ser injetados no ponto de referência de cada nervo. Ao executar o bloqueio regional desejado do nervo trigêmeo, o médico deve apontar a agulha para a base do nervo ao sair do osso. Esta direção proporcionará o bloqueio mais eficaz e também não alterará a aparência dos tecidos.[23] O bloqueio da testa e do couro cabeludo pode ser realizado com o bloqueio dos nervos supratroclear e supraorbital à medida que saem da foramina na borda supraorbital (▶ Fig. 2.2). O bloqueio do nervo infraorbital (V2) anestesiará a porção medial da bochecha, a parede lateral e a asa do nariz e o lábio superior (▶ Fig. 2.1). Pode ser abordado por via transcutânea, perfurando a pele na borda orbital inferior ao longo de uma linha descendente do limbo medial (ou a junção do medial e 1/3 médio da borda infraorbital) e apontando a agulha a 10 mm abaixo da borda infraorbital.[13,23] O nervo também pode ser abordado a partir de uma via intraoral, inserindo a agulha através da mucosa do sulco gengivobucal no nível do primeiro pré-molar maxilar[10,13,23] (▶ Fig. 2.3). A anestesia do queixo e do lábio inferior pode ser realizada com o bloqueio do nervo mentual (V3) mais facilmente abordado pela via intraoral, injetando a mucosa entre o mandibular e o primeiro e segundo pré-molares.[13,22,23] O bloqueio adicional da bochecha lateral, testa e porção

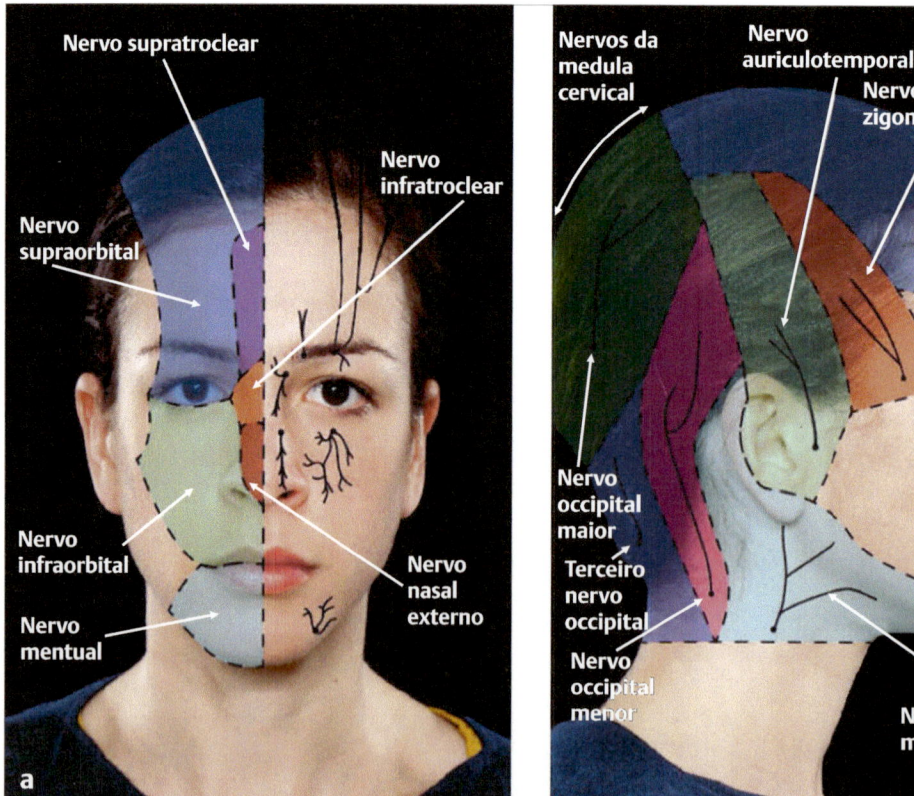

Fig. 2.1 Inervação cutânea da face e do couro cabeludo. Os ramos do nervo trigêmeo identificados são aqueles que inervam a face (**a**), bem como a inervação da bochecha lateral e do couro cabeludo (**b**). (Fonte: Utilizada com permissão de Davies *et al.*[19])

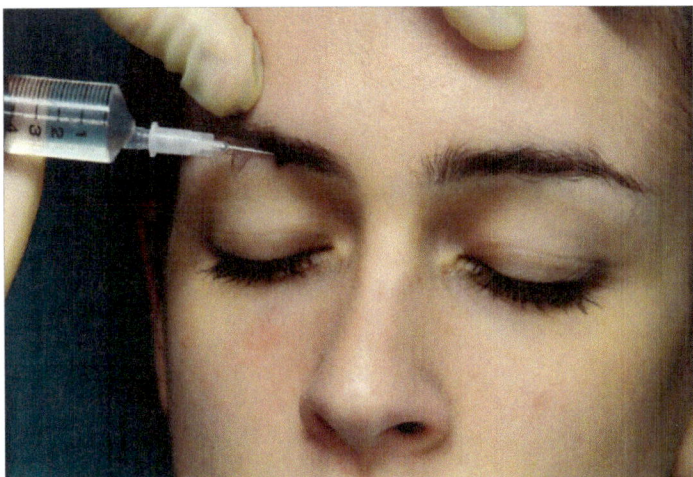

Fig. 2.2 Bloqueios dos nervos supraorbital e supratroclear. Anestesia local injetada na borda supraorbital – o nervo sai do osso cerca de 2,5 cm a partir da linha média, e o nervo supratroclear sai no mesmo nível a 1,5 cm da linha média. (Fonte: Utilizada com permissão de Davies *et al.*[19])

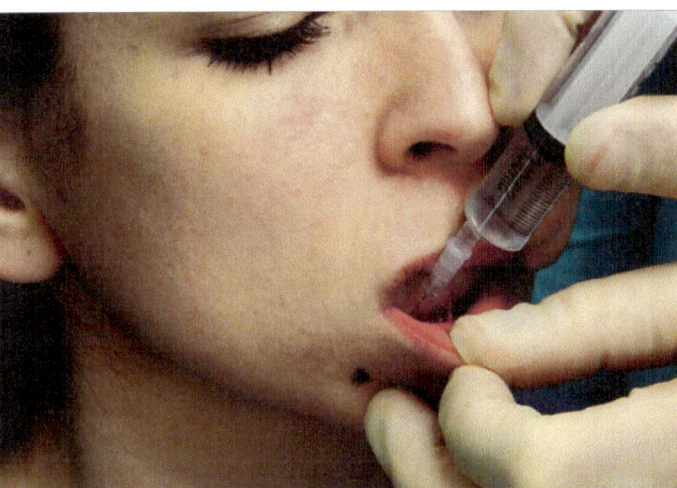

Fig. 2.3 Injeção anestésica local do nervo mentual (V3) que resulta em anestesia do lábio inferior e do queixo. É realizada a injeção na mucosa do sulco gengivobucal adjacente ao segundo pré-molar mandibular. (Fonte: Utilizada com permissão de Davies *et al.*[19])

lateral do nariz pode ser realizado por injeção de nervos periféricos em pontos de referência bem descritos, como mostrado na ▶ Fig. 2.1. A vantagem de bloqueios regionais é alcançar grandes áreas de anestesia sem utilizar grandes volumes de anestésicos que podem distorcer tecidos e levar a altas doses que se aproximam de níveis tóxicos. Muitas vezes é necessário infiltrar a anestesia local em região mais próxima do sítio principal de tratamento para anestesiar mais completamente a área e em situações em que o bloqueio regional não cobre toda a área de tratamento.[12,13]

2.3.4 Anestesia Tumescente

A anestesia tumescente é uma técnica empregada em cirurgia de lipoaspiração, que se aproveita da lenta taxa de absorção da anestesia local injetada a partir do tecido adiposo. Grandes volumes de cristaloide com concentrações diluídas de lidocaína (0,05%-0,2%) e adrenalina (1:1.000.000) são injetados nos tecidos-alvo, resultando em uma aparência do tecido decorrente do turgor e rigidez da injeção. Combinações de técnicas de tumescência, o que resulta em níveis significativos de anestesia, com bloqueios dos nervos regionais têm sido relatadas para o *resurfacing* a *laser*.[1,12,14]

2.3.5 Crioanestesia

O resfriamento da pele é outra abordagem eficaz utilizada para diminuir a dor durante o tratamento a *laser*.[15,17,24] O efeito direto do resfriamento e da distração mental fornecido pela aplicação do frio é benefício desta técnica. Os resfriadores também podem ser aplicados para reduzir a dor associada à injeção de LAs. As técnicas de crioanestesia estão amplamente divididas em resfriamento por contato e resfriamento sem contato.[24,25] Refrigeração por contato inclui a aplicação de pacotes de gelo, géis refrigerados ou pontas de resfriamento a *laser*: a ponta de resfriamento de safira para o *laser* de pulsação longa, dedo de resfriamento de metal para o *laser* de rubi e a lente de safira para o *laser* de diodo.[18-20] O resfriamento sem contato é frequentemente realizado com anestesia forçada de ar frio (FCAA).[11,24,26] Dispositivos de resfriamento dispersam ar frio sobre a superfície da pele, e áreas amplas podem ser resfriadas rapidamente, movendo a peça manual sobre a área a ser tratada. Uma vantagem da FCAA é a capacidade de pré-tratar a pele e continuar a esfriar a pele durante o tratamento a *laser* e posteriormente para a analgesia pós-procedimento.[11,24-26] O benefício adicional do resfriamento é o efeito protetor térmico para a pele circundante, o que pode resultar em diminuição da dor no pós-procedimento, eritema e cicatrização.[15,24-26] As contraindicações ao resfriamento da pele são pacientes com hipersensibilidade ao frio, área de sensibilidade ou circulação deficiente ou feridas abertas.[24-26]

2.3.6 Sedação Oral

A sedação oral é fácil de administrar e conveniente aos pacientes. Tem sido comprovada sua eficácia para sedação consciente durante procedimentos de estética facial.[27]

O diazepam oral é um benzodiazepínico de ação prolongada que tem propriedades ansiolíticas e amnésticas. O diazepam é o benzodiazepínico prototípico com 100% de biodisponibilidade oral. Tem um início de ação de 20 a 40 minutos. O flumazenil, um antagonista competitivo do receptor de benzodiazepínico, é um antídoto que pode ser usado em casos de *overdose* inadvertida.[12]

2.3.7 Cuidados Anestésicos Monitorizados

Procedimentos a *laser* ablativos e procedimentos não ablativos podem ser associados a níveis de dor moderada à grave que requerem sedação com agentes administrados por via oral ou intravenosa na presença de um anestesista.

Sedativos Intravenosos

Uma variedade de hipnóticos sedativos intravenosos está disponível para uso durante o MAC ou para induzir a anestesia geral. Benzodiazepínicos, opioides, propofol, dexmedetomidina e/ou cetamina podem ser utilizados como um agente único ou em combinação com outro.

Benzodiazepínicos[1,8,15]

O midazolam é um benzodiazepínico frequentemente utilizado para pré-medicação antes da cirurgia no ambiente ambulatorial. É um ansiolítico, amnéstico e pode ser titulado quando usado durante a sedação no MAC. É um sedativo de ação intermediária com meia-vida de 1,5 a 2 horas, efeito máximo de 5 a 10 minutos e duração de ação de 16 horas. O cuidado deve ser tomado quando o midazolam é usado em pessoas idosas, porque os benzodiazepínicos estão associados à disfunção cognitiva pós-operatória nesta população de pacientes.

Opiáceos[1]

O fentanil intravenoso e a morfina são analgésicos opiáceos comumente usados. Estes também podem ser usados como agentes durante a sedação sob MAC. O fentanil é dez vezes mais potente do que a morfina. Tem ação intermediária com uma meia-vida de 2 a 4 horas e duração de ação de 11 a 22 horas. Ambos podem ser revertidos com a naloxona em caso de superdosagem. As desvantagens de opiáceos incluem efeitos colaterais adversos, como náusea e vômito pós-operatório (PONV), prurido, constipação e depressão respiratória. A PONV é o efeito adverso mais comum que pode retardar a recuperação e a alta no consultório e no ambiente ambulatorial.

Propofol[1,8,15]

O propofol é um sedativo hipnótico à base de lipídios que tem um início rápido e uma compensação de ação. É utilizado como um agente de indução para anestesia geral e como hipnótico sedativo para MAC. Por causa de sua duração de ação curta, permite uma recuperação rápida e, portanto, é ideal para uso como um sedativo no ambiente ambulatorial. Pode ser entregue em *bolus* titulados ou como uma infusão contínua entre 25 e 150 µg/kg/min. As desvantagens do propofol incluem a dor na injeção, hipotensão e depressão respiratória. Isto pode ser problemático no ambiente de procedimento facial ou de cabeça e pescoço, em que as vias aéreas estão distantes e não facilmente acessíveis para administração pelo anestesista em caso de depressão respiratória súbita. A complicação mais comum no ambiente de consultório é a depressão respiratória em condições de MAC.

2.4 *Laser* – Complicações da Anestesia

2.4.1 Incêndio

O fogo e a queimadura facial são um risco particular nos procedimentos faciais que necessitam de *laser* ou cautério de rotina, por causa da presença de oxigênio suplementar em combinação com materiais combustíveis, como campos de papel e preparação contendo álcool. Quando o *laser* ou o cautério é usado para cirurgia em uma instalação onde o oxigênio é insuflado por cânula nasal sob os campos, constitui-se uma configuração privilegiada para que os incêndios ocorram. As medidas de prevenção incluem evitar o uso de óxido nitroso[28] ou evitar o uso de oxigênio suplementar,[29] se possível, permitindo tempo suficiente para a preparação de álcool secar ou uso de preparação sem álcool em conjunto e procedimentos adequados de verificação do tempo limite que avaliam a presença e atenuação dos riscos de incêndio identificados, se presentes.

2.5 Recuperação e Alta Médica

Os objetivos da anestesia no ambulatório e no ambiente de escritório incluem o uso de sedativos de início rápido e de compensação rápida que permitiriam uma recuperação rápida e com mínimo risco de efeitos adversos, como PONV para uma alta mais rápida.

Provisões para analgesia adequada utilizando técnicas multimodais com o mínimo ou nenhum opiáceo e uso de sedativos orais e anestesia tópica e local permitem rápida recuperação e alta médica.

Minimizar o uso de anestesia geral (GA) é recomendado para reduzir o risco de exposição ao PONV a partir da exposição ao N_2O e agentes voláteis que são conhecidos por serem agentes emetogênicos.[28,29] O uso de opiáceos para controle da dor também pode aumentar o risco de PONV, mas pode ser minimizado com o uso de uma abordagem multimodal para o manejo da dor pós-operatória usando outros agentes, como NSAIDS, acetaminofeno e LAs de ação mais longa para bloqueios dos nervos ou infiltração local.[30]

2.6 Conclusão

Proporcionar anestesia adequada durante o tratamento a *laser* começa com a familiaridade em relação à história do paciente com procedimentos, experiência com anestesia e orientação sobre regimes de analgesia pós-procedimento. A extensão da terapia a *laser* (lesão focalizada na face *versus resurfacing* a *laser* da face inteira) ditará o nível de anestesia necessário. As opções tópicas incluem EMLA tópica, creme LMX e resfriamento da pele. A injeção dos LAs, através de infiltrações locais ou bloqueios dos nervos regionais, oferece amplas áreas de anestesia que podem durar várias horas após o procedimento, contribuindo para analgesia no período imediato pós-procedimento. Vários desses métodos podem ser usados em combinação para aumentar o conforto para o paciente e podem conseguir controle de dor suficiente para que a sedação adicional não seja necessária. O cirurgião do procedimento a *laser* deve ser capaz de reconhecer as complicações dos LAs e do tratamento, principalmente as reações alérgicas e a toxicidade sistêmica. A adição de sedação (MAC) ou a necessidade de anestesia geral pode oferecer as melhores opções em procedimentos extensos. Numerosos procedimentos clínicos adicionais incluem a monitorização anestésica, comorbidades dos pacientes e efeitos adversos de agentes sobre os quais os pacientes terão de ser aconselhados.

Referências

[1] Gaitan S, Markus R. Anesthesia methods in laser resurfacing. Semin Plast Surg. 2012;26(3):1179124.
[2] Shapiro FE, Punwani N, Rosenberg NM, Valedon A, Twersky R, Urman RD. Office-based anesthesia: safety and outcomes. Anesth Analg. 2014;119(2):276-285.
[3] Chuang J, Barnes C, Wong BJF. Overview of facial plastic surgery and current developments. Surg J (N Y). 2016;2(1):e17-e28.
[4] Shapiro FE, Osman BM. Office based anesthesia. www.uptodate.com. Accessed February, 2018.
[5] Lapetina EM. The migration of care to non-hospital settings: have regulatory structures kept pace with changes in care delivery? American Hospital Association; July 2006.
[6] Lapetina EM, Armstrong EM. Preventing errors in the outpatient setting: a tale of three states. Health Aff (Millwood). 2002;21(4):26-39.
[7] Vila H, Jr, Soto R, Cantor AB, Mackey D. Comparative outcomes analysis of procedures performed in physician offices and ambulatory surgery centers. Arch Surg. 2003;138(9):991-995.
[8] Eichorn JH, Goulson DT. Anesthesia complications in facial plastic surgery. In: Capone RB, Sykes JM, eds. Complications in Facial Plastic Surgery. 1st ed. New York: Thieme; 2012:17-38.
[9] Sugai DY, Deptula PL, Parsa AA, Don Parsa F. The importance of communication in the management of postoperative pain. Hawaii J Med Public Health. 2013;72(6):180-184.
[10] Kouba DJ, LoPiccolo MC, Alam M, et al. Guidelines for the use of local anesthesia in office-based dermatologic surgery. J Am Acad Dermatol. 2016;74(6):1201-1219.
[11] Raulin C, Grema H. Single pass CO_2 laser skin resurfacing combined with cold air cooling. Arch Dermatol. 2004;140:1333-1336.
[12] Armstrong K. A primer on local anesthetics for plastic surgery. Clin Plast Surg. 2013;40(4):515-528.
[13] Davies T, Karanovic S, Shergill B. Essential regional nerve blocks for the dermatologist: part 1. Clin Exp Dermatol. 2014;39(7):777-784.
[14] Hanke CW. The tumescent facial block: tumescent local anesthesia and nerve block anesthesia for full-face laser resurfacing. Dermatol Surg. 2001;27(12):1003-1005.
[15] Pabby N, Pabby A, Goldman M. Anesthesia for cutaneous laser surgery. In: Goldman M, ed. Cutaneous and Cosmetic Laser Surgery. 1st ed. Philadelphia: Elsevier;2006:311-324.
[16] Casati A, Putzu M. Bupivacaine, levobupivacaine and ropivacaine: are they clinically different? Best Pract Res Clin Anaesthesiol. 2005;19(2):247-268.
[17] Sari E, Bakar B. Which is more effective for pain relief during fractionated carbon dioxide laser treatment: EMLA cream or forced cold air anesthesia? J Cosmet Laser Ther. 2018;20(1):34-40.
[18] Strazar AR, Leynes PG, Lalonde DH. Minimizing the pain of local anesthesia injection. Plast Reconstr Surg. 2013;132(3):675-684.
[19] Guo J, Yin K, Roges R, Enciso R. Efficacy of sodium bicarbonate buffered versus non-buffered lidocaine with epinephrine in inferior alveolar nerve block: a meta-analysis. J Dent Anesth Pain Med. 2018;18(3):129-142.

[20] Lönnqvist PA. Toxicity of local anesthetic drugs: a pediatric perspective. Paediatr Anaesth. 2012;22(1):39-43.

[21] Sekimoto K, Tobe M, Saito S. Local anesthetic toxicity: acute and chronic management. Acute Med Surg. 2017;4(2):152-160.

[22] Suresh S, Voronov P. Head and neck blocks in infants, children, and adolescents. Paediatr Anaesth. 2012;22(1):81-87.

[23] Zide BM, Swift R. How to block and tackle the face. Plast Reconstr Surg. 1998;101(3):840-851.

[24] Tierney EP, Hanke CW. The effect of cold-air anesthesia during fractionated carbon-dioxide laser treatment: prospective study and review of the literature. J Am Acad Dermatol. 2012;67(3):436-445.

[25] Das A, Sarda A, De A. Cooling devices in laser therapy. J Cutan Aesthet Surg. 2016;9(4):215-219.

[26] Kelly KM, Nelson JS, Lask GP, Geronemus RG, Bernstein LJ. Cryogen spray cooling in combination with nonablative laser treatment of facial rhytides. Arch Dermatol. 1999;135(6):691-694.

[27] Butz DR, Gill KK, Randle J, Kampf N, Few JW. Facial aesthetic surgery: the safe use of oral sedation in an office-based facility. Aesthet Surg J. 2016;36(2):127-131.

[28] Haith LR Jr, Santavasi W, Shapiro TK, et al. Burn center management of operating room fire injuries. J Burn Care Res. 2012;33(5):649-653.

[29] Phillips BT, Wang ED, Rodman AJ, et al. Anesthesia duration as a marker for surgical complications in office-based plastic surgery. Ann Plast Surg. 2012;69(4):408-411.

[30] Rosero EB, Joshi GP. Preemptive, preventive, multimodal analgesia: what do they really mean? Plast Reconstr Surg. 2014;134(4) Suppl 2:85S-93S.

3 Anatomia

Kaete A. Archer

> **Resumo**
>
> A anatomia facial é altamente complexa e intrincada. O forte conhecimento da anatomia facial é a base para a realização da cirurgia plástica facial. É necessário o profundo conhecimento e compreensão da anatomia facial para realizar a cirurgia plástica e reconstrutiva da face segura. Portanto, este capítulo revisa minuciosamente a anatomia facial.
>
> *Palavras-chave:* epiderme, frontal, nervo facial, aponeurose do levantador, SOOF, ligamento zigomático, cartilagem lateral superior, cartilagem lateral inferior, artéria nasal lateral, sistema submuscular-aponeurótico

3.1 Introdução

Como cirurgiões plásticos e reconstrutores faciais, nosso objetivo é fornecer o mais alto nível de cuidado e segurança para nossos pacientes. Um conhecimento profundo e a compreensão da anatomia facial são necessários para evitar complicações durante a realização de procedimentos de cirurgia plástica facial. O objetivo deste capítulo é examinar a face por região e discutir a anatomia relevante para a realização segura de procedimentos de cirurgia plástica facial.

3.2 Anatomia da Pele

3.2.1 Epiderme

Camadas

A epiderme é dividida em cinco camadas. Da região superficial à profunda, a camada mais externa é o estrato córneo que representa a diferenciação terminal dos queratinócitos em queratinócitos achatados, anucleados.[1] O estrato lúcido é uma camada acelular eosinofílica sob o estrato córneo na pele acral (palmas das mãos e plantas dos pés).[1] O estrato granuloso contém grânulos de querato-hialina profundamente basofílicos importantes para a cornificação do estrato córneo.[1] O estrato espinhoso contém células poligonais com citoplasma eosinofílico abundante nomeadas por pequenas junções intercelulares espinhosas de desmossomos observadas no microscópio de luz.[1] A camada mais profunda é o estrato basal. Esta é uma camada única que apresenta mitose ativa, em forma cuboide à colunar, contendo queratinócitos basofílicos que se ligam à membrana basal por hemidesmossomos e dão origem às camadas epidérmicas mais superficiais.[1]

Composição

A epiderme contém queratinócitos, melanócitos, células de Langerhans e células de Merkel.[1] Queratinócitos compõem 80% das células epidérmicas e se originam na camada basal.[1] Os melanócitos são células dendríticas derivadas da crista neural, produtoras de pigmentos, encontrados na camada basal.[1] Eles produzem melanina para proteger os queratinócitos basais mitoticamente ativos da radiação UV.[1] As células de Langerhans são células apresentadoras de antígeno e de processamento de antígeno, derivadas da medula óssea e encontradas principalmente na camada de estrato espinhoso.[1,2] Estas células são caracterizadas por estruturas intracitoplasmáticas em forma de raquete de tênis denominadas grânulos de Birbeck.[1] As células de Merkel são mecanorreceptores de origem da crista neural envolvidas com a sensação de toque.[1,2] São encontradas na camada basal das palmas, solas, mucosas oral e genital, leitos ungueais e o infundíbulo folicular.[1]

3.2.2 Derme

Camadas

A derme é composta de duas camadas: a derme papilar (superficial) e a derme reticular (profunda). A derme papilar é mais fina do que a reticular. A derme está organizada em papilas com projeções ascendentes que se intercalam com as cristas reticulares com projeção descendente da epiderme.[1]

Composição

O colágeno é o principal componente estrutural da derme.[1] O colágeno é sintetizado por fibroblastos da derme e fornece resistência à tração e elasticidade.[1] A maior parte do colágeno dérmico é do tipo I (80%-90%).[1] O tecido elástico dérmico é composto de múltiplas substâncias, incluindo a proteína elastina, matriz microfibrilar com fibrilina e uma glicoproteína.[2] A substância amorfa da derme inclui proteoglicanos, glicosaminoglicanos e glicoproteínas filamentosas.[1] Os componentes celulares da derme incluem fibroblastos, células fagocíticas (monócitos, macrófagos e dendrócitos) e mastócitos.[2]

Vascularização

A pele tem dois plexos vasculares conectados por vasos comunicantes. O plexo vascular superficial está na derme reticular superficial e recebe seu suprimento vascular do plexo vascular profundo.[2] Dá origem ao sistema de alça capilar na derme papilar,[2] que está contíguo à epiderme e fornece nutrientes por difusão.[2] O plexo vascular profundo está na junção da derme e tecido adiposo subcutâneo e recebe seu suprimento vascular das artérias musculocutâneas perfurantes da gordura subcutânea.[2] As arteríolas do plexo vascular profundo fornecem os apêndices epidérmicos e o plexo vascular superficial.[2]

3.3 Anatomia da Testa

3.3.1 Região Central da Testa e Glabela

Topografia

Presente tão cedo como aos 20 anos de idade, a região central da testa pode desenvolver linhas horizontais dinâmicas decorrentes da contração do músculo frontal subjacente e rugas da pele da testa (▶ Fig. 3.1). Da mesma forma, a glabela desenvolve linhas verticais (pregas no músculo corrugador) relacionadas com a formação de pregas repetitivas da pele a partir da contração do corrugador subjacente (▶ Fig. 3.2) e linhas horizontais de contração do prócero subjacente. A prega do músculo corrugador é um ponto de referência para o curso vertical da artéria supratroclear, que dá suprimento ao tecido mole da região central da testa (▶ Fig. 3.3).

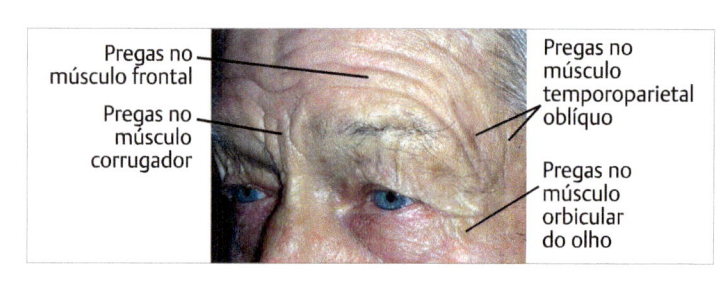

Fig. 3.1 Pregas ou rugas horizontais dinâmicas na testa (fronte). (Fonte: Chapter 6 The Temporal Fossa. In: Pessa J, Rohrich R, ed. Facial Topography: Clinical Anatomy of the Face. 1st Edition. Thieme; 2012.)

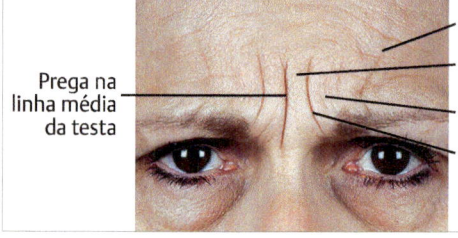

Fig. 3.2 Pregas ou rugas dinâmicas na glabela. (Fonte: Chapter 2 The Central Forehead. In: Pessa J, Rohrich R, ed. Facial Topography: Clinical Anatomy of the Face. 1st Edition. Thieme; 2012.)

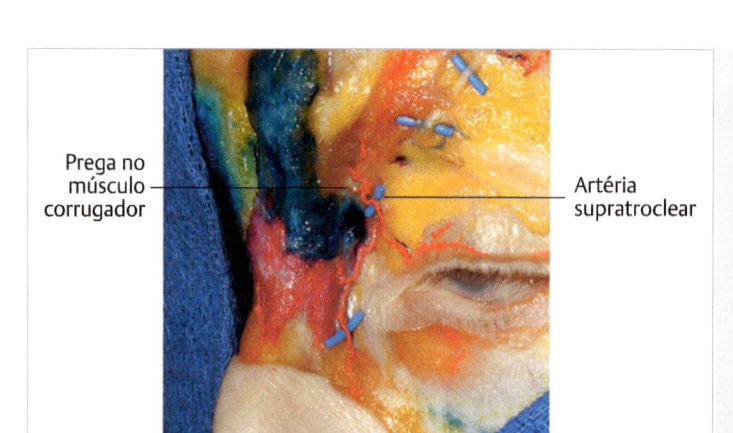

Fig. 3.3 Prega no músculo corrugador como ponto de referência para a artéria supratroclear vertical. (Fonte: Chapter 2 The Central Forehead. In: Pessa J, Rohrich R, ed. Facial Topography: Clinical Anatomy of the Face. 1st Edition. Thieme; 2012.)

Anatomia

Tecido Mole

O couro cabeludo é composto por cinco camadas de tecido mole: pele, tecido subcutâneo, gálea (aponeurose epicraniana), tecido areolar frouxo e periósteo.[3] A pele da testa é a mais espessa da face. A gálea aponeurótica do couro cabeludo se divide em uma camada superficial e profunda até o envelope do músculo frontal.[3,4] A camada profunda da gálea se prende à margem supraorbital.[5] Entre o plano da gálea profunda e o periósteo está situado um plano de tecido areolar frouxo.[4] O periósteo e a gálea se fundem aproximadamente 1 cm acima da borda supraorbital.[3]

Músculos

Frontal

O músculo frontal é o principal elevador de sobrancelhas (supercílios) com uma atenuação central.[4] O frontal origina-se da gálea aponeurótica do couro cabeludo, penetra através da sobreposição do músculo orbicular e insere-se no tecido subcutâneo profundamente em relação às sobrancelhas.[6] Medialmente, torna-se confluente com o músculo prócero vertical.[3] A margem lateral do músculo frontal para ou atenua acentuadamente ao longo da linha temporal. O músculo frontal está firmemente fixado à derme sobrejacente por septos fibrosos transversais.[6] Acredita-se que estes desempenhem um papel nos sulcos transversais da testa que ocorrem através da mesma.[6]

Músculos Corrugadores do Supercílio

Na área cantal medial, os corrugadores volumosos do supercílio estão localizados na parte profunda do músculo frontal.[7] Originam-se do processo nasal do osso frontal e se estendem obliquamente sobre a borda supraorbital em que promovem a interdigitação com fibras dos músculos frontal e orbicular e são inseridos na derme da pele da testa atrás e logo em porção superior ao terço médio da sobrancelha.[4] Medialmente, o músculo corrugador é congruente com o prócero.[7] Sua ação é puxar a sobrancelha em uma direção inferomedial.

Nas dissecções de cadáveres por Pessa, o músculo corrugador foi identificado com dois ventres musculares, um transverso e um oblíquo (▶ Fig. 3.4).[8] A porção mais espessa do músculo está no canto medial. O volume substancial ainda estava presente na linha média da pupila, mas nenhuma fibra distinta do músculo corrugador foi detectável no canto lateral.[7]

Depressor dos Supercílios

O pequeno músculo depressor dos supercílios, orientado verticalmente, tem origem na borda orbital medial, perto do saco lacrimal e insere-se sobre o aspecto medial da órbita óssea, inferior aos corrugadores (▶ Fig. 3.5). Atua como um depressor acessório da porção medial da sobrancelha.[6] Vale destacar que nem todas as publicações identificaram este músculo.

Prócero

O prócero é um pequeno e fino músculo piramidal que surge da fáscia da porção inferior do osso nasal e da cartilagem nasal lateral superior.[6] Insere-se na pele glabelar, entre os ventres pareados do músculo frontal.[6] O prócero delineia o ângulo medial da sobrancelha para baixo. O prócero é inferior ao corrugador dos supercílios.[6]

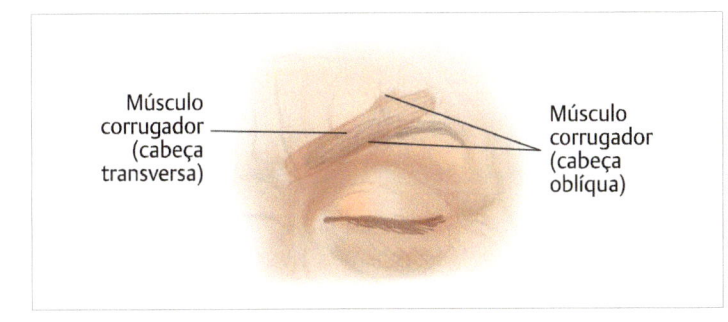

Fig. 3.4 Ventres transversos e oblíquos do músculo corrugador. (Fonte: Chapter 2 The Central Forehead. In: Pessa J, Rohrich R, ed. Facial Topography: Clinical Anatomy of the Face. 1st Edition. Thieme; 2012.)

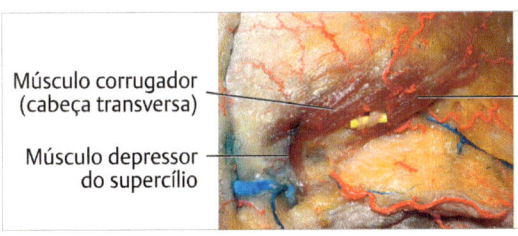

Fig. 3.5 Músculo depressor do supercílio orientado verticalmente. (Fonte: Chapter 2 The Central Forehead. In: Pessa J, Rohrich R, ed. Facial Topography: Clinical Anatomy of the Face. 1st Edition. Thieme; 2012.)

Inervação

A divisão oftálmica do nervo trigêmeo (V1) emite os ramos supratroclear e supraorbital e proporciona sensibilidade à testa e ao couro cabeludo. O nervo supraorbital fornece sensibilidade à pálpebra superior e na pele da testa, exceto por uma faixa vertical de linha média que é fornecida pelo nervo supratroclear. O nervo supraorbital tem duas divisões: (1) uma divisão superficial (medial) que passa dentro e fora do músculo frontal, fornecendo suprimento sensorial para a pele da testa e à margem anterior do couro cabeludo e (2) uma divisão profunda (lateral) que corre entre 0,5 cm e 1,5 cm em porção medial à linha temporal superior entre a gálea aponeurótica e o periósteo, como um nervo sensorial para o couro cabeludo frontoparietal.[3,9] O nervo supraorbital deixa a órbita através de um entalhe na borda supraorbital em aproximadamente dois terços dos pacientes e através de um forame em um terço dos pacientes (▶ Fig. 3.6).[3] O nervo supratroclear sai da órbita passando pelo músculo corrugador do supercílio.[3]

Vascularização

A artéria carótida interna emite a artéria oftálmica que libera as artérias supraorbital e supratroclear. As artérias supraorbital e supratroclear, que se deslocam com os nervos sensoriais, de nome similar, em um feixe neurovascular, são encontradas em região profunda aos músculos corrugador e frontal até aproximadamente 1 cm acima do músculo supraorbital, onde perfuram o frontal para emergir superficialmente no plano subcutâneo e fornecer suprimento vascular à pele da região central da testa (▶ Fig. 3.7).[8] A artéria na porção central da testa é superficial na área da glabela e é provavelmente responsável por complicações vasculares ocasionadas pelo preenchimento superficial na glabela (▶ Fig. 3.8).[8]

3.3.2 Fossa Temporal

Tecido Mole

A fossa temporal contém uma camada complexa de tecidos moles. De superficial à profunda, as camadas mais externas são a pele e o tecido sub-

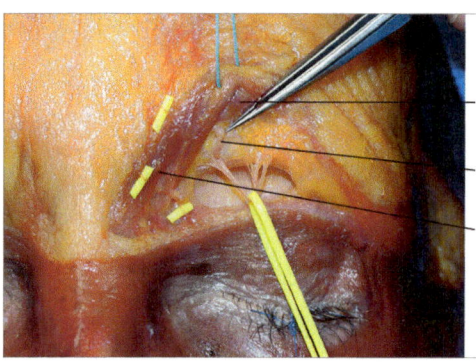

Fig. 3.6 Nervo supraorbital saindo da órbita. (Chapter 2 The Central Forehead. In: Pessa J, Rohrich R, ed. Facial Topography: Clinical Anatomy of the Face. 1st Edition. Thieme; 2012.)

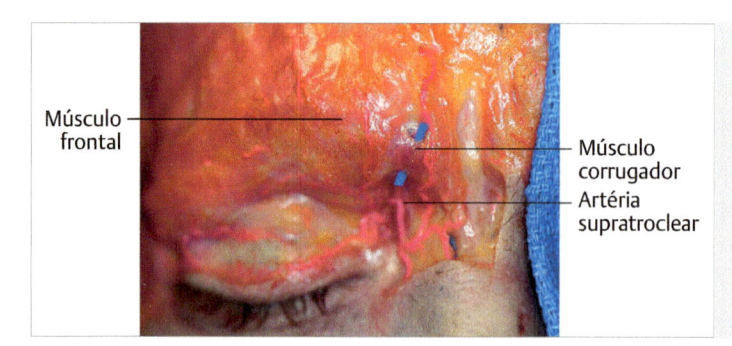

Fig. 3.7 Artéria supratroclear percorre profundamente em relação aos músculos corrugador e frontal. (Fonte: Chapter 2 The Central Forehead. In: Pessa J, Rohrich R, ed. Facial Topography: Clinical Anatomy of the Face. 1st Edition. Thieme; 2012.)

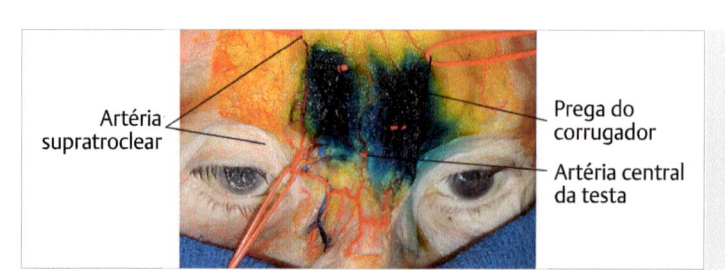

Fig. 3.8 Artéria superficial da porção central da testa. (Fonte: Chapter 2 The Central Forehead. In: Pessa J, Rohrich R, ed. Facial Topography: Clinical Anatomy of the Face. 1st Edition. Thieme; 2012.)

Anatomia

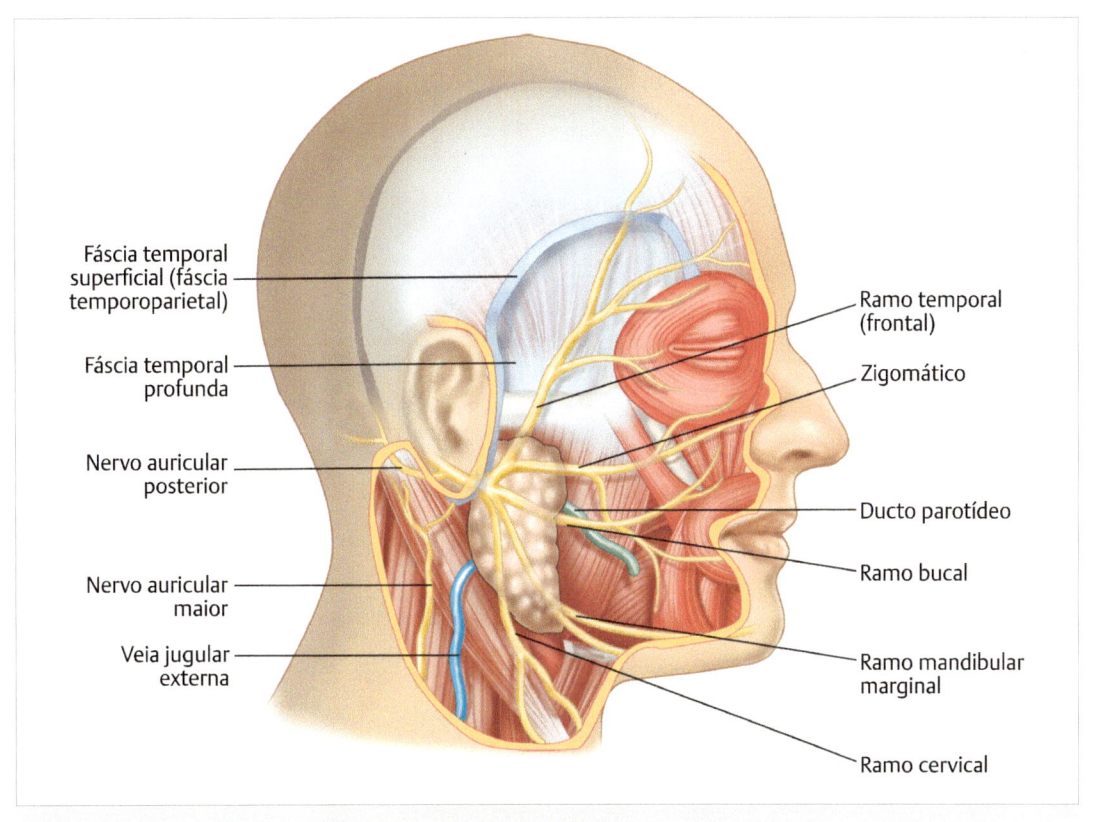

Fig. 3.9 Ramo frontal do nervo facial profundamente em relação à fáscia temporoparietal.

cutâneo. Em região próxima está situada a fáscia temporoparietal (fáscia temporal superficial). Esta fáscia consiste em três camadas distintas.[4] A fáscia temporoparietal é contínua com o sistema músculo aponeurótico superficial (SMAS) na face média e se funde na região central da testa com a gálea.[10] O ramo frontal do nervo facial está situado em porção profunda à fáscia temporoparietal (▶ Fig. 3.9). Em região próxima, a fáscia temporal é uma camada densa branca brilhante que se divide em torno do músculo temporal, criando uma camada superficial e profunda.[4] A linha temporal é a convergência das camadas profundas e superficiais da fáscia temporal com o periósteo frontal. A linha temporal encontra a margem lateral da gálea para formar o tendão conjunto.[10]

Músculo

O músculo temporal fica na fossa temporal. Ele se origina da fossa temporal e se insere sobre o processo coronoide da mandíbula, medial em relação ao arco zigomático. O temporal é um músculo de mastigação.

Coxins de Tecido Adiposo

O coxim de tecido adiposo temporal é dividido em coxim adiposo superficial e profundo.[11] O coxim adiposo superficial é imediatamente superior ao arco zigomático entre as camadas superficiais e profundas da fáscia temporal (▶ Fig. 3.10).[11] O coxim adiposo profundo é profundo em relação à camada profunda da fáscia temporal e superficial ao músculo temporal.[11] Este coxim adiposo é posterior ao arco zigomático e é contínuo com o coxim adiposo bucal.[11]

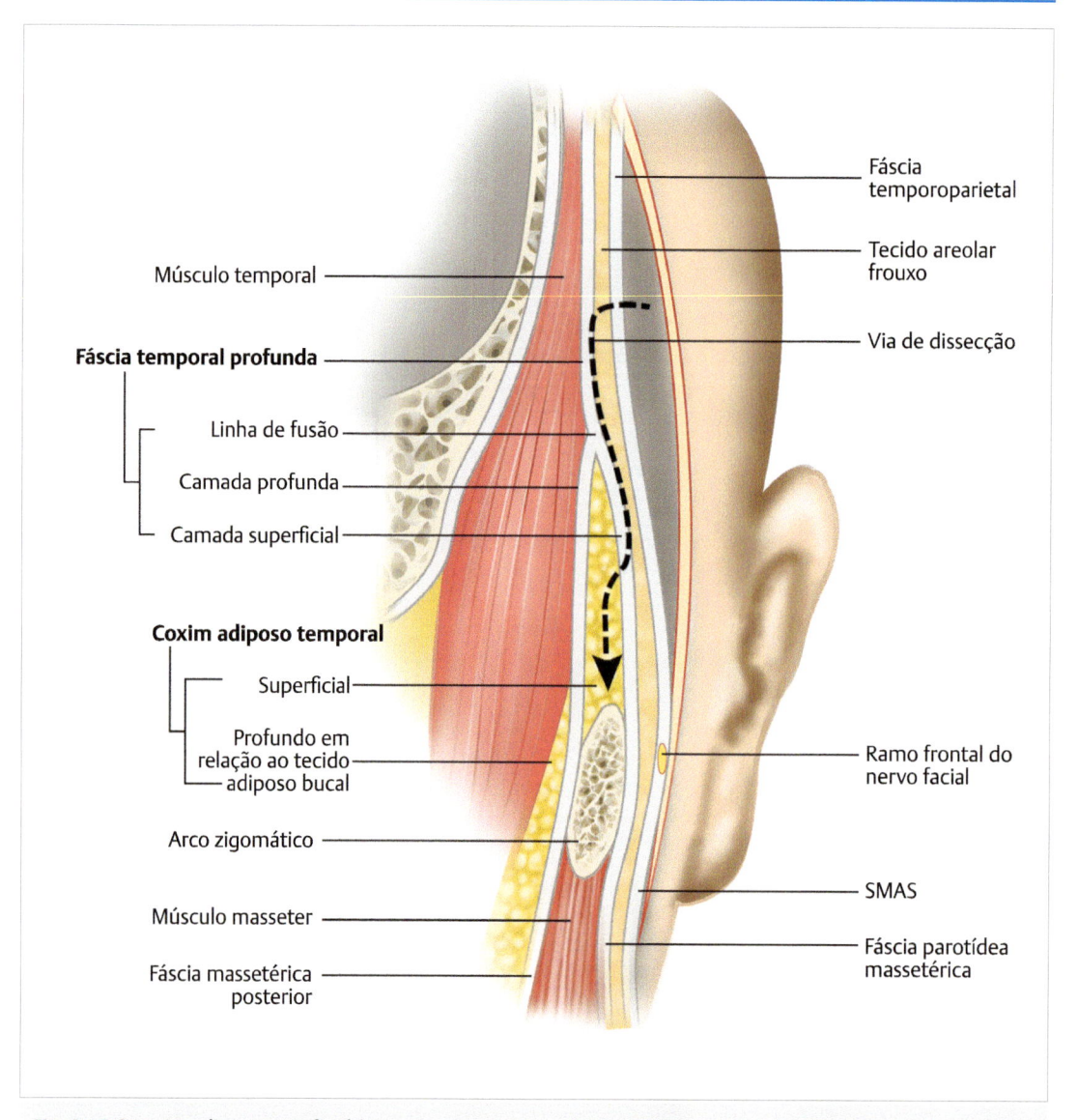

Fig. 3.10 O coxim adiposo superficial é superior ao arco zigomático. SMAS, sistema músculo aponeurótico superficial.

Inervação

A divisão maxilar do nervo trigêmeo (V2) proporciona uma sensibilidade temporal pelos ramos auriculotemporal e zigomático temporal.[10] O nervo cranial V inerva o músculo temporal.

Vascularização

A artéria e veia temporal superficial são encontradas dentro da fáscia temporoparietal. A veia sentinela é a anatomia venosa chave na elevação das sobrancelhas. A veia sentinela corre superficialmente até a fáscia temporal próximo da região da sutura frontozigomática.[10] A localização desta veia é um marcador para o ramo frontal do nervo facial que corre superficialmente à veia sentinela.[10] A identificação desta veia, particularmente em abordagens endoscópicas, indica a extensão inferior da dissecção.

3.4 Anatomia Periorbital

3.4.1 Pálpebras Superiores e Inferiores

Topografia

A abertura palpebral em adultos é de 10-12 mm verticalmente e 28-30 mm horizontalmente.[6] A abertura palpebral possui uma discreta inclinação superior, com o canto lateral aproximadamente 2 mm superior ao canto medial.[6] Nos adultos, a pálpebra superior cobre 1-2 mm da córnea superior, e o ápice da margem superior da pálpebra é nasal a uma linha vertical traçada pelo centro da pupila.[6] Em caucasianos, o sulco fica 7-8 mm acima da margem palpebral em homens e 10-12 mm nas mulheres.[6] A margem inferior da pálpebra está situada no limbo inferior da córnea com uma leve prega que fica 2 mm abaixo da linha dos cílios medialmente e 5 mm lateralmente.[6]

Tecido Mole

As pálpebras superior e inferior são divididas em lamelas anterior, média e posterior. A lamela anterior é a pele da pálpebra e o músculo orbicular subjacente. A lamela média é o septo orbital. O septo orbital é uma extensão do arco marginal, uma faixa de periósteo espessado na borda orbital. A lamela posterior inclui a placa tarsal, os retratores palpebrais e a conjuntiva. A placa tarsal é uma estrutura de tecido conjuntivo denso ao longo da margem das pálpebras superior e inferior. A placa tarsal se prende ao periósteo da borda orbital pelos tendões cantal medial e lateral. Medialmente, o tendão cantal tem uma fixação profunda à crista lacrimal posterior e uma fixação superficial à crista lacrimal anterior.[6] Lateralmente, o tendão cantal tem uma fixação profunda 3 mm posterior à borda orbital no tubérculo de Whitnall.[6]

Músculos

O orbicular do olho é um músculo circular que envolve o olho. É dividido em seção orbital, pré-septal e pré-tarsal com base na anatomia abaixo destas seções. Sua função é permitir o piscar dos olhos, apertar e fechar com força a pálpebra, enquanto que seu componente orbital é um depressor da testa.[6] A seção orbital surge do tendão cantal medial, forma um arco ao longo da borda orbital e encontra-se lateralmente no zigoma.[6] As fibras orbitais do orbicular interdigitam-se de forma superior com as fibras musculares frontais, puxando a pele da testa e a pálpebra para baixo, enquanto eleva a bochecha em direção ao olho, resultando nos "pés de galinha" dinâmicos.[6] As fibras pré-septais revestem o septo orbital. As fibras pré-tarsais são firmemente aderidas ao tarso e percorrem em uma via elíptica ao redor da fissura palpebral.

Retratores das Pálpebras Superiores

Os retratores das pálpebras superiores são responsáveis pela elevação da pálpebra superior. O retrator principal é o músculo levantador da pálpebra superior. O levantador origina-se a partir do ápice orbital. A porção muscular tem 40 mm de comprimento com uma bainha terminal tendinosa que se estende por 14–20 mm, denominada aponeurose do levantador.[12] O músculo transita para o tendão no ligamento de Whitnall. A porção central da aponeurose do levantador une-se ao septo orbital e juntos insere-se na pele da pálpebra sobrejacente e do orbicular, formando a prega palpebral (▶ Fig. 3.11). O levantador continua em região inferior e insere-se na superfície tarsal superior. O levantador da pálpebra superior é inervado pelo NC III.[6]

O músculo de Müller é um retrator acessório de pálpebra superior. É um músculo liso que está situado em posição posterior ao levantador e firmemente preso à conjuntiva profunda em região profunda, perto da margem superior do tarso.[6] Ao contrário do levantador da pálpebra superior, o músculo de Müller é inervado pela via simpática,[6] contribuindo cerca de 2 mm para a retração das pálpebras superiores.[6]

Retração das Pálpebras Inferiores

Os retratores das pálpebras inferiores são a fáscia capsulopalpebral e o músculo tarsal inferior. Correspondem à aponeurose do levantador e ao músculo de Müller na pálpebra superior, respectivamente. A cabeça capsulopalpebral tem origem na fáscia do músculo reto inferior e depois envolve o músculo oblíquo inferior para se tornar a fáscia capsulopalpebral, inserindo-se na borda tarsal inferior com o septo orbital (▶ Fig. 3.12).[6] O músculo tarsal inferior tem uma inervação simpática e está localizado em posição posterior à fáscia capsulopalpebral.[6]

Coxins Adiposos

Pálpebra Superior

Dois coxins de gordura orbital são encontrados em posição posterior ao septo: o coxim adiposo medial (nasal) e o coxim adiposo central (pré-aponeurótico) (▶ Fig. 3.13). O coxim adiposo medial é mais branco que o coxim adiposo central amarelo. O coxim adiposo central é logo anterior à aponeurose do levantador. A glândula lacrimal é encontrada posteriormente ao septo no espaço lateral. O coxim adiposo central está envolto em uma membrana fina que abriga pequenos vasos sanguíneos e é inervado pelos ramos terminais do nervo supraorbital.[13] A tróclea do músculo oblíquo superior separa os coxins adiposos medial e central (▶ Fig. 3.13).

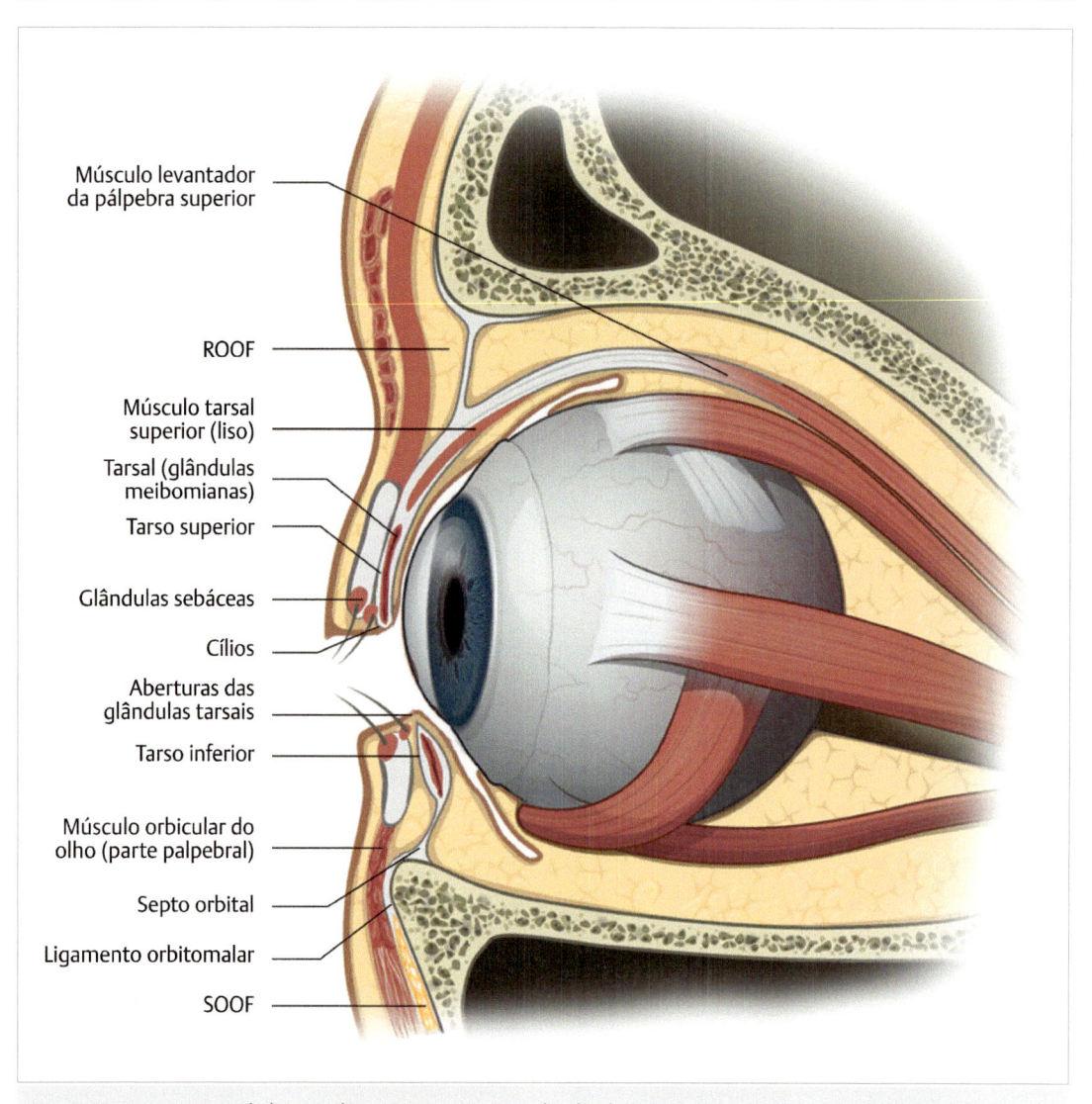

Fig. 3.11 A aponeurose do levantador se junta ao septo orbital e depois se insere na pele da pálpebra sobreposta, formando a prega palpebral. ROOF, coxim adiposo retro-orbicular do olho; SOOF, coxim adiposo suborbicular do olho.

Pálpebra Inferior

Há três coxins adiposos pós-septais no complexo palpebral inferior: medial, central e lateral. O músculo oblíquo inferior divide os coxins adiposos medial e central, enquanto sua expansão arqueada divide os coxins adiposos central e lateral (▶ Fig. 3.13).[14]

Inervação

Pálpebra Superior

A pálpebra superior é inervada pelos nervos supraorbital e supratroclear (V1). O nervo infratroclear, um ramo terminal do nervo nasociliar (V1), fornece suprimento à pele do canto medial.

Pálpebra Inferior

A pálpebra inferior é inervada pelos ramos palpebrais do nervo infraorbital (V2) e do nervo zigomático facial (V2).

Vascularização

Pálpebra Superior

As artérias periféricas e marginais realizam o suprimento sanguíneo da pálpebra superior a partir

Anatomia

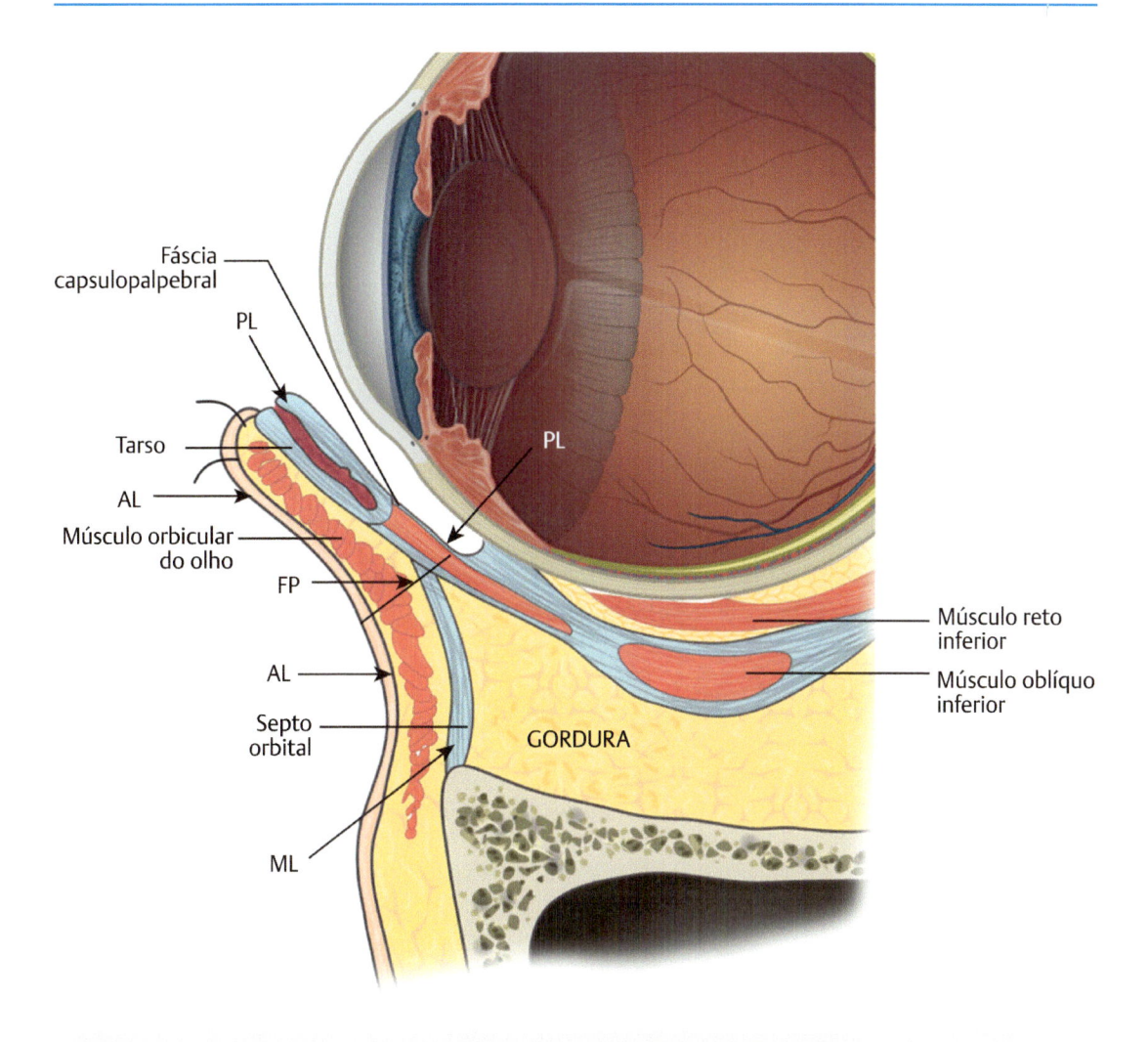

Fig. 3.12 A fáscia capsulopalpebral se une ao septo orbital e é inserida na borda tarsal inferior. AL, lamela anterior; FP, ponto de fusão; ML, lamela média; PL, lamela posterior.

da artéria oftálmica (▶ Fig. 3.14).[6] Os ramos terminais da artéria facial fornecem o suprimento à pálpebra medial.

Pálpebra Inferior

A artéria angular, a artéria facial transversal e a artéria infraorbital fornecem o suprimento à pálpebra inferior (▶ Fig. 3.14). Deve-se tomar cuidado quando o enxerto ou os preenchedores de tecido adiposo são usados na área periorbital. Embolia de gordura no sistema arterial pode levar à cegueira.

3.4.2 Sobrancelhas (Supercílios)

Topografia

Nos homens, a posição ideal da sobrancelha é relativamente horizontal no nível da borda supraorbital. Nas mulheres, a posição ideal da sobrancelha é superior à borda supraorbital com o arco no limbo lateral. Em uma sobrancelha juvenil, a sobrancelha se projeta fora da borda supraorbital com volume e destaque sobre o osso da sobrancelha inferior à porção lateral da sobrancelha.

A queda das sobrancelhas com o envelhecimento não ocorre de maneira uniforme. O segmento lateral da sobrancelha desce mais cedo do que a região medial da sobrancelha. O tecido mole sobre a fáscia temporal lateral até a linha de fusão temporal não tem o suporte e está sujeito à quebra gravitacional das sobrancelhas laterais. O pseudoexcesso de pele da pálpebra superior se desenvolve sobre a pálpebra superior lateral, à medida que a pele da sobrancelha é deslocada para o espaço orbital.[4]

Tecido Mole

O ligamento retentor orbicular é uma zona de fusão entre a fáscia orbicular e o periósteo que é cir-

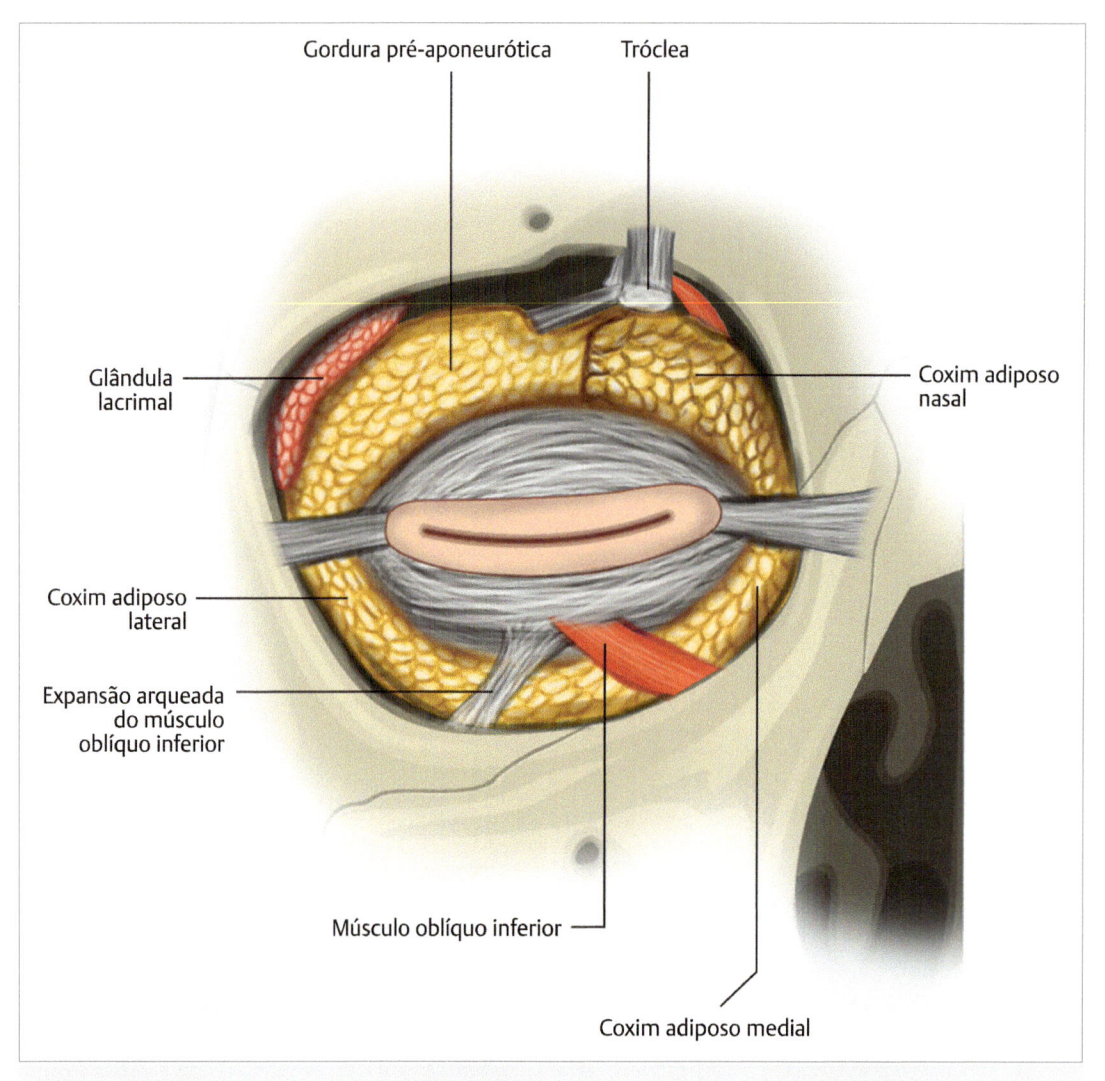

Fig. 3.13 Coxins adiposos centrais e mediais da pálpebra superior.

cunferencial ao redor da órbita (▶ Fig. 3.15 a,b).[15] O ligamento é curto medial e lateralmente, onde o músculo orbicular é quase fundido com o osso.[15]

Coxins Adiposos

Em profundidade em relação à interdigitação dos músculos orbicular e frontal situa-se uma camada fibrogordurosa, conhecida como coxim adiposo da sobrancelha ou gordura retro-orbicular do olho (ROOF), entre o septo orbital e o orbicular (▶ Fig. 3.11). A ROOF oferece suporte à região lateral da sobrancelha e projeção a partir da borda orbital superior. A ROOF pode ser um fator significativo no capuz lateral e no excesso de volume da porção lateral da pálpebra. A ROOF é contínua com a fáscia orbicular posterior na pálpebra.[14]

3.5 Face Média

3.5.1 Junção Pálpebra/Bochecha

Topografia

O envelhecimento da face média inclui a queda e a deflação de tecidos moles que levam à demarcação do sulco orbitomalar na junção pálpebra/bochecha. O sulco orbitomalar tem três partes: sulco palpebromalar lateralmente, o sulco nasojugal medialmente (canal da lágrima) e o sulco da porção média da bochecha ou em "v" inferiormente.[16]

Tecido Mole

Há relatos contraditórios sobre a causa dos sulcos nasojugal e palpebromalar. Alguns relatos dizem

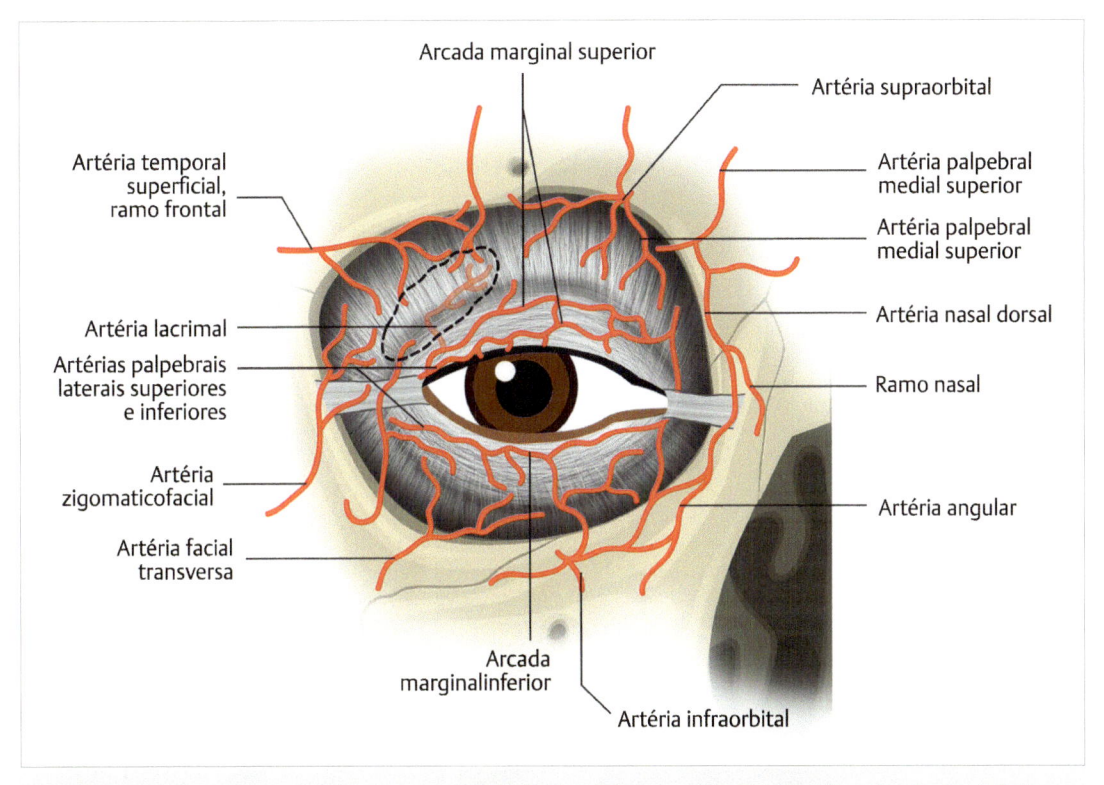

Fig. 3.14 As artérias angular, facial transversa e infraorbital realizam o suprimento sanguíneo da pálpebra inferior.

que representa a inserção cutânea do ligamento retentor orbicular. Este é um ligamento osteocutâneo que se origina do periósteo da borda orbital, atravessa o músculo orbicular do olho e insere-se na pele da junção da pálpebra/bochecha.[17] Na região cantal lateral, o ligamento retentor orbicular se funde com o espessamento orbital lateral, que é uma condensação da fáscia superficial e profunda que atravessa o processo frontal do zigoma na fáscia temporal profunda.[18] O ligamento retentor orbicular é mais espesso e menos distensível em sua parte lateral.[18] O afrouxamento do septo orbital superior ao ligamento e o alongamento do segmento pré-septal do músculo orbicular e sua fáscia inferior ao ligamento com o deslocamento descendente da junção pálpebra/bochecha levam ao típico sinal em "V" de envelhecimento da junção pálpebra/bochecha.[18]

Músculos

Um estudo anatômico de Haddock *et al.* observou que há uma fenda entre as porções palpebral e orbital do músculo orbicular precisamente no sulco nasojugal pronunciado.[19] Também notaram que ao longo do canal lacrimal, não havia nenhum plano anatômico dissecável em posição profunda em relação ao orbicular. Neste local, está rigidamente fixado à maxila onde tem sua origem. Lateralmente, no entanto, ao longo da junção pálpebra/bochecha, a fixação entre o músculo orbicular e o osso subjacente era o ligamento retentor orbicular. Nesta região, havia um plano dissecável profundo em relação ao músculo orbicular. A distinção entre as fixações ósseas desta porção muscular está correlacionada com os sulcos palpebromalar e o nasojugal.[19]

Coxins Adiposos

Na borda superior da região malar, sobre a superfície profunda do músculo orbicular, situa-se a gordura suborbicular do olho (SOOF). A SOOF contribui para a forma e o contorno da porção superior da bochecha e do osso do rosto. Uma SOOF lateral espessa aparecerá como ossos de bochecha proeminentes. Quando a SOOF é fina ou bem discreta, a superfície do zigoma se torna aparente.[20] A SOOF tem duas áreas distintas, a lateral e a medial (▶ Fig. 3.16 a,b).[21] A SOOF lateral fica a vários milímetros abaixo da borda, imediatamente no periósteo da borda orbital.[20] A queda inferior da SOOF, bem como o SMAS contribuem para expor a borda orbital inferior.

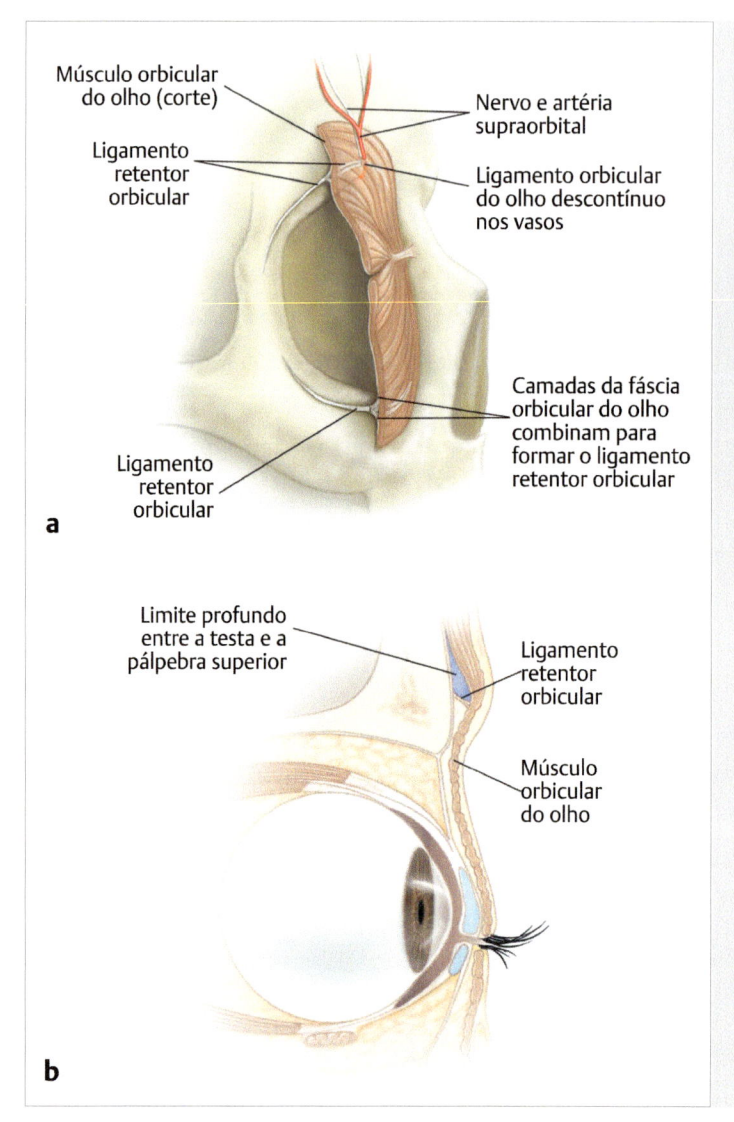

Fig. 3.15 (a, b) Ligamentos retentores do orbicular. (Fonte: Chapter 2 The Central Forehead. In: Pessa J, Rohrich R, ed. Facial Topography: Clinical Anatomy of the Face. 1st Edition. Thieme; 2012.)

3.5.2 Bochecha

Topografia

A face média é caracterizada por coxins adiposos distintos que se comportam de forma independente. O coxim adiposo medial profundo, coxim adiposo bucal e coxins adiposos de SOOF podem ser visualizados na anatomia da superfície (▶ Fig. 3.17 a,b).

Tecido Mole

O SMAS é uma continuação do platisma, inferiormente, e a fáscia temporoparietal, superiormente. O SMAS está firmemente preso à pele por fibras da cútis retinacularis dentro do tecido subcutâneo. O SMAS tem apenas fixações limitadas ao esqueleto ósseo subjacente, contribuindo para sua queda com o envelhecimento facial médio/inferior.[19]

Músculos

Os músculos zigomáticos delineiam a boca de forma superolateral, ao sorrir. O nervo zigomático corre em posição profunda ao plano do músculo zigomático maior.[6] O zigomático maior é apenas medial em relação ao coxim adiposo bucal.

Coxins Adiposos

O contorno da bochecha é afetado por coxins adiposos superficiais e profundos. A gordura medial profunda da bochecha existe na porção central,

Anatomia

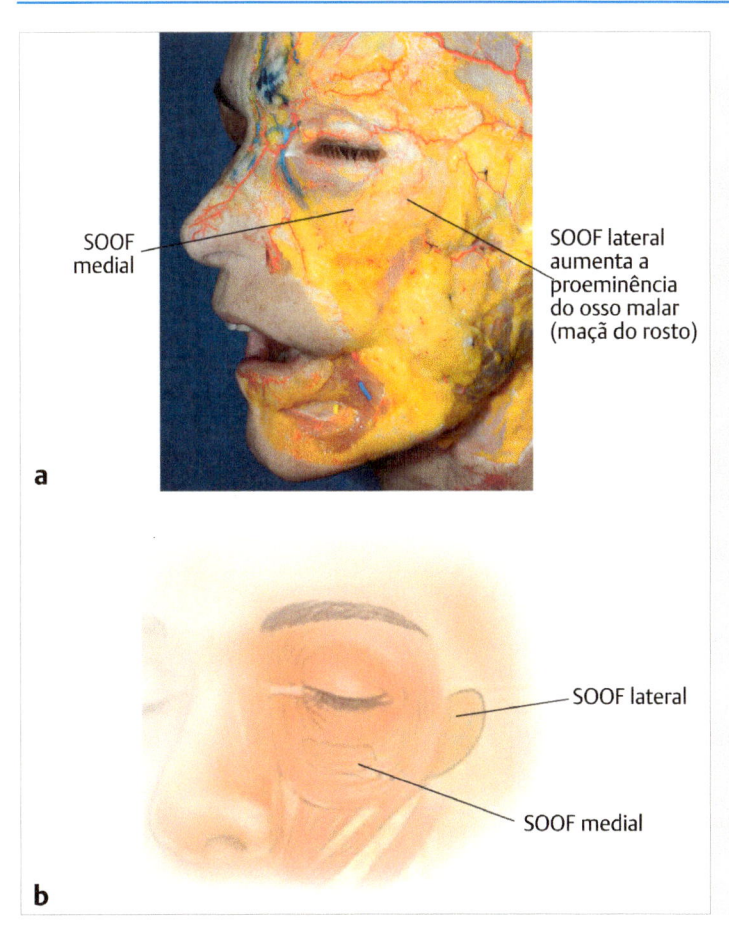

Fig. 3.16 (**a**) Coxins de gordura suborbicular do olho (SOOF) lateral e medial. (**b**) Coxins adiposos SOOF lateral e medial subjacente ao músculo orbicular. (Fonte: Chapter 3 The Cheek. In: Pessa J, Rohrich R, ed. Facial Topography: Clinical Anatomy of the Face. 1st Edition. Thieme; 2012.)

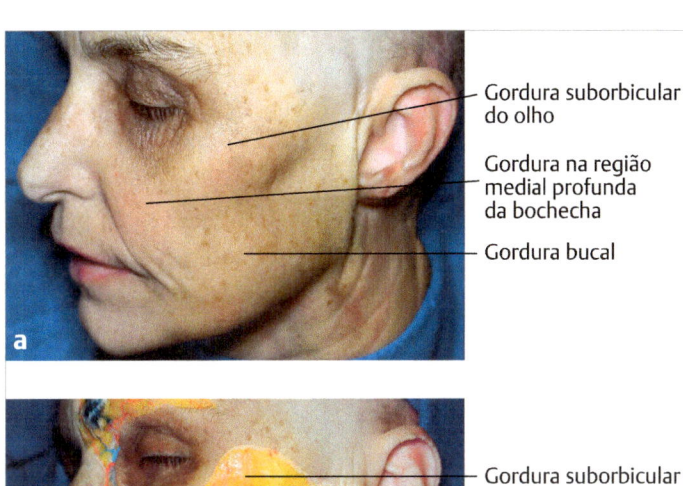

Fig. 3.17 (**a**) Anatomia da superfície mostrando o coxim adiposo medial profundo, coxim adiposo bucal e coxim de gordura suborbicular do olho (SOOF). (**b**) Anatomia subjacente do coxim adiposo medial profundo, coxim adiposo bucal e coxim adiposo SOOF. (Fonte: Chapter 3 The Cheek. In: Pessa J, Rohrich R, ed. Facial Topography: Clinical Anatomy of the Face. 1st Edition. Thieme; 2012.)

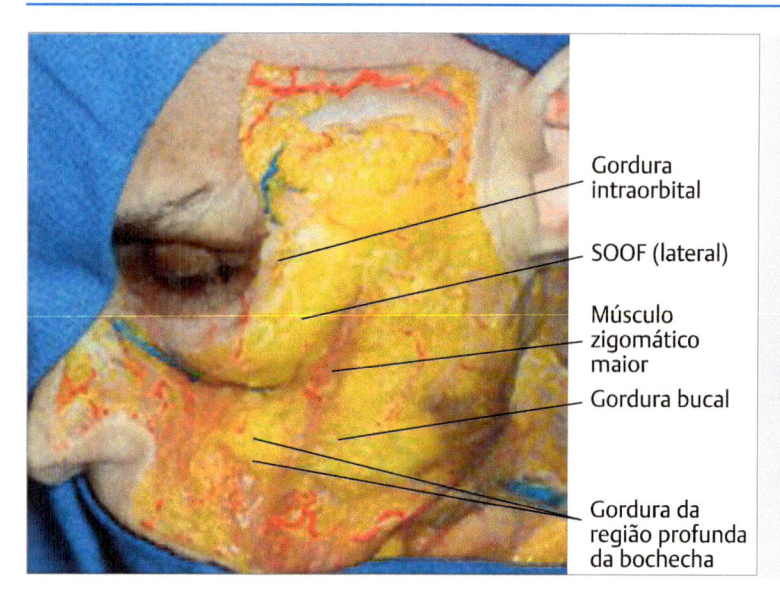

Fig. 3.18 Gordura medial profunda da bochecha. (Fonte: Chapter 3 The Cheek. In: Pessa J, Rohrich R, ed. Facial Topography: Clinical Anatomy of the Face. 1st Edition. Thieme; 2012.)

- Gordura intraorbital
- SOOF (lateral)
- Músculo zigomático maior
- Gordura bucal
- Gordura da região profunda da bochecha

estendendo-se desde a pálpebra inferior até a prega da bochecha-lábio (▶ Fig. 3.18). O coxim adiposo medial profundo contribui para a projeção anterior da bochecha.[20]

A gordura bucal fica imediatamente lateral à gordura medial profunda da bochecha e tem sua própria cápsula. O território da gordura bucal se estende desde a borda superior da mandíbula para dentro da região temporal (▶ Fig. 3.19).[20] A gordura bucal pode ficar sobre o músculo masseter e pode estar presente como lóbulos múltiplos. Cada lóbulo é contido dentro de uma cápsula distinta. O lóbulo inferior é seguro para manipular, porque o ducto da parótida percorre acima deste lóbulo entre os lobos médio e inferior.[20] O lóbulo inferior também prediz a localização da artéria facial, que sempre cruza a mandíbula abaixo do lóbulo inferior. O lóbulo inferior contribui para a maior parte do contorno da porção inferior da bochecha.[20]

Quando o sulco nasojugal continua para baixo, é denominado de sulco da porção média da bochecha.[22] Entre este sulco e o sulco palpebromalar lateral é a bolsa malar ou o monte malar.[22] O coxim adiposo infraorbital é um coxim de gordura superficial também denominado de monte malar (▶ Fig. 3.20).[20] A forma do monte malar, triangular com o ápice medialmente, espelha o espaço pré-zigomático subjacente.[22] O limite superior é o ligamento retentor orbicular, e o limite inferior é o ligamento zigomático.[22] A frouxidão do tônus do tecido dentro do teto do espaço zigomático parece explicar a presença e o grau dos montes malares.[22] O limite entre a pálpebra e a bochecha é o limite superior para o monte malar.[20] Acima da prega orbital-bochecha, o orbicular do olho tem pouca gordura e é superficial.[20] Abaixo da prega orbital-bochecha, o orbicular do olho mergulha abaixo do monte malar.[20] A SOOF lateral é profunda em relação ao monte malar.[20] A manipulação do coxim adiposo infraorbital pode levar a um edema prolongado.[20]

Inervação

Inervação sensorial para a pele que se sobrepõe à região malar tem origem no ramo maxilar (V2) do nervo trigêmeo. Este nervo realiza a inervação da pálpebra inferior, bochecha, lateral do nariz, vestíbulo nasal e a pele/mucosa do lábio superior. O nervo infraorbital fornece sensibilidade à pele e à conjuntiva da pálpebra inferior, ao aspecto lateral do nariz, à bochecha anterior e ao lábio superior.[23] O nervo alveolar superior anterior desce do nervo infraorbital para dentro ou ao longo do osso maxilar, proporcionando sensibilidade à dentição maxilar anterior e à gengiva.[23] Danos ao nervo alveolar anterior superior ocasionados por trauma ou cirurgia podem resultar em dormência na região gengival maxilar anterior ipsilateral.[23]

Vascularização

O feixe neurovascular infraorbital corre através do forame infraorbital na linha média da pupila sobre a maxila anterior e percorre pela SOOF medial ou pela gordura medial profunda. A artéria e o nervo zigomático facial fazem o percurso através da SOOF lateral sobre o zigoma lateral (▶ Fig. 3.21).[20] O retalho lateral na ritidoplastia é suprido por grandes vasos perfurantes fasciocutâneos a partir dos vasos mencionados. A contribuição mais significativa é da artéria facial transversal. Outras contribuições importantes vêm das artérias submentual, facial e temporal superficial.[24]

Anatomia

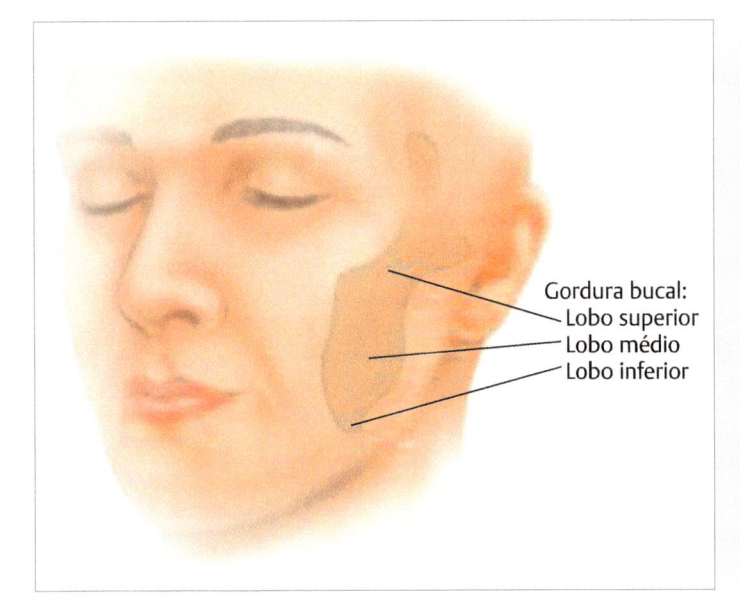

Fig. 3.19 Múltiplos lobos do coxim adiposo bucal. (Fonte: Chapter 3 The Cheek. In: Pessa J, Rohrich R, ed. Facial Topography: Clinical Anatomy of the Face. 1st Edition. Thieme; 2012.)

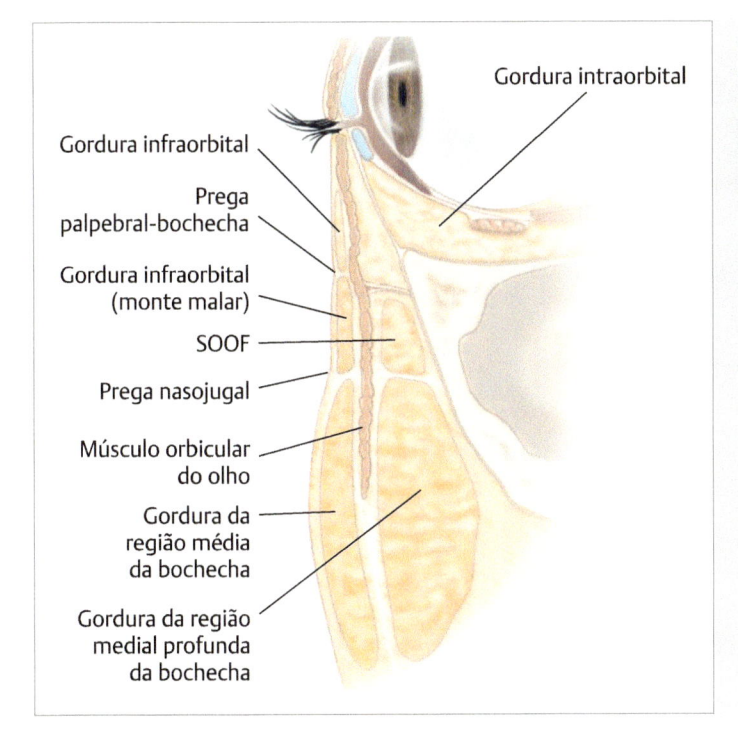

Fig. 3.20 Gordura infraorbital é um coxim de gordura superficial (SOOF). (Fonte: Chapter 3 The Cheek. In: Pessa J, Rohrich R, ed. Facial Topography: Clinical Anatomy of the Face. 1st Edition. Thieme; 2012.)

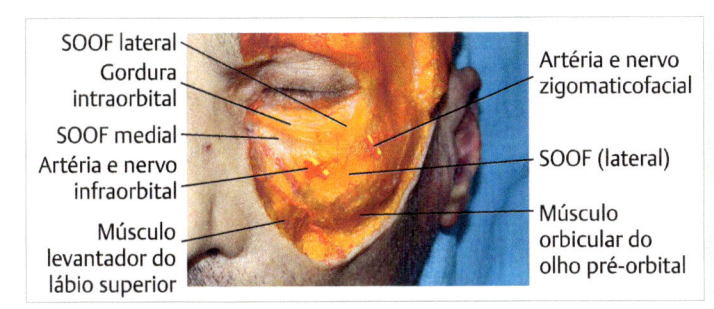

Fig. 3.21 Artéria e nervo zigomático facial correm através da gordura suborbicular do olho (SOOF). (Fonte: Chapter 3 The Cheek. In: Pessa J, Rohrich R, ed. Facial Topography: Clinical Anatomy of the Face. 1st Edition. Thieme; 2012.)

Ligamentos Retentores

Os ligamentos retentores da face são fixações fortes, fibrosas que se originam do periósteo (osteocutâneo) ou da fáscia profunda (fasciocutânea) e percorrem perpendicularmente através das camadas faciais para inserir na derme.[17] Furnas foi o primeiro a descrever o conceito de um ligamento retentor quando ele descreveu os ligamentos retentores da bochecha.[17,25]

Ligamentos Zigomáticos

Os ligamentos zigomáticos são fibras fortes que se originam na borda inferior do arco zigomático e se estendem anteriormente à junção do arco e do corpo do zigoma para fixar à derme.[17] Mendelson *et al.* também descreveram os ligamentos zigomáticos mediais até a junção do arco e do corpo ao longo das origens do zigomático maior/menor e do levantador dos lábios superiores.[16] Estes ligamentos são mais fracos e podem muitas vezes ser interrompidos pela dissecção romba com os dedos.

Os ligamentos retentores zigomáticos são pontos de referência para os ramos do nervo facial zigomático.[17] Furnas foi o primeiro a mostrar que um ramo zigomático passa em um plano profundo logo em posição inferior aos ligamentos zigomáticos.[17,25] Um estudo anatômico concluiu que a posição de 1 cm inferior ao ligamento zigomático principal é relativamente segura, exceto em 5% a 9% dos casos em que o nervo zigomático superior emite um ramo mais superficial que percorre superficialmente em relação ao músculo zigomático.[26,27]

Ligamentos Massetéricos

Os ligamentos cutâneos massetéricos surgem da fáscia massetérica sobre o músculo masseter. Os ligamentos massetéricos são pontos de referência para os ramos do nervo facial bucal.[17] Os ligamentos retentores massetéricos inferiores ao longo da borda caudal do masseter formam uma ligação fibrosa entre o platisma e a pele.[28]

Ligamento Mandibular

O ligamento mandibular é um ligamento osteocutâneo que surge do terço anterior da mandíbula e insere-se diretamente na derme.[17] Suas fibras penetram na porção inferior do músculo depressor do ângulo da boca. Langevin relatou que o ligamento mandibular estava a 4,5 cm anterior ao ângulo da mandíbula e descobriu que o nervo mandibular corre em posição posterior ao ligamento mandibular (▶ Fig. 3.22).[29]

3.6 Anatomia Nasal

3.6.1 Envelope de Pele – Tecido Mole

Topografia

O nariz tem nove subunidades estéticas de superfície com base nos reflexos de luz e sombras: dorso, paredes laterais pareadas, columela, alar pareado, triângulos de tecido mole pareados e ponta nasal (▶ Fig. 3.23). As incisões são camufladas de forma ideal quando orientadas ao longo dos limites das subunidades estéticas.

Tecido Mole

As dissecções de cadáveres realizadas por Toriumi *et al.* revelaram camadas bem definidas de tecido, incluindo epiderme, derme, gordura subcutânea, músculo e fáscia (camada músculo aponeurótico), tecido areolar e cartilagem ou osso.[30] A pele varia em espessura no dorso; é mais fino cefalicamente e mais espesso em direção à ponta.[31]

3.6.2 Profundo

Estruturas Osteocartilaginosas

Abóboda Óssea

A abóboda óssea ou pirâmide do nariz inclui os ossos nasais pareados, o septo ósseo e o processo ascendente da maxila. Os ossos nasais fixam-se superiormente ao osso frontal e lateralmente em relação ao processo nasal do maxilar.

Abóboda Cartilaginosa

A abóboda cartilaginosa ou abóboda central inclui as cartilagens laterais superiores e o septo cartilaginoso. Embriologicamente, os ossos nasais repousam sobre as cartilagens laterais superiores; assim, os ossos nasais se sobrepõem às cartilagens laterais superiores.[32] A junção dos ossos nasais com a placa perpendicular do osso etmoide e as cartilagens laterais superiores é a área fundamental.[31] A fusão da parte superior das cartilagens laterais com o septo cartilaginoso forma uma única abóboda cartilaginosa.[32]

Ponta Nasal

A ponta nasal consiste no lóbulo da ponta, paredes laterais alares, lóbulo infraponta e a columela.

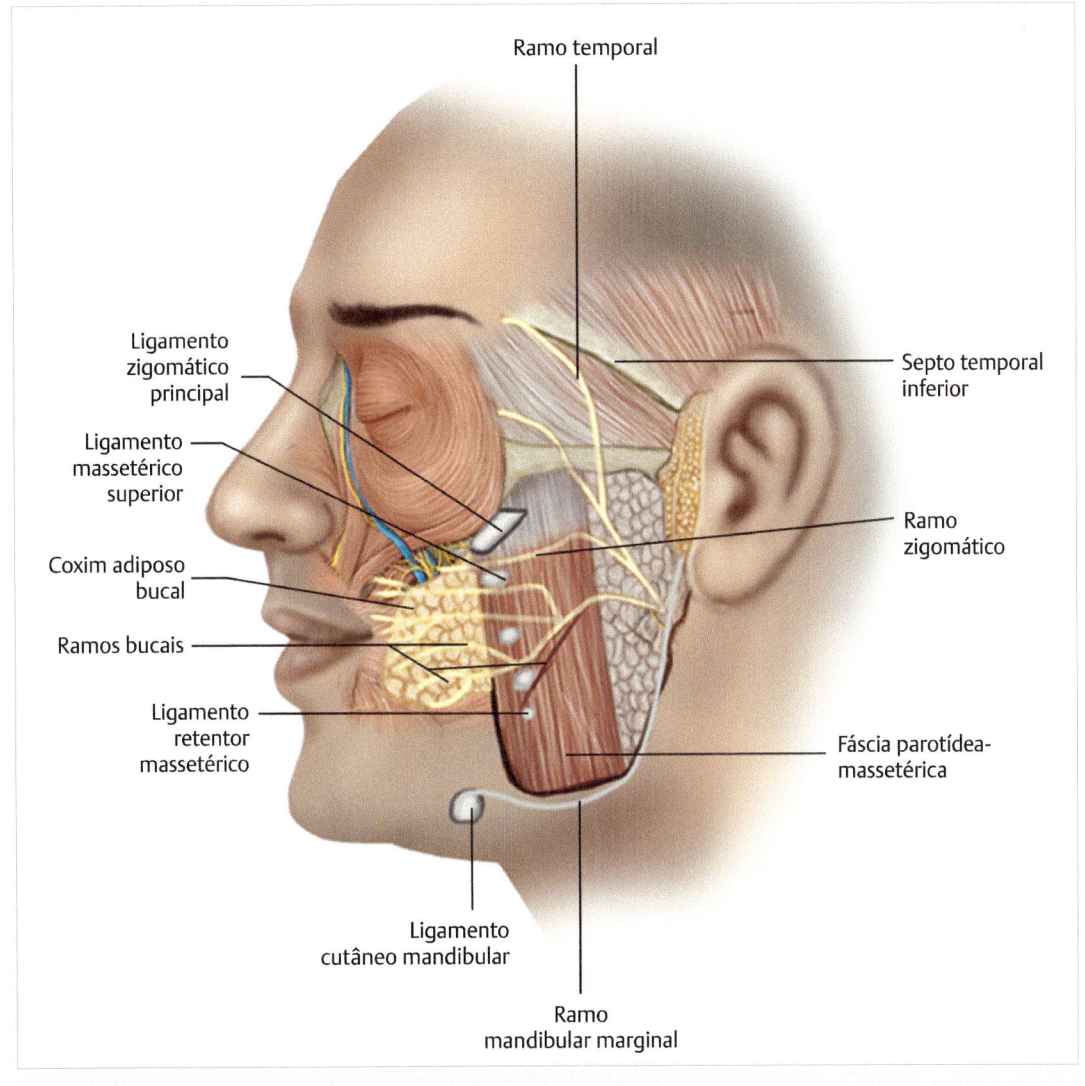

Fig. 3.22 Interações entre os ligamentos faciais e os nervos.

O componente estrutural é formado pelas cartilagens laterais inferiores. As cartilagens laterais inferiores são constituídas por uma crura lateral, crura intermediária e crura medial, que são consideradas estruturalmente como um tripé. Na maioria das vezes, a crura lateral das cartilagens laterais inferiores sobrepõe-se às cartilagens laterais superiores em uma configuração de "rolagem"[32]. A crura medial pareada tem uma aderência ligamentar densa uma com a outra, bem como um envelope de pele firme que carece de tecido adiposo subcutâneo ao longo das paredes mediais das narinas. Os pés da crura medial acomodam o septo e fazem a sobreposição por vários milímetros. As fixações musculares acentuadas são encontradas nos pés da crura medial a partir do depressor do septo nasal.[32]

Septo

Posteriormente, o septo nasal ósseo é formado pela placa perpendicular do osso etmoidal e o vômer.[33] Anteriormente, a cartilagem quadrangular forma o septo cartilaginoso.[33] Superiormente, o septo cartilaginoso é contínuo com as cartilagens laterais superiores.[33]

Músculos

Tardy e Brown retrataram os músculos do nariz como enclausurados e interconectados pela camada músculo-aponeurótica superficial.[34] Os músculos nasais são divididos em dilatadores e compressores. Os dilatadores nasais são os músculos nasal posterior e o nasal anterior.[33] Os com-

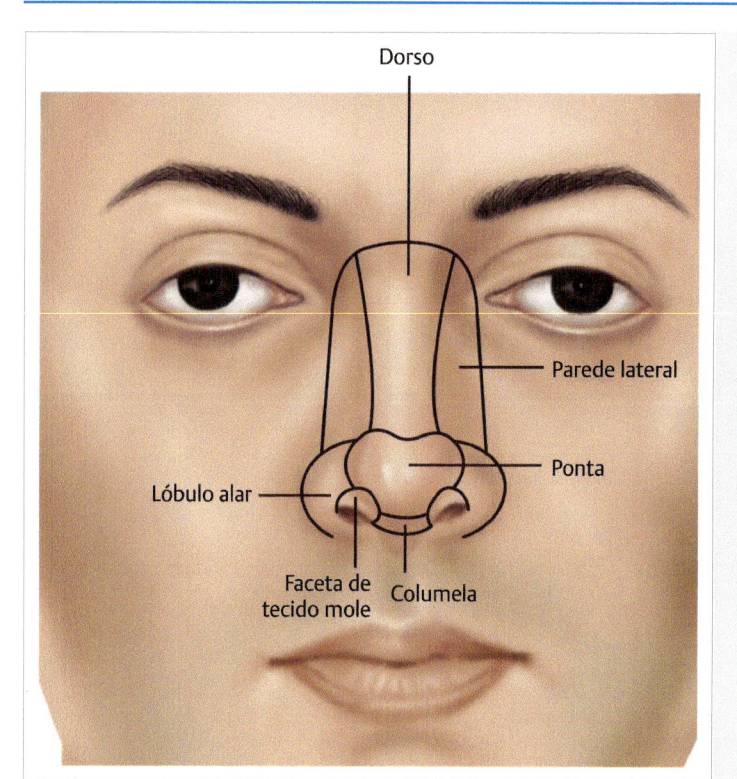

Fig. 3.23 Subunidades do nariz.

pressores nasais são o prócero, quadrado (levantador labial e alar nasal superior), nasal (porção transversa e porção alar) e os músculos depressores do septo nasal.[33]

Inervação

O nariz externo é inervado pelas divisões oftálmica (V1) e maxilar (V2) do nervo trigêmeo. A porção dorsal do nariz é inervada pelo nervo infratroclear (V1) e o ramo externo do nervo etmoidal anterior (V1) (pele nasal do rínion até a ponta). A parede lateral nasal e os aspectos inferiores do nariz são inervados pelo nervo infraorbital (V2).[35]

Vascularização

Há uma variação significativa na anatomia vascular do nariz. As dissecções de cadáveres realizadas por Toriumi *et al.* identificaram um sistema venoso subcutâneo acima da camada muscular ao longo da parede lateral, dorso e região superior da ponta do nariz.[30]

A anatomia venosa é variável, mas a maioria dos vasos drena na veia facial inferiormente e/ou na veia angular à medida que se dirige para a órbita medial.[30]

Toriumi *et al.* também descobriram que, na maioria dos espécimes, cada lado do nariz tinha um suprimento de sangue independente que pode variar de um lado para o outro.[30] O sistema arterial é superficial à camada músculo-aponeurótica no plano subcutâneo.[30] A artéria nasal dorsal entra na área nasal a partir da órbita medial e corre ao longo da superfície dorsal dos ossos nasais em direção à ponta nasal e contribui para a arcada arterial da ponta nasal.[30] A maioria dos narizes apresenta artérias nasais dorsais bilaterais.[30]

As artérias nasais laterais se ramificam da artéria facial ou da artéria angular (ramo distal da artéria facial) e passam medialmente ao longo da margem cefálica da crura lateral (acima do sulco alar), emitindo ramificações que correm em direção caudal ao longo da crura lateral para a borda da narina.[30] Movem-se medialmente para passar por cima das cúpulas e para baixo da columela (artéria columelar) até a base do nariz (▶ Fig. 3.24).[30]

Na base do nariz, a artéria columelar se ramifica da artéria facial ou da artéria labial superior.[30] Na maioria dos casos, a artéria nasal lateral e a artéria columelar se encontram ao longo da região do domo para formar uma arcada alar que percorre a margem cefálica da crura lateral.[30]

Anatomia

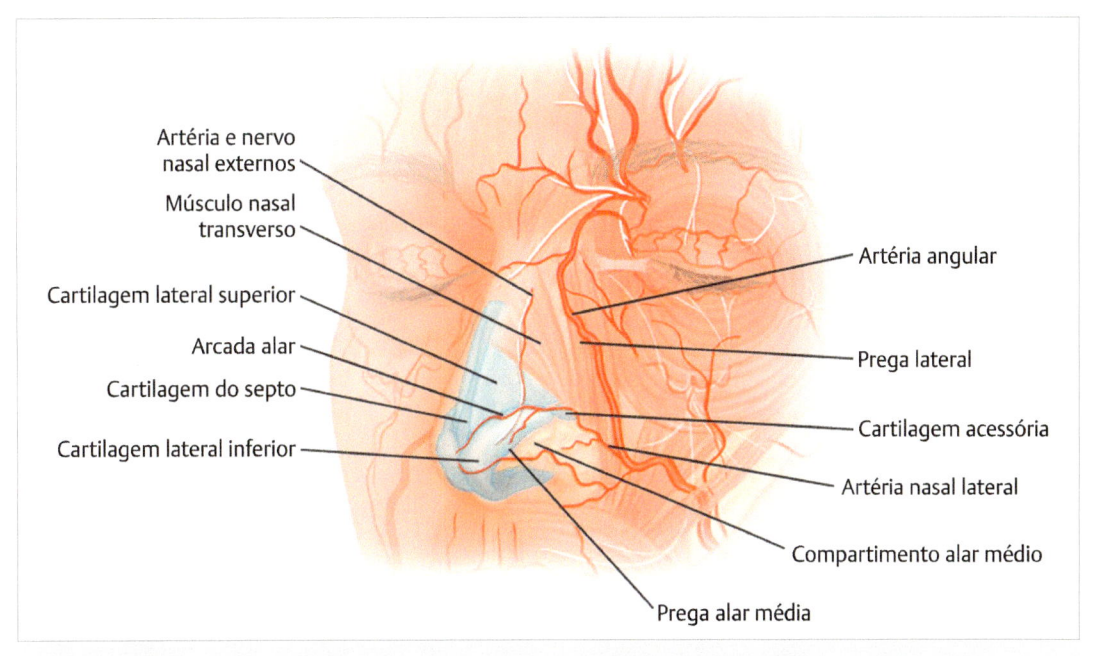

Fig. 3.24 Suprimento vascular para o nariz. (Fonte: Chapter 5 The Nose. In: Pessa J, Rohrich R, ed. Facial Topography: Clinical Anatomy of the Face. 1st Edition. Thieme; 2012.)

3.7 Ramos do Nervo Facial

O nervo facial tem cinco ramos terminais: frontal/temporal, zigomático, bucal, mandibular e cervical. Na face média, os ramos são profundos em relação ao SMAS e tornam-se superficiais medialmente ao músculo masseter.

3.7.1 Ramo Frontal

O ramo frontal do nervo facial sai da glândula parótida profundamente em relação ao SMAS e atravessa o arco zigomático como um plexo de três ramos no ponto médio entre o trago e o canto lateral.[3,36,37] O ramo frontal está localizado logo em posição superficial ao periósteo do arco zigomático no tecido adiposo subdérmico no terço médio, aproximadamente 1,5 cm lateral à borda orbital.[10] A partir daqui, percorre logo abaixo da fáscia temporoparietal para entrar na face inferior do músculo frontal aproximadamente 1 cm acima da borda supraorbital.[10] O ramo mais inferior continua medialmente para inervar o ventre transversal do músculo corrugador e o músculo depressor do supercílio.[3] O ramo frontal inerva as fibras superiores do orbicular do olho (pálpebra superior).

3.7.2 Ramo Zigomático

O ramo zigomático do nervo facial inerva a cabeça oblíqua do músculo corrugador do supercílio e do depressor do supercílio, além das fibras inferiores (pálpebra inferior) do músculo orbicular do olho.[3] A área com maior risco de lesão aos ramos zigomáticos é a região imediatamente inferior e lateral ao zigoma.[11] Nesta área, os ramos zigomáticos estão situados superficialmente e são adjacentes à alta densidade dos ligamentos retentores zigomático e massetérico superior.[11]

3.7.3 Ramo Bucal

Por causa da arborização significativa, as lesões no ramo bucal são tipicamente temporárias e menos clinicamente significativas que outros ramos. Os ramos bucais têm muitos padrões de ramificação diferentes, mas apresentam cruzamentos e interconexões consistentes, contribuindo para a recuperação espontânea.[11] O prócero é inervado pelo ramo bucal do nervo facial.[6]

3.7.4 Ramo Marginal

Similar ao ramo frontal, o ramo mandibular marginal carece de decussações com outros ramos faciais nervosos e tem poucos ramos.[11] Tzafetta e Terzis descobriram que os cruzamentos entre o nervo mandibular marginal e o ramo bucal foram comuns, em 50% de suas dissecções.[28] Os nervos marginais saem da margem caudal anterior da parótida e permanecem profundos em relação à fáscia parotídea massetérica e à fáscia de revestimento cervical profundo. Quando o nervo corre em posição inferior à mandíbula, atravessa a superfície do músculo digástrico posterior e a glândula submandibular. Permanecendo no fundo da platisma e da fáscia profunda, corre superficialmente até a artéria facial, à medida que se eleva acima da borda mandibular. Hazani et al. identificaram que, aproximadamente 3 cm antes da tuberosidade mandibular, o nervo mandibular marginal cruza sobre os vasos faciais.[38]

3.7.5 Ramo Cervical

O ramo cervical do nervo facial sai da borda caudal da glândula parótida pouco antes do ângulo da mandíbula e, ao contrário do ramo mandibular marginal, perfura a fáscia cervical profunda logo em seguida.[11] Depois, situa-se em posição superficial no tecido conjuntivo fibroareolar que se prende à superfície inferior da platisma.[11]

Referências

[1] Bennett RG. Anatomy and physiology of the skin. In: Papel ID, Frodel J, Holt GR, et al. Principles of Facial Plastic and Reconstructive Surgery. 2nd ed. New York, NY: Thieme; 2002:3-14.

[2] Bichakjian CK, Johnson TM. Anatomy of the skin. In: Baker SR, ed. Local Flaps in Facial Reconstruction. 2nd ed. Philadelphia, PA: Mosby;2007:3-13.

[3] Ramirez OM, Robertson KM. Update in endoscopic forehead rejuvenation. Facial Plast Surg Clin North Am. 2002;10(1):37-51.

[4] Knize DM. An anatomically based study of the mechanism of eyebrow ptosis. Plast Reconstr Surg. 1996;97(7):1321-1333.

[5] Lemke BN, Stasior OG. The anatomy of eyebrow ptosis. Arch Ophthalmol. 1982; 100(6):981-986.

[6] Tan KS, Oh S, Priel A, Korn BS, Kikkawa DO. Surgical anatomy of the forehead, eyelids, and midface of the aesthetic surgeon. In: Massry GG, Murphy MR, Azizzadeh B, eds. Master Techniques in Blepharoplasty and Periorbital Rejuvenation. New York, NY: Springer; 2011:11-24.

[7] Macdonald MR, Spiegel JH, Raven RB, Kabaker SS, Maas CS. An anatomical approach to glabellar rhytids. Arch Otolaryngol Head Neck Surg. 1998;124(12):1315-1320.

[8] Pessa JE, Rohrich RJ. The central forehead. In: Pessa JE, Rohrich RJ, eds. Clinical Topography: Clinical Anatomy of the Face. St. Louis, MO: Quality Medical Publishers; 2012:13-46.

[9] Knize DM. A study of the supraorbital nerve. Plast Reconstr Surg. 1995;96(3):564-569.

[10] Lighthall JG, Wang TD. Complications of forehead lift. Facial Plast Surg Clin North Am. 2013;21(4):619-624.

[11] Roostaeian J, Rohrich RJ, Stuzin JM. Anatomical considerations to prevent facial nerve injury. Plast Reconstr Surg. 2015;135(5):1318-1327.

[12] Most SP, Mobley SR, Larrabee WF, Jr. Anatomy of the eyelids. Facial Plast Surg Clin North Am. 2005;13(4):487-492, v.

[13] Persichetti P, Di Lella F, Delfino S, Scuderi N. Adipose compartments of the upper eyelid: anatomy applied to blepharoplasty. Plast Reconstr Surg. 2004;113(1):373-378, discussion 379-380.

[14] Putterman AM, Urist MJ. Surgical anatomy of the orbital septum. Ann Ophthalmol. 1974;6(3):290-294.

[15] Pessa JE, Rohrich RJ. The eyelids. In: Pessa JE, Rohrich RJ, eds. Clinical Topography: Clinical Anatomy of the Face. St. Louis, MO: Quality Medical Publishers; 2012:95-138.

[16] Mendelson BC, Jacobson SR. Surgical anatomy of the midcheek: facial layers, spaces, and the midcheek segments. Clin Plast Surg. 2008;35(3):395-404, discussion 393.

[17] Alghoul M, Codner MA. Retaining ligaments of the face: review of anatomy and clinical applications. Aesthet Surg J. 2013;33(6):769-782.

[18] Muzaffar AR, Mendelson BC, Adams WP, Jr. Surgical anatomy of the ligamentous attachments of the lower lid and lateral canthus. Plast Reconstr Surg. 2002;110(3):873–884, discussion 897-911.

[19] Haddock NT, Saadeh PB, Boutros S, Thorne CH. The tear through and lid/cheek junction: anatomy and implications for surgical correction. Plast Reconstr Surg. 2009;123(4):1332-1340, discussion 1341-1342.

[20] Pessa JE, Rohrich RJ. The cheek. In: Pessa JE, Rohrich RJ, eds. Clinical Topography: Clinical Anatomy of the Face. St. Louis, MO: Quality Medical Publishers; 2012:47-94.

[21] Rohrich RJ, Arbique GM, Wong C, Brown S, Pessa JE. The anatomy of suborbicularis fat: implications for periorbital rejuvenation. Plast Reconstr Surg. 2009;124(3):946-951.

[22] Mendelson BC, Muzaffar AR, Adams WP, Jr. Surgical anatomy of the midcheek and malar mounds. Plast Reconstr Surg. 2002;110(3):885-896, discussion 897-911.

[23] Zide BM, Jelks GW. Surgical anatomy of the orbit. Plast Reconstr Surg. 1984 74(2):301-305.

[24] Whetzel TP, Mathes SJ. The arterial supply of the face lift flap. Plast Reconstr Surg. 1997;100(2):480-486, discussion 487-488.

[25] Furnas DW. The retaining ligaments of the cheek. Plast Reconstr Surg. 1989;83(1):11-16.

[26] Stuzin JM, Baker TJ, Gordon HL, Baker TM. Extended SMAS dissection as an approach to midface rejuvenation. Clin Plast Surg. 1995;22(2):295-311.

[27] Alghoul M, Bitik O, McBride J, Zins JE. Relationship of the zygomatic facial nerve to the retaining ligaments of the face: the Sub-SMAS danger zone. Plast Reconstr Surg. 2013;131(2):245e-252e.

[28] Tzafetta K, Terzis JK. Essays on the facial nerve: Part I. Microanatomy. Plast Reconstr Surg. 2010;125(3):879-889.

[29] Langevin CJ, Engel S, Zins JE. Mandibular ligament revisited. Paper presented at: Ohio Valley Society of Plastic Surgery Annual Meeting; May 17, 2008;Cleveland, OH.

[30] Toriumi DM, Mueller RA, Grosch T, Bhattacharyya TK, Larrabee WF, Jr. Vascular anatomy of the nose and the external rhinoplasty approach. Arch Otolaryngol Head Neck Surg. 1996;122(1):24-34.

[31] Rohrich RJ, Muzaffar AR, Janis JE. Component dorsal hump reduction: the importance of maintaining dorsal aesthetic lines in rhinoplasty. Plast Reconstr

Surg. 2004;114(5):1298-1308, discussion 1309-1312.
[32] Daniel RK, Letourneau A. Rhinoplasty: nasal anatomy. Ann Plast Surg. 1988;20(1):5-13.
[33] Gassner HG, Sherris DA, Friedman O. Rhinology in rhinoplasty. In: Baker SR, ed. Local Flaps in Facial Reconstruction. 2nd ed. Philadelphia: Mosby;2007:385-400.
[34] Tardy ME Jr, Brown RJ. Surgical anatomy of the nose. New York: Raven Press, Ltd.; 1990:34.
[35] Rozen T. Post-traumatic external nasal pain syndrome (a trigeminal based pain disorder). Headache. 2009;49(8):1223-1228.
[36] Furnas DW. Landmarks for the trunk and the temporo facial division of the temporal division of the facial nerve. Br J Plast Surg. 1965;52:694.
[37] Pitanguy I, Ramos AS. The frontal branch of the facial nerve: the importance of its variations in face lifting. Plast Reconstr Surg. 1966;38(4):352-356.
[38] Hazani R, Chowdhry S, Mowlavi A, Wilhelmi BJ. Bony anatomic landmarks to avoid injury to the marginal mandibular nerve. Aesthet Surg J. 2011;31(3):286-289.

4 Fuligem, *Laser*/Cautério

Daniel A. Yanes • Mathew M. Avram

> **Resumo**
>
> A fuligem formada pelo *laser* e a fumaça cirúrgica são subprodutos derivados de uma cirurgia minimamente invasiva. Os efeitos que eles têm sobre aqueles que os inalam são consequência, mas ainda assim pouco reconhecidos. A proteção contra os efeitos nocivos da fuligem é essencial para qualquer um que execute estes procedimentos. Este capítulo revisa o conteúdo da pluma e estratégias para reduzir a toxicidade da pluma *laser*.
>
> *Palavras-chave:* laser, fuligem, cautério, fumaça, ultrafina, UFP, ablativo, não ablativo, HPV, cancerígeno, ventilação, evacuador, N95

4.1 Introdução

Com a vaporização e coagulação de tecidos pela ação dos *lasers*, as interações térmicas podem produzir uma mistura aerossolizada de vapor, *debris* particulados e fumaça que é conhecida como plumas ou fuligem. O odor distinto é memorável aos pacientes e àqueles que utilizam os *lasers* da mesma forma, e há um número crescente de investigações sobre a fuligem decorrente do *laser* e seu impacto sobre aqueles que a inalam. Além da matéria química mutagênica e irritante inorgânica, a presença de partículas orgânicas aerossolizadas (como matérias viral e bacteriana) foi observada na pluma formada pelo *laser*, dependendo do procedimento. Este capítulo revisa as propriedades das plumas derivadas do *laser*, seu impacto sobre a saúde humana e estratégias de proteção para aqueles que realizaram e recebem a terapia a *laser*.

As fuligens são geradas por tratamentos a *laser* que promovem a ablação, vaporização ou aquecimento de seus alvos fototermolíticos. Dada sua natureza, os *lasers* ablativos naturais, como CO_2 e Er:YAG, gerarão uma fuligem como uma consequência da ablação direta do tecido. Os *lasers* não ablativos também são capazes de criar fuligens de *laser*, dependendo de seu alvo terapêutico e geração consequente de energia térmica.[1,2] A remoção capilar a *laser* produz uma fuligem, à medida que a luz é absorvida por melanina no fio de cabelo e transformada em energia térmica, o que resulta na destruição das células-tronco foliculares. O cabelo é consequentemente vaporizado em pluma, à medida que entra em combustão.

4.2 Conteúdos Inorgânicos da Fuligem

Estudos de material particulado dentro da fuligem de *laser* seguido de perto após pesquisas que começaram a levantar preocupações sobre a fumaça eletrocirúrgica. A maioria das partículas inorgânicas em fuligem de *laser* é composta de partículas ultrafinas (UFPs).[3] As UFPs são definidas como matéria particulada com tamanho inferior a 100 nm. Como a tecnologia se tornou onipresente, o mesmo acontece com as UFPs, aos quais os humanos estão expostos no ambiente regularmente através da condução, cozimento, tabagismo e a operação de aparelhos elétricos domésticos.[4] O aumento da exposição às UFPs na poluição contendo ar particulado está associado ao aumento da mortalidade e doença cardiopulmonar.[5,6] O advento da tecnologia moderna trouxe ainda mais maior exposição às UFPs em atividades da vida diária, e estudos nanotoxicológicos têm destacado os efeitos das UFPs sobre a saúde humana. Quando inaladas, as UFPs são capazes de se difundir pelo epitélio respiratório e cutâneo, e seu tamanho em nanoescala permite que sejam absorvidas por um número de células no corpo, onde podem exercer efeitos oxidantes e tóxicos.[7] Há uma série de fatores que influenciam o conteúdo e a concentração das fuligens de *laser* (▶ Tabela 4.1). As investigações verificaram que a concentração de material particulado no ar aumenta diretamente após os procedimentos a *laser*, e que a concentração de material particulado diminui com o tempo após o procedimento e a distância aumentada do local da cirurgia.[3,8] Em comparação às concentrações do ambiente, as concentrações de particulados na sala de procedimento aumentam durante o tratamento, permanecem elevadas no período pós-procedimento ao longo de uma hora depois.[9] As concentrações de UFP regridem gradualmente em direção

Tabela 4.1 Fatores associados ao aumento da concentração de UFP na depilação a *laser*[9]

Duração do tratamento

Área de superfície da parte do corpo tratada

Uso de *spray* criogênico

Maior potência

Falta de evacuador de fumaça

Falta de ventilação adequada

aos níveis de basais, à medida que se difundem a sua volta, ao passo que sua dissipação e pico de concentração dependem consideravelmente da ventilação na sala de procedimentos.[3,8,9] A duração do procedimento é o fator mais estritamente associado às fuligens de *laser*.[9] O resfriamento por contato com gel ou loção aquosa demonstrou reduzir a produção de fuligem quando comparado a dispositivos criogênicos por razões que ainda não foram elucidadas.[9,10] Acredita-se que as UFPs se difundem e são retidas pelo líquido de refrigeração. Além disso, é possível que a força do *spray* criogênico, à medida que é liberado, cause a dispersão das UFPs. Aumento da energia do *laser* também está presumivelmente associado às concentrações mais altas de particulados.[3,9]

Estudos *in vitro* e *in vivo* de CO_2, Nd:YAG e os *lasers* de alexandrita têm caracterizado a matéria particulada gasosa dentro da pluma, que é composta de mais de 350 compostos diferentes que podem ser identificados.[11]

O conteúdo químico das fuligens formadas pelo *laser* levantou preocupações sobre sua carcinogenicidade. Como mencionado anteriormente, mesmo UFPs ambientais no meio ambiente foram associadas à carcinogênese; de fato, o material particulado na poluição externa recebeu a classificação "1" da International Agency for Research on Cancer, indicando um carcinógeno conhecido. Alguns dos produtos químicos encontrados em concentrações mais elevadas dentro das fuligens de *laser* incluem carcinógenos conhecidos, como acetamida, acrilonitrila, benzeno, butadieno, formaldeído, naftaleno, propeno e estireno entre outros.[11,12,13] Além disso, alguns dos produtos químicos identificados nas fuligens são relacionados com o câncer, mas sem evidências suficientes pela International Agency for Research on Cancer para classificar o produto químico como um carcinógeno provável ou conhecido. Tomados em conjunto, os produtos químicos na fuligem de *laser* foram associados a uma série de diferentes malignidades. Em particular, as malignidades pulmonares, uroteliais e hematológicas parecem ser bastante comuns.[13] A estreita associação a estas malignidades em particular pode ser diretamente relacionada com o pequeno tamanho das UFPs, pois os produtos químicos são inalados (quando entram em contato com a mucosa respiratória), entram efetivamente nas células endoteliais como resultado de seu pequeno tamanho, espalham até a medula óssea, baço e gânglios linfáticos e são finalmente excretados na urina, onde se concentram na bexiga.[7] Não está claro quais são as concentrações "seguras" de material particulado. Como exemplo, o benzeno, que está presente na fuligem, abriu seu caminho aos olhos do público por sua mielotoxicidade e seu papel no desenvolvimento da leucemia mieloide aguda e leucemia aguda não linfocítica.[13] Sua extrema carcinogenicidade levou a United States Environmental Agency a estabelecer um nível máximo admissível de cinco partes por bilhão, com um objetivo de zero partes por bilhão. Embora seja claro que nenhuma quantidade de benzeno é segura, tais regulamentos não existem em cada produto químico dentro da fuligem de *laser*, tornando difícil saber quando o material particulado excedeu um limiar de segurança. Por fim, embora a pluma de *laser* seja composta de uma série de compostos cancerígenos em várias concentrações, não existem estudos em humanos que investiguem o efeito cancerígeno da própria fuligem em longo prazo. Sendo assim, a fumaça cirúrgica derivada da eletrocauterização, que tem uma composição semelhante à fuligem de *laser*, demonstrou ser mutagênica em vários estudos.[14] Claramente, mais estudos são necessários.

Além da carcinogenicidade, os conteúdos inorgânicos da fuligem do *laser* possuem tanto efeitos diretos ou indiretos sobre a função cardiopulmonar. Em modelos animais, a exposição à fuligem de Nd:YAG, de forma reprodutível e invariável, induz alteração enfisematosa significativa.[1,15] Esta constatação é reproduzida com exposição à fuligem de CO_2.[16] Muitos dos produtos químicos em fuligem de *laser* também são encontrados na fumaça de cigarro, embora em concentrações menores. Em fumantes de cigarro, estima-se que o cianeto de hidrogênio seja responsável por 89% da potência cardiovascular, enquanto que a acroleína responde por aproximadamente 97% da potência respiratória.[17] Os cianetos (ou seja, acrilonitrila) e acroleína são encontrados fortemente dentro da fuligem e potencialmente são responsáveis pelo impacto cardiopulmonar observado em modelos animais, como ocorre em fumantes de cigarros.[11] A toxicidade do cianeto leva à inibição da utilização de oxigênio mitocondrial, levando à hipóxia celular.

Finalmente, um número significativo de produtos químicos em uma fuligem é irritante para o epitélio cutâneo, da mucosa e respiratório. A exposição a uma grande quantidade pode causar, de forma aguda, mal-estar, tonturas, náuseas, vômitos e dor de cabeça.[18] Além da irritação mucocutânea aguda e sintomas constitucionais já descritos, não existem estudos humanos que investiguem os efeitos reais das partículas de fuligem derivadas do *laser* para a saúde.

4.3 Conteúdo Orgânico da Fuligem

Além do material particulado inorgânico ultrafino considerado nocivo, há material biológico aerossolizado, contido também dentro das fuligens de *laser*. A aerossolização do papilomavírus humano (HPV) é talvez o material biológico de risco mais bem descrito dentro da fuligem de *laser*.

Estudos *in vitro* e *in vivo* iniciais de verrugas tratadas com *laser* de CO_2 demonstraram que o DNA intacto do HPV era prontamente detectado na fuligem em cerca de 30% a 60% dos pacientes tratados.[19,20] A aerossolização do vírus não parece ser universal para todos os tipos de *laser*, pois o DNA do HPV não foi identificado na fuligem de pacientes com verrugas ou papilomas tratados com *laser* de Er:YAG ou KTP. Embora o vírus seja certamente detectável na fuligem de *laser* de CO_2, houve uma série de estudos debatendo o verdadeiro potencial infeccioso desses papilomavírus aerossolizados. Este risco parece aumentar ao tratar o HPV genital, talvez em razão de a propensão dos subtipos de HPV mais comuns causadores de verrugas genitais (6 e 11) também infectar a mucosa orofaríngea.[21] Os cirurgiões de procedimentos com *laser* de CO_2 têm uma incidência semelhante de verrugas como a população em geral, mas têm uma incidência mais elevada de verrugas anogenitais, nasofaríngeas e plantares.[21] Houve relatos de casos de papilomatose laríngea iatrogênica induzida por *laser* de CO_2, descritos por profissionais de saúde que foram extensivamente envolvidos no tratamento de condilomas anogenitais.[22,23] Além disso, houve relatos de câncer de tonsila positivo para o HPV ocorrendo em cirurgiões de tratamentos a *laser* sem quaisquer outros fatores de risco identificáveis.[24] Ao todo, as evidências parecem evidenciar um risco muito baixo, embora muito real, de infecção a partir da liberação do vírus.

Culturas bacterianas provenientes da fuligem de *laser* após o *resurfacing* com CO_2 demonstraram o crescimento da flora da pele, incluindo *Staphylococcus* e *Corynebacterium*,[25] implicando que a fuligem de *laser* pode conter bactérias viáveis. O DNA pró-viral do HIV foi detectado na fuligem de *laser* de CO_2; no entanto, esses achados não foram reproduzidos, e o vírus da imunodeficiência símia não parece ser viável dentro da fuligem.[26,27]

4.4 Estratégias de Proteção

Considerando a evidência crescente que sugere a toxicidade real e hipotética da fuligem de *laser*, entende-se que as estratégias de proteção para minimizar a exposição à fuligem são indispensáveis.

Como mencionado anteriormente, o pico de concentração de UFPs e sua taxa de liberação dependem de ventilação da sala de operação para o tratamento com *laser*. A ventilação por diluição é um modo de ventilação que promove o arejamento do ar de um edifício inteiro ou área que utiliza exaustores. Isto é o que muitos considerariam ser a ventilação padrão para a maioria dos edifícios dos consultórios. Entretanto, como mencionado anteriormente, a ventilação por diluição é necessária, mas não suficiente para remover as UFPs

Tabela 4.2 Propriedades do evacuador de fumaça associadas à melhor eliminação da fuligem [29]

Aumento do fluxo mínimo de ar
Aumento do diâmetro interno da tubulação
Aumento da força e potência de sucção
Diminuição da distância da fonte
Aumento da eficiência da filtração

da sala de operação.[9] Assim, a ventilação com os exaustores locais é necessária para eliminar a fuligem formada pelo *laser*, extraindo o contaminante, quando ele é gerado, evitando que seja amplamente aerossolizado. No ambiente da cirurgia a *laser*, a ventilação de exaustão local refere-se normalmente ao uso de evacuadores de fumaça. À luz de uma escassez de dados, as orientações sobre a redução da exposição à fuligem de *laser* são tipicamente extrapoladas de estudos sobre a fumaça cirúrgica. Tem sido demonstrado repetidamente que o uso de evacuadores de fumaça reduz significativamente, mas não elimina totalmente a fumaça cirúrgica.[28] As orientações muitas vezes recomendam manter o bocal de entrada do evacuador de fumaça a menos de 2 polegadas do local; no entanto, manter a entrada mais próxima permite a evacuação mais efetiva. Na depilação a *laser*, a distância do evacuador de fumaça da fonte é diretamente proporcional à concentração da UFP no ar.[9] Cada evacuador de fumaça tem propriedades inerentes que impactam sua capacidade de remover UFPs do ar (▶ Tabela 4.2). É importante selecionar um evacuador de fumaça com alta eficiência de filtração. Os filtros de ar de ultrabaixa penetração são preferíveis e característicos da maioria dos evacuadores de fumaça modernos. Estes filtros têm uma eficiência de 99,999% para partículas menores ou iguais a 12 nm. Como as UFPs compõem a maioria das fuligens de *laser*, um filtro que captura estas pequenas partículas é essencial.[29] As orientações para o fluxo de ar mínimo de fumaça do eletrocautério foram descritas; no entanto, é importante notar que a densidade da fuligem de *laser* não é necessariamente comparável à da fumaça do eletrocautério, e, assim, estas diretrizes não podem ser efetivamente extrapoladas para as plumas do *laser*. Como seria de se esperar, o fluxo mínimo de ar mais elevado do dispositivo de captura de fumaça permite a melhor captura de UFPs.[30] Uma captura de velocidade de 100 a 150 pés (30,48 a 45,72 metros) por minuto no bocal de entrada é geralmente recomendada para a evacuação das plumas de *laser*.

Dados os efeitos irritantes discutidos anteriormente das fuligens de *laser* nas mucosas oculares e respiratórias, o equipamento de proteção é essencial. A proteção dos olhos evitará a irritação dos olhos com as UFPs na fuligem. Para a maioria dos procedimentos a *laser*, os óculos de proteção contra o *laser* são necessários independentemente de proteger o olho do raio *laser*. As máscaras são ferramentas essenciais para evitar a inalação da fuligem e seus efeitos tóxicos subsequentes. Nem todas as máscaras têm capacidade de proteção equivalente. A máscara cirúrgica descartável padrão é capaz de filtrar 91,5% de material particulado maior que 5.000 nm.[31] Considerando que as UFPs (< 100 nm) constituem a maior parte da fuligem, a máscara cirúrgica padrão fornece proteção respiratória insuficiente. As máscaras de ar particulado de alta eficiência são capazes de filtrar o material particulado maior que 300 nm. A eficiência das máscaras de filtração é variável. Talvez a máscara de ar particulado de alta eficiência mais comumente utilizada é o respirador N95, nomeado por sua eficiência mínima de filtragem de 95%. Na atualidade, a eficiência de filtração da máscara N95 pode estar mais próxima de 99,9%.[31] Diante do pequeno tamanho do material particulado característico da fuligem de *laser*, a máscara N95 ou uma máscara de ar particulado de alta eficiência semelhante é preferível em relação à máscara padrão. O ajuste adequado da máscara é essencial à sua função. Um bigode ou barba pode impedir o ajuste adequado. A máscara deve cobrir o nariz e a boca. As chamadas "máscaras para uso em terapia a *laser*" devem ser cuidadosamente examinadas quanto à eficiência de filtração e tamanho da filtragem, pois o nome não implica necessariamente mais proteção respiratória.

Como as propriedades e os riscos da fuligem formada pelo *laser* são mais explorados, outras formas de prevenir potenciais danos provavelmente serão elucidadas. Como evidenciado no início do capítulo, o resfriamento por contato com o gel aquoso parece ser um mecanismo promissor para a supressão da fuligem de *laser*. Até que estes métodos sejam desenvolvidos, respiradores, evacuadores de fumaça e sistemas de ventilação eficazes continuam a ser a base para redução do risco à saúde em decorrência da fuligem de *laser*.

Referências

[1] Wenig BL, Stenson KM, Wenig BM, Tracey D. Effects of plume produced by the Nd:YAG laser and electrocautery on the respiratory system. Lasers Surg Med. 1993; 13(2):242-5.
[2] Dodhia S, Baxter PC, Ye F, Pitman MJ. Investigation of the presence of HPV on KTP laser fibers following KTP laser treatment of papilloma. Laryngoscope. 2018; 128(4):926-8.
[3] Lopez R, Lacey SE, Lippert JF, Liu LC, Esmen NA, Conroy LM. Characterization of size-specific particulate matter emission rates for a simulated medical laser procedure: a pilot study. Ann Occup Hyg. 2015; 59(4):514-24.
[4] Wallace L, Ott W. Personal exposure to ultrafine particles. J Expo Sci Environ Epidemiol. 2011; 21(1):20-30.
[5] Pope CA, III, Burnett RT, Thun MJ, et al. Lung cancer, cardiopulmonar mortality, and long-term exposure to fine particulate air pollution. JAMA. 2002; 287(9):1132-41.
[6] Pope CA, III, Thun MJ, Namboodiri MM, et al. Particulate air pollution as a predictor of mortality in a prospective study of U.S. adults. Am J Respir Crit Care Med. 1995; 151(3 Pt 1):669-74.
[7] Oberdörster G, Oberdörster E, Oberdörster J. Nanotoxicology: an emerging discipline evolving from studies of ultrafine particles. Environ Health Perspect. 2005; 113(7):823-39.
[8] Tanpowpong K, Koytong W. Suspended particulate matter in an office and laser smoke particles in an operating room. J Med Assoc Thai. 2002; 85(1):53-57.
[9] Eshleman EJ, LeBlanc M, Rokoff LB, et al. Occupational exposures and determinants of ultrafine particle concentrations during laser hair removal procedures. Environ Health. 2017; 16(1):30.
[10] Ross EV, Chuang GS, Ortiz AE, Davenport SA. Airborne particulate concentration during laser hair removal: a comparison between cold sapphire with aqueous gel and cryogen skin cooling. Lasers Surg Med. 2018; 50(4):280-283.
[11] Chuang GS, Farinelli W, Christiani DC, Herrick RF, Lee NC, Avram MM. Gaseous and particulate content of laser hair removal plume. JAMA Dermatol. 2016; 152(12):1320-1326.
[12] Kokosa JM, Eugene J. Chemical composition of laser-tissue interaction smoke plume. ICALEO. 1988; 1(1988).
[13] WHO. International Agency for Research on Cancer. IARC Monographs on the Evaluation of Carcinogenic Risks to Humans: Overall Evaluations of Carcinogenicity. Na Updating of IARC Monographs 2008-03-06, Vols 1 to 42,Suppl. 7.
[14] Lewin JM, Brauer JA, Ostad A. Surgical smoke and the dermatologist. J Am Acad Dermatol. 2011; 65(3):636-641.
[15] Freitag L, Chapman GA, Sielczak M, Ahmed A, Russin D. Laser smoke effect on the bronchial system. Lasers Surg Med. 1987; 7(3):283-288.
[16] Baggish MS, Elbakry M. The effects of laser smoke on the lungs of rats. Am J Obstet Gynecol. 1987; 156(5):12601265.
[17] Laugesen M, Fowles J. Scope for regulation of cigarette smoke toxicity according to brand differences in published toxicant emissions. N Z Med J. 2005; 118(1213):U1401.
[18] Katoch S, Mysore V. Surgical smoke in dermatology: its hazards and management. J Cutan Aesthet Surg. 2019; 12(1):1-7.
[19] Sawchuk WS, Weber PJ, Lowy DR, Dzubow LM. Infectious papillomavirus in the vapor of warts treated with carbono dioxide laser or electrocoagulation: detection and protection. J Am Acad Dermatol. 1989; 21(1):41-49.
[20] Garden JM, O'Banion MK, Shelnitz LS, et al. Papillomavirus in the vapor of carbon dioxide laser-treated verrucae. JAMA. 1988; 259(8):1199-1202.
[21] Gloster HM, Jr, Roenigk RK. Risk of acquiring human papilomavírus from the plume produced by the carbon dioxide laser in the treatment of warts. J Am Acad Dermatol. 1995; 32(3):436-441.
[22] Hallmo P, Naess O. Laryngeal papillomatosis with human papillomavirus DNA contracted by a

laser surgeon. Eur Arch Otorhinolaryngol. 1991; 248(7):425-427.

[23] Calero L, Brusis T. Laryngeal papillomatosis: first recognition in Germany as an occupational disease in an operating room nurse. Laryngorhinootologie. 2003; 82(11):790-793.

[24] Rioux M, Garland A, Webster D, Reardon E. HPV positive tonsillar cancer in two laser surgeons: case reports. J Otolaryngol Head Neck Surg. 2013; 42:54.

[25] Capizzi PJ, Clay RP, Battey MJ. Microbiologic activity in laser resurfacing plume and debris. Lasers Surg Med. 1998; 23(3):172-174.

[26] Starr JC, Kilmer SL, Wheeland RG. Analysis of the carbono dioxide laser plume for Simian immunodeficiency virus. J Dermatol Surg Oncol. 1992; 18(4):297-300.

[27] Baggish MS, Poiesz BJ, Joret D, Williamson P, Refai A. Presence of human immunodeficiency virus DNA in laser smoke. Lasers Surg Med. 1991; 11(3):197-203.

[28] Lee T, Soo JC, LeBouf RF, et al. Surgical smoke control with local exhaust ventilation: experimental study. J Occup Environ Hyg. 2018; 15(4):341-350.

[29] Georgesen C, Lipner SR. Surgical smoke: risk assessment and mitigation strategies. J Am Acad Dermatol. 2018; 79(4):746-755.

[30] Hunter JG. Laser smoke evacuator: effective removal of mutagenic cautery smoke. Aesthetic Plast Surg. 1996; 20(2):177-178.

[31] Lu W, Zhu XC, Zhang XY, Chen YT, Chen WH. Respiratory protection provided by N95 filtering facepiece respirators and disposable medicine masks against airborne bacteria in different working environments. Zhonghua Lao Dong Wei Sheng Zhi Ye Bing Za Zhi. 2016; 34(9):643-646.

Seção II

Injetáveis: Prevenção e Manejo das Complicações

5	Preenchedores	43
6	Transferência de Tecido Adiposo	55
7	Neuromoduladores para Rugas Induzidas por Músculo	62
8	Ácido Desoxicólico	88

5 Preenchedores

Helen M. Moses ▪ Louis M. Dejoseph ▪ Nikunj Rana

Resumo

O uso de preenchedores estéticos injetáveis tornou-se cada vez mais frequente. A capacidade do médico de produzir resultados consistentes com segurança depende da prevenção e manejo apropriado de complicações, caso eles surjam. Em conjunto, o conhecimento de fatores relacionados com o paciente, com o produto e com as técnicas faz parte do fato de ser um injetor completo. Quando a complicação infeliz surge, ter um método sistemático para o diagnóstico do manejo de complicações precoces e tardias pode ajudar a facilitar a recuperação. Complicações podem ocorrer para injetores de todos os níveis de habilidade e experiência, e protocolos de tratamento estão em constante evolução. Revisão constante, compreensão e implementação do tratamento atual são de suma importância para o cuidado de alta qualidade de pacientes submetidos a procedimentos com preenchedores.

Palavras-chave: oclusão vascular, nódulo, granuloma, hialuronidase

5.1 Introdução

Procedimentos estéticos, não cirúrgicos, como os preenchedores dérmicos injetáveis, têm a capacidade de produzir resultados consistentes, eficazes e seguros. Em 2018, 810.240 procedimentos de preenchimento dérmico foram realizados apenas nos Estados Unidos.[1] Com o aumento da popularidade e a demanda dos pacientes, o clínico deve ser bem versado na prevenção, identificação e manejo de complicações. Uma recente declaração global de consenso da ASAPS declarou que "o manejo ideal das complicações é a maior necessidade não atendida com os preenchedores". O perfil de segurança dos inúmeros agentes de preenchimento dérmico tem sido amplamente estabelecido. Entretanto, há uma evolução constante de paradigmas e protocolos de injeção. Isto inclui o volume utilizado, técnica de injeção, desenvolvimento de novas classes de produtos e número indefinido de injeções repetidas, que impõem ao médico assistente uma vigilância permanente das complicações que possam surgir e praticar de uma maneira capaz de prevenir e gerenciar complicações de forma oportuna.[2] O foco deste capítulo é identificar técnicas para minimizar e gerenciar as complicações secundárias aos preenchedores dérmicos, incorporando-as a uma prática injetável.

5.2 Princípios Gerais

Um princípio-chave do manejo de complicações é a prevenção. O médico que realiza o tratamento para esta população diversificada deve estar ciente dos fatores relacionados com o paciente, com o produto e com fatores relacionados com as técnicas que podem ter impacto nas reações adversas e no tratamento de tais complicações.

5.2.1 Fatores Relacionados com o Paciente

A seleção dos pacientes é fundamental. Identificar tanto os aspectos apropriados e os candidatos inapropriados para o preenchimento é o primeiro passo para evitar e realizar o manejo das complicações. Características demográficas do paciente, história e exame físico, além dos objetivos e desejos do paciente são todos considerados. Além dos pacientes submetidos ao procedimento estético, estes também podem incluir pacientes com traumas faciais prévios que desejam melhorar a desarmonia facial. Esta população deve ter cuidado durante a injeção sobre implantes cirúrgicos sólidos que poderiam teoricamente ser um nicho de infecção. Também vale mencionar que, enquanto não tiver sido estabelecida uma associação entre o uso de preenchedores e as condições autoimunes, pacientes com deficiências imunológicas descontroladas ou pacientes com transplante prévio de órgãos podem ser afetados pela injeção de preenchimento, ou a condição pode afetar o comportamento do preenchedor.[3] A supressão ou depressão imunológica não é uma contraindicação absoluta, mas a presença desses medicamentos ou o uso de esteroides deve render um olhar mais perspicaz na história médica de um indivíduo.

Uma discussão de fatores relacionados com o paciente inclui não apenas uma história cirúrgica estética relevante e divulgação de complicações anteriores, mas também avalia as condições e fatores relacionados com a pele (qualidade, atrofia etc.).[4] História de cirurgias anteriores e qualquer complicação com a cicatrização de feridas é útil para observar, mas também um histórico de cirurgia dentária anterior, facial ou trauma, como mencionado anteriormente, requer cautela.

Isto é importante, pois há potencial para distribuição vascular incomum decorrente da neovascularização e das mudanças locais de tecidos moles que podem ocorrer após trauma e cura.[5] Induzir as complicações com preenchimento prévio, alergias significativas e condições médicas também é imperativo. Condições de saúde que pode incluir uma cuidadosa atenção a quaisquer infecções cutâneas em andamento: particularmente VHS, HPV perioral, molusco contagioso, impetigo ou quantidades excessivas de *Propionibacterium acnes*. Todos os fatores mencionados anteriormente podem fazer do paciente um candidato inadequado. Além disso, a dermatite inflamatória ativa, incluindo a dermatite atópica, de contato alérgico ou a seborreica, exige cautela, mas fica a critério do clínico. Os pacientes devem ser aconselhados a respeito da possibilidade de uma exacerbação da rosácea secundária ao efeito inflamatório normal sobre o tecido local e a mecânica de injeção associada à colocação do preenchedor. A infecção ativa pelo VHS deve impedir o tratamento, e a profilaxia deve ser prescrita (aciclovir, fanciclovir, valaciclovir) para futuras injeções na área perioral especificamente. Há também cautela em realizar injeções de preenchimento dérmico em pacientes com sinusite ativa, doença periodontal ou outras infecções similares, pois essas infecções podem posteriormente envolver áreas onde o preenchedor foi colocado e induzir a formação de biofilme.[6] Uma diretriz de consenso recente publicada no Journal of Clinical, Cosmetic and Investigative Dermatology esboça uma lista abrangente de condições preexistentes que podem contraindicar ou merecem cautela em relação ao uso de preenchedores dérmicos e é digno de revisão.

A revisão de medicamentos deve concentrar-se no uso de imunomoduladores, anticoagulantes, medicamentos anti-inflamórios não esteroides, assim como vitaminas e suplementos herbais. Como o anticoagulante terapêutico é apenas uma contraindicação relativa, a técnica de injeção pode ser modificada pelo médico para proporcionar ainda uma injeção segura e eficaz nesta população de pacientes. As modificações técnicas incluem o uso de pequenas agulhas, microcânulas e pressão imediata prolongada.[2] Vitaminas e medicações herbais associadas à anticoagulação incluem, mas não estão limitadas à vitamina E, óleo de peixe, óleo de krill, gingko, alho, gengibre, ginseng e devem ser descontinuadas, de preferência, 7 a 10 dias antes do procedimento.[3] Além disso, deve-se salientar a avaliação de fatores de ocupação/ocupação que podem aumentar o potencial de colonização microbiana da pele facial, ou seja, a prevalência de *Staphylococcus aureus* resistente à meticilina (MRSA) nos profissionais de saúde e microrganismos estafilocócicos adquiridos na comunidade. Embora estes numerosos fatores anteriores não sejam contraindicações, o conhecimento de primeira linha permite o diagnóstico e tratamento em tempo hábil, caso ocorra uma complicação.

Em uma abordagem multifacetada do rejuvenescimento facial, os procedimentos complementares não invasivos ou minimamente invasivos são frequentemente combinados com o preenchedor dérmico. Geralmente recomenda-se que a microdermoabrasão, *peelings* químicos, tratamentos a *laser* e luz intensa pulsada (ILP) devam ser realizados 1 a 2 semanas antes ou após o tratamento na mesma área para dar tempo à diminuição de qualquer eritema e edema e ao restabelecimento da barreira da pele.[4] Além disso, de uma forma perspectiva mais rotineira e prática, os procedimentos dentários devem ser realizados pelo menos 2 semanas antes ou após o tratamento para minimizar o risco de propagação hematogênica ou formação de biofilme, e a aplicação de maquiagem é muitas vezes evitada durante as primeiras 24 horas após a injeção.[6]

5.2.2 Fatores Relacionados com o Produto

Fatores pertinentes relacionados com os produtos incluem: concentração e propriedades de fluxo do preenchedor, assim como o processo de fabricação e purificação. Para os preenchedores de ácido hialurônico (AH), ter um conhecimento funcional dessas propriedades ajudará a evitar resultados indesejáveis; um exemplo de maior resistência à deformação é desejável na volumização nos planos supraperiosteal ou subcutâneo, mas não superficialmente onde é mais visível.[3]

Fatores, como G', foram estudados com preenchedores à base de AH. O G' refere-se à elasticidade do produto ou sua capacidade de reter a forma, quando a pressão é aplicada. Abaixar os preenchedores G' permite a dispersão mais facilmente e, portanto, é mais adequado para uma colocação mais superficial. Dos preenchedores dérmicos não AH, a hidroxiapatita de cálcio (Radiesse®, Merz Aesthetics) é uma suspensão particulada em gel de metilcelulose, e o ácido poli-L-láctico (Sculptra Aesthetic®, Galderma) é um polímero peptídico sintético, o que pode estimular a neogênese do colágeno e são considerados por alguns serem preenchedores semipermanentes.[7] Uma revisão abrangente das propriedades individuais dos preenchedores dérmicos conhecidos está além do escopo deste capítulo, mas um entendimento profundo das propriedades e a seleção do preenchedor sem dúvida ajudarão a evitar e minimizar as complicações.

5.2.3 Fatores Relacionados com a Técnica

Existem múltiplas técnicas de injeção aceitas na literatura e dependem em sua maioria da área sendo tratada e o preenchedor sendo utilizado. No entanto, existem vários princípios estabelecidos que devem ser aderidos de um ponto de vista técnico. Enquanto os preenchedores de AH e não AH podem ser injetados com segurança e eficácia por microcânulas ou agulhas, o uso de agulhas deve ser usado com cautela em áreas propensas a complicações vasculares. Estas regiões distintas, como a têmpora e a glabela, podem ser mais adequadas para microcânulas de ponta romba.[2] Além disso, a aspiração via agulha ou cânula é frequentemente anunciada como indispensável nestas áreas vasculares de alto risco, mas a aspiração negativa não deve ser confiável em termos de evitar uma complicação vascular. Princípios técnicos gerais incluem uma injeção lenta com taxas baixas de fluxo em pequenas quantidades em vários pontos. A injeção rápida, ventilação intensa e alto volume de deposição devem ser evitados, para diminuir a possibilidade de compressão da vascularização.

5.2.4 Profilaxia de Pré-Tratamento

Ainda não existem diretrizes de consenso universais específicas delineando o preparo da pele antes dos preenchedores injetáveis de tecidos moles. Dado o conhecimento mais recente do risco de infecção e possibilidade de um biofilme, os dados para a prevenção de infecções em procedimentos faciais são extrapolados de outras experiências cirúrgicas dos pacientes submetidos à cirurgia limpa e potencialmente contaminada, que é semelhante à classificação da ferida durante os procedimentos faciais. A seleção da preparação da pele deve considerar os riscos de uma reação adversa *versus* uma possível redução discreta adicional no risco de infecção. A limpeza da pele com clorexidina alcoólica é mais protetora que o iodopovidona contra infecções incisionais superficiais e profundas.[8] No entanto, existe a maior possibilidade de reação alérgica significativa e o risco de ulceração da córnea. Alguns injetores favorecem o uso de 2% de gluconato de clorexidina em 70% de álcool isopropílico na pele facial, com a exceção da região periocular, dado o risco de ceratite e lesão ocular.[2,9] Outros acreditam que, considerando o aumento dos riscos associados ao preparo da pele com clorexidina, não deve ser usado e somente a betadine deve ser empregada. A maioria dos médicos considera os preenchedores semelhantes a um implante injetável que, portanto, favorecem a limpeza e a preparação da pele antes da injeção. Existem atualmente soluções de preparação em análise que podem provar ser melhores do que aquelas comumente utilizadas atualmente.

5.3 Reações Adversas e Complicações

As complicações têm sido categorizadas na literatura sobre preenchedores dérmicos em vários formatos estruturais diferentes. Uma revisão recente na Facial Plastic Surgery agrupou as complicações por tipo em três categorias, incluindo eventos adversos (EAs) dependentes dos injetores, protuberâncias e inchaços, além de isquemia e necrose.[3] Em segundo lugar, um dos mais comuns paradigmas de classificação utilizados é com base no tempo da complicação tanto para a identificação e o manejo, como nas fases inicial e tardia, que é o formato comumente utilizado e uma que nossa discussão seguirá. Complicações precoces, muitas vezes nos primeiros 14 dias a 4 semanas, são frequentemente atribuídas à inflamação aguda, infecção aguda ou isquemia. Complicações tardias (14 d a 1 ano) e retardadas (até 1 ano) são geralmente secundárias à formação do granuloma e apresentam possibilidade de desenvolvimento de biofilme.[3]

5.4 Reações Adversas Precoces e Manejo de Complicações

5.4.1 Hematomas

As contusões podem ser vistas como uma complicação "normal" se realizar tratamentos com preenchedores na face, mas para o paciente isto pode ser bastante preocupante em um nível social. Contusões, hemorragias e edemas podem ser evitados ou reduzidos pelo uso de instrumentos de menor calibre e/ou cânulas (discutidos adiante), injeção lenta, menor deposição de alíquota, evitar o exercício e compressão manual ou a frio. Arnica pela boca (iniciada 2 dias antes do procedimento injetável), creme ou gel de arnica e vitamina K tópica também são coadjuvantes para tratar esses primeiros EAs limitados. Para aqueles que podem tolerá-la, comer abacaxi para os benefícios anti-inflamatórios da bromelaína pode ajudar a reduzir a inflamação relacionada. Alguns preferem o uso de um dispositivo AccuVein para identificar veias não facilmente visíveis na superfície da pele; entretanto, a maioria dos médicos não utiliza rotineiramente este dispositivo.[10] Alguns médicos preferem a opção de tentar tratar um hematoma com um *laser* vascular para reforçar a recuperação. Fitzgerald *et al.* relataram que a resolução pode ser rápida, se o hematoma estiver a um nível alcançado pelo *laser*. A questão é que frequentemente o hematoma está no fundo da derme ou mesmo no tecido mole em cujo caso o uso do *laser* na superfície da pele é pouco provável que afete o hematoma.

5.4.2 Edema

O edema e o inchaço são componentes esperados de todos os injetáveis com preenchedores, mas podem variar em gravidade e tempo de início de acordo com o preenchedor particular utilizado e o local tratado. O inchaço é mais comum nos lábios e regiões periorbitais. O início normalmente ocorre dentro das primeiras horas após a injeção e pode diminuir dentro de alguns dias com o uso de compressas, anti-histamínicos ou corticosteroides. O edema periorbital pode ser idiossincrático, por causa do excesso de volume utilizado na laceração ou colocação incorreta. Entretanto, os pacientes com edema malar preexistente e festões malares devem ser aconselhados quanto ao aumento do risco de edema persistente após a injeção. Isto é decorrente de obstrução ao nível dos canais microlinfáticos responsáveis pela drenagem desta área.

Evitar o uso de certos produtos mais hidrofílicos nesta área deve ser considerado, como a preferência de alguns médicos de evitar os periorbitais com o Juvederm® Ultra e o Ultraplus.[3]

5.4.3 Relacionadas com a Colocação: Colocação e Profundidade Inapropriadas, Hipercorreção

Deformidades de contorno, protuberâncias e assimetrias podem ser vistas imediatamente ou logo após a injeção. O efeito Tyndall (▶ Fig. 5.1), uma descoloração azulada decorrente do preenchedor atuando como uma câmara óptica, é uma ocorrência conhecida com o aumento e também a colocação superficial dentro da pele fina da região infraorbital e as pregas nasolabiais. Este pode ser tratado com hialuronidase (HYAL) e a massagem suave, pois o preenchimento superficial pode durar por longos períodos do tempo nestes tecidos. A colocação incorreta em região retrosseptal ou má seleção do preenchedor pode produzir uma aparência de "salsicha" característica, à medida que se instala ao longo da borda orbital adjacente ao ligamento retentor orbital.[3] A migração do preenchedor pode ocorrer por causa da técnica de injeção (volume ou pressão excessiva) ou colocação em um plano que está sujeito à contratura que empurra mecanicamente o preenchedor a uma área que não seja o sítio inicial da injeção, que é comumente visto em áreas periorais e periorbitais decorrentes da forma e função do orbicular em cada local.

Nódulos ou protuberâncias e irregularidades de contorno, conforme descrito anteriormente, após o tratamento com um preenchedor à base de AH, podem ser alterados ou ajustados com o uso do HYAL. Seu uso é aprovado pela FDA para dispersão de medicamentos, ou seja, anestésicos locais em tecidos moles, pois é uma enzima mucolítica que hidrolisa preenchedores de AH naturais e reticulados (ligações cruzadas). A maior parte de seu uso na prática estética é um uso sem prescrição para dissolução do produto do preenchedor de AH que foi colocado de forma incorreta ou gerou um resultado estético subótimo, assim como após a ocorrência de qualquer número de EAs. Em função do risco de possíveis reações alérgicas, recomenda-se o uso limitado, e o painel do Global Aesthetics Consensus apresenta um esquema específico para uso criterioso de HYAL: injeção única de 10 a 20 U para uma área menor que 2,5 mm e para uma área de 2,5 a 1 cm, dois a quatro pontos de injeção com 10 a 20 U por ponto de injeção. Considerando o risco de reações alérgicas ao HYAL, quando possível, alguns médicos preferem um teste cutâneo intradérmico antes da injeção. O julgamento clínico é recomendado a fim de titular a dosagem para o efeito desejado, pois isso depende do volume colocado e o próprio produto, pois nem todos os preenchedores de AH respondem de forma semelhante para HYAL.[2] A capacidade do HYAL de dissolver o preenchedor é dependente de múltiplos fatores que são discutidos posteriormente na seção de comprometimentos vasculares do capítulo. Em resumo, produtos mais pesados com maior ligação cruzada exigem quantidades maiores de HYAL para obter o efeito desejado.

Parestesias e hipestesias são relatadas após injeção do preenchimento. Estas complicações podem ser relacionadas com a colocação do preenchedor e profundidade da injeção, uma resposta inflamatória localizada, compressão ou trauma direto para os nervos. Os sintomas incluem dormência ou dor transitória e podem incluir os ramos do nervo facial dependente da localização e profundidade da injeção. Outras complicações relacionadas com a colocação do preenchimento incluem obstrução ou lesão do ducto parotídeo ou exacerbação da dor na articulação temporomandibular. Questões relacionadas com a parótida podem surgir secundárias à dermatite química a partir do rastreamento da saliva para os tecidos moles faciais ou obstrução direta/lesão do ducto com sintomas que consistem em edema, eritema, dor e trismo. As opções de tratamento consistem em compressas para o lado afetado, antibióticos, esteroides orais e HYAL após 24 horas de antibioticoterapia.

5.4.4 Uma Ferramenta para o Manejo de Eventos Adversos Iniciais: Uso de Cânula com Ponta Romba

Alguns estudos defendem o uso de cânulas de ponta romba para reduzir os hematomas. Isto

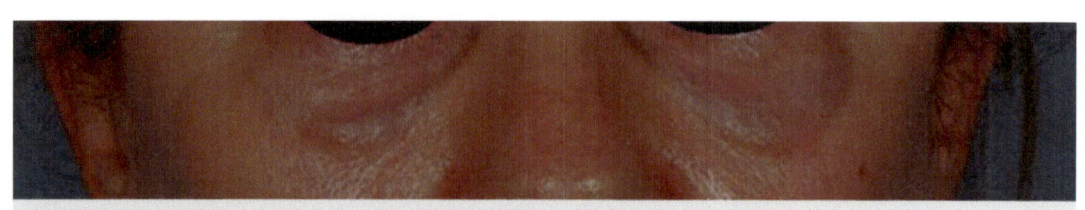

Fig. 5.1 Efeito Tyndall sob os olhos por injeção de ácido hialurônico.

impulsiona a injeção da cânula a partir de uma perspectiva de segurança, no que se refere a eventos vasculares, particularmente a injeção intravascular.[2,3,7,11,12] Em um estudo recente de Pavicic et al., os autores investigaram a precisão e evitaram a difusão do preenchimento, "se a precisão na injeção do preenchedor for definida, enquanto o material do preenchedor permanece no plano da implantação pretendido, então o uso de cânulas resultou em uma injeção mais precisa de material em comparação às agulhas. Outros discordam desta abordagem e preferem a injeção precisa com uma agulha. As aplicações com agulhas resultaram na distribuição de material em camadas mais superficiais, o que não foi notado para as cânulas". Mais importante ainda, este estudo também observou a facilidade similar da penetração na parede do vaso entre as agulhas de 27 g e as cânulas de 27 g, sugerindo assim o uso de cânulas com calibre igual ou superior a 25 g ao colocar o preenchedor dérmico.[13]

Hexel et al. concluíram um ensaio controlado randomizado, duplo-cego, para comparar a segurança e eficácia entre o uso de cânula metálica vs. agulha padrão para aumentar as pregas nasolabiais. Um total de 25 participantes foi incluído. Este ensaio relatou menos efeitos adversos sobre o lado injetado com cânula para todos os parâmetros: dor, edema, eritema e formação de hematoma.[14]

5.5 Reações Inflamatórias

5.5.1 Reações Alérgicas e Hipersensibilidade ao AH

O tratamento de hipersensibilidade ao preenchedor de AH é uma função da gravidade. Com derivados mais purificados e sintéticos, a taxa de reações de hipersensibilidade diminuiu em aproximadamente 0,02%.[7] A hipersensibilidade imediata é frequentemente menos grave e é mais comum em produtos com um componente anestésico. Na maioria dos casos, a reação é autolimitada e resolve com medidas de suporte dentro de algumas horas ou dias. Se a história do paciente sugerir um perfil alérgico mediado por mastócitos, a reação pode responder aos anti-histamínicos. Inchaço e angioedema substanciais e imediatos podem ocorrer, e raras reações anafiláticas foram documentadas na literatura.[15,16] Os autores recomendam ter uma EpiPen em mãos no consultório para iniciar o tratamento imediato em razão da possibilidade de comprometimento iminente das vias aéreas. A hipersensibilidade do tipo tardio geralmente resolve sem consequências desfavoráveis, mas pode ser tratada com esteroides orais dependendo da gravidade da reação, e o alérgeno deve ser removido, se possível.

5.5.2 Infecção Aguda

A infecção precoce é provavelmente uma função que pode estar relacionada com a preparação inadequada da pele antes da injeção e contaminação da pele. O diagnóstico é feito clinicamente e geralmente se manifesta dentro dos primeiros dias após a injeção como um nódulo eritematoso, quente, sensível ou como celulite. Nesta situação clínica, o preenchedor atua como um corpo estranho e, portanto, a carga bacteriana necessária para a infecção nesta situação é acentuadamente reduzida. Muitas vezes estas infecções são causadas por espécies de *Staphylococcus* e com frequência cada vez maior são infecções relacionadas com o MRSA. Retornar a um dos princípios-chave do manejo e prevenção das complicações com a preparação adequada da pele e também fatores apropriados relacionados com o paciente, que podem aumentar a predisposição a uma complicação infecciosa aguda, incluindo fatores de risco para MRSA e infecção prévia pelo VHS (que justificariam a profilaxia, pois as injeções podem desencadear uma exacerbação dos sinais inflamatórios).

O painel do Global Aesthetics Consensus sobre o manejo de complicações relacionadas com o uso de preenchedores recomendou uma determinada sequência para o tratamento de infecções agudas precoces: antibióticos empíricos, considerar HYAL e depois somente quando a infecção for excluída ou resolvida, considerar esteroides intralesionais para nódulos inflamatórios remanescentes. A antibioticoterapia empírica é com base no diagnóstico clínico de uma infecção bacteriana aguda e no discernimento clínico. Tanto para infecções flutuantes como para não flutuantes, a cobertura empírica inclui amoxicilina mais clavulanato ou cefalexina; a ciprofloxacina é uma alternativa para o paciente alérgico à penicilina. Se o *Staphylococcus aureus* resistente à meticilina (MRSA) for uma preocupação, tanto a trimetoprima-sulfametoxazol e a rifampicina podem ser consideradas. Injeção de HYAL para evitar a recorrência ou acelerar a resolução pela remoção do agente ofensor deve ser ponderada em relação ao desejo de salvar a correção estética. A injeção de HYAL deve ser realizada somente se o tratamento com antibiótico for iniciado para evitar a disseminação do material infectado para o tecido mole adjacente. Se um abcesso estiver presente, ele deve ser drenado com base em princípios cirúrgicos padrões.[17] Se a terapia empírica for malsucedida, a terapia orientada pela cultura deve ser considerada. Além disso, os autores defendem que se a causa for incerta e o quadro clínico for menos claro, uma abordagem dupla com o uso de antibióticos e antivirais pode ser considerada, principalmente considerando a tolerabilidade de formulações antivirais.

5.6 Eventos Vasculares

Uma das complicações mais temidas tanto para o injetor novato quanto para o injetor experiente é um evento vascular. As sequelas variam de mudanças sutis na pele que eventualmente resolvem em áreas de epidermólise e necrose por perda visual e déficits neurológicos permanentes. Carruthers *et al.* analisaram a frequência relativa de sítios de injeção que levam a complicações vasculares, e enquanto a glabela for a área de risco mais elevada seguida pela região nasal, os dados mostram que praticamente todos os sítios na face têm potencial para produzir comprometimento vascular.[18] A ▶ Fig. 5.2 demonstra uma injeção vascular de AH no lábio tratado com HYAL, apresentando resolução completa.

5.6.1 Considerações Anatômicas e Mecanismos

Para casos de cegueira e eventos no sistema nervoso central, as áreas do rosto recebem suprimento sanguíneo diretamente do sistema carotídeo interno, incluindo os ramos distais da artéria oftálmica. Estes ramos incluem os vasos que se estendem sobre a testa e o nariz, como as artérias supratroclear, supraorbital e nasal dorsal e estão mais comumente envolvidos em eventos vasculares. O mecanismo por trás da cegueira e complicações do sistema nervoso central (SNC) é um fluxo retrógrado — com penetração de um destes ramos distais, a força da injeção leva à expansão da arteríola e o fluxo retrógrado segue. Outro mecanismo para alcançar o fluxo retrógrado é se a pressão aplicada durante a injeção for maior do que a pressão sistólica na artéria, o preenchedor é transportado mais proximamente ao longo do sistema arterial e com a liberação do êmbolo que se move mais distalmente, obstruindo a artéria oftálmica ou da retina e seus ramos.[3,18] Vale a pena mencionar uma teoria suplementar sobre a oclusão ocasionada pelo edema perivascular e compressão resultante da vascularização. A natureza hidrofílica do AH pode levar ao aumento da pressão intratecidual e a expansão de volume, o que, por sua vez, pode resultar em diminuição do fluxo sanguíneo, isquemia e necrose.

As áreas mais comuns de oclusão vascular que levam à necrose de tecidos são áreas ou territórios dependentes de um suprimento de sangue singular, ou seja, a prega nasolabial ou ponta nasal. Como o material do preenchedor é propagado nos vasos de calibre cada vez menor, o preenchedor fica alojado, e a oclusão bloqueia a troca de gás e sem fluxo colateral, a isquemia ocorre. Estratégias para tratar os danos teciduais em decorrência do comprometimento vascular são, felizmente, mais bem-sucedidos do que aquelas para cegueira ou complicações do SNC devidas em parte pelo nível de hipóxia ou isquemia que é mais tolerada pela pele, ao contrário do aumento da necessidade de oxigênio pelos olhos ou pelo cérebro para o funcionamento correto.

5.6.2 Técnica

Em relação à técnica de injeção e comprometimento vascular, existem pontos-chave a serem considerados. Estes aspectos incluem o uso de cânulas de ponta romba, mínima pressão do êmbolo para evitar o fluxo retrógrado, uso de seringas menores com menos volume e movimento constante da agulha ou cânula. Alguns médicos preferem a injeção de agulhas, enquanto retiram a agulha. A premissa por trás do contínuo movimento da injeção é para evitar a entrega de um alto volume intravascular ou se o fluxo estiver obstruído por decorrência da compressão. A injeção perpendicular e não paralela às pregas faciais

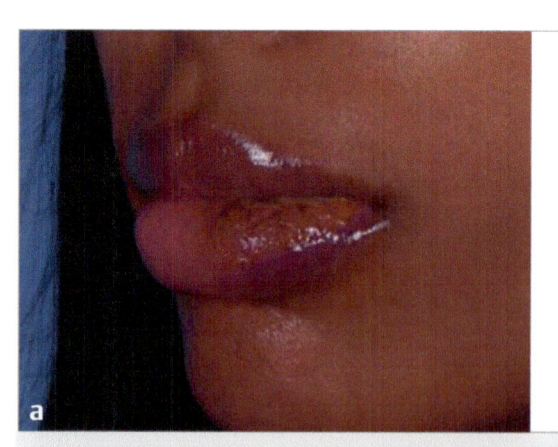

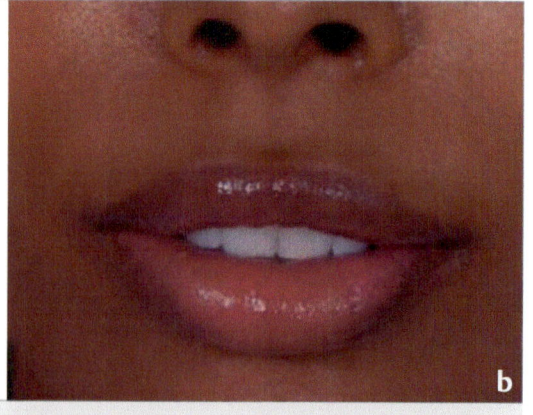

Fig. 5.2 (a, b) A prevenção de eventos vasculares depende de uma compreensão completa da anatomia facial, orbital, cervical e craniana complexa e a vascularização derivada tanto de sistemas arteriais carotídeos internos e externos. Uma revisão e discussão notáveis das implicações anatômicas podem ser encontradas em uma revisão publicada por Beleznay *et al.*, e é fortemente encorajada a leitura pelo injetor de procedimentos estéticos.[19]

Preenchedores

é um fator a considerar, já que essas pregas muitas vezes se desenvolvem sobre estruturas arteriais subjacentes profundas.[7,12,19] As cicatrizes de tecidos profundos podem estabilizar e fixar vasos no local, tornando-os mais suscetíveis à laceração ou penetração. Os cuidados com a pele têm o objetivo de diminuir a probabilidade de canulação acidental, visto que o vaso é teoricamente menos suscetível de ser levantado na pele por causa de suas inserções fasciais. Além disso, a compressão manual ao redor do sítio de injeção para talvez prevenir a migração do preenchedor para a vascularização circundante é uma técnica utilizada por alguns injetores particularmente na região glabelar e para a rinoplastia não cirúrgica. Estas duas últimas áreas, onde os eventos vasculares são observados com mais frequência, podem incluir consequências desastrosas, como significativa perda de pele ou cegueira. Em resumo, as técnicas de injeção individual podem variar, mas evitar injeções de alta pressão é de suprema importância na prevenção de temidas complicações vasculares.

5.6.3 Identificação

O reconhecimento precoce do comprometimento vascular diretamente se correlaciona com a gravidade e com o grau de dano resultante e com a resolução em potencial. Falhas no reconhecimento do evento vascular iminente e interrupção da injeção são um erro crítico. Os sintomas variam muito e incluem: branqueamento sutil a acentuado com duração de segundos a minutos, hiperemia, eritema, dor no local da injeção ou, nos dias seguintes, formação de pústulas (▶ Fig. 5.3), aspecto semelhante ao livedo reticular (▶ Fig. 5.4) na pele ou alterações cutâneas que lembram um surto herpético. Além disso, os sintomas incluem perda ou mudança imediata da visão, obstrução nasal, além de achados neurológicos mais centrais, como fraqueza periférica, sugerem uma complicação vascular mais grave.

A apresentação clínica da oclusão arterial segue um curso previsível de branqueamento a padrão tipo livedo, que pode ser fraco ainda que seja altamente previsível de um evento intravascular. O padrão tipo livedo é então substituído por uma descoloração púrpura azulada (▶ Fig. 5.5), e o tecido adjacente lesionado pode parecer inflamado e mostrar hiperemia reativa com retorno lento do preenchimento capilar. Os tecidos mais afetados ficarão então cinza-brancos, perdendo o retorno do preenchimento capilar e eventualmente formam bolhas. Segue-se a ruptura da pele com diferentes graus de perda epidérmica ou dérmica, e cicatrizes podem-se desenvolver.

Em uma recente publicação de Fitzgerald *et al.*, ênfase especial é dada à presença e ao reconhecimento do padrão sutil semelhante ao livedo reticular e da descoloração azul-púrpura precoce que pode ser vista imediatamente ou tardiamente.[3] A conscientização representa um ponto crítico no manejo do comprometimento vascular. Estas

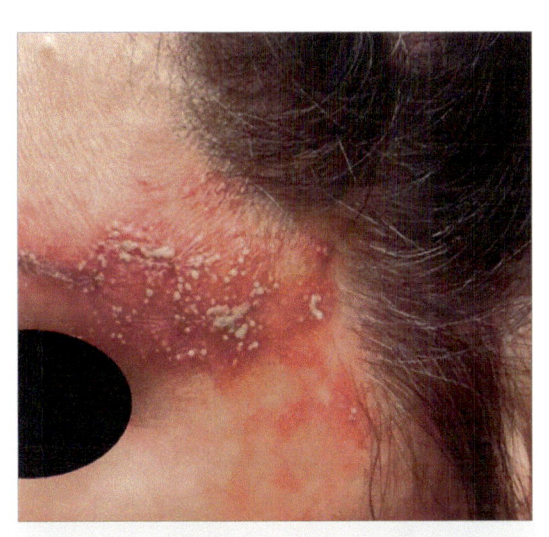

Fig. 5.3 Formação de pústula após injeção vascular na têmpora.

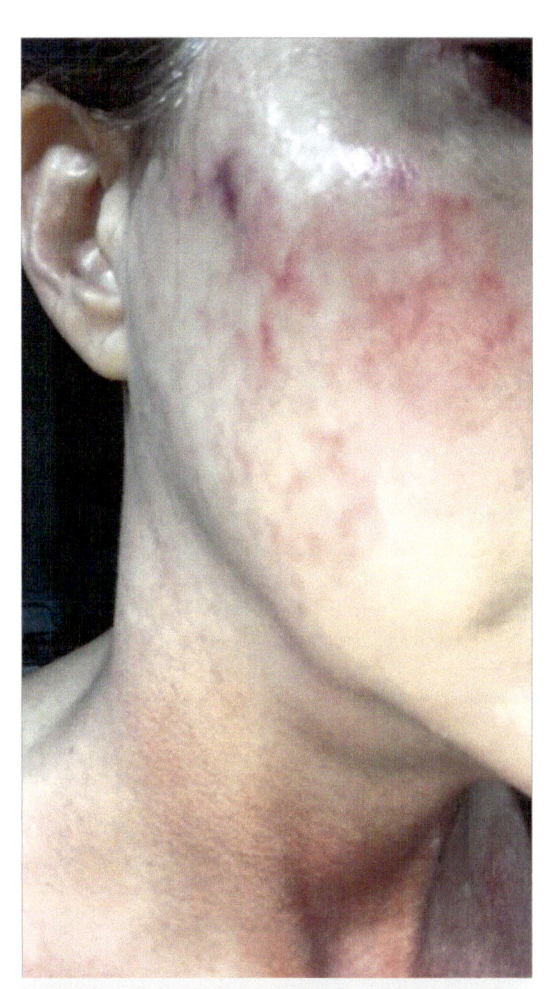

Fig. 5.4 Aspecto de livedo reticular após injeção vascular na bochecha com ácido hialurônico.

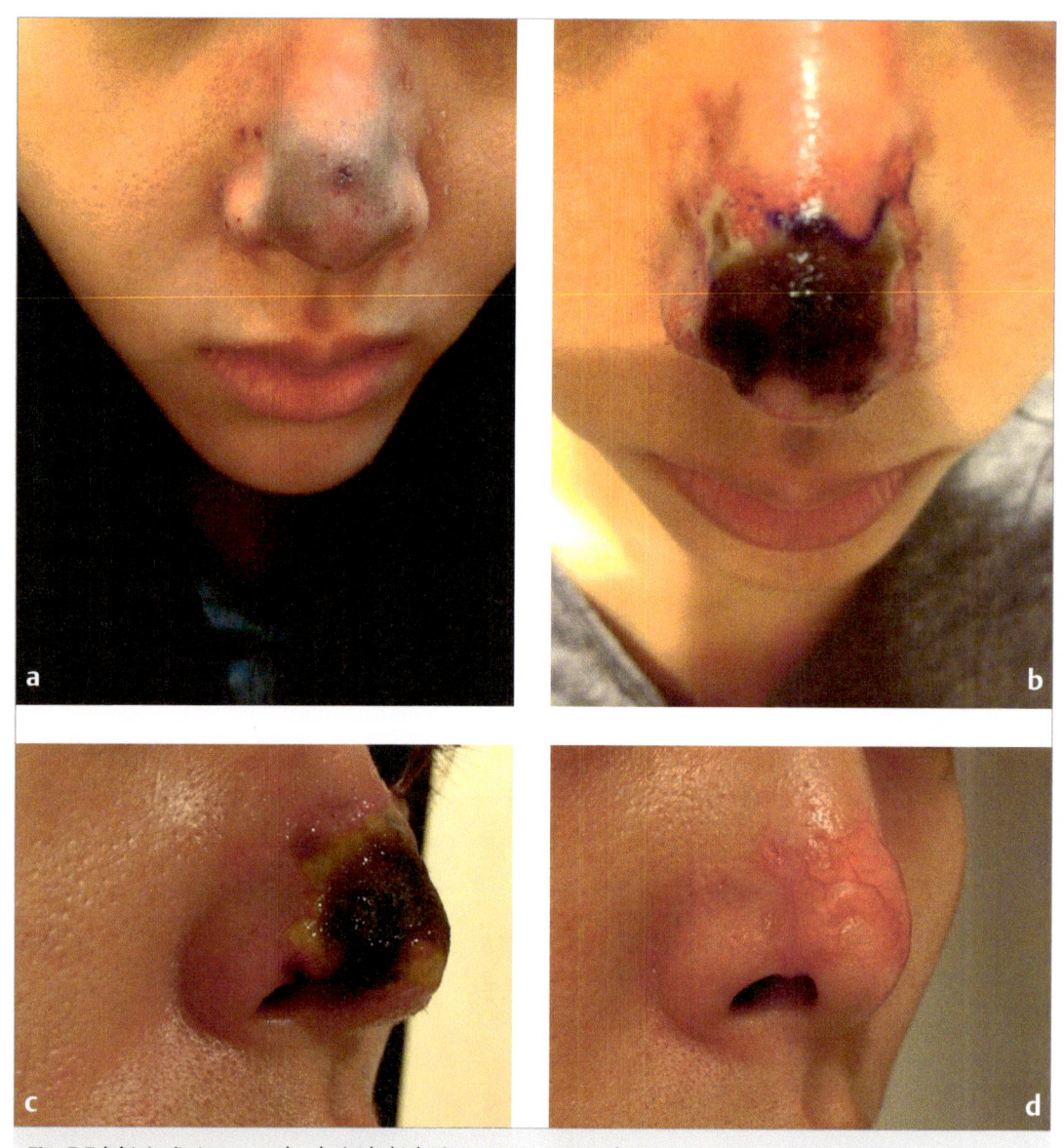

Fig. 5.5 (a) Injeção intravascular de ácido hialurônico na ponta nasal com comprometimento, **(b, c)** necrose tecidual e **(d)** cura com cicatrização hipertrófica.

mudanças sutis são muitas vezes mal interpretadas por médicos, injetores, equipe do consultório e pelos próprios pacientes, como hematomas. Um fator de diferenciação entre a púrpura *vs.* comprometimento vascular iminente é o branqueamento do tecido afetado. A púrpura não branqueia, ao contrário das áreas isquêmicas que são violáceas, profundamente eritematosas ou manifestamente descoloridas e que podem branquear. Outro elemento-chave para o reconhecimento precoce é a dor desproporcional ao desconforto relacionado com a injeção. É fundamental que não somente o injetor esteja ciente de tais "indicadores-chave", mas também que a equipe do consultório seja devidamente instruída, considerando qual tipo de reclamação dos pacientes exige pronta atenção, como uma contusão dolorosa.

5.6.4 Tratamento e Manejo do Comprometimento Vascular

Em geral, existe uma correlação direta entre intervenção precoce e a extensão das sequelas permanentes. O primeiro princípio no manejo é o diagnóstico em tempo hábil e reconhecimento do que tem ocorrido. O tratamento de eventos isquêmicos agudos está focado em torno da restauração rápida da circulação para o tecido afetado. Tanto para os preenchedores de AH como não AH, um "*kit* de ferramentas" deve ser imediatamente acessível a vários itens críticos para ajudar a atenuar a cascata iminente de complicações.

As etapas iniciais incluem a interrupção imediata da injeção, injeção de HYAL e massagem com compressas quentes. Tudo isso deve ser realizado simultaneamente. O uso de HYAL auxilia na dispersão e dissolução do preenchedor injetável de AH e não AH. Isto deve ser injetado generosamente em qualquer lugar em que a vascularização apareça comprometida em uma técnica de "inundação do campo".[2] O desfecho clínico para a injeção de HYAL é a resolução da isquemia, evidenciada pela eliminação do padrão de livedo, branqueamento ou descoloração azulada que toda isquemia do tecido apresenta. Considerando o volume de HYAL que pode ser necessário para tratar áreas de isquemia, que vão desde pequenos segmentos até área vastamente irrigada, os autores defendem que cada consultório constituído pelos injetores deve manter pelo menos quatro a seis frascos de hialuronidase (HYAL) prontamente disponíveis. A injeção deve ser imediata e repetida diariamente em doses liberais onde exista um indício de comprometimento vascular. As diretrizes do Global Aesthetic Consensus para a dosagem de HYAL em casos de complicações vasculares incluem o uso de doses de 450 a 1.500 U ao longo de toda a área e ao longo do curso do vaso ocluído por punção seriada, massagens contínuas e calor. Posteriormente, o paciente deve ser avaliado de hora em hora para garantir o retorno do preenchimento capilar < 4 segundos. Se não for resolvido, este processo deve ser repetido de hora em hora, até quatro ciclos. A dosagem necessária para aliviar um incidente vascular é dependente de vários fatores.[20] Entre eles, se o preenchedor for particulado ou não, a quantidade de reticulação (ligação cruzada) presente, além da concentração utilizada. Os estudos têm avaliado como o HYAL afeta diferentes tipos de degradação do AH de uma maneira dependente do tempo e da dose com resultados variáveis. Os estudos mais recentes desenvolvidos por Kim *et al.* demonstraram que o Belotero® foi o mais rápido para dissolver em comparação aos maiores produtos com ligações cruzadas, como o Juvederm® Ultra e Restylane Lyft®.[5] O mais importante é que a literatura oferece uma gama de doses para dissolução do preenchedor. É recomendado injetar o máximo de HYAL necessário para obter o efeito desejado.[21] Por uma questão de completude, com o uso de volumes tão altos de HYAL, seja ele de origem animal ou HYAL humano recombinante, o risco de anafilaxia é um risco raro, porém reconhecido de tratamento com HYAL e é aconselhável ter a adrenalina disponível no consultório, caso ocorra este tipo de situação.

Outras estratégias complementares destinadas a aumentar a circulação incluem a aspirina de 325 mg a ser mastigada pelo paciente, pasta tópica de nitroglicerina (1%) aplicada à área e administração de vasodilatadores, como o sildenafil.[3] Além disso, o uso de esteroides tópicos ou sistêmicos e de heparina de baixo peso molecular é recomendado com graus variáveis de eficácia relatados. Os autores também defendem o uso precoce de antibióticos empíricos, dada a relação entre vascularização comprometida em qualquer ferida e a propensão para o desenvolvimento da infecção.

A oxigenoterapia hiperbárica também é utilizada com alguma frequência para o manejo de eventos isquêmicos secundários aos preenchedores AH e não AH. O papel bem estabelecido dos hiperbáricos é para facilitar a cura de feridas com comprometimento vascular. A premissa por trás do oxigênio hiperbárico (OHB) está fundamentada na capacidade de fornecer oxigênio em níveis mais profundos, a fim de ajudar a sustentar a viabilidade de tecidos dependentes de oxigênio. Relatos de casos promissores foram publicados, e experiências anedóticas foram compartilhadas recentemente envolvendo o uso do OHB para o tratamento de eventos oclusivos ocasionados por hidroxiapatita de cálcio e ácido poli-L-láctico (PLLA).[3,22] Se disponível para uso, os autores defendem a consideração precoce da terapia OHB. Isto pode levar até 6 semanas, até que a reperfusão seja estabelecida pela neovascularização. A duração (número de mergulhos) e a frequência da terapia são novamente fundamentadas no manejo clínico, mas se não proibitivamente caro ou um grande inconveniente, mesmo para complicações vasculares relativamente pequenas, seu papel potencial não deve ser negligenciado.

5.7 Considerações Específicas

5.7.1 Cegueira

A cegueira, talvez a complicação vascular mais temida, é relatada na literatura com frequência crescente. Isto é decorrente de inúmeras anastomoses entre as circulações carotídeas. Quase toda a localização anatômica na face onde o preenchedor é injetado é um risco para a cegueira.[18] Aproximadamente metade dos casos de cegueira envolvia injeção de gordura autóloga e não era reversível; a outra metade era causada por cargas dérmicas. A maioria dos casos relatados de cegueira é secundária ao preenchedor de AH e também é raramente reversível. Em 2015, a FDA emitiu um alerta de segurança aos consumidores sobre a possibilidade de ocorrência de injeção não intencional do preenchedor de tecido mole nos vasos sanguíneos na face, incluindo a possibilidade de cegueira e acidente vascular encefálico. Por causa em parte da gravidade da complicação, mas também dada a frequência dos tratamentos com injeção de preenchedor dérmico, uma discussão franca a respeito de complicações vasculares, incluindo o risco de cegueira e outros eventos vasculares relacionados, deve fazer parte tanto dos eventos escritos e o processo de consentimento verbal empreendido entre o injetor e o paciente.

Em caso de cegueira secundária à colocação de preenchedor dérmico, a perda ou alteração de visão e dor ocular são os sintomas mais comuns presentes. Através dos mecanismos descritos anteriormente, o paciente também está em risco de desenvolvimento intermitente de complicações do SNC, se o tratamento não for imediato. As estratégias de tratamento para complicações oculares incluem encaminhamento imediato a um especialista em oftalmologia capaz de realizar injeções retrobulbares de HYAL; de preferência em uma sala de emergência, em vez de um ambulatório clínico, no caso de desenvolvimento de distúrbios no SNC (que pode exigir procedimentos neurointervencionais). Chesnut publicou recentemente um protocolo para tratar a cegueira secundária à injeção de AH.[23] Medidas adicionais para melhorar a perfusão da retina descrita incluem massagem ocular, colírio de timolol de uso tópico utilizado para reduzir a pressão, diuréticos (acetazolamida 500 mg VO ou IV) e agulha de descompressão da câmara anterior. Se esta complicação rara, mas real e devastadora, ocorrer, o protocolo de prática individual de cada indivíduo deve ser prontamente visível para toda a equipe listado em um local central perto das salas de tratamento, assim como números de contato para referências oftalmológicas e o hospital mais próximo com capacidade de tratar estas sequelas neurológicas.

5.8 Reações Adversas Retardadas e Manejo de Complicações

Nódulos e granulomas são termos frequentemente utilizados de forma intercambiável, mas representam duas entidades histopatológicas distintas. Nódulos ou pápulas não inflamatórias representam uma superabundância de produtos com poucas células gigantes de corpo estranho na histologia. Alternativamente, os granulomas são lesões inflamatórias verdadeiras que representam uma resposta excessivamente zelosa do hospedeiro ao produto com uma abundância de células gigantes de corpo estranho e infiltrado inflamatório na histologia.

5.8.1 Nódulos Não Inflamatórios

Os nódulos não inflamatórios se desenvolvem mais comumente ao redor dos lábios ou dos olhos. Os nódulos precoces são decorrentes da colocação incorreta do preenchimento, e a estratégia de tratamento principal é a prevenção ou o uso do HYAL se o nódulo tiver uma apresentação tardia (> 2 semanas).

Os nódulos fibróticos não inflamatórios ocorrem dias até semanas após a injeção com PLLA, hidroxiapatita de cálcio (CaHA) e microesferas de polimetil-metacrilato (PMMA) e ocorrem com menos frequência na experiência clínica. As técnicas preventivas incluem evitar a sobrecorreção, profundidade adequada da colocação e evitar áreas altamente móveis. Acredita-se que estas substâncias estimulem a fibroplasia através de uma reação de corpo estranho e têm caracteristicamente pouca inflamação. Considerando que estes nódulos são decorrentes de uma abundância de produto, os esteroides intralesionais ou injeções de 5-fluorouracil / antimetabólito não são recomendados. A excisão cirúrgica pode ser oferecida ou pode-se optar por camuflar as assimetrias até que a substância seja metabolizada.

5.8.2 Reações Inflamatórias Incluindo Infecção e Formação de Granuloma

Reações inflamatórias de início tardio ou retardado incluem etiologias infecciosas, bem como formação de granuloma.

Etiologias infecciosas de início tardio (mais que 2 semanas) podem ser secundárias a microrganismos menos comuns, incluindo micobactérias atípicas. Nódulos e complicações infecciosas específicas de início tardio derivadas da infecção por micobactérias atípicas estão bem documentados na atual literatura estética cirúrgica e não cirúrgica.[2,7,12] Rodriguez *et al.* fornecem detalhes de uma experiência com infecções micobacterianas após as injeções com preenchedor dérmico AH, que foram finalmente rastreados até os cubos de gelo colocados no local da injeção a partir de um suprimento de água comprometido no ambiente clínico.[24] Muitas vezes haverá resolução das infecções micobacterianas atípicas que se resolverão com monoterapia de claritromicina, embora alguns padrões de micobactérias de crescimento rápido necessitem de múltiplas terapias medicamentosas (poliquimioterapia).

Uma das apresentações mais comuns das reações tardias e retardadas contêm os granulomas que são um resultado de uma resposta imune exagerada ao preenchedor dérmico. O estímulo exato desta resposta imune inapropriada é amplamente desconhecido. Hipóteses ainda não comprovadas foram criadas, incluindo teorias relativas à estimulação antigênica, assim como ao desenvolvimento específico de resposta imune. Uma teoria mais recente é a de uma infecção de baixo grau que conduz à formação de biofilme nesta resposta imune excessiva e tardia.

Os nódulos podem aparecer semanas a anos após a colocação do preenchedor dérmico. Representa uma reação sistêmica, e as lesões podem aparecer repentinamente e em todos os sítios tratados. Em relação ao tratamento, o primeiro princípio é a remoção do agente ofensor, que nem sempre é possível. Com o preenchedor de AH, o HYAL pode ser usado para dissolver o produto e pode exigir tratamentos múltiplos. É necessário ter cuidado com o uso do HYAL em termos de evitá-lo no cenário de infecção ativa/celulite para prevenir a dispersão da infecção no tecido circundante. Em termos de remoção, o *laser* fracionado também é utilizado para permitir a extrusão e saída do produto. Em um preenchedor de maior duração, o tratamento de granulomas com injeção seriada de baixas doses de triancinolona mais 5-fluorouracil para um total de 1 mL injetado em intervalos regulares (duas vezes por semana, a cada 2 semanas, depois mensalmente) tem sido bem-sucedido.[25] Em casos de falhas repetidas de outras terapias, a excisão cirúrgica é o tratamento de escolha para granulomas de corpo estranho.

A antibioticoterapia empírica é recomendada por um recente painel de consenso global sobre manejo de complicações por causa do preenchimento dérmico e o possível papel dos biofilmes no desenvolvimento de complicações tardias e retardadas.[2] A terapia empírica consiste em claritromicina 500 mg mais moxifloxacina 400 mg duas vezes ao dia durante 10 dias ou ciprofloxacina 500 a 750 mg duas vezes ao dia por 2 a 4 semanas ou minociclina 100 mg diários por 6 meses.

Uma opção de tratamento recentemente descrita para lesões granulomatosas ou infecciosas é o uso de uma técnica a *laser* minimamente invasiva (um *laser* diodo de 808 nm) que é capaz de remover a substância estranha junto com a reação inflamatória. O *laser* é entregue por via intralesional por uma inserção percutânea de um *laser* de 200 μm na lesão e perfurando vários pequenos orifícios. A palpação manual confirma o amolecimento da lesão, que é o desfecho clínico, quando o polímero é agora mais fluido. O material liquefeito é então expresso manualmente pelos pontos de entrada de pele da sonda e com a remoção do implante, presume-se que seja curativo.[26]

Referências

[1] Cosmetic (Aesthetic) Surgery National Data Bank Statistics ASAPS. 2018. https://www.surgery.org/sites/default/files/ASAPS-Stats2018_0.pdf.
[2] Signorini M, Liew S, Sundaram H, et al. Global Aesthetics Consensus Group. Global Aesthetics Consensus: avoidance and management of complications from hyaluronic acid fillers-evidence- and opinion-based review and consensus recommendations. Plast Reconstr Surg. 2016;137(6):961e–971e.
[3] Fitzgerald R, Bertucci V, Sykes JM, Duplechain JK. Adverse reactions to injectable fillers. Facial Plast Surg. 2016;32(5):532-555.
[4] De Boulle K, Heydenrych I, On behalf of the Consensus Group. Patient factors influencing dermal filler complications: prevention, assessment, and treatment. Clin Cosmet Investig Dermatol. 2015;8:205-214.
[5] Kim DW, Yoon ES, Ji YH, Park SH, Lee BI, Dhong ES. Vascular complications of hyaluronic acid fillers and the role of hyaluronidase in management. J Plast Reconstr Aesthet Surg. 2011;64(12):1590-1595.
[6] Narins RS, Coleman WP, Glogau RG. Recommendation and treatment options for nodules and other filler complications. Dermatol Surg. 2009;35 Suppl 2:1667-1671.
[7] Dayan SH. Complications from toxins and fillers in the dermatology clinic: recognition, prevention, and treatment. Facial Plast Surg Clin North Am. 2013;21(4):663-673.
[8] Darouiche RO, Wall MJ, Jr, Itani KM, et al. Chlorhexidine alcohol versus povidone-iodine for surgical-site antisepsis. N Engl J Med. 2010;362(1):18-26.
[9] Bailey SH, Cohen JL, Kenkel JM. Etiology, prevention, and treatment of dermal filler complications. Aesthet Surg J. 2011;31(1):110-121.
[10] Lee GS. Use of AccuVein™ for preventing complications from accidental venipuncture when administering dermal filler injections. J Cosmet Laser Ther. 2015;17(1):55-56.
[11] Zeichner JA, Cohen JL. Use of blunt tipped cannulas for soft tissue fillers. J Drugs Dermatol. 2012;11(1):70-72.
[12] Rohrich RJ, Bartlett EL, Dayan E. Practical approach and safety of hyaluronic acid fillers. PlastReconstrSurg Glob Open. 2019;7(6):e2172.
[13] Pavicic T, Frank K, Erlbacher K, et al. Precision in dermal filling: a comparison between needle and cannula When using soft tissue fillers. J Drugs Dermatol. 2017;16(9):866-872.
[14] Hexsel D, Soirefmann M, Porto MD, Siega C, Schilling-Souza J, Brum C. Double-blind, randomized, controlled clinical trial to compare safety and efficacy of a metallic cannula with that of a standard needle for soft tissue augmentation of the nasolabial folds. Dermatol Surg. 2012;38(2):207-214.
[15] Leonhardt JM, Lawrence N, Narins RS. Angioedema acute hypersensitivity reaction to injectable hyaluronic acid. Dermatol Surg. 2005;31(5):577-579.
[16] Lupton JR, Alster TS. Cutaneous hypersensitivity reaction to injectable hyaluronic acid gel. Dermatol Surg. 2000;26(2):135-137.
[17] DeLorenzi C. Complications of injectable fillers, part I. Aesthet Surg J. 2013;33(4):561-575.
[18] Carruthers JD, Fagien S, Rohrich RJ, Weinkle S, Carruthers A. Blindness caused by cosmetic filler injection: a review of cause and therapy. Plast Reconstr Surg. 2014;134(6):1197-1201.
[19] Beleznay K, Carruthers JDA, Humphrey S, Carruthers A, Jones D. Update on avoiding and treating blindness from fillers: a recent review of the world literature. Aesthet Surg J. 2019;39(6):662-674.
[20] King M, Convery C, Davies E. This month's guideline: the use of hyaluronidase in aesthetic practice (v2.4). J Clin Aesthet Dermatol. 2018;11(6):E61-E68.
[21] DeLorenzi C. Complications of injectable fillers, part 2: vascular complications. Aesthet Surg J. 2014;34(4):584-600.
[22] Darling MD, Peterson JD, Fabi SG. Impending necrosis after injection of hyaluronic acid and calcium hydroxylapatite fillers: report of 2 cases treated with hyperbaric oxygen therapy. Dermatol Surg. 2014;40(9):1049-1052.
[23] Chesnut C. Restoration of visual loss with retrobulbar hyaluronidase injection after hyaluronic acid filler. Dermatol Surg. 2018;44(3):435-437.

[24] Rodriguez JM, et al. Mycobacterial infection following injection of dermal fillers. Aesthet Surg J. 2013;33(20):265-9.

[25] Graivier MH, Bass LM, Lorenc ZP, Fitzgerald R, Goldberg DJ, Lemperle G. Differentiating nonpermanent injectable fillers: prevention and treatment of filler complications. Aesthet-Surg J. 2018;38 Suppl_1:S29-40.

[26] Cassuto D, Marangoni O, De Santis G, Christensen L. Advanced laser techniques for filler-induced complications. Dermatol Surg. 2009;35 Suppl 2:1689-1695.

6 Transferência de Tecido Adiposo

Stephen E. Metzinger ▪ *Rebecca C. Metzinger*

> **Resumo**
>
> Como em todos os procedimentos estéticos, a enxertia de tecido adiposo (gordura) autólogo (AFG) ou a transferência de tecido adiposo autólogo (AFT) traz consigo riscos e benefícios. Os benefícios são bem estabelecidos e bem documentados; estes incluem a correção das imperfeições e assimetrias faciais, adicionando volume com o próprio material autólogo, não alergênico do paciente e os benefícios das células-tronco derivadas do tecido adiposo. O material de implante ideal é não antigênico, durável, não tóxico e resistente a infecções. Em termos de um preenchedor injetável, o tecido adiposo se aproxima mais a este ideal. É importante considerar os riscos, os benefícios e complicações potenciais, tratamentos alternativos e imponderabilidades da transferência de gordura antes de optar por realizar este procedimento. Como os benefícios foram mencionados anteriormente e amplamente elucidados em outros lugares, este capítulo se concentrará na descrição de possíveis riscos e complicações da transferência de tecido adiposo facial.
>
> *Palavras-chave:* transferência de tecido adiposo (gordura), complicações, cegueira, necrose por AVE, micobactéria atípica, expectativas, embolia

6.1 Introdução

A injeção de tecido adiposo como tratamento estético é natural, versátil, duradoura e segura. A transferência de tecido adiposo se tornou um método preferido de aumento do volume facial para pacientes que são alérgicos aos preenchedores dérmicos tradicionais, como colágeno derivado de bovinos ou que simplesmente preferem material autólogo. Um dos maiores benefícios do aumento de volume via injeção de gordura é que não há absolutamente nenhuma chance de reação alérgico adversa ao material injetado. Outra razão comum para escolher a transferência/injeção de tecido adiposo é a duração do benefício. Mesmo que até 50% da gordura injetada seja reabsorvida no corpo dentro de poucos meses da injeção de gordura, os 50% restantes geralmente permanecerão durante anos. Para resultados mais duradouros, muitos pacientes optam por ter várias sessões de transferências de gordura ao longo de alguns meses. Esta abordagem ajuda com precisão e parece melhorar a durabilidade.

6.2 Riscos e Complicações

Os riscos de transferência de gordura são poucos, raros e geralmente mínimos. Dores e edemas são as normas, mas não manifestados em cada paciente. O lado negativo do procedimento é que sua face pode simplesmente reabsorver toda ou a maior parte da gordura injetada. Isto pode ser dependente da técnica, mas pode acontecer na mais experiente das mãos. As chances de isso acontecer não podem ser previstas para um determinado indivíduo, mas isso ocorre em até 35% de todos os pacientes que recebem tratamentos de injeção de tecido adiposo na face.

Complicações da transferência de gordura são incomuns, mas podem incluir reação à anestesia, descoloração permanente ou temporária causada por lesão no vaso sanguíneo no sítio do tratamento, efeito Tyndall, calcificação, um olhar distorcido, se a hipercorreção for permanente, hemorragia perioperatória, um coágulo de sangue no sítio do doador ou de tratamento, uma infecção transmitida pelo sangue, tromboembolismo venoso, tecido cicatricial, necrose gordurosa e uma embolia de gordura decorrente da injeção de tecido adiposo em um vaso sanguíneo que pode causar necrose, cegueira, complicações no sistema nervoso central (SNC) ou mesmo a morte.

Ficar desapontado com os resultados de um procedimento de transferência de tecido adiposo também é considerado um risco; portanto, estabelecer expectativas realistas é uma obrigação. A discussão de todas as preocupações e desejos dos pacientes antes de submeter-se a um procedimento de transferência de gordura é mandatória e deve ser documentada. A colocação da transferência de gordura pode não ser adequada, o paciente pode rejeitar a transferência ou a duração do efeito pode não estar de acordo com as expectativas do paciente. É possível que a face e os lábios do paciente possam não parecer exatamente como haviam imaginado. Os lábios podem ser um desafio, tanto em razão dos possíveis traumas durante o procedimento, bem como o movimento constante do orbicular do olho.

6.3 Oclusão Vascular

A perda visual é uma das complicações mais graves relatadas em pacientes submetidos a procedimentos de preenchimento facial. Na maioria dos casos relatados, a deterioração visual foi grave e irreversível[1,2,3] (▶ Fig. 6.1). A perda visual pode ser causada por oclusão da artéria oftalmológica (OAO), oclusão da artéria central da retina (OACR),

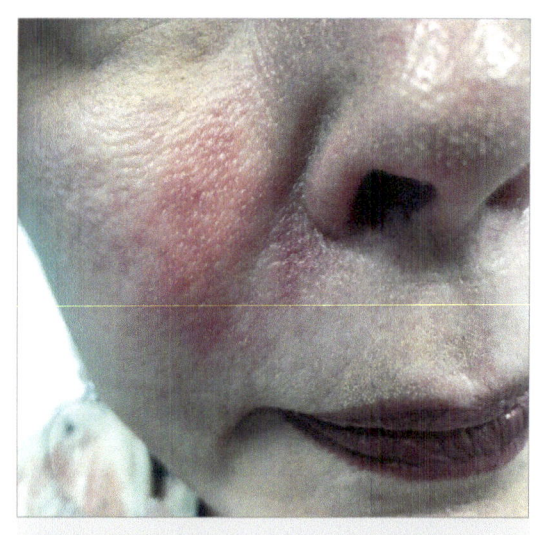

Fig. 6.1 POD #7 S/P Enxertia de tecido adiposo nas pregas nasolabiais. Paciente com dor e formigamento na área afetada. O tratamento foi realizado com hialuronidase, 325 mg de aspirina, 1% de pasta de nitroglicerina. Sem alterações visuais ou no sistema nervoso central (SNC).

oclusão da artéria ciliar posterior (OACP), localizada ou generalizada, poupando a artéria central da retina, oclusão de ramo arterial da retina (ORAR) ou neuropatia óptica isquêmica posterior (NOIP). As injeções de gordura autóloga são associadas à deficiência visual mais grave (OACR ou OAO).[1,2,4,5] Por causa das diferenças de tamanho da partícula entre os diferentes tipos de preenchimentos faciais, pacientes com sintomas oculares após procedimentos com outros tipos de preenchedores, como injeções de ácido hialurônico, são mais propensos a apresentarem oclusão ocular localizada com manifestações clínicas mais brandas e melhor prognóstico visual do que os pacientes que receberam injeções de gordura autóloga.[2,4,5,6] Estratégias preventivas propostas na literatura para reduzir o risco de complicações vasculares após injeções de gordura incluem: uso de cânulas de ponta romba de pequenos diâmetros, não traumáticas, em vez de cânulas de ponta afiada e agulhas, limitação do tamanho da seringa a 1 mL, aspiração antes da injeção, injeção do preenchedor lentamente com pressão mínima, limitação da quantidade de preenchedor a menos de 0,1 mL em cada passo, mistura do preenchedor com vasoconstrictor, usando um vasoconstrictor tópico antes da injeção e movimento da ponta da agulha durante a injeção.[2,3,7,8] Evitar a injeção nos sítios de injeção trauma prévio ou em sítios com inflamação crônica ou cicatrização também é aconselhado. Injeções de preenchimento facial devem ser realizadas com cuidado extra nos pacientes que já se submeteram anteriormente a cirurgias plásticas ou faciais.[2,3,9]

De acordo com a literatura, não existe tratamento disponível que seja totalmente eficaz para ORAR ou OAO. No entanto, vários trabalhos apresentam diversas modalidades de tratamento que recuperam algum grau de função visual para o paciente. O objetivo do tratamento após embolia de gordura facial ou do preenchedor é restaurar a perfusão da retina o mais rápido possível. A retina é muito sensível à hipóxia e, após 90 minutos, o dano decorrente da isquemia da retina torna-se permanente.[2,3,10,11,12] Casos relatados anteriormente de perda da visão secundária à embolia de gordura permaneceram sem qualquer melhoria. Portanto, estratégias de tratamento com base em evidências não estão disponíveis. Resultados ligeiramente melhores foram relatados em casos de perda de visão após injeção de preenchedores que não sejam de gordura autóloga.[2,3] A partir de 23 casos de complicações oculares após injeções de ácido hialurônico na área facial, a perda permanente da visão foi observada em nove casos e, em seis casos, algum nível de melhoria na acuidade visual foi relatado.[2] A identificação precoce e imediata da oclusão arterial é fundamental no tratamento, com o objetivo de diminuir a pressão intraocular para aumentar a perfusão da retina, dilatando artérias para eliminar a embolia ou desalojando o êmbolo para uma localização mais periférica e reduzindo o componente inflamatório da lesão. Para diminuir a pressão intraocular, Diamox (VO, IV ou TÓPICO) ou manitol (IV) é imediatamente administrado, se não houver contraindicações, são administrados colírios (p. ex., alfa-agonistas, Betabloqueadores, inibidores de anidrase carbônica), além de massagem ocular e paracentese da câmara anterior são realizadas. Inalação de dióxido de carbono e oxigênio ou agentes vasodilatadores, como a prostaglandina E1, promovem dilatação arterial. Oxigenoterapia hiperbárica e corticosteroides sistêmicos diminuem a resposta inflamatória.[1,2,9,10,11,12] A ▶ Table 6.1 apresenta os tratamentos atualmente recomendados e seus mecanismos de ação subjacentes.

O fator crucial na estratégia de manejo é a avaliação imediata e o encaminhamento para o oftalmologista ou especialista em retina, para iniciar o tratamento dentro do prazo de 90 minutos após o qual o dano à retina é irreversível.[6,12] Loh *et al.*[12] propuseram um algoritmo de tratamento para manejo da perda de visão após injeções do preenchedor. Quando um paciente apresenta os primeiros sintomas de comprometimento vascular na retina, a injeção de preenchedor deve ser imediatamente interrompida, e o paciente deve ser colocado em uma posição supina. O tratamento imediato (incluindo a instilação tópica de timolol e/ou acetazolamida oral e massagem ocular) deve ser administrado por um profissional injetor não oftalmologista antes de organizar e transferir o paciente a um especialista para uma terapia definitiva, que consiste em mais administração médica e — quando indicada — paracentese da câmera anterior. Em casos de perda de visão induzida por ácido hialurô-

Tabela. 6.1 Tratamentos atualmente recomendados para a perda de visão após injeções de gordura autóloga na área facial

Tratamento	Mecanismo de ação
Gotas de timolol a 0,5% administradas por via tópica	Baixar a pressão intraocular e retirar o êmbolo para um local mais periférico a jusante[2,3,5]
Acetazolamida 500 mg por os ou via intravenosa	Reduz a pressão intraocular que pode aumentar o fluxo sanguíneo na retina[3]
Nitroglicerina 2% em pasta ou dinitrato de isossorbida sublingual ou pentoxifilina sistêmica	Dilata as artérias da retina[3,13]
Infusão intravenosa de manitol 20% (100 mL por 30 min)	Baixar a pressão intraocular e retirar o êmbolo para um local mais periférico a jusante[3,5]
Massagem ocular – realizada digitalmente ou usando o exame de fundo com lente de contato de Goldmann[5]	Diminuir a pressão intraocular e aumentar o fluxo de sangue nas arteríolas, potencialmente removendo o êmbolo[3,5,14]
Paracentese da câmara anterior	Reduz rapidamente a pressão intraocular e estimula o fluxo de sangue na retina[2,3]
Corticosteroides sistêmicos e tópicos	Diminui o edema e a reação inflamatória na retina[3,9]
Oxigenoterapia hiperbárica	Reverter qualquer dano de resgate na retina[5,9]
Inalação de carbogênio (95% de oxigênio com 5% de dióxido de carbono)	Dilatar as artérias da retina e aumentar o fornecimento de oxigênio[2,3]
Prostaglandina E1 intravenosa	Causa vasodilatação e aumenta o fluxo sanguíneo na retina, diminui a ativação dos trombócitos, melhora o metabolismo celular pelo aumento da oxigenação, diminui a ativação de neutrófilos e a liberação de seus metabólitos tóxicos, ajudando a reduzir os danos dos tecidos da inflamação e possivelmente da hipóxia[2,3,9]
Anticoagulante com ácido acetilsalicílico oral ou heparina de baixo peso molecular	Previne trombose adicional[3,5]

nico, a hialuronidase pode ser usada para dissolver os êmbolos de ácido hialurônico.[1-14] Infelizmente, não tem efeito sobre a gordura. Após a realização destas medidas agudas, a terapia de suporte adicional (corticosteroides, terapia hiperbárica de oxigênio, anticoagulantes) deve ser introduzida para proteger as células da retina.

Em casos relatados anteriormente, o tratamento fornecido tem sido geralmente incompleto, uma vez que a maioria dos pacientes, que sofrem de complicações oculares, recebeu, no máximo, uma terapia em três etapas.[3,9] Como observado por Chen et al.,[3] a terapia combinada pode contribuir para a recuperação dos sintomas visuais. Além disso, as opções de tratamento comumente usadas, como massagem ocular, acetazolamida, manitol e corticosteroides, alprostadil e vimpocetina, têm sido empregadas com sucesso no regime de tratamento. O alprostadil é uma variante sintética da prostaglandina E1, que causa vasodilatação por afetar diretamente os músculos lisos vasculares e aumenta o fluxo sanguíneo na retina. O alprostadil também diminui a ativação dos trombócitos, melhora o metabolismo celular, aumentando o suprimento de oxigênio aos tecidos e diminui a ativação neutrofílica e a liberação de seus metabólitos tóxicos, ajudando a reduzir os danos dos tecidos causados pela inflamação e possivelmente por hipóxia. O uso de prostaglandina E1 como parte de uma terapia abrangente para perda visual após a injeção de ácido hialurônico foi também relatado por Chen et al.[3] Isto resultou em melhoria na acuidade visual, movimento extraocular e defeitos do campo visual. A vimpocetina, quimicamente conhecida como etil apovincamina, é um alcaloide da vinca que aumenta o fluxo sanguíneo cerebral e tem efeitos neuroprotetores.[15] Este medicamento é utilizado no tratamento de doenças isquêmicas cerebrovasculares e demência vascular. A vimpocetina pode ajudar a aumentar a perfusão da retina (▶ Table 6.1).

6.4 Infecções Atípicas

Os diagnósticos diferenciais da formação tardia de nódulos após o enxerto de gordura autóloga (AFG) incluem necrose gordurosa e infecção atípica. Infecções atípicas relatadas incluem micobactérias não tuberculosas (MNT) após AFG para aumento facial. Nestes casos relatados, múltiplos tumores e nódulos eritematosos cor de carne desenvolveram 6 semanas após o procedimento inicial. Culturas de tecidos produziram *Mycobacterium abscessus*, *Mycobacterium chelonae*, *Mycobacterium fortuitum* e *Mycobacterium avium-intracellulare*. Alguns manifestaram simultaneamente tratos fistulosos e fístulas.

Foram relatados casos de infecção crônica em pacientes que receberam enxertia de gordura facial criopreservada. Uma paciente feminina de 22 anos de idade apresentou múltiplos abscessos na face. Quatro meses antes, ela recebeu um segundo enxerto de gordura com a gordura coletada em uma cirurgia anterior que foi criopreservada por 2 meses. Ao ser examinada, ela apresentou nódulos eritematosos sensíveis em ambas as bochechas. A tomografia computadorizada de seu pescoço mostrou múltiplas lesões nodulares periféricas aumentados. Em uma cultura de fungos de pus com ferida aberta, observou-se o crescimento de *Aspergillus fumigatus*. Na identificação de micobactérias não tuberculosas pela reação em cadeia da polimerase (PCR), foi detectada a presença de *M. fortuitum*. Ela foi tratada com levofloxacina, claritromicina e minociclina por 11 meses, e, finalmente, os sintomas desapareceram. Para evitar infecção após o enxerto de gordura, a criopreservação de gordura não deve ser usada. Em casos de infecção persistente ou nos casos em que ocorre agudização e remissão após a drenagem do pus e antibioticoterapia de curto prazo, deve-se suspeitar de *Mycobacterium* atípico ou *Aspergillus*, e a PCR para esses agentes deve ser realizada.

O *Mycobacterium conceptionense* é um membro não pigmentado das micobactérias de crescimento rápido (MCR) que foi descrito pela primeira vez como uma espécie nova pertencente ao grupo *M. fortuitum*, em 2006, após isolamento das amostras de ferida de um paciente com osteíte pós-traumática.[16] A bactéria foi mais tarde relatada como causa de um abscesso subcutâneo em um paciente imunocompetente.[17] Outro caso de infecção com *M. conceptionense* foi relatado em um paciente após cirurgia estética com enxertia de tecido adiposo. Esta subespécie é muito difícil de tratar e só pode responder à excisão cirúrgica. Em todos os casos de infecção atípica, sejam eles micobactérias ou fungos, recomendamos a investigação de doenças infecciosas.

6.5 Necrose Gordurosa

Necrose gordurosa resultante do AFG realizado para aumento da face foi relatada de forma menos extensa e é digna de reconhecimento, principalmente por causa do potencial de cicatrização permanente.

Pode haver vários fatores relevantes para a causa de necrose gordurosa pós-AFG, que inclui a seleção pré-operatória de pacientes, fatores de risco intraoperatórios e pós-operatórios. Consideração especial deve ser dada à identificação de qualquer dermatose inflamatória subjacente antes do desempenho do AFG, assegurando a seleção correta dos pacientes para este procedimento. Uma dermatose inflamatória ativa subjacente pode acelerar a lipólise da gordura transferida por causa da resposta de defesa inerente do corpo a áreas de infecção ou inflamação.

O AFG como procedimento requer também habilidade do operador, bem como prática e precisão. Isto distingue este procedimento de outros preenchedores intradérmicos, pois um nível elevado de habilidade está envolvido na colheita, na preparação e injeção da gordura. Fatores que foram relatados para melhorar a sobrevivência dos enxertos incluem:

1. Baixa vascularização do sítio doador.
2. Alta vascularização do sítio receptor.
3. Uma técnica de baixa pressão utilizada para aspirar a gordura.
4. Lavagem e preparo habilidoso da gordura.
5. Uma cânula suficientemente grande.
6. O uso de uma abordagem multicamadas para substituir o tecido adiposo.
7. Não encher em demasia o defeito, pois isso também pode prejudicar a sobrevivência do enxerto, dependendo do suprimento sanguíneo.

É possível que uma resposta de hipersensibilidade retardada para o tecido adiposo preparado também pode ser uma causa de falha do enxerto. Isto pode ser agravado, se a gordura não for substituída em sua forma pura, ou seja, após a lavagem de qualquer sangue residual e anestesia tumescente coletada no momento da colheita. A transferência de gordura autóloga pode levar a outras complicações além da necrose gordurosa. O reconhecimento e tratamento precoce dessas complicações melhoram a proeza do procedimento de um clínico.

Algumas outras complicações incluem a absorção rápida da gordura substituída. Isto é exacerbado pela presença de sangue, células gordurosas lesionadas e técnica de alta pressão. Infecção presente no pré, intra ou pós-operatório pode afetar a sobrevivência do enxerto. As infecções virais ou o crescimento de verrugas também foram relatadas no local de entrada da cânula. A formação de cisto é mais comum, quando uma grande quantidade de gordura é transferida. A calcificação da gordura pós-transferência foi relatada particularmente quando utilizada para a mamoplastia de aumento e pode-se manifestar como nódulos na mama.[2] A calcificação pode levar à ossificação ao longo do tempo. Isto também pode ser visto na face. A necrose da pele e a formação dos seios nasais podem resultar do preenchimento ou aumento excessivo do sítio desejado (▶ Fig. 6.2, ▶ Fig. 6.3, ▶ Fig. 6.4, ▶ Fig. 6.5). A atrofia por compressão pode resultar de um aumento excessivo com necrose avascular associada decorrente da pressão excessiva na vascularização, que pode resultar em trombose arterial ou venosa. O hematoma (▶ Fig. 6.6) ou a formação de seroma pode ocorrer mais comumente se as cânulas rombas não forem utilizadas e quando o paciente estiver em uso de outros medicamentos anticoagulantes ou suplementos, proporcionando um efeito anticoagulante. A lesão iatrogênica nos nervos e vasos sanguíneos da face também pode ser visualizada.

A gordura transferida muitas vezes se comporta como se fosse esteve no sítio doador. Isto inclui um efeito adverso raro, mas reconhecido que pode ser visto se a gordura for transferida de áreas como a corcunda de búfalo no rosto na forma de hipertrofia da gordura facial ou "síndrome de Hamster" por causa da resultante aparência facial inchada que se assemelha a um hamster.

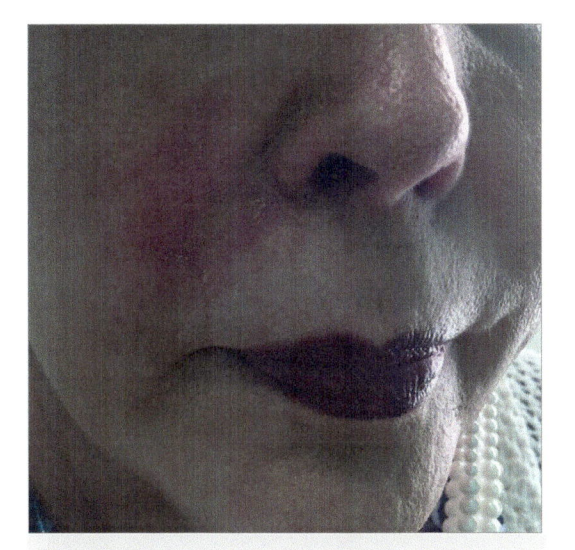

Fig. 6.2 POD S/P # 15 Enxertia de tecido adiposo na prega nasolabial e tratamento com hialuronidase, aspirina e pasta de nitroglicerina. Após uma semana, foi adicionado o dimetil sulfóxido (DMSO). Observar bolhas e crostas na pele. O lado contralateral está dentro dos limites normais. Sintomas visuais ou no sistema nervoso central (SNC) ausentes.

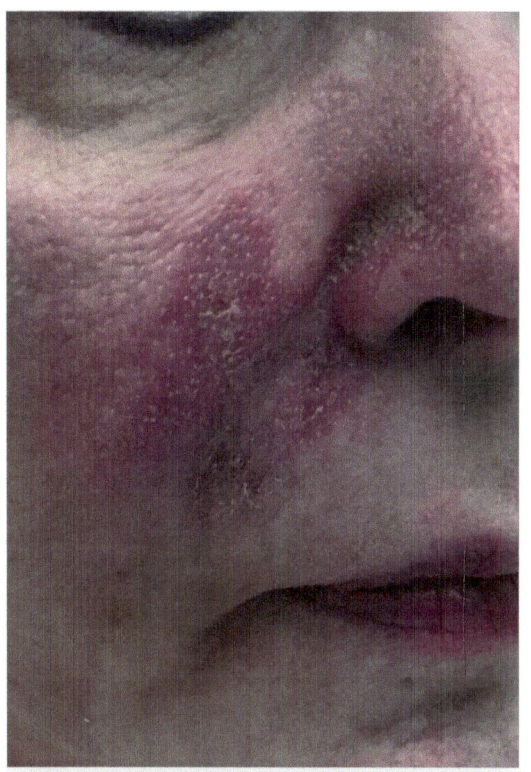

Fig. 6.3 POD #22 S/P Enxertia de tecido adiposo na prega nasolabial. Tratamento com hialuronidase, ácido acetilsalicílico (ASA ou comumente chamado Aspirina), pasta de nitroglicerina e dimetil sulfóxido (DMSO). A crosta na pele se espalha até o nariz. Adicionar a oxigenoterapia hiperbárica. Notar se o vermelhidão e as bolhas continuam a progredir.

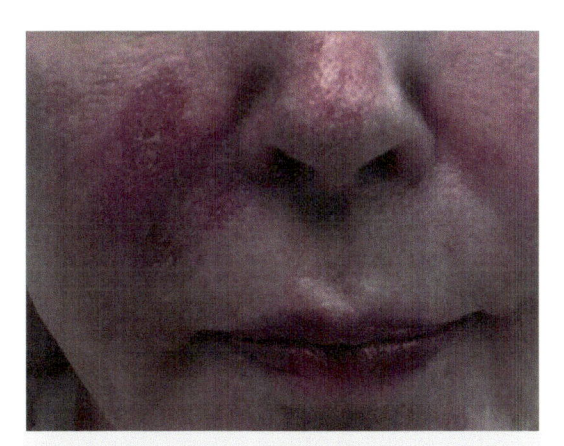

Fig. 6.4 POD # 25 Após três mergulhos de oxigênio hiperbárico (OHB) com hialuronidase, ácido acetilsalicílico (ASA ou comumente chamado Aspirina), pasta de nitroglicerina, dimetil sulfóxido (DMSO), a propagação finalmente parou, e a pele está começando a curar. O paciente também no dia #14 de doxiciclina 100 mg PO a cada 12 horas e bactroban tópico duas vezes ao dia.

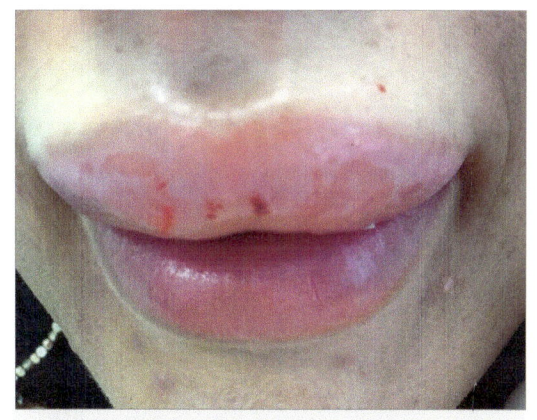

Fig. 6.5 POD #2 S/P Enxertia de tecido adiposo nos lábios superior e inferior. Grande hematoma profundo no lábio superior com dor, bolha e distorção. O tratamento foi realizado com Bromelaína 500 mg três vezes ao dia, Valtrex 1 g PO q dia, gel de arnica para os lábios três vezes ao dia e Keflex 500 mg PO três vezes ao dia durante 5 dias. Cuidado com os remédios à base de ervas, tanto nos pré e pós-operatórios.

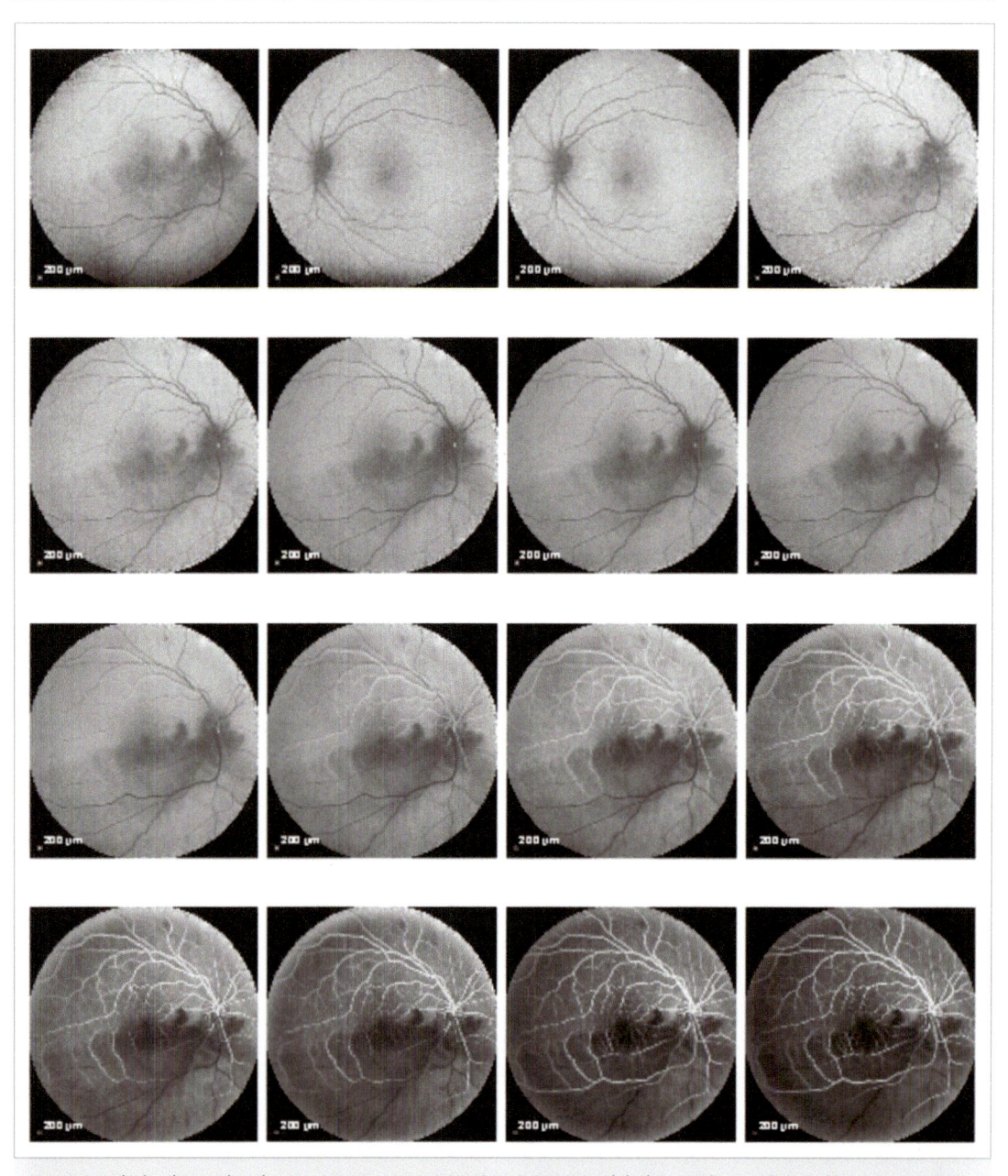

Fig. 6.6 Embolia de tecido adiposo vista na retina (ETAR) após injeção glabelar. Perda visual com dano progressivo na vascularização da artéria central da retina. Não houve recuperação da visão, apesar do tratamento máximo, incluindo carbogênio e hialuronidase retrobulbar. A angiografia por tomografia computadorizada (ATC) e dúplex da carótida não confirmaram a presença de doença carotídea.

6.6 Trabalho de Necrose Gordurosa Facial

Uma área de necrose gordurosa pode ser resolvida sem qualquer tratamento. Massagear a área firmemente pode ajudar a resolver parte da resistência. Entretanto, se uma área ou áreas de necrose gordurosa forem particularmente incômodas para uma pessoa, um cirurgião pode realizar várias opções de remoção:

Injeção com corticosteroide diluído, mais ou menos 5-FU diluído: Isto deve ser feito de forma prudente e pode exigir mais de um tratamento. Nesta situação, menos é mais quando pareado com a massagem.

Punção aspirativa por agulha: Este procedimento envolve a inserção de uma agulha fina e oca na área de necrose gordurosa para drenar o conteúdo oleoso. Isto normalmente causa o desaparecimento do nódulo. A massagem após a punção aspirativa também é útil.

Remoção cirúrgica: Se o nódulo for maior ou em um local de difícil acesso com o procedimento de punção aspirativa por agulha, o nódulo pode ser removido cirurgicamente.

6.7 Conclusão

O uso comum de injeções faciais, na maioria das vezes realizada na medicina estética, resultou em um número crescente de complicações oculares e do SNC. Intervenção oftalmológica imediata e terapia abrangente potencialmente incluindo prostaglandinas e vimpocetina podem tornar possível a restauração da perfusão da retina e a obtenção da melhor recuperação da acuidade visual. No entanto, a maioria dos episódios relatados resultou em sequelas permanentes.

Consciência das oclusões das artérias iatrogênicas, associadas ao enxerto de gordura facial, e a necessidade de tratamento imediato devem ser popularizadas entre os injetores para evitar consequências devastadoras, como perda permanente da visão e acidente vascular encefálico. A técnica asséptica rigorosa deve ser sempre utilizada tanto no sítio doador, como no receptor. Se aparecerem nódulos, considere a presença de micobactérias atípicas, infecções fúngicas e necrose gordurosa. O tratamento precoce e adequado é a chave para o sucesso.

Referências

[1] Park SW, Woo SJ, Park KH, Huh JW, Jung C, Kwon OK. Iatrogenic retinal artery occlusion caused by cosmetic facial filler injections. Am J Ophthalmol. 2012;154(4):653-662.e1.

[2] Beleznay K, Carruthers JD, Humphrey S, Jones D. Avoiding and treating blindness from fillers: a review of the world literature. Dermatol Surg. 2015;41(10):1097-1117.

[3] Chen W, Wu L, Jian XL, et al. Retinal branch artery embolization following hyaluronic acid injection: a case report. Aesthet Surg J. 2016;36(7):NP219-NP22.

[4] Park KH, Kim YK, Woo SJ, et al. Korean Retina Society. Iatrogenic occlusion of the ophthalmic artery after cosmetic facial filler injections: a national survey by the Korean Retina Society. JAMA Ophthalmol. 2014;132(6):714-723.

[5] Carruthers JD, Fagien S, Rohrich RJ, Weinkle S, Carruthers A. Blindness caused by cosmetic filler injection: a review of cause and therapy. Plast Reconstr Surg. 2014;134(6):1197-1201.

[6] Chen CS, Lee AW. Management of acute central retinal artery occlusion. Nat Clin Pract Neurol. 2008;4(7):376-383.

[7] Coleman SR. Avoidance of arterial occlusion from injection of soft tissue fillers. Aesthet Surg J. 2002;22(6):555-557.

[8] Yoshimura K, Coleman SR. Complications of fat grafting how they occur and how to find, avoid, and treat them. Clin Plast Surg. 2015;42(3):383-388, ix.

[9] Lazzeri D, Agostini T, Figus M, Nardi M, Pantaloni M, Lazzeri S. Blindness following cosmetic injections of the face. Plast Reconstr Surg. 2012;129(4):995-101.

[10] Hwang CJ. Periorbital injectables: understanding and avoiding complications. J Cutan Aesthet Surg. 2016;9(2):73-79.

[11] DeLorenzi C. Complications of injectable fillers, part 2: vascular complications. Aesthet Surg J. 2014;34(4):584-600.

[12] Loh KT, Chua JJ, Lee HM, et al. Prevention and management of vision loss relating to facial filler injections. Singapore Med J. 2016;57(8):438-443.

[13] Rumelt S, Dorenboim Y, Rehany U. Aggressive systematic treatment for central retinal artery occlusion. Am J Ophthalmol. 1999; 128(6):733-738.

[14] Li X, Du L, Lu JJ. A novel hypothesis of visual loss secondary to cosmetic facial filler injection. Ann Plast Surg. 2015;75(3):258-260.

[15] Patyar S, Prakash A, Modi M, Medhi B. Role of vinpocetine in cerebrovascular diseases. Pharmacol Rep. 2011;63(3):618-628.

[16] Adékambi, T., A. Stein, J. Carvajal, et al. Description of Mycobacterium conceptionense sp. nov., a Mycobacterium fortuitum group organism isolated from a post-traumatic osteitis. J Clin Microbiol. 2006;44:1268-1273.

[17] Chun-Hsing Liao CH, Lai CC, Huang YT, et al. Subcutaneous abscess caused by Mycobacterium conceptionense in an immunocompetent patient. J Infect. 2009;58(4):308-309.

7 Neuromoduladores para Rugas Induzidas por Músculo

Timothy M. Greco • Lisa Coppa-Breslauer • Jason E. Cohn

Resumo

Este capítulo descreve o uso de neuromoduladores para rejuvenescimento da face e pescoço. Atualmente, o uso dos neuromoduladores tem-se expandido para melhorar a modelação facial, corrigir assimetria facial e até melhorar a textura e o tônus da pele. Os diferentes neuromoduladores aprovados pela FDA incluem onabotulinumtoxinA (Ona), abobotulinumtoxinA (Abo) e incobotulinumtoxinA (Inco). A abordagem clínica pode ser dividida em quatro regiões anatômicas: porção superior da face, porção medial da face, porção facial inferior e pescoço. Os principais músculos da porção superior da face incluem os músculos frontal, orbital e orbicular do olho pré-tarsal, corrugador do supercílio e prócero. Os músculos da porção medial da face, que são discutidos, incluem o nasal, zigomático maior, zigomático menor, levantador do ângulo da boca, levantador do lábio superior, levantador do lábio superior e da asa do nariz e depressor do septo do nariz. O tratamento da porção facial inferior focaliza-se no orbicular da boca, depressor do ângulo da boca (DAO), depressor do lábio inferior (DLI), mentual e masseter. Finalmente, o tratamento da região do pescoço é revisto com ênfase nas bandas do platisma e linhas do colo (colar), assim como no *lifting* de Nefertiti. Enfatizaremos em demonstrar o tratamento seguro e eficaz dessas regiões, assim como a prevenção e tratamento das complicações.

Palavras-chave: rejuvenescimento facial, neuromodulador, toxina botulínica, cirurgia plástica facial, cirurgia cosmética, cirurgia estética, dermatologia, prevenção e tratamento das complicações

7.1 Introdução

Os neuromoduladores para o tratamento das rugas induzidas pelos músculos da cabeça e pescoço se tornaram o procedimento mais popular em medicina estética. Por causa de um maior interesse de os pacientes em parecerem mais jovens sem serem submetidos a procedimentos mais invasivos com extensos períodos de recuperação, os neuromoduladores se tornaram uma importante ferramenta no armamentário do médico esteticista. O interesse em neuromoduladores e seu sucesso despertaram um maior e melhor conhecimento dos músculos de expressão facial. Tem havido um renovado interesse em dissecções de cadáveres, resultando em melhor conhecimento da origem, inserções, ações e implicações estéticas dos músculos de expressão facial. Além disso, essas dissecções podem ter diminuído as complicações das injeções de neuromodulador na face e pescoço. Deve-se notar que os neuromoduladores eram inicialmente usados para tratar rugas faciais, mas agora se expandiram para melhorar a modelação facial, corrigir assimetria facial e até melhorar a textura e o tônus da pele. Ao injetar a musculatura facial é importante ter um firme conhecimento das diferenças entre os neuromoduladores aprovados pela FDA, que incluem Botox® (onabotulinumtoxinA), Xeomin® (incobotulinumtoxinA) e Dysport® (abobotulinumtoxinA). Ao longo deste capítulo, a face é discutida nas regiões descritas por da Vinci. Porém, não existem fronteiras entre as regiões, mas uma continuidade desde o músculo frontal até o platisma, que é importante para que se possa entender os efeitos dos músculos de expressão facial nas áreas adjacentes e distantes, quando são aplicados à face os tratamentos estéticos com neuromodulador. Não apenas é importante entender a anatomia dos músculos, mas também a diluição do produto (▶ Tabela 7.1, ▶ Tabela 7.2, ▶ Tabela 7.3, ▶ Tabela 7.4), as características da agulha usada na aplicação (comprimento e calibre) assim como o ângulo, a força e a profundidade da injeção. Todos esses fatores são críticos para o resultado final e ajudam a evitar complicações.

7.2 Porção Superior da Face

Os neuromoduladores são usados geralmente na face superior para minimizar as rugas por causa da contração muscular. Os músculos que se beneficiam mais com os neuromoduladores nessa área anatômica são o frontal, prócero, corrugador do supercílio e orbicular do olho (▶ Fig. 7.1). Essas injeções ajudam a minimizar o aparecimento de linhas faciais, incluindo rítides glabelares verticais (corrugador do supercílio), rítides glabelares horizontais (prócero), rítides horizontais na testa (frontal) e pés de galinha (orbicular do olho). Os neuromoduladores estão no centro da prática dos profissionais de cosmética. O sucesso no uso desses agentes depende não apenas de melhorar as linhas individuais, mas também de melhorar a simetria facial. É recomendável usar

Tabela 7.1 Neuromoduladores na porção superior da face

Músculo	OnabotulinumtoxinA	IncobotulinumtoxinA	AbobotulinumtoxinA
Orbicular do olho (pés de galinha laterais)	6-12 U	6-12 U	18-36 U
Orbicular do olho ("rocambole")	1-2 U	1-2 U	3-6 U
Complexo glabelar (mulheres)	15-25 U	15-25 U	45-75 U
Complexo glabelar (homens)	25-40 U	25-40 U	75-125 U
Frontal (mulheres)	5-12 U	5-12 U	15-36 U
Frontal (homens)	12-20 U	12-20 U	36-60 U

Abreviação: U, unidades.

Tabela 7.2 Neuromoduladores na porção medial da face

Músculo	OnabotulinumtoxinA	IncobotulinumtoxinA	AbobotulinumtoxinA
Zigomático maior	2 U	2 U	3-6 U
Levantador do lábio superior	1-4 U	1-4 U	3-12 U
Levantador do lábio superior e da asa do nariz	1-2 U	1-2 U	3-6 U
Depressor do septo do nariz (linha média)	3-6 U	3-6 U	9-18 U
Dilatadores das narinas	2-6 U	2-6 U	6-18 U

Abreviação: U, unidades.

Tabela 7.3 Neuromoduladores da porção inferior da face

Músculo	OnabotulinumtoxinA	IncobotulinumtoxinA	AbobotulinumtoxinA
Orbicular da boca (superior)	3-4 U	3-4 U	9-12 U
Orbicular da boca (inferior)	2 U	2 U	6 U
Depressor do ângulo da boca	3-5 U	3-5 U	9-15 U
Depressor do lábio inferior	3-4 U	3-4 U	9-12 U
Mentual	4-10 U	4-10 U	12-30 U
Masseter (de cada lado)	10-40 U	10-40 U	30-120 U

Abreviação: U, unidades.

Tabela 7.4 Neuromoduladores no pescoço

Músculo	OnabotulinumtoxinA	IncobotulinumtoxinA	AbobotulinumtoxinA
Platisma[a]	2,5 U	2,5 U	7,5 U
Linhas do colo (colar)[b]	1 U	1 U	3 U

Abreviação: U, unidades.
[a]Cada 1,5 cm ao longo das bandas verticais (não excedem 50 U/50 U/150 U).
[b]Cada 1 cm ao longo da dobra de flexão.

a menor dose eficaz no terço facial superior para tentar evitar desfechos indesejáveis, como assimetria, ptose de sobrancelha ou pálpebra e assimetria da boca. Uma importante consideração na escolha do neuromodulador a ser usado em cada localização anatômica é a disseminação do efeito. OnabotulinumtoxinA e incobotulinumtoxinA têm disseminações comparáveis, enquanto abobotulinumtoxinA apresenta maior disseminação do efeito. A disseminação indesejável para dentro dos grupos musculares que não são os alvos pode levar a efeitos clínicos indesejáveis. Um neuromodulador com disseminação baixa e previsível seria preferível para tratar o complexo do músculo glabelar, enquanto uma expansão maior do efeito poderia otimizar os tratamentos das linhas da testa e pés de galinha. Particularmente no terço inferior da face, os locais de injeção estão muito próximos dos músculos que não são os alvos; portanto, é importante que o neuromodulador não se espalhe. Uma estimativa aproximada de 1 U

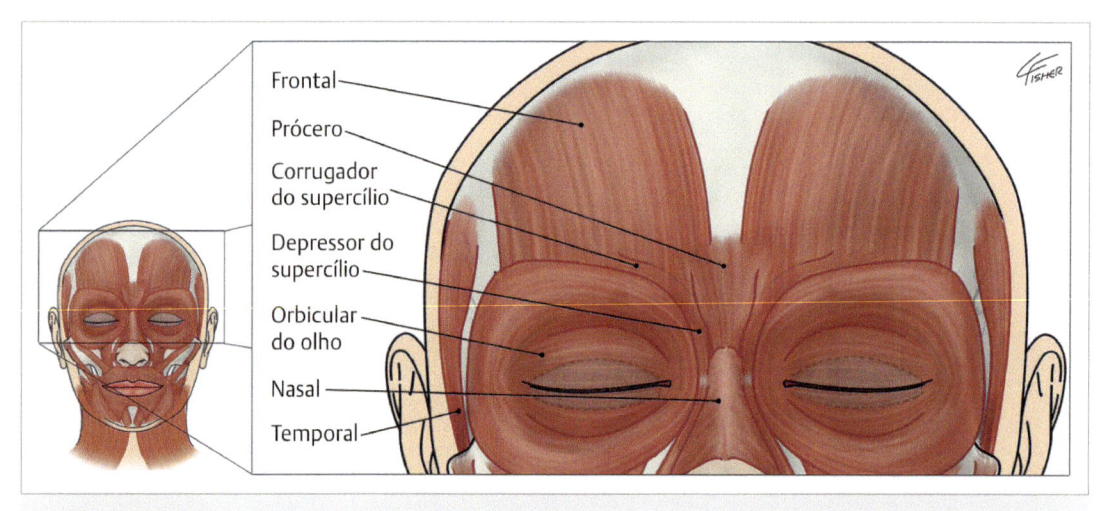

Fig. 7.1 Anatomia dos músculos da porção superior da face.

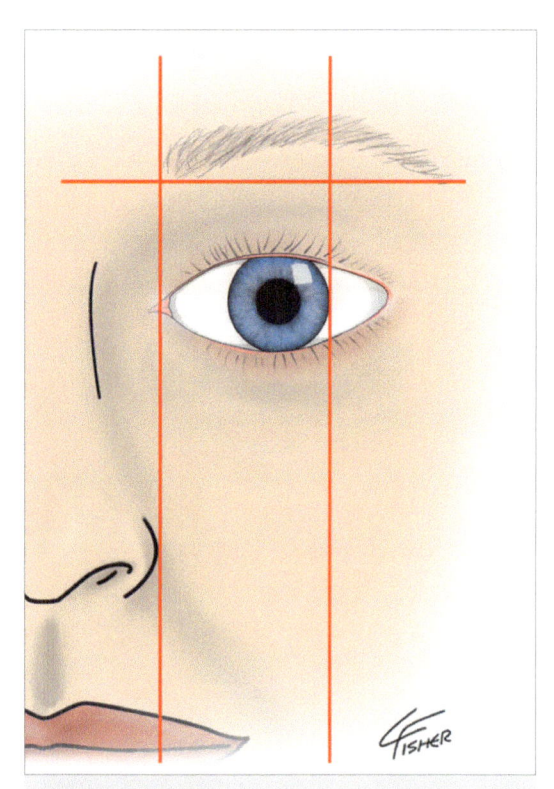

Fig. 7.2 Posição da sobrancelha em relação às estruturas anatômicas circundantes.

de onabotulinumtoxinA ou incobotulinumtoxinA corresponde a 2,5 a 3 U de abobotulinumtoxinA.[1,2]

Antes de discutir a musculatura do terço superior da face e as técnicas de injeção, é importante saber qual é o posicionamento ideal dos pontos de referência anatômicos, especialmente a sobrancelha. A importância estética da sobrancelha tem sido destacada há séculos. É considerada de importância primária na expressão e beleza faciais. As sobrancelhas criam a aparência característica de um rosto e são críticas na expressão da emoção. Seu formato e posição também contribuem para o dimorfismo sexual. As sobrancelhas constituem a disposição estética superior dos olhos. Podem transmitir uma gama de emoções por meio da expressão do paciente, além de uma aparência jovem ou envelhecida. Seu formato ideal começa com o alinhamento da cabeça da sobrancelha com a margem lateral da narina. A extremidade medial e a lateral da sobrancelha situam-se aproximadamente no mesmo nível horizontal. O vértice da sobrancelha situa-se na linha vertical diretamente acima do limbo lateral (▶ Fig. 7.2). A sobrancelha deve situar-se na rima orbital em homens e estar vários milímetros acima da rima em mulheres. A elevação excessiva cria uma aparência não natural, de surpresa ou não inteligente. O deslocamento superior da sobrancelha medial pode criar uma aparência zombeteira indesejável. Além disso, uma sobrancelha medial baixa com um alto pico lateral cria uma aparência zangada.[3,4]

Os músculos do terço superior da face podem ser divididos em levantadores da sobrancelha e depressores da sobrancelha. O frontal é o único músculo responsável pela elevação das sobrancelhas. O corrugador do supercílio, o prócero e a porção orbital do orbicular do olho são primariamente responsáveis pela depressão da sobrancelha.

O frontal é o único músculo responsável pela elevação das sobrancelhas. Origina-se na gálea aponeurótica e insere-se na pele da porção inferior da testa. Geralmente é um músculo bifurcado, em formato de leque, situado em um plano superficial. O músculo frontal interdigita-se com os depressores da sobrancelha. Esta interdigitação permite que o frontal determine a posição e o formato da sobrancelha. É a contração do frontal que cria as rítides horizontais na testa e a elevação da sobrancelha. A localização, tamanho e uso dos músculos variam acentuadamente entre os

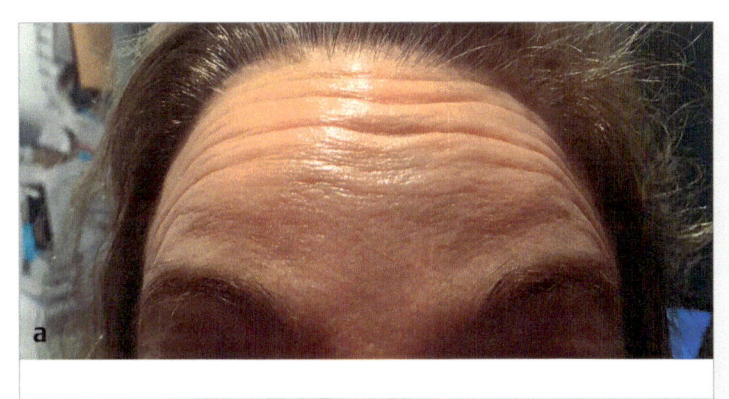

Fig. 7.3 (**a**) Banda contínua do músculo frontal. (**b**) Deiscência na linha média do músculo frontal.

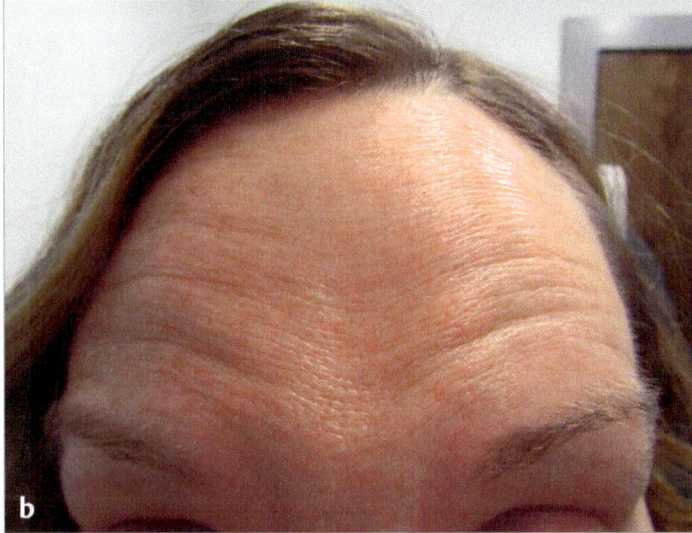

indivíduos. É a porção inferior de 2,5 a 4 cm do frontal que movimenta as sobrancelhas. Portanto, é recomendado injetar o músculo de 3 a 4 cm acima da borda orbital para manter a expressão. O tratamento das linhas horizontais da testa, associado à atividade frontal tem aprovação da FDA para onabotulinumtoxinA somente; porém, outros neuromoduladores são usados para a mesma finalidade extrabula.[5]

Os parâmetros de seleção e tratamento do paciente não podem constituir uma fórmula geral. Os pacientes apresentarão diferença na anatomia de seu músculo frontal, seja ele uma banda contínua (▶ Fig. 7.3a) ou uma deiscência na linha média, que é indicativa de componentes musculares duplos (▶ Fig. 7.3b).

É importante lembrar que o frontal é o único levantador da sobrancelha, e seu tratamento excessivo pode resultar em depressão da sobrancelha decorrente da ação sem oposição dos músculos depressores. Um plano de tratamento deve basear-se em cuidadosa avaliação da ação dos músculos levantadores e depressores da sobrancelha, no formato e tamanho geral da testa, no padrão de rítides à contração e na avaliação de qualquer ptose preexistente de sobrancelha ou pálpebra. Por exemplo, na paciente da ▶ Fig. 7.4, a posição muito baixa da sobrancelha horizontal seria pior, se o músculo frontal fosse injetado abaixo da linha média da testa.

A contração do frontal causa a formação de linhas dinâmicas que podem ou não estar presentes em repouso. A contração repetitiva do frontal eventualmente leva à formação de linhas estáticas que são visíveis até o relaxamento desse músculo. Os neuromoduladores produzem o melhor resultado quando são tratadas linhas dinâmicas com pouco ou nenhum componente estático. Como o volume do músculo situa-se acima dos dois terços mediais da sobrancelha, o envelhecimento facial resulta na queda do terço lateral que tem menos suporte e contém a cauda da sobrancelha. Isto se deve à perda de tecido mole de suporte ósseo e à força descendente da porção orbital do orbicular do olho lateral.

A avaliação deve levar em consideração os objetivos do paciente. A tendência da prática clínica nos últimos anos tem sido a de uma aparência mais renovada e descansada, em oposição à inibição completa do músculo que pode ser percebido como paralisado ou deturpado pelos pacientes. O formato, assim como a posição da sobrancelha em relação à borda orbital precisam ser avaliados. As extremidades medial e lateral da sobrancelha devem cair em alinhamento horizontal, devendo estar presente uma sutil inclinação descendente da sobrancelha lateral. Qualquer ptose preexistente da sobrancelha deve ser avaliada. Se houver algum problema em relação à quantidade de músculo frontal que o paciente está recrutando para manter uma posição elevada da sobrancelha, há uma maneira simples de fazer essa determinação. Peça ao paciente para olhar para a frente com a cabeça em posição neutra (▶ Fig. 7.5a). Ele deve fechar os olhos e relaxar a testa. Ponha um dedo acima de ambas as sobrancelhas do paciente, mantendo o músculo frontal em posição sem forçá-lo para baixo de maneira não natural e peça ao paciente para abrir os olhos (▶ Fig. 7.5b). A posição inicial à abertura é onde estará a sobrancelha após o tratamento. A ptose adquirida da pálpebra pode ser avaliada de maneira similar.

O músculo frontal estende-se da linha do cabelo, superiormente, até a crista supraorbital e raiz nasal, inferiormente. Ele se estende lateralmente até o limite conhecido como linha de fusão temporal. Em algumas pessoas, essa linha pode ser desviada lateralmente, e as fibras do músculo suspensor podem continuar dentro da região lateral da testa, estendendo-se até a linha temporal do cabelo. A recomendação é de quatro a nove pontos de injeção a espaços de pelo menos 1 cm. O músculo geralmente requer de 5 a 20 U de onabotulinumtoxinA ou incobotulinumtoxinA, ou de 15 a 60 U de ofabobotulinumtoxinA. Se as fibras laterais do músculo frontal não forem injetadas, os pacientes poderão desenvolver uma aparência mefistofélica ou tipo Jack Nicholson. Se a face lateral for injetada muito baixa ou com muitas unidades, isso poderá causar a queda ou depressão da sobrancelha, concedendo uma aparência pesada ou cansada. A técnica de injeção para a sobrancelha pode variar conforme o indivíduo injetor, em alguns casos são colocadas de quatro a seis deposições de neuromodulador no corpo principal do músculo frontal. Outros preferem doses menores com mais locais de aplicação por todo o músculo. Cada uma dessas técnicas é dependente de múltiplos fatores, incluindo a diluição do neuromodulador, profundidade da injeção e características físicas da testa.[6] Para esses pacientes com testas altas, duas linhas separadas de injeção podem ser necessárias para prevenir excessivas rítides na linha do cabelo pós-injeção por causa do recrutamento frontal.

Linhas laterais ou "vírgulas" na testa, acima da sobrancelha, são uma fonte de insatisfação cosmética para muitos pacientes. A inibição do músculo lateralmente, em especial num paciente com leve ptose da sobrancelha lateral, pode levar facilmente a um resultado cosmético insatisfatório. Uma maneira de contornar esse problema é usar de 1 a 2 U de neuromodulador reconstituído com 2 mL de solução salina com conservante. Aspire essas unidades em uma seringa de insulina de 0,3 mL calibre 31, de 8 mm (5/16") de comprimento, em seguida coloque de 0,2 a 0,4 mL adicionais de solução salina com conservante, resultando em diluição dupla. Isto pode então ser injetado em várias porções pequenas iguais sobre a sobrancelha lateral (▶ Fig. 7.6). Além disso, um

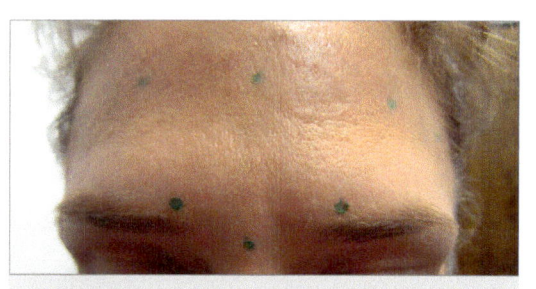

Fig. 7.4 Paciente com uma posição horizontal muito baixa da sobrancelha, que seria pior se o frontal do músculo fosse injetado abaixo da linha média da testa.

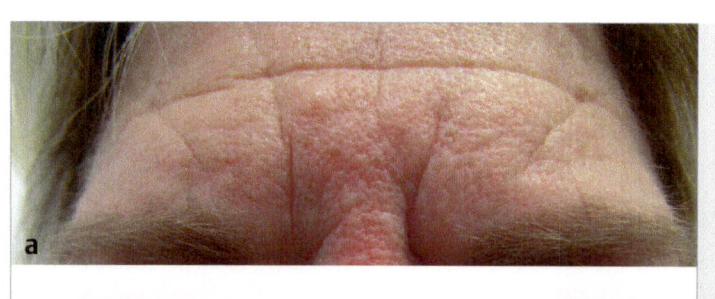

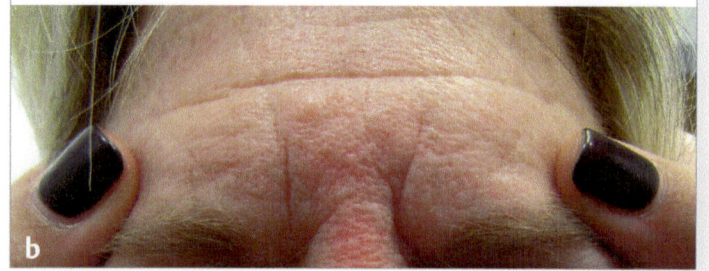

Fig. 7.5 (**a**) Avaliação de ptose da sobrancelha preexistente solicitando ao paciente para olhar para a frente com a cabeça em posição neutra. (**b**) Avaliação de ptose da sobrancelha preexistente, colocando-se um dedo acima de ambas as sobrancelhas, mantendo o músculo frontal em posição sem forçá-lo para baixo de maneira não natural e pedindo ao paciente para abrir os olhos.

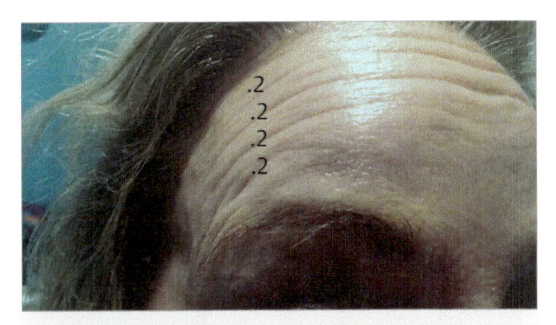

Fig. 7.6 As linhas laterais ou "vírgulas" na testa, abordadas com o uso de neuromodulador reconstituído em quatro alíquotas iguais.

preenchedor de baixa viscosidade pode ser usado para tratar o aspecto estático dessas linhas.

A queda da sobrancelha lateral também é causada em parte pela tração descendente do músculo orbicular do olho orbital. A paresia da porção lateral do orbicular do olho permite a elevação da cauda da sobrancelha por causa da tração remanescente do músculo frontal. A queda da sobrancelha pode ser prevenida por meio de um exame detalhado, notando-se a posição da sobrancelha pré-procedimento. Deve-se então alcançar um equilíbrio entre as forças musculares pós-injeção dos músculos frontal, orbicular do olho e o complexo glabelar para manter uma posição e formato esteticamente agradáveis da sobrancelha.

Em pacientes que apresentam uma perda significativa na quantidade de tecido ósseo ou mole, assim como ptose palpebral adquirida, ou em pacientes com rítides estáticas muito profundas na testa, um neuromodulador somente não concederá um resultado ótimo e provavelmente será maior a incidência de efeitos colaterais. Nesses pacientes, é melhor considerar o *resurfacing* ablativo a *laser* ou o uso de preenchedores de tecido mole para atenuar a profundidade das rítides sem afetar a elevação da sobrancelha. Todos os neuromoduladores são injetados melhor na face superficial do músculo frontal, criando pequenas bolhas. É prudente usar uma quantidade conservadora de unidades e reavaliar o paciente em 7 a 10 dias, em vez de injetar excessivamente e causar um resultado indesejável por 3 a 4 meses.

Uma forma de remodelação da testa com neuromoduladores pode ser alcançada com o tratamento da hipertrofia do músculo temporal. Embora esse músculo não seja de expressão facial, mas um músculo de mastigação (inervado pelo nervo trigêmeo), a hipertrofia pode criar uma testa com formato incomum, como é visto na ▶ Fig. 7.7. Esse paciente beneficiou-se de injeção de hipertrofia anterior do temporal para criar uma aparência suave, revigorada e descansada com um formato mais agradável de sua testa. Isto pode ser alcançado injetando 4 U de onabotulinumtoxinA ou incobotulinumtoxinA, ou 12 U de abobotulinumtoxinA em três pontos de injeção em cada lado (▶ Fig. 7.7a – antes do repouso, ▶ Fig. 7.7b – antes de comprimir, ▶ Fig. 7.7c – técnica de injeção, ▶ Fig. 7.7d – após o repouso ▶ Fig. 7.7e – após comprimir).

Uma técnica simples para elevação da sobrancelha lateral envolve uma injeção de 1 a 3 U de onabotulinumtoxinA ou incobotulinumtoxinA, ou de 3 a 9 U de abobotulinumtoxinA em um único ponto dentro do músculo depressor da sobrancelha lateral (porção orbital do orbicular do olho superolateral) que o enfraquece. É aconselhável palpar a porção superolateral do orbicular do olho em animação (sorrindo) para identificar o ponto em que o neuromodulador deve ser injetado, pois a posição da sobrancelha varia consideravelmente, em especial nas mulheres que fazem suas sobrancelhas, assim como em pacientes que tatuaram as sobrancelhas.[7]

O complexo glabelar compreende os músculos depressores da sobrancelha medial: músculos prócero, corrugador do supercílio, depressor do supercílio e orbicular do olho. É importante conhecer a profundidade da musculatura glabelar para tratar os músculos necessários para o efeito desejado, evitando ao mesmo tempo a paralisia desnecessária do frontal. O prócero origina-se na junção dos ossos nasais, correndo superiormente e inserindo-se na pele logo acima da glabela. A contração do prócero produz linhas horizontais sobrejacentes à glabela.

O corrugador do supercílio origina-se medialmente e aprofunda-se ao longo da sutura nasofrontal, deslocando-se lateral e superiormente acima da borda orbital. À medida que o corrugador do supercílio se desloca lateralmente, ele se torna mais superficial, interdigitando-se com o frontal. Neuromoduladores injetados medialmente devem ser aplicados em um plano profundo logo acima do osso, injetando-se mais superficialmente ao longo do curso do músculo lateralmente. O conhecimento da profundidade do músculo e de sua localização é crítico para alcançar ótimos resultados, quando se injeta o neuromodulador.

Os depressores finais da sobrancelha são os músculos orbicular do olho e depressor do supercílio. Embora alguns considerem o depressor do supercílio uma porção do orbicular do olho, a maioria dos médicos esteticistas reconhece que ele é um músculo distinto com origem na borda orbital medial próximo ao osso lacrimal e com inserção na porção medial da sobrancelha exatamente inferior à inserção do corrugador do supercílio.

A cuidadosa aplicação na profundidade correta é crítica para um resultado estético consistente. A injeção no prócero deve incluir um local de aplicação acima e abaixo das rítides horizontais na região da base do nariz. A injeção deve ser superficial, visto que o músculo corre imediatamen-

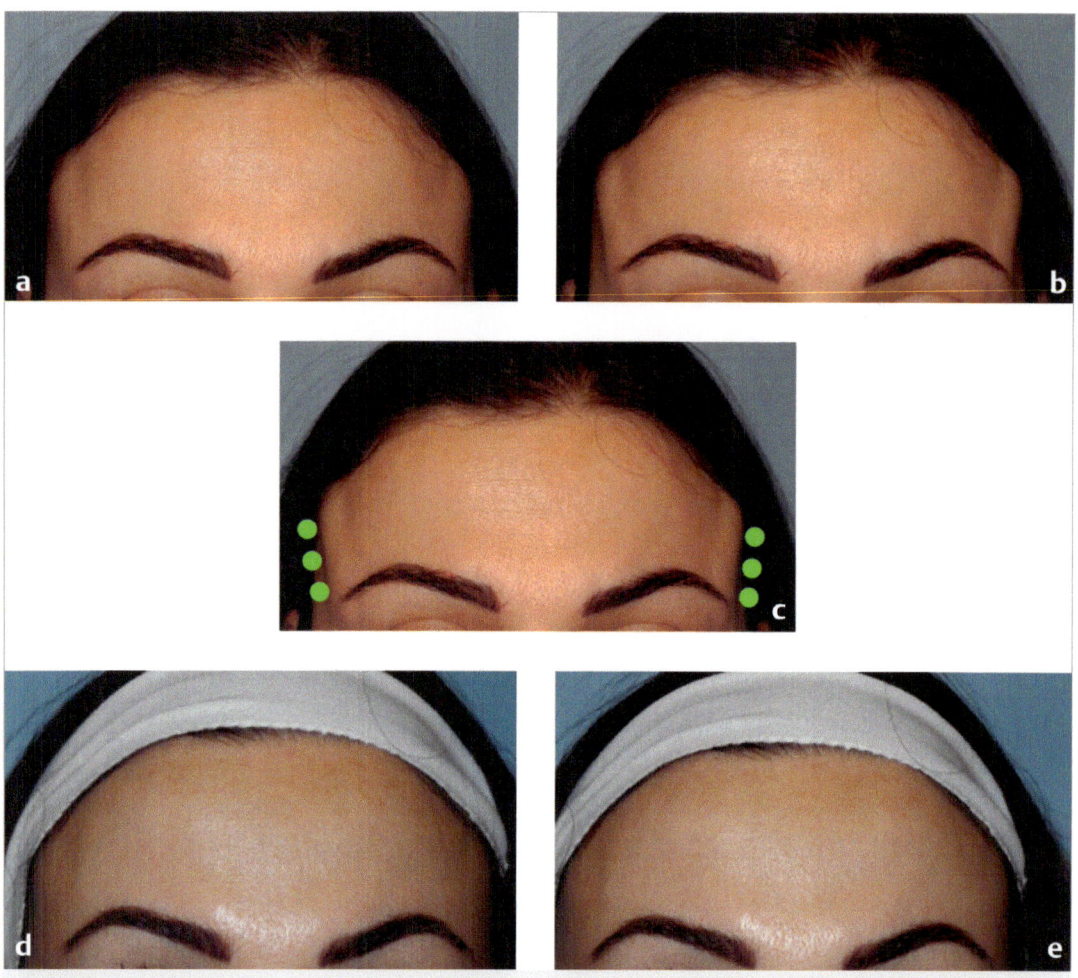

Fig. 7.7 (**a**) Aparência da hipertrofia do músculo temporal anterior antes do tratamento (repouso). (**b**) Aparência da hipertrofia do músculo temporal anterior antes do tratamento (comprimindo). (**c**) Técnica de injeção para hipertrofia do músculo temporal, realizando a injeção do neuromodulador em três pontos de injeção em cada lado. (**d**) Melhora da hipertrofia do músculo temporal anterior após o tratamento (repouso). (**e**) Melhora da hipertrofia do músculo temporal anterior após o tratamento (comprimindo).

te subcutâneo, e geralmente injeta-se de 3 a 6 U de onabotulinumtoxinA ou incobotulinumtoxinA, ou de 9 a 18 U de abobotulinumtoxinA.

A injeção no corrugador do supercílio é mais complexa. Tratar esse músculo próximo à origem requer uma injeção mais profunda para capturar sua porção medial e o músculo depressor do supercílio. Lateralmente, a injeção no corrugador do supercílio deve ser ligeiramente mais superficial, à medida que o músculo se aproxima da derme. O corrugador do supercílio tipicamente requer de 16 a 20 U de onabotulinumtoxinA ou incobotulinumtoxinA, ou de 48 a 60 U de abobotulinumtoxinA. O complexo glabelar tipicamente requer de 20 a 25 U de onabotulinumtoxinA ou incobotulinumtoxinA, ou de 60 a 75 U de abobotulinumtoxinA com um local de injeção dentro do corpo do músculo prócero e um a dois locais de injeção (em cada lado) nos corrugadores. São necessárias doses mais altas de neuromodulador no complexo glabelar na população masculina por causa de um complexo glabelar mais robusto. Todos, onabotulinumtoxinA, incobotulinumtoxinA e abobotulinumtoxinA, receberam aprovação da FDA para tratamento de vincos glabelares moderados a graves decorrentes da atividade dos músculos prócero e corrugador do supercílio (▶ Fig. 7.8).[8]

Conforme discutido anteriormente, as linhas faciais dinâmicas respondem melhor aos neuromoduladores do que as linhas estáticas profundas. Pode ser necessário que para as linhas estáticas mais profundas, vincadas, seja usada uma abordagem combinada, incluindo neuromodulação, *resurfacing* a *laser* e preenchedores de tecidos moles. O complexo glabellar, quando contraído, pode transmitir às vezes uma sensação de preocupação ou ira. Geralmente é mais provável que os pacientes desejem uma significativa inibição desse grupo muscular, pois isso resulta em uma aparência relaxada, mais feliz. O tratamento do músculo frontal deve resultar em alguma mobilidade para conferir uma aparência natural. O grau

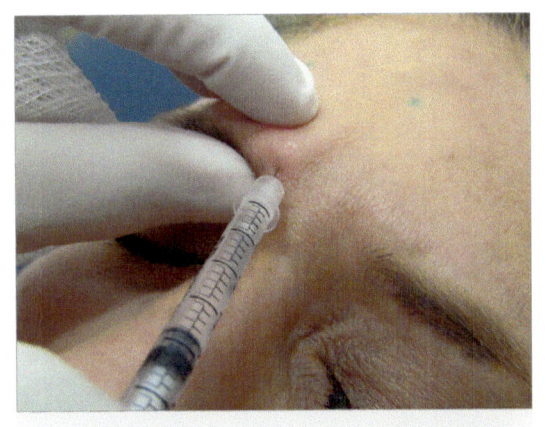

Fig. 7.8 Tratamento com neuromodulador de linhas glabelares moderadas a graves por causa da atividade dos músculos prócero e corrugador do supercílio.

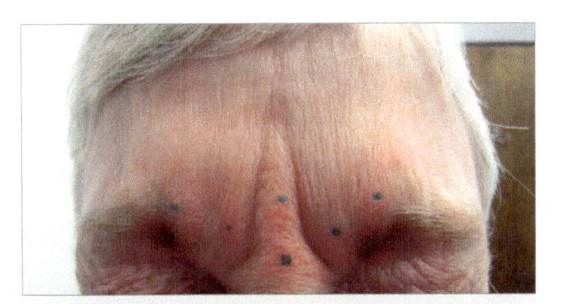

Fig. 7.9 Injeção no corrugador lateral do supercílio medial ao seu ponto de inserção dérmica e medial à linha pupilar média.

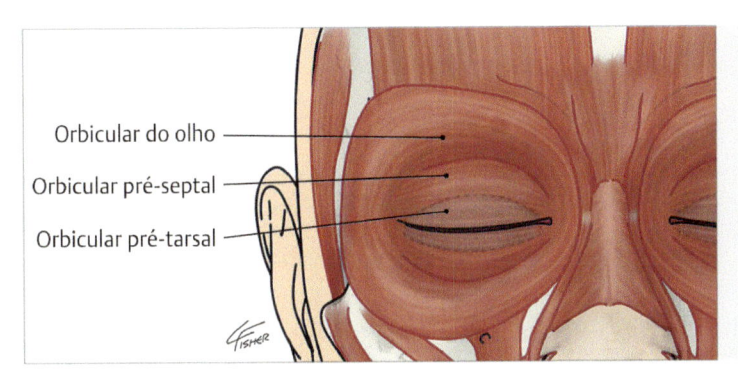

Fig. 7.10 Anatomia do músculo orbicular do olho dividido em porções pré-tarsal, pré-septal e orbital.

de definição muscular precisa ser claramente definido com o paciente antes do tratamento.

Como delineado anteriormente, o músculo frontal em sua borda inferior interdigita-se com os depressores da sobrancelha. Como resultado dessa interdigitação, pode haver alguma disseminação do neuromodulador para o frontal, quando o complexo do depressor é injetado. Por essa razão, é prudente usar um neuromodulador concentrado (reconstituição de 1 a 2 mL) e injetar baixo no prócero e no ventre medial dos corrugadores. A face lateral do corrugador do supercílio deve ser injetada exatamente medial ao seu ponto de inserção dérmica e na região da linha pupilar média (▶ Fig. 7.9). Essa técnica impede a disseminação para o frontal inferior medial, prevenindo assim a ptose da sobrancelha medial.

O próximo músculo a ser discutido é o orbicular do olho pré-tarsal. O músculo orbicular do olho é dividido em porções pré-tarsal, pré-septal e orbital (▶ Fig. 7.10). A porção pré-tarsal do músculo situa-se na placa tarsal. Esse músculo é responsável por manter o contato das margens ciliares superiores e inferiores das pálpebras com o globo ocular.[9]

A porção orbital do orbicular do olho é responsável pelo fechamento vigoroso da fissura palpebral que é um mecanismo protetor consciente do olho. Em contraste, as porções pré-tarsal e pré-septal são responsáveis pelo reflexo natural de piscar. A porção pré-tarsal apresenta um contato íntimo com a pele da pálpebra inferior. É a contração desse músculo ao sorriso que cria várias características faciais estéticas pouco atraentes. O fechamento relativo da fissura palpebral pode ser visto na foto anterior dessa paciente (▶ Fig. 7.11a). Essa paciente tem hipertonicidade relativa de seu orbicular do olho pré-tarsal tanto na pálpebra esquerda superior, como na inferior. A contração desse músculo está criando ptose da pálpebra superior e elevação da pálpebra inferior. Portanto, a distância 1 do reflexo marginal (MRD-1) (a distância do reflexo luminoso da pupila e a margem ciliar superior) e a distância 2 do reflexo marginal (MRD-2) pré-injeção (a distância do reflexo luminoso da pupila e a margem ciliar inferior) estão diminuídas (▶ Fig. 7.11b). Nesse paciente, em particular, um resultado favorável foi alcançado injetando-se 0,5 U de onabotulinumtoxinA na pálpebra superior pré-tarsal no músculo orbicular do olho, medial e lateralmente, e 2 U na porção medial da pupila no músculo pré-tarsal inferior (▶ Fig. 7.11c). Essas injeções envolvem a aplicação subcutânea com a ponta da agulha mal entrando na superfície da pele da pálpebra superior. Colocar tensão na pele da pálpebra su-

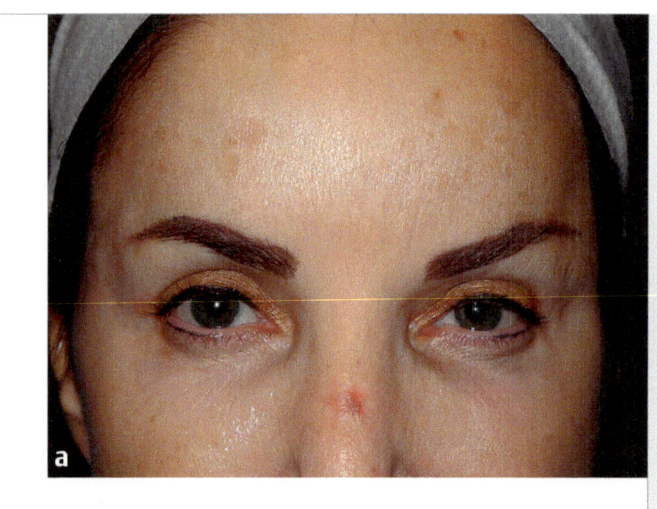

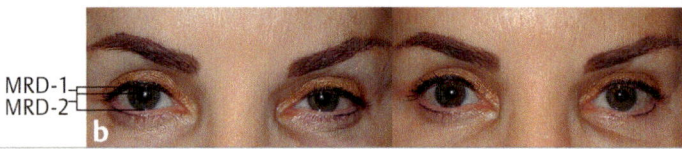

Fig. 7.11 (a) Fechamento relativo da fissura palpebral decorrente da contração da porção orbital do músculo orbicular do olho ao sorriso, criando ptose desagradável da pálpebra superior e elevação da pálpebra inferior. **(b)** Contração do orbicular do olho pré-tarsal criando ptose da pálpebra superior e elevação da pálpebra inferior, resultando em diminuição da distância 1 do reflexo marginal (MRD-1) e distância 2 do reflexo marginal (MRD-2). **(c)** Melhora favorável na MRD-1 e MRD-2 aplicando-se neuromodulador no músculo orbicular do olho pré-tarsal da pálpebra superior, medialmente, e no músculo pré-tarsal inferior, lateralmente.

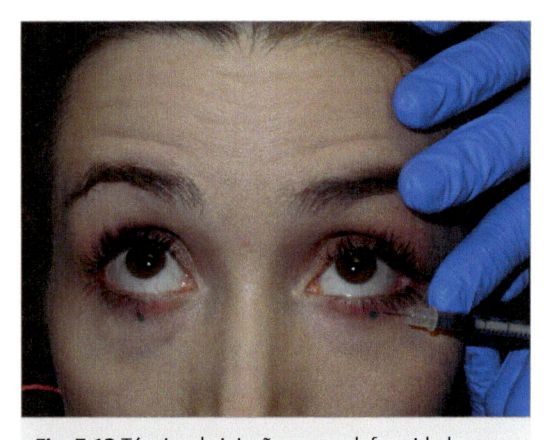

Fig. 7.12 Técnica de injeção para a deformidade em "Jellyroll".

perior e aplicar delicada tração com a mão que não está injetando, com o paciente olhando para baixo, permitem uma aplicação segura e acurada.

Durante o sorriso e animação, a contração do orbicular do olho pré-tarsal diminui a abertura palpebral. Isso pode produzir uma deformidade "Jellyroll", em que o músculo contraído produz uma protuberância subciliar. Essa deformidade pode ser tratada injetando-se 2 U de incobotulinumtoxinA ou onabotulinumtoxinA, ou 6 U de abobotulinumtoxinA, 3 mm abaixo da linha medial da pupila imediatamente subcutânea. Ao injetar, orienta-se a agulha paralelamente à margem ciliar e não perpendicular a ela. Põe-se tensão lateral sobre a pele com a mão oposta, e a ponta da agulha é colocada logo abaixo da pele criando uma pápula (▶ Fig. 7.12). Usando um cotonete, a pápula é, então, rolada de lateral a medial permitindo a distribuição uniforme do neuromodulador por todo o músculo. Uma técnica similar é usada na pálpebra superior. Os três neuromoduladores podem ser usados no "Jellyroll"; entretanto, a onabotulinumtoxinA ou a incobotulinumtoxinA são alternativas melhores para se corrigir a ptose da pálpebra superior. Em contraste, a abobotulinumtoxinA pode levar a complicações nessa área em razão da maior disseminação do efeito. Esse tratamento pode ajudar a reduzir a protuberância do músculo e a abrir a abertura palpebral (a distância entre as pálpebras superior e inferior) em repouso e ao sorrir, produzindo uma aparência alerta, de olhos mais abertos.

É importante avaliar o vetor da porção facial média do paciente ao se considerar uma injeção no orbicular do olho pré-tarsal inferior. O paciente com um vetor negativo é definido como uma linha desenhada perpendicular a partir da córnea e que se estende inferiormente e cai anterior à eminência malar. Esses pacientes podem experimentar um aumento na MRD-2 com a injeção nesse músculo, criando uma retração palpebral. Os pacientes com vetor normal e positivo devem tolerar bem essa injeção (▶ Fig. 7.13). A última situação a ser considerada para a injeção no "Jellyroll" é a preexistência da exposição escleral (aumento da MRD-2 em fotografias pré-injeção no olhar normal). Esses pacientes podem ser propensos ao agravamento desta condição com essa injeção.

Deve-se ter cuidado ao tratar essa área, especialmente quando o indivíduo injetor é novato. O tratamento excessivo pode afetar a capacidade

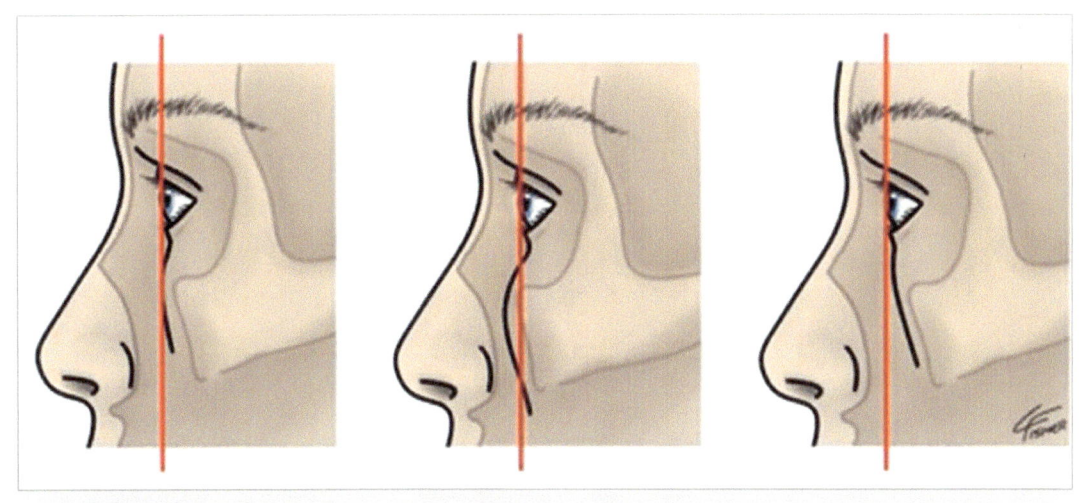

Fig. 7.13 Desenho de uma linha de vetores na porção facial média desde a córnea até a eminência malar (da esquerda para a direita: Normal-Positivo-Negativo).

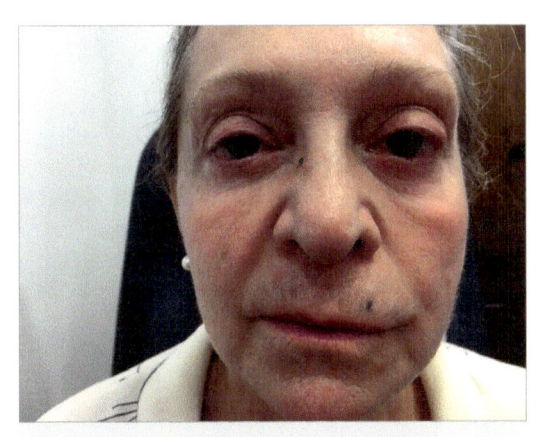

Fig. 7.14 Ectrópio decorrente de tratamento neuromodulador após diminuição da função muscular de uma pálpebra inferior já comprometida.

de fechar o olho e resultar em ceratoconjuntivite seca (síndrome do olho seco). Portanto, um histórico completo deve ser obtido incluindo cirurgia de pálpebra inferior prévia, histórico de síndrome do olho seco e de paralisia de Bell. Ao avaliar esse tipo de injeção, um exame físico simples é útil para determinar se o paciente é um candidato para essa injeção. Um teste rápido consiste em simplesmente uma tracionar a pálpebra inferior para baixo com o dedo indicador e observar a rapidez com que a pálpebra inferior volta à sua posição normal. O teste de distração envolve puxar a pálpebra diretamente anterior a partir da órbita. Se a pálpebra inferior distrair mais de um centímetro a partir da órbita, isso pode indicar flacidez do tendão cantal medial e/ou lateral, e esse paciente pode não ser um candidato ideal para essa injeção.[10] O tratamento com neuromodulador deve ser realizado com cuidado em pacientes submetidos a um procedimento cosmético que possa ter afetado a lamela anterior ou criado retração da pálpebra. A pele da pálpebra inferior ou a excisão pele-músculo ou *resurfacing* agressivo a *laser* podem diminuir a altura vertical da lamela anterior, predispondo o paciente ao ectrópio (▶ Fig. 7.14).

Ao tratar pés de galinha, é importante entender a contração das fibras orbitais do orbicular do olho. Esse músculo muito grande estende-se além da borda orbital e cria os pés de galinha. É importante explicar cuidadosamente ao paciente, enquanto ele estiver sorrindo, que as linhas zigomáticas da bochecha não podem ser totalmente tratadas com um neuromodulador. É possível relaxar apenas as áreas laterais à órbita que são criadas pela contração do orbicular do olho.

A injeção nos pés de galinha ocorre na borda orbital ou lateral a ela. Uma luz brilhante junto com a tensão da pele ajuda a identificar as veias periorbitais, evitando assim os hematomas. A agulha de 8 mm (5/16"), calibre 31, de 0,3 mL, deve ser usada, e a injeção é realizada direcionando-se a agulha para longe do globo ocular e criando uma pequena pápula intradérmica ou imediatamente subcutânea. As injeções mediais envolvidas no tratamento dos pés de galinha não se devem estender mais medialmente do que a extensão da borda orbital. As injeções aplicadas mediais a esse crítico ponto de referência anatômico podem resultar em diplopia e/ou estrabismo decorrente de paralisia do músculo reto lateral. O tratamento dos pés de galinha geralmente requer de 6 a 12 U de onabotulinumtoxinA ou incobotulinumtoxinA, ou de 18 a 36 U de abobotulinumtoxinA (por lado) e são injetados de maneira uniforme em três a quatro locais dentro do músculo.[8]

Outro importante efeito colateral do uso de neuromoduladores no terço superior da face é a ptose da pálpebra. A incidência de ptose após essas injeções inicialmente foi relatada como sendo de aproximadamente 5%, mas estudos recentes têm mostrado reduzida incidência dessa complicação.[11,12] Pode ocorrer ptose em até 2 semanas após as injeções. A ptose resulta da migração do neuromodulador para o músculo levantador da pálpebra superior. O levantador é o único músculo responsável pela abertura da pálpebra. Para evitar ptose, as injeções devem ocorrer a pelo menos 1 cm acima da borda orbital superior e não deve atravessar a linha pupilar média. Recomenda-se usar apraclonidina a 0,5% (Iopidine®), colírio, para tratar ptose induzida por neuromodulador. Apraclonidina é um agonista α_2-adrenérgico que provoca a contração dos músculos de Müller, elevando rapidamente a pálpebra superior em 1 a 3 mm.[13] Outra preparação ocular que pode ser usada para ptose é Naphcon-A, que contém nafazolina que também é um agonista α2-adrenérgico. A ptose adquirida pode ser compensada por um músculo frontal superativo. O tratamento excessivo do músculo frontal geralmente revela essa forma de ptose.

Ao tentar tratar linhas na região inferior dos pés de galinha que ocorrem após a injeção de neuromodulador, é importante que o paciente compreenda que agora criamos uma interação entre uma área adinâmica e uma área dinâmica da face. A área adinâmica é criada pelo relaxamento das fibras verticais da porção orbital do músculo orbicular do olho. A área dinâmica é aquela porção da face que se eleva quando o paciente sorri. Assim, a junção entre as áreas dinâmica e adinâmica cria linha única ou linhas múltiplas, com o que o paciente expressará preocupação depois de ter sido tratado com um neuromodulador. Deve-se explicar ao paciente que essas linhas podem ser tratadas com uma injeção de ácido hialurônico G' de baixa flexibilidade para criar aumento do turgor da pele, o que então diminui as rítides estáticas e dinâmicas nessa situação em particular. Isto é demonstrado melhor nas fotos de antes e depois do paciente na ▶ Fig. 7.15a, b.

A porção orbital do músculo orbicular do olho é um músculo acessório para sorrir. Há uma intrincada relação entre o orbicular do olho inferior lateral e o zigomático maior. Esses músculos são críticos na criação da elevação da comissura oral ao sorriso junto com o levantador do ângulo da boca. Quando esse músculo está enfraquecido, há uma relativa ptose da comissura oral vista ao sorriso, em comparação ao lado oposto não afetado. Uma maneira de prevenir isto é certificar-se de que a aplicação de seu neuromodulador está acima do plano de Frankfurt horizontal (▶ Fig. 7.16).[14] Estender sua injeção de neuromodulador abaixo desse plano de linha poderá afetar o zigomático maior, resultando nessa complicação. Além disso, reduzir o número de unidades injetadas nessa região é prudente.

A dor com a injeção de neuromodulador geralmente é mínima, mas a satisfação do paciente depende de lhe ser proporcionada uma experiência confortável e relaxante. A reconstituição de neurotoxina com solução salina com conservante resulta em menos dor à injeção do que com a solução salina sem conservante.[15] A solução salina com conservante contém álcool benzílico, que pode servir de anestésico durante a injeção.

A deposição precisa de toxina e a dose correta são essenciais para otimizar os resultados do tratamento com neuromoduladores. UltraFine II, que é uma agulha pequena de 8 mm (5/16"), calibre 31, revestida com silicone, e a seringa de insulina de 0,3 mL constituem o método ideal para liberar com precisão um número específico de unidades de neuromodulador na musculatura subjacente.

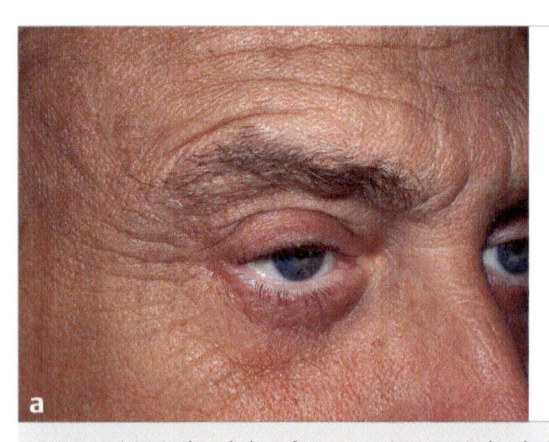

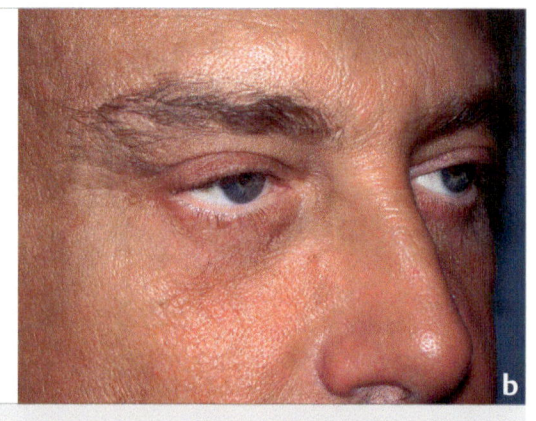

Fig. 7.15 (a) Pés de galinha inferiores estáticos e rítides dinâmicas antes do tratamento. (b) Pés de galinha inferiores após tratamento com uma injeção flexível baixa de ácido hialurônico G' para criar aumento do turgor da pele.

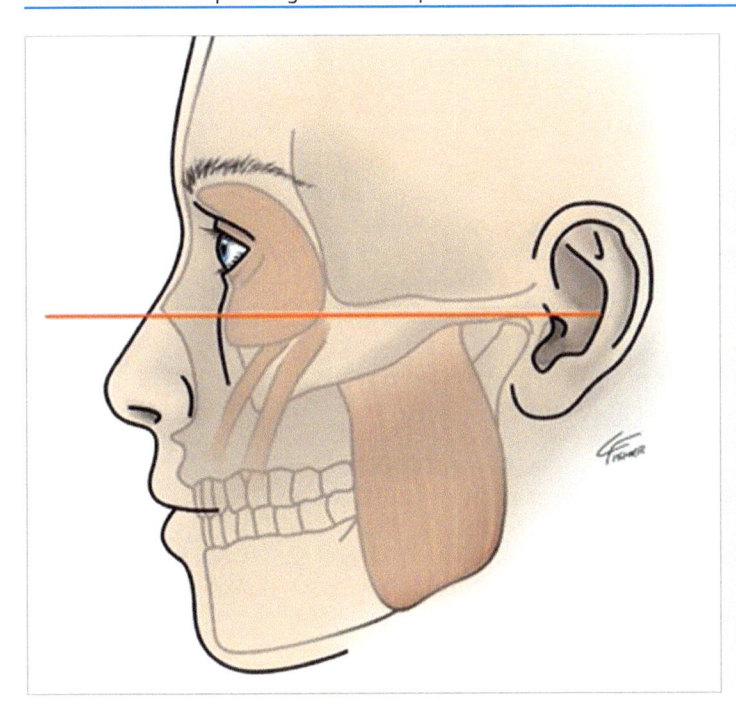

Fig. 7.16 Plano horizontal de Frankfort usado como um guia para a aplicação da injeção.

Há um mínimo resíduo do produto porque não há espaço morto no cubo da agulha. Um *design* aguçado e preciso permite uma injeção acurada e mais confortável. A agulha permanecerá aguçada por quatro a seis injeções. Portanto, a quantidade do neuromodulador deve ser dividida entre múltiplas seringas para evitar exceder esse número de injeções com a mesma agulha.[16]

Finalmente, a teoria do portão levanta a hipótese de que a informação não dolorosa fecha os portões do nervo à informação dolorosa. Isto pode ser utilizado com delicada massagem em uma área proximal ao ponto da injeção para minimizar a dor da punção percutânea.

O tratamento da porção superior da face com neuromoduladores está resumida melhor na ▶ Tabela 7.1.

7.3 Porção Facial Média

A porção facial média, que é essencialmente definida como a região do arco zigomático e eminência malar até a dobra nasolabial, é primariamente uma região estética da face definida por preenchedores. Porém, os neuromoduladores passaram a ter um papel cada vez mais importante na melhora estética dessa região. É crítico se ter conhecimento da muscular anatomia na porção facial média, que inclui a origem e inserção (▶ Fig. 7.17). Além disso, o conhecimento da formação de

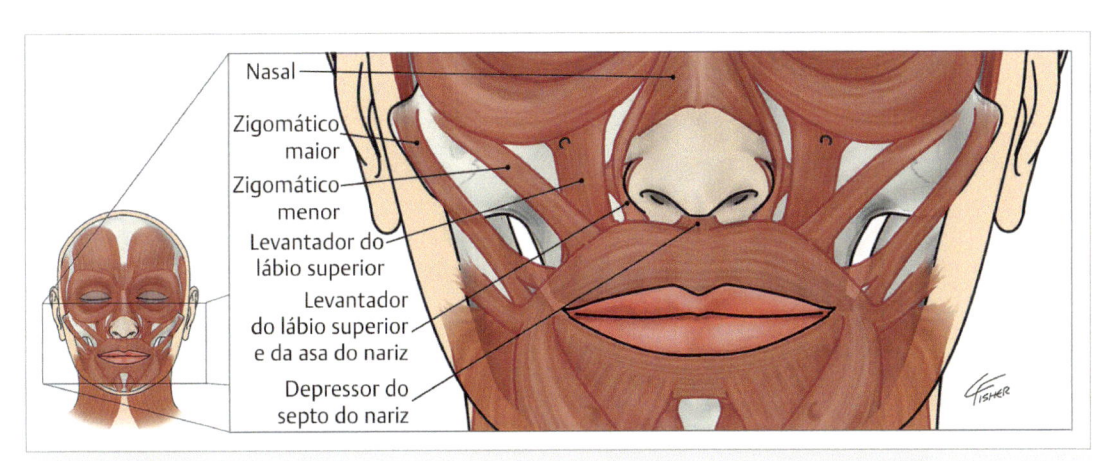

Fig. 7.17 Anatomia dos músculos da porção facial média incluindo os levantadores do lábio.

rítides, expressão facial e assimetria dinâmica que ocorrem com a contração é crucial. É algo único na musculatura facial o fato de que todas essas se originam essencialmente no esqueleto facial e se inserem na derme da face.

Os músculos da porção facial média a serem discutidos incluem o nasal, o depressor do septo nasal e os levantadores do lábio superior. Os levantadores que procedem de lateral a medial incluem o zigomático maior, zigomático menor, levantador do ângulo da boca, levantador do lábio superior e levantador do lábio superior e da asa do nariz (▶ Fig. 7.17). O zigomático maior origina-se na superfície lateral inferior da eminência malar do zigoma e prossegue inferior e medialmente para se inserir no modíolo. O modíolo é a estrutura encontrada exatamente lateral à comissura oral e é um pequeno acúmulo de tecido fibromuscular que age como uma inserção para múltiplos músculos da expressão facial que controla como será a posição da comissura oral. Uma razão para se injetar esse músculo pode ser a criação de simetria quando ocorrer assimetria das comissuras orais ao sorriso. Os principais músculos que elevam a comissura oral são o zigomático maior e o levantador do ângulo da boca (um músculo profundo encontrado na porção facial média). O principal músculo depressor da comissura oral é o depressor do ângulo da boca (DAO). O tratamento do músculo zigomático maior envolve a injeção de 2 U de onabotulinumtoxinA ou incobotulinumtoxinA, ou de 3 a 6 U de abobotulinumtoxinA. Essa injeção é aplicada geralmente logo abaixo da eminência malar lateral na região da origem do zigomático maior. O zigomático menor origina-se medial ao zigomático maior e insere-se no complexo labial superior lateral. É parcialmente responsável por criar o sorriso gengival.

O próximo músculo a se mover de lateral a medial é o levantador do ângulo da boca. Ele se origina na fossa canina e insere-se no modíolo. Esse músculo está envolvido na elevação da comissura oral. Não é um músculo geralmente tratado na porção facial média para fins de estética.

Movendo-se mais medialmente, o levantador do lábio superior origina-se na borda orbital e corre sobre o forame orbital inserindo-se no orbicular da boca, assim como na pele e mucosa do lábio superior. Esse músculo é o principal levantador do lábio superior. A injeção na região do forame infraorbital é uma maneira segura de injetar esse músculo, assim como na porção inferior exatamente lateral à asa do nariz. Esse músculo pode ser primariamente injetado com 1 a 4 U de onabotulinumtoxinA ou incobotulinumtoxinA, ou de 3 a 12 U de abobotulinumtoxinA na forma concentrada para prevenir aumento na disseminação do efeito. A finalidade de injetar esse músculo é primariamente por causa do sorriso gengival.

Rubin descreveu três tipos de sorriso apresentados com mais frequência pelos pacientes.[17] O primeiro é o sorriso de "Mona Lisa" em que o zigomático maior tem o maior efeito, e as comissuras orais são encontradas acima do nível da porção central do lábio superior. O sorriso seguinte é conhecido como "sorriso canino" ou "sorriso gengival" e isto é causado pelo aumento do tônus do levantador do lábio superior e levantador do lábio superior e da asa do nariz. Esses músculos são responsáveis por elevar a porção central do lábio em relação às comissuras orais, e isso resulta no sorriso gengival. O terceiro sorriso, que é menos comum, envolve a contração dos levantadores do lábio superior e depressores do lábio inferior, que então permite a visão total da dentição, por isso é conhecido como sorriso de "dentadura total".

Ao avaliar um paciente com sorriso gengival, é importante entender que mais provavelmente os músculos responsáveis são o levantador do lábio superior e o levantador do lábio superior e da asa do nariz com um componente menor do zigomático menor. O músculo levantador do lábio superior e da asa do nariz origina-se na maxila medial e insere-se na face medial do orbicular da boca, assim como na pele e mucosa do lábio medial superior. Ele também envia um fascículo muscular ao longo da borda alar, cuja finalidade é dilatar as narinas. O ponto de injeção nesse músculo é o vértice do compartimento de gordura nasolabial a aproximadamente 2 mm laterais do sulco alar do nariz. Outra injeção pode ser aplicada a 2 mm laterais a esse ponto de injeção para capturar o levantador do lábio superior. Hwang *et al.* descreveram outro ponto de injeção para o sorriso gengival conhecido como ponto *Yonsei*. Localiza-se no centro de um triângulo formado pelos vetores do músculo levantador do lábio superior, levantador do lábio superior e da asa do nariz e zigomático menor. Geralmente é localizado 1 cm lateral à asa do nariz e a 3 cm diretamente inferiores e perpendiculares ao ponto anteriormente mencionado.[18] A dosagem para o levantador do lábio superior e da asa do nariz é de 1 a 2 U de onabotulinumtoxinA ou incobotulinumtoxinA, ou de 3 a 6 U de abobotulinumtoxinA concentrada. A dose para o levantador do lábio superior é de 2 a 4 U de onabotulinumtoxinA ou incobotulinumtoxinA, ou de 6 a 12 U de abobotulinumtoxinA concentrada.

Os pacientes com profundas dobras nasolabiais podem ser tratados com preenchedor e com cuidadosa injeção no levantador do lábio superior e da asa do nariz.[19] Esse músculo é extremamente sensível aos neuromoduladores e é importante que seja aplicada uma injeção acurada em dosagem apropriada. O efeito dos neuromoduladores nesse músculo pode durar até 6 meses. Uma injeção aqui envolve entre 1 e 2 U de onabotulinumtoxinA ou incobotulinumtoxinA, ou de 3 a 6 U de abobotulinumtoxinA na forma concentrada.

O sorriso assimétrico também pode ser tratado com um neuromodulador para restaurar o equilíbrio. Como se observa nesse paciente, a hipertonicidade do levantador do lábio superior e da asa do nariz não apenas cria uma assimetria do lábio superior com o sorriso, mas também ocorre um aumento na profundidade da dobra nasolabial e a postura elevada até o lóbulo alar acentuada com o sorriso. É importante compreender as sutilezas que existem na porção facial média, particularmente nesse músculo. Uma injeção única pode resultar em alterações sutis, mas importantes, na face. Nesse caso, quando a paciente sorria antes de seu tratamento, podemos ver os três problemas específicos que estão ocorrendo (▶ Fig. 7.18a). Após uma única injeção, a correção de um sorriso gengival unilateral, a melhora na profundidade da dobra nasolabial esquerda e o abaixamento da posição da narina esquerda para proporcionar simetria são realizados (▶ Fig. 7.18b).

Com o envelhecimento da porção facial média, há rugas características que ocorrem na bochecha medial superior com o sorriso. Estas são criadas pelos músculos zigomáticos maior e menor, bucinadores e risório. A injeção nesses músculos é muito difícil sem criar um sorriso irregular. O tratamento dessas rítides dinâmicas superficiais pode ser realizado com mesoterapia. Isso envolve uma forma diluída de neuromodulador injetado superficialmente durante microagulhamento.[20]

O músculo final a ser discutido nessa região é o depressor do septo nasal. Esse músculo cria ptose da ponta do nariz com o sorriso (ptose da animação) e encurtamento do lábio superior. A ação desse músculo também cria uma ruga horizontal incômoda que pode ocorrer na porção média do lábio superior que infelizmente corre perpendicular às rítides periorais nessa região. Esse músculo geralmente origina-se no orbicular da boca e insere-se nos "pés" da crura medial nasal.[21] Os pacientes podem ser injetados para ptose da animação com o uso de 3 a 6 U de onabotulinumtoxinA ou incobotulinumtoxinA, ou de 9 a 18 U de abobotulinumtoxinA. A injeção é aplicada na base da espinha nasal anterior na junção

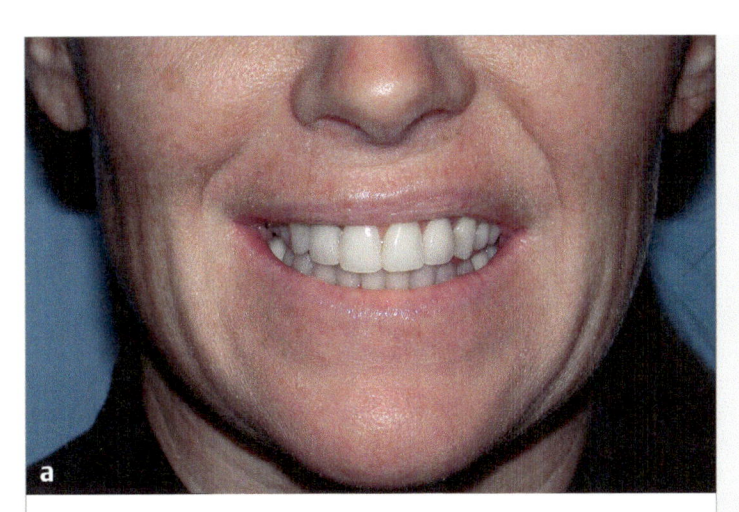

Fig. 7.18 (a) Assimetria do lábio superior, aumento da profundidade da dobra nasolabial e postura elevada da narina acentuada ao sorriso por causa da hipertonicidade do levantador do lábio superior e da asa esquerda do nariz o. **(b)** Melhora na assimetria do lábio superior, profundidade da dobra nasolabial e postura da narina após tratamento de hipertonicidade do levantador do lábio superior e da asa do nariz com neuromodulador.

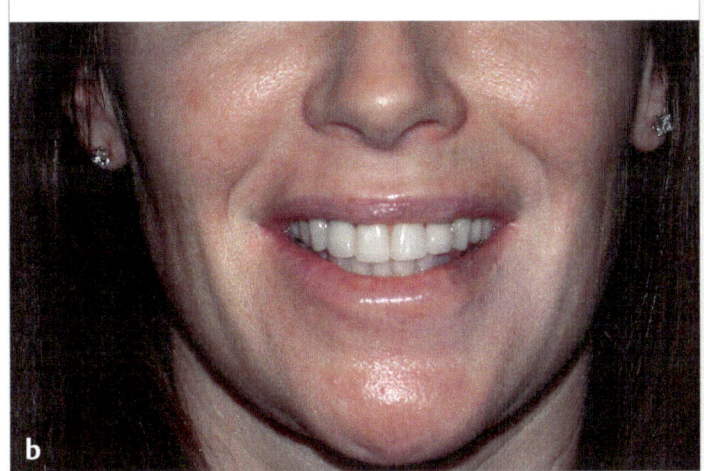

columelar-labial na linha média. Ocorrem outras melhoras dessa rítide horizontal com a aplicação de preenchedor. Os resultados dessa injeção podem ser melhores com uma injeção lateral aplicada na região da porção alar dos músculos nasal e levantador do lábio superior e da asa do nariz. Essa injeção lateral é realizada com 2 a 6 U de onabotulinumtoxinA ou incobotulinumtoxinA, ou de 6 a 18 U de abobotulinumtoxinA concentrada.[19] A melhora da ptose da animação pode ser vista nesse paciente que recebeu neuromodulador no depressor do septo nasal, porção alar dos músculos nasal e levantador do lábio superior e da asa do nariz (▶ Fig. 7.19a – vista frontal antes ▶ Fig. 7.19b – vista lateral antes ▶ Fig. 7.19c – técnica de injeção ▶ Fig. 7.19d – vista frontal depois ▶ Fig. 7.19e – vista lateral depois).

Outra aplicação única do neuromodulador no nariz é no tratamento do batimento das asas do nariz. Isso ocorre em indivíduos em que os batimentos das asas do nariz ocorrem inconscientemente sob estresse. Isso transmite ira, medo, exaustão, preocupação ou desconforto subliminares. Isto é causado pela asa do nariz e a porção alar medial do levantador do lábio superior e da asa do nariz. O tratamento envolve de 4 a 10 U de onabotulinumtoxinA ou incobotulinumtoxinA, ou de 12 a 30 U de abobotulinumtoxinA no centro de cada borda alar. Melhores resultados são vistos naqueles pacientes que podem dilatar ativamente suas narinas, conforme demonstrado em fotos de antes e depois desse paciente (▶ Fig. 7.20a, b).

O tratamento da porção facial média com neuromoduladores está bem resumido na ▶ Tabela 7.2.

7.4 Porção facial inferior

A porção facial inferior tornou-se uma região popular e desafiadora para a terapia com neuromodulador. É uma área que se beneficia primariamente da reposição de volume e supressão de rítide, e os neuromoduladores têm um papel crescente em seu rejuvenescimento. É imperativo entender a complexidade e problemática dos músculos na região da porção facial inferior, que são responsáveis pelas múltiplas expressões encontradas na região perioral (▶ Fig. 7.21). Por causa da complexidade dos músculos na porção facial inferior, a aplicação errônea dos neuromoduladores não é tolerada como no terço superior da face. É crítico conhecer a origem, inserções e ações dos músculos da porção facial inferior, assim como a seleção, aplicação e concentração do neuromodulador para se obter o resultado desejado. Os pacientes estão ficando em extrema harmonia com seus sorrisos, particularmente os da "geração *Selfie*". Qualquer alteração ou sutil aberração vista nessas fotos que ocorrem após uma injeção é examinada intensamente pelo paciente e seus pares.

A porção central da porção facial inferior é dominada pelo orbicular do olho. Esse músculo esfinctérico, que cria uma ação centrípeta, permite o pregueamento e a protrusão dos lábios, e o fechamento da boca. Esse músculo tem uma porção superficial que se origina e se insere em si mesma e está firmemente inserida na derme da pele glabra dos lábios. Este é responsável pela criação das rítides vistas nessa região. Ações repetitivas, como enrugar, fumar e beber em canudinho, resultam nas forças criadas pela porção superficial do músculo e são transmitidas para a pele sobrejacente. O dano actínico, a perda de volume de tecidos moles e a reabsorção maxilar e mandibular acabam contribuindo para as características de envelhecimento encontradas na região perioral.

Uma terapia adjuvante eficaz para as linhas periorais envolve a aplicação de neuromodulador. A técnica envolve o uso de 3 a 4 U de onabotulinumtoxinA ou incobotulinumtoxinA, ou de 9 a 12 U de abobotulinumtoxinA no lábio superior e 2 U de onabotulinumtoxinA ou incobotulinumtoxinA, ou 6 U de abobotulinumtoxinA no lábio inferior. A injeção é feita a 1 mm acima e abaixo das bordas do vermelhão labial, criando uma pápula superficial com a injeção. Quatro injeções são realizadas no lábio superior, dois em cada lado do "arco de Cupido" (centro do lábio superior), e duas injeções no lábio inferior, em cada lado da linha média exatamente abaixo dos tubérculos (▶ Fig. 7.22).

O objetivo de injetar tanto os lábios superior como o inferior é manter uma relativa simetria ao enrugamento. Injetar o lábio superior isoladamente pode resultar em seu achatamento e em contração do lábio inferior ao enrugamento, o que pode ser perturbador para o paciente. Também é importante ao injetar a região labial perioral que a injeção seja feita muito superficial, e que essas injeções não sejam feitas profundamente no orbicular da boca. Isto pode causar o enfraquecimento do músculo com resultante incompetência oral. Ao injetar o lábio superior, deve-se evitar o "arco de Cupido". A injeção dessa área pode levar a um achatamento desagradável dessa porção atraente do lábio superior. Evitar injeções mais próximas que 1 cm da comissura oral impedirá a disseminação para os levantadores do lábio superior, prevenindo subsequente ptose da comissura oral.

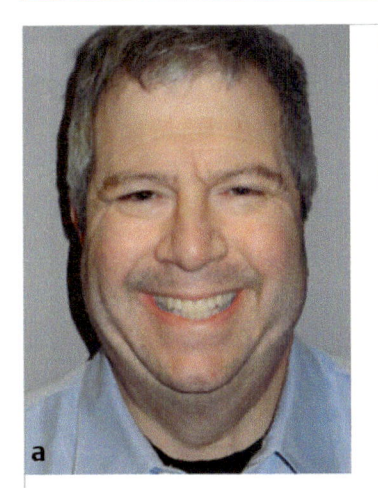

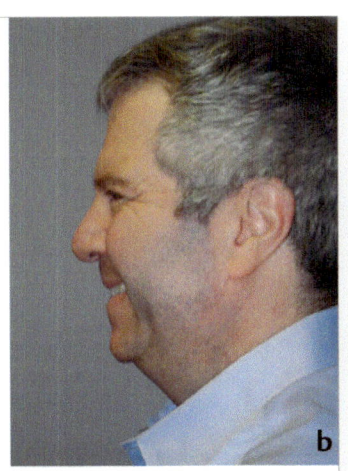

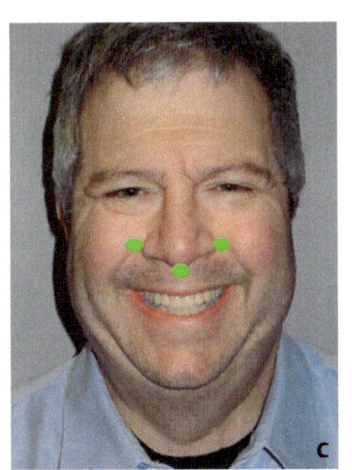

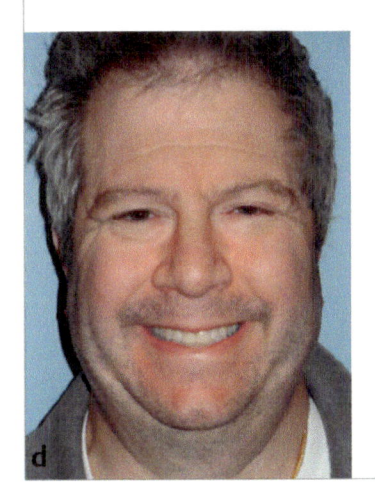

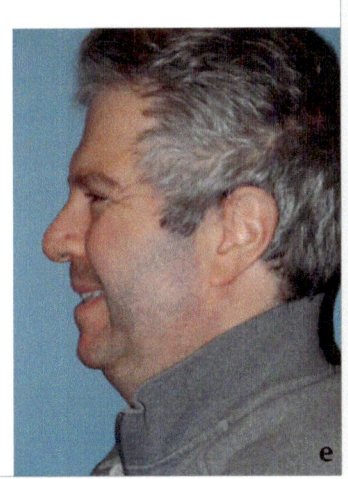

Fig. 7.19 (**a**) Ptose da ponta nasal e encurtamento do lábio superior ao sorriso por causa da hipertonicidade do músculo depressor do septo (vista frontal). (**b**) Ptose da ponta nasal e encurtamento do lábio superior ao sorriso em razão da hipertonicidade do músculo depressor do septo (vista lateral). (**c**) Técnica de injeção para o músculo depressor do septo-neuromodulador aplicada na base da espinha nasal anterior na junção columelar-labial na linha média e injeção lateral na porção alar dos músculos nasal e levantador do lábio superior e da asa do nariz. (**d**) Melhora da ptose de animação com o tratamento do músculo depressor do septo (vista frontal). (**e**) Melhora da ptose de animação com o tratamento do músculo depressor do septo (vista lateral).

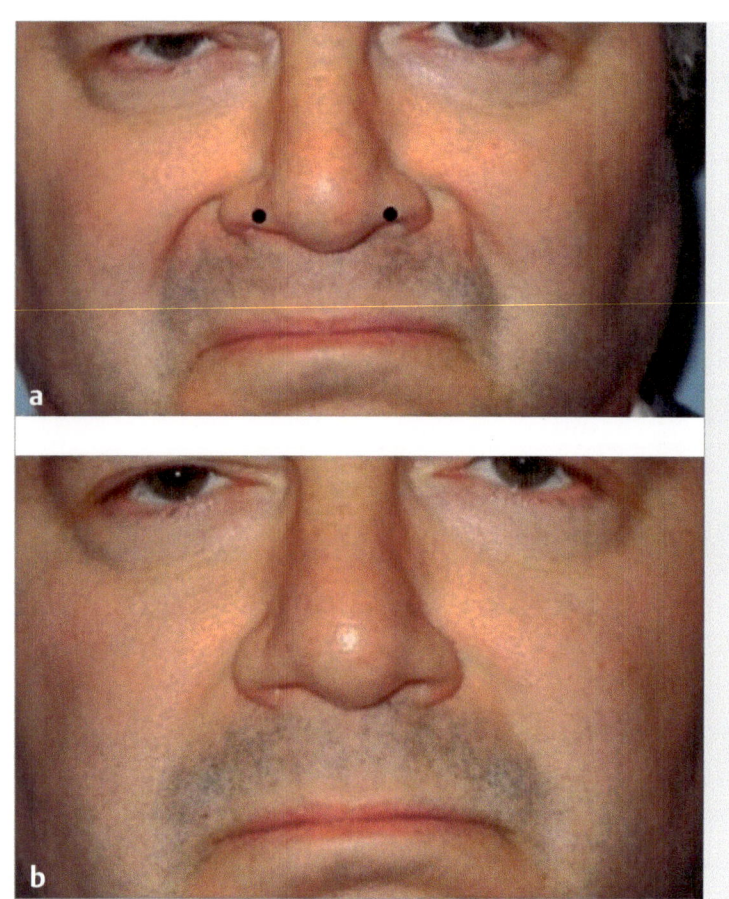

Fig. 7.20 (a) Batimento das asas do nariz causado pelas asas do nariz e a porção alar medial dos músculos levantadores do lábio superior e da asa do nariz. **(b)** Melhora do batimento das asas do nariz com a aplicação de neuromodulador no centro de cada borda alar.

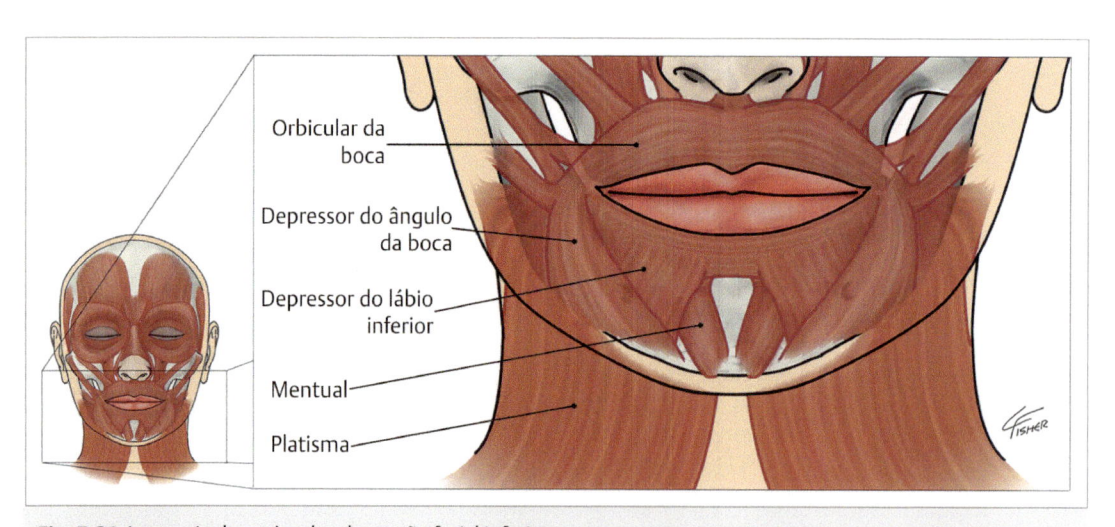

Fig. 7.21 Anatomia dos músculos da porção facial inferior.

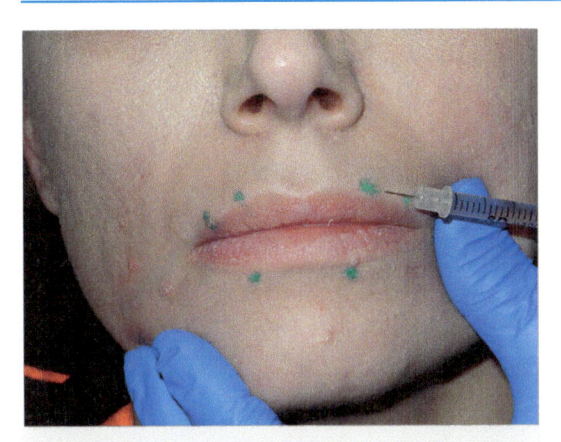

Fig. 7.22 Técnica de injeção perioral – quatro injeções no lábio superior, duas em cada lado do "arco de Cupido", e duas injeções no lábio inferior, uma de cada lado da linha média logo abaixo dos tubérculos.

Outro benefício estético de se injetar a região perioral é uma sutil eversão que ocorre ao relaxar as fibras superficiais do orbicular da boca que cria um aumento mais desejável na exposição do vermelhão labial. Os resultados positivos do uso do neuromodulador para rítides periorais podem ser vistos nas fotos de antes e depois do paciente na ▶ Fig. 7.23a, b.

Junto com os levantadores do lábio superior, os depressores do lábio inferior criam uma força centrífuga, que se opõe à ação esfinctérica do orbicular da boca. É essa precisão entre as forças de oposição do músculo que permite que inúmeras expressões sejam vistas na região perioral, conforme descrito anteriormente. Os depressores do lábio inferior discutidos são os músculos DAO, depressor do lábio inferior (DLI) e mentual, assim como o platisma que será discutido na seção de Pescoço (▶ Fig. 7.21).

O DAO é um músculo único que se origina ao longo da linha oblíqua da mandíbula entre o canino e o primeiro molar, e insere-se no modíolo. É responsável pela tração descendente da comissura oral, criando assim várias características não estéticas do envelhecimento da porção facial inferior. Estas características incluem aumento das "linhas de marionete", rítides ou "parênteses" (bigode chinês) abaixo do canto da boca e queda constante das comissuras orais, criando uma expressão carrancuda na região perioral. O tratamento desse músculo com neuromodulador pode ser visto nas fotos de antes e depois desse paciente tanto em repouso, como na carranca (▶ Fig. 7.24a – em repouso antes ▶ Fig. 7.24b – fazendo carranca antes ▶ Fig. 7.24c – injeção técnica ▶ Fig. 7.24d – em repouso depois ▶ Fig. 7.24e – fazendo carranca depois).

A injeção do DAO pode ocorrer em múltiplas áreas. Primeiramente, uma única injeção pode ser realizada 1 cm diretamente lateral à comissura oral, prosseguindo então 1 cm diretamente perpendicular, o que resultará na aplicação da injeção no corpo do músculo (▶ Fig. 7.25a). O segundo local para injeção é encontrado estendendo-se uma linha a partir da dobra nasolabial até a margem inferior da mandíbula. A intersecção dessas duas linhas, que geralmente é de 5 a 10 mm na frente da borda anterior do masseter, é o ponto de injeção preferido (▶ Fig. 7.25b). Para esse músculo, usa-se de 3 a 5 U de onabotulinumtoxinA ou incobotulinumtoxinA, ou de 9 a 15 U de abobotulinumtoxinA. A aplicação aqui destina-se a capturar as fibras centrais e laterais do DAO na origem do músculo, criando assim o efeito desejado. É prudente evitar a aplicação medial do neuromodulador nessa região para prevenir o enfraquecimento do DLI. Isso resultará em sorriso assimétrico similar a uma paresia mandibular marginal unilateral. Se isso ocorrer, o DLI oposto poderá ser injetado com 3 a 4 U de onabotulinumtoxinA ou incobotulinumtoxinA, ou de 9 a 12 U de abobotulinumtoxinA. Essa injeção deve ocorrer cerca de 1 cm inferior ao tubérculo do lábio inferior do lado não afetado. A razão para injetar nessa região do lábio inferior é que o DLI se insere no tubérculo, e é responsável pelo deslocamento descendente do lábio inferior. O uso de abobotulinumtoxinA no terço inferior da face é eficaz, mas deve ser feito criteriosamente em razão do maior espalhamento. Diluições concentradas são sugeridas. O preenchedor colocado nas "linhas de marionete" pode melhorar não apenas o contorno das "linhas de marionete", mas também a postura caída da comissura oral.

Deve-se mencionar que ao injetar o DAO e o DLI, se necessário, a injeção é realizada pinçando-se a pele entre o polegar e o indicador, criando assim uma área acolchoada em que se introduz a agulha no cubo (▶ Fig. 7.25a, b). Isso impede a aplicação profunda de neuromodulador dentro do orbicular da boca e a incompetência oral potencial.

A próxima área na porção facial inferior frequentemente injetada para fins estéticos é o mentual. Esse músculo pode ser uma única lâmina, ou consiste em dois ventres, o que então resulta na formação de uma covinha central no queixo. O músculo origina-se na mandíbula anterior, na região dos incisivos, e insere-se na face inferior do queixo. É o maior protrator do lábio inferior. Ele cria covinhas na pele com elevação (aspecto de paralelepípedo ou casca de laranja), assim como uma dobra mentual proeminente, o que produz uma aparência pouco atraente. A melhor maneira para o paciente realizar essa

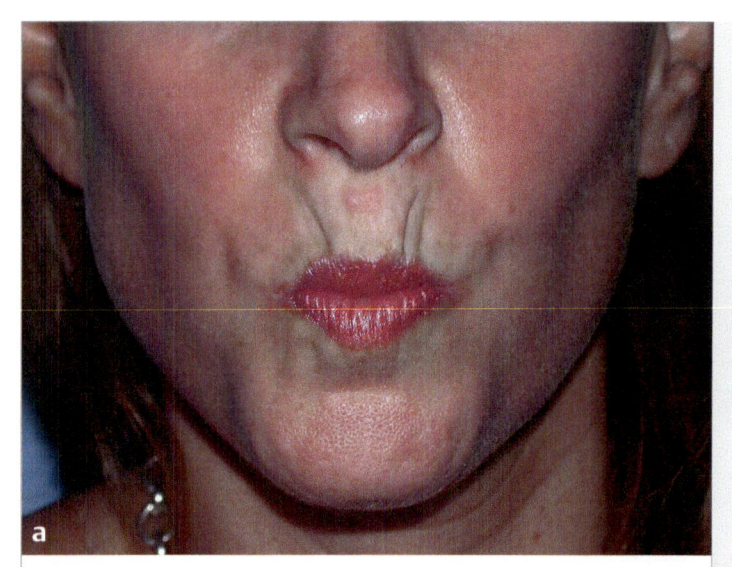

Fig. 7.23 (**a**) Rítides periorais exageradas ao enrugamento, porque porções superficiais do músculo orbicular da boca estão sendo transmitidas à pele sobrejacente. (**b**) Resultados positivos do uso de neuromodulador para rítides periorais produzindo sutil eversão que ocorre ao relaxar as fibras superficiais do orbicular da boca que cria um aumento mais desejável na exposição do vermelhão labial, assim como diminuição da gravidade das rítides periorais vistas com a animação.

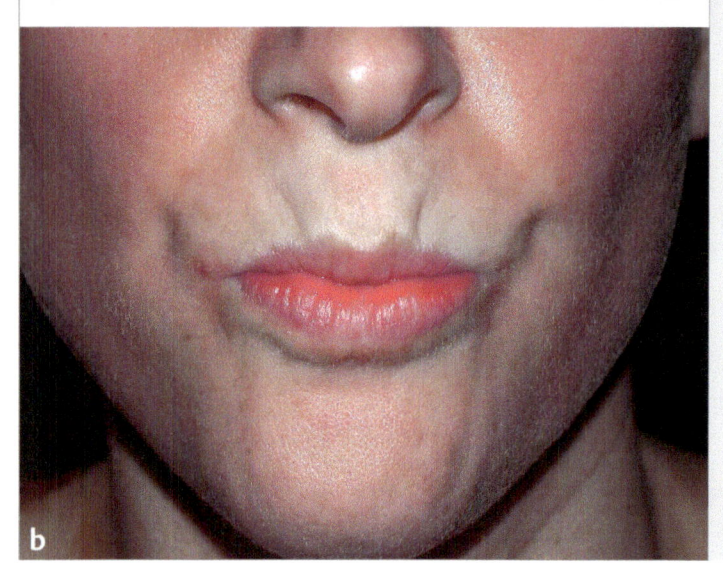

ação é empurrando o lábio inferior contra o lábio superior. A injeção desse músculo é realizada melhor com uma injeção na linha média. Além disso, duas injeções podem ser aplicadas correspondendo às linhas desenhadas por cada vértice do "arco de Cupido", estendendo-se perpendiculares a cada lado do ponto médio do queixo (▶ Fig. 7.26).

Geralmente, uma única injeção na linha média de 4 a 10 U de onabotulinumtoxinA ou incobotulinumtoxinA, ou de 12 a 30 U de abobotulinumtoxinA pode ser realizada. Caso se opte por injetar bilateralmente em cada lado da linha média nas áreas mostradas na ▶ Fig. 7.26, duas injeções podem ser realizadas com 4 a 5 U por local de injeção com onabotulinumtoxinA ou incobotulinumtoxinA, ou 12 a 15 U de abobotulinumtoxinA lateral ao ponto, conforme descrito. A injeção deve ser aplicada no osso na região da inserção do mentual. Injeções aplicadas superior e lateralmente a esses pontos podem resultar em comprometimento do DLI, causando um sorriso assimétrico indesejável. A pele da região mental também pode exibir alterações indesejáveis em repouso, como cicatrizes de acne anterior e perda de gordura mentual, que podem ser exacerbadas por contrações do mentual. Essas alterações superficiais podem ser tratadas com terapia multimodalidade com preenchedores e neuromoduladores (▶ Fig. 7.27a, b).

O próximo músculo a ser discutido no terço inferior da face é o masseter. Esse músculo é encontrado na face lateral da porção facial inferior, e hipertrofia pode criar uma aparência masculi-

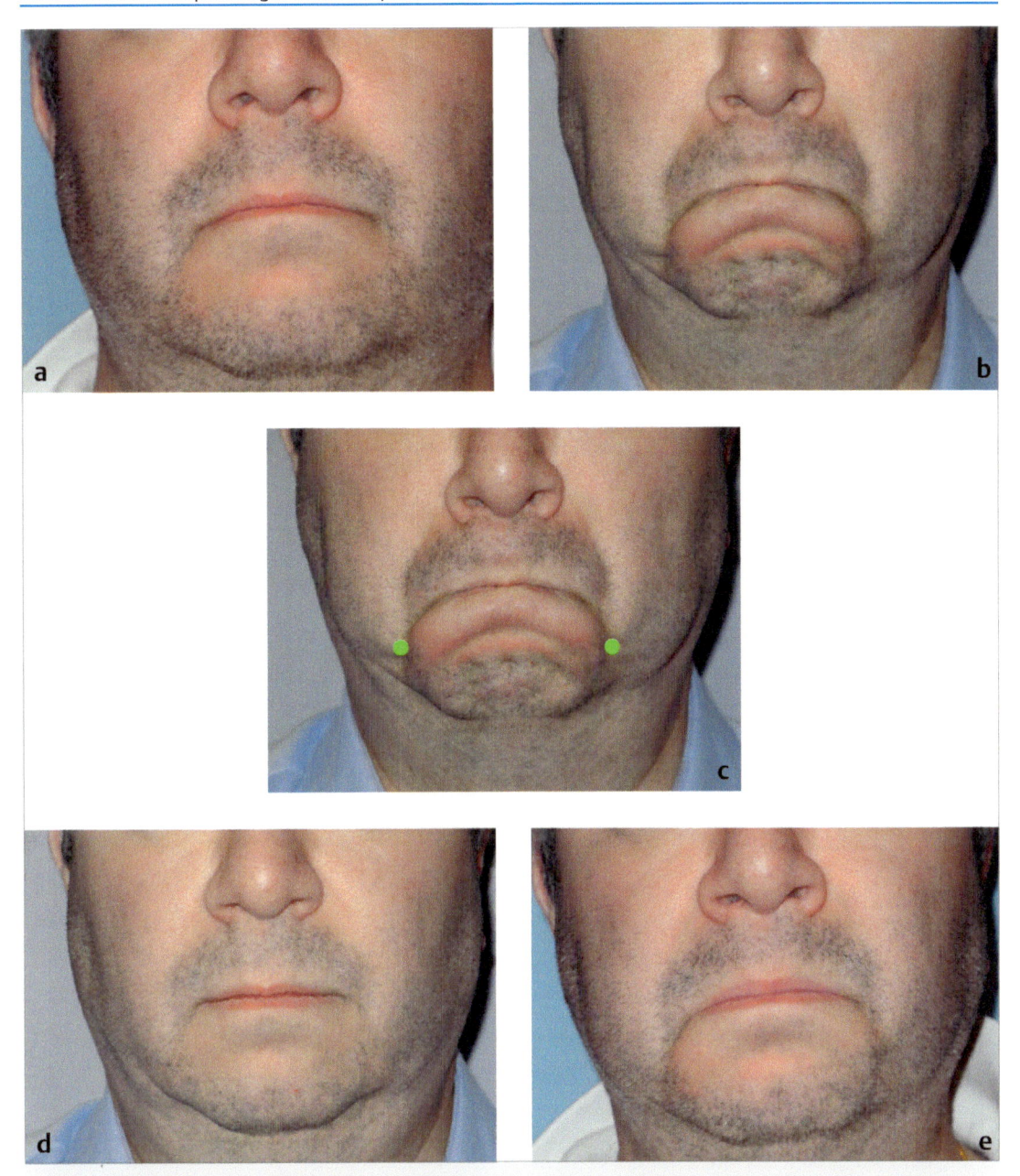

Neuromoduladores para Rugas Induzidas por Músculo

Fig. 7.24 (**a**) Depressor do ângulo da boca criando uma indesejável tração descendente da comissura oral vista em repouso. (**b**) Depressor do ângulo da boca criando características não estéticas do envelhecimento, incluindo melhora das linhas de marionete, rítides e "parênteses" ("bigode chinês") abaixo do canto da boca e queda das comissuras orais ao fazer carranca. (**c**) Técnica de injeção para hipertonicidade do depressor do ângulo da boca – 1 cm diretamente lateral à comissura oral, prosseguindo-se então 1 cm diretamente perpendicular. (**d**) Melhora da posição da comissura oral em repouso após tratamento do depressor do ângulo da boca com neuromodulador. (**e**) Melhora das "linhas de marionete", rítides e "parênteses" ("bigode chinês") abaixo do canto da boca e queda das comissuras orais após tratamento do depressor do ângulo da boca com neuromodulador.

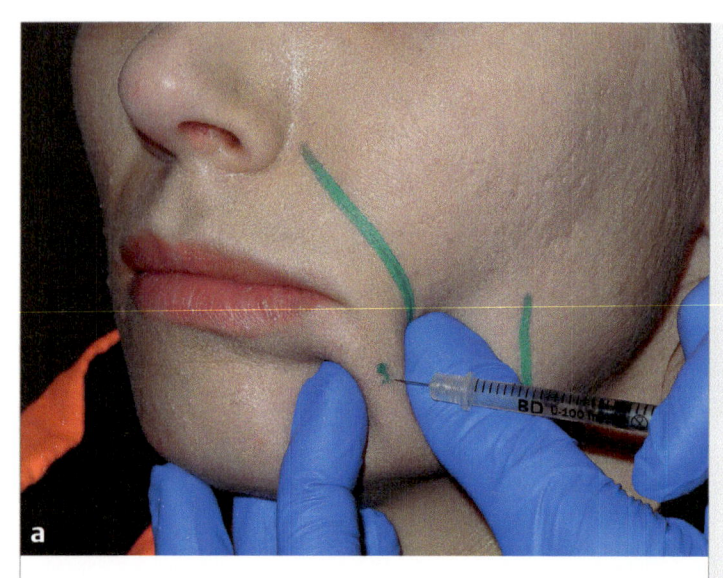

Fig. 7.25 (**a**) Primeira injeção no depressor do ângulo da boca (DAO) realizada 1 cm diretamente lateral à comissura oral, prosseguindo 1 cm diretamente perpendicular. (**b**) Segunda injeção no DAO, que é encontrada estendendo-se uma linha a partir da dobra nasolabial até a margem inferior da mandíbula; o local onde essas duas linhas se intersectam, que geralmente se situa de 5 a 10 mm na frente da borda anterior do músculo masseter, é o ponto preferido de injeção.

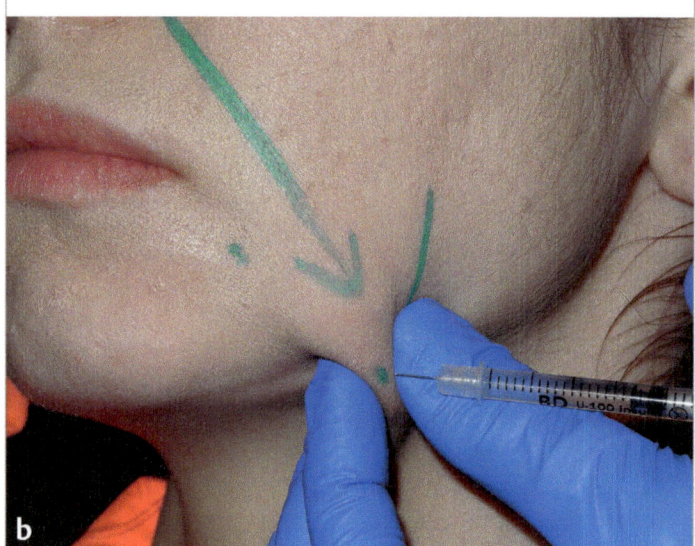

na em mulheres. Uma aparência oval mais suave da porção facial inferior é o objetivo estético. O músculo masseter é um músculo primário de mastigação, e se estende de sua origem no arco zigomático até sua inserção no ângulo lateral e corpo do ramo (▶ Fig. 7.28). O tratamento nessa região é um exemplo do efeito poderoso da remodelação facial com neuromoduladores.

A hipertrofia pode estar associada à má oclusão, disfunção da articulação temporomandibular, ou bruxismo, e pode ser unilateral ou bilateral. Essa aparência quadrada do terço inferior da face, criando essa aparência masculina, pode ser vista em qualquer procedência étnica; porém, é mais prevalente em mulheres coreanas.

A injeção nesse músculo envolve sua adequada identificação. Com o paciente mordendo, as bordas anterior, posterior e inferior podem ser marcadas. O limite superior é determinado por uma linha desenhada a partir da inserção do lobo da orelha até a comissura oral. Isso cria um quadrado, em que três a quatro injeções podem ser aplicadas, com base no volume do músculo. Esse método é ilustrado em um diagrama e um paciente na ▶ Fig. 7.28 e ▶ Fig. 7.29, respectivamente.

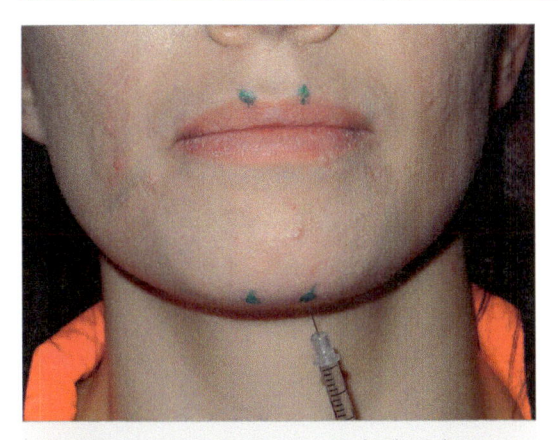

Neuromoduladores para Rugas Induzidas por Músculo

Fig. 7.26 Técnica de injeção mentual aplicando-se duas injeções correspondendo a linhas desenhadas por cada vértice do "arco de Cupido", estendendo-se perpendicular a cada lado do ponto médio do queixo.

As injeções não devem ser aplicadas fora desse quadrado. Usando a seringa de insulina anteriormente descrita, de 0,3 mL, o paciente é solicitado a morder, criando uma firme massa muscular que permite a fácil injeção, pressionando o cubo da agulha na pele. Algo entre 10 e 40 U de onabotulinumtoxinA ou incobotulinumtoxinA, ou de 30 a 120 U de abobotulinumtoxinA é colocado em locais determinados pelo desenho da pré-injeção. Frequentemente, os pacientes são vistos várias semanas depois para determinar se é necessária outra injeção. A atrofia pode durar de 6 a 9 meses se for aplicada uma dosagem adequada. Pacientes que apresentam sintomas de articulação temporomandibular (TMJ) junto com hipertrofia masseter geralmente expressam alívio de seus sintomas. A injeção na frente da borda anterior do masseter pode resultar em

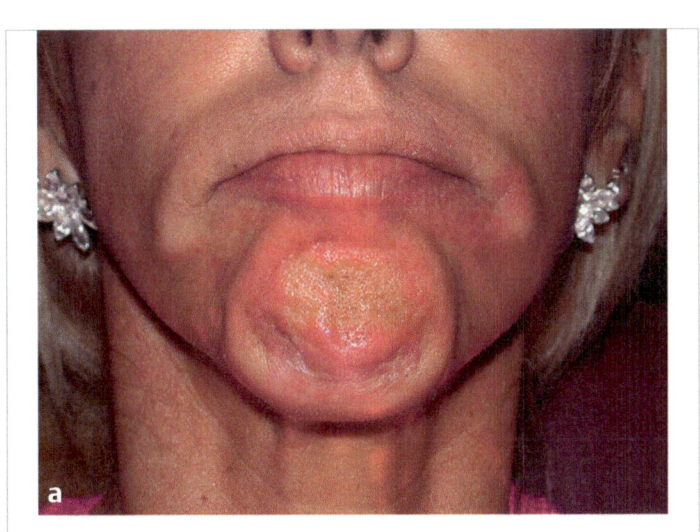

Fig. 7.27 (**a**) Foto pré-tratamento de um paciente com covinhas na pele com elevação (casca de laranja ou paralelepípedo), assim como uma dobra mentual proeminente, que produz uma aparência desagradável. (**b**) Melhoras significativas de alterações indesejáveis na superfície após o tratamento do músculo mentual com o neuromodulador.

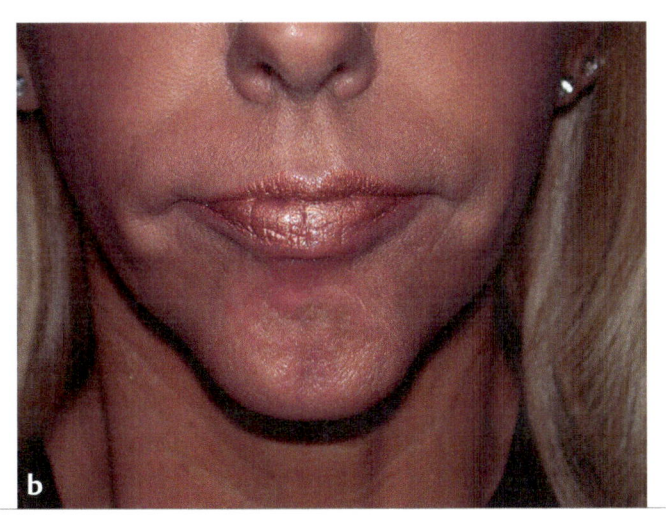

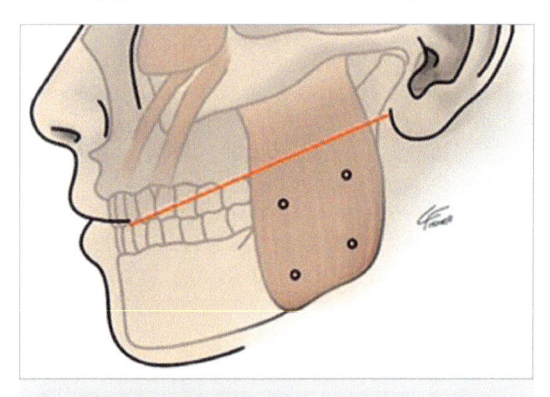

Fig. 7.28 Diagrama ilustrando o músculo masseter estendendo-se de sua origem no arco zigomático até sua inserção no ângulo lateral e corpo do ramo, criando uma área quadrada para injetar dentro da protuberância do músculo.

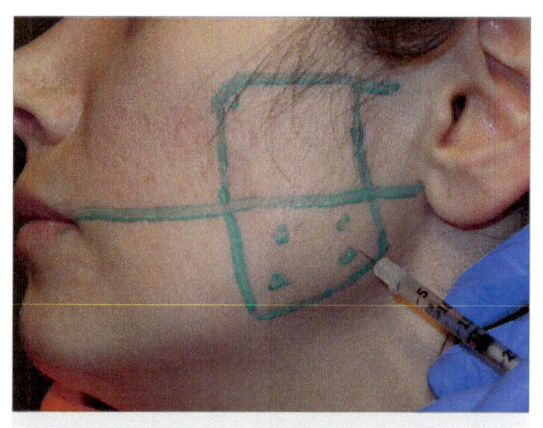

Fig. 7.29 Pontos de injeção marcados em um paciente representando uma região quadrada segura para aplicar o neuromodulador.

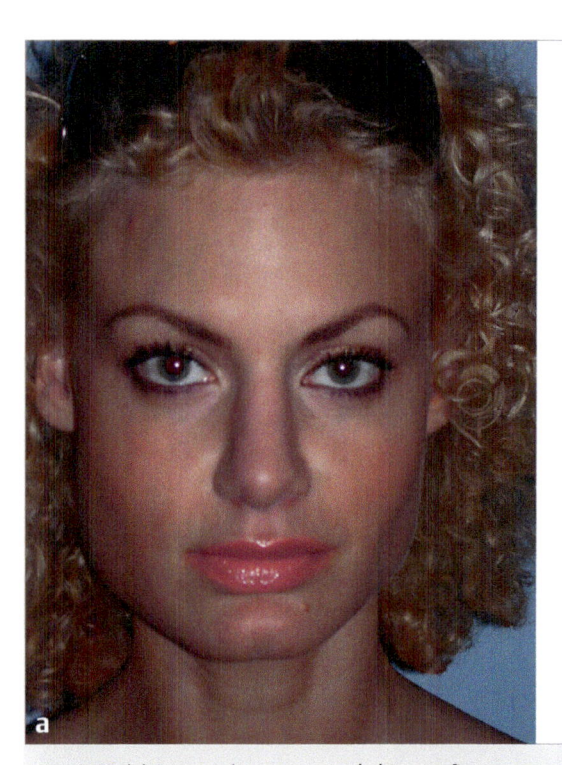

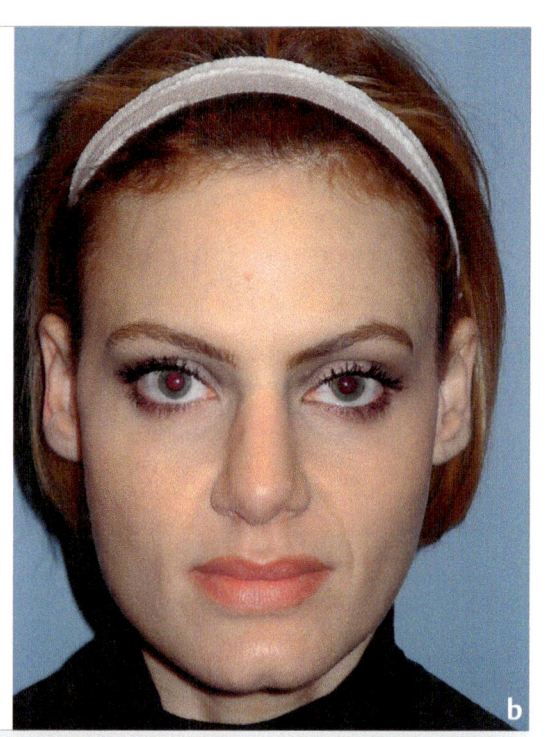

Fig. 7.30 (**a**) Fotos pré-tratamento de hipertrofia masseter em razão de uma aparência quadrada do terço inferior da face criando a aparência masculina. (**b**) Melhora na linha da mandíbula e contorno facial após tratamento de hipertrofia do masseter com neuromodulador.

fraqueza do músculo risório, com sorriso assimétrico, e deve ser evitada. O tratamento bem-sucedido é demonstrado nas fotos de antes e depois desse paciente (▶ Fig. 7.30a, b).

O tratamento da porção facial inferior com neuromoduladores é resumido melhor na ▶ Tabela 7.3.

7.5 Pescoço

O músculo primário do pescoço é o platisma. A anatomia do platisma, especialmente suas inserções, evoluiu e se tornou mais clara com o advento de cuidadosas dissecções de cadáver e observações intraoperatórias particularmente durante o

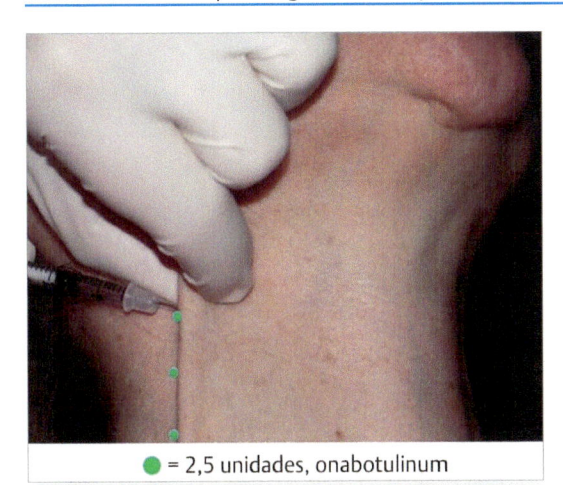

Fig. 7.31 Técnica de injeção platisma de aplicação de neuromodulador a cada 2 cm ao longo das bandas verticais do músculo, que é melhor realizada apreendendo-se a banda contraída entre o polegar e o dedo indicador e injetando tangencialmente à superfície da pele, prevenindo assim a disseminação do neuromodulador para os músculos mais profundos do pescoço.

● = 2,5 unidades, onabotulinum

lifting facial. Ele age como o maior depressor do lábio inferior. Ele cria uma tração descendente no vetor dos tecidos moles sobrejacentes à mandíbula. Isso resulta em obscurecimento ou atenuação da margem da mandíbula. A origem do músculo é na fáscia dos músculos deltoide e peitoral. Medialmente, ele corre superiormente para se inserir na mandíbula. Movendo-se lateralmente, então se insere no DAO, DLI e orbicular da boca inferior. Finalmente, a extensão mais lateral do músculo platisma insere-se no sistema músculo aponeurótico superficial (SMAS) e tem um componente significativo que se estende para dentro da linha facial média.[20] Essa anatomia é diferente daquela que era considerada originalmente para o platisma que se inseria primariamente ao longo da borda inferior da mandíbula. Esse conhecimento recente da inserção do platisma, particularmente o platisma lateral, ajuda a definir o sucesso e a estratégia por trás do *lifting* de Nefertiti.[22] Injetando-se a banda platismal vertical, que corre superiormente dentro da papada, e simultaneamente injetando ao longo da sombra da mandíbula, o vetor dos tecidos moles sobrejacente à mandíbula é anulado. Um vetor líquido ascendente é então criado pela extensão facial lateral do músculo platisma e dos elevadores da porção facial média, proporcionando assim melhor definição da linha da mandíbula. A dosagem pode ser 2,5 U de onabotulinumtoxinA ou incobotulinumtoxinA, ou 7,5 U de abobotulinumtoxinA a cada 1,5 cm ao longo das bandas verticais do platisma (▶ Fig. 7.31). Geralmente, múltiplas bandas são encontradas com contração, e estas podem ser identificadas e tratadas. O *lifting* de Nefertiti é realizado identificando-se a importante banda contrátil do platisma que se estende para dentro da papada junto com injeções selecionadas ao longo da mandíbula. Um benefício de se injetarem as bandas verticais mediais do músculo platisma é poder criar um ângulo cervicomental mais agudo que pode ser suavizado pela presença dessas bandas.

Ao injetar as bandas platismais, é melhor apreender a banda contraída entre o polegar e o dedo indicador e injetar tangencialmente à superfície da pele, prevenindo assim o espalhamento do neuromodulador até os músculos mais profundos do pescoço (▶ Fig. 7.31). Técnica inadequada de injeção e/ou dosagem excessiva de neuromodulador (acima de 50 U de onabotulinumtoxinA ou incobotulinumtoxinA, ou 150 U de abobotulinumtoxinA) nessa região podem criar disfagia e disfonia. A aplicação adequada do neuromodulador ao longo da borda da mandíbula envolve três locais de injeção a uma distância de 1,5 cm lateral à linha da dobra nasolabial estendida, anteriormente descrita para a injeção do DAO. O tratamento bem-sucedido das bandas do platisma com neuromodulador pode ser visto em fotos de antes e depois desse paciente (▶ Fig. 7.32a, b).

A formação iatrogênica das bandas do platisma pode resultar após o tratamento do pescoço. Lipossucção e *lifting* facial, assim como o uso do ácido desoxicólico (Kybella®) podem causar exposição das bandas após a remoção da gordura pré-platismal no pescoço. Os pacientes devem ser vistos duas semanas após o platisma ter sido tratado para descartar a formação de novas bandas por causa do recrutamento do músculo platisma não tratado.

As linhas no colo (colar ou linhas *tech neck*) são linhas difíceis de tratar com uma modalidade. Essas linhas correm horizontalmente através do pescoço e são encontradas nas dobras de flexão. Estas são tratadas melhor com neuromoduladores e ácido hialurônico de baixa viscosidade. Técnicas conservadoras de *resurfacing* também podem ser úteis. A injeção de 1 U de onabotulinumtoxinA ou incobotulinumtoxinA, ou de 3 U de abobotulinumtoxinA separada, 1 cm ao longo das linhas do colo, que começam na linha média do pescoço e se estendem até a borda medial do músculo esternoclidomastóideo (SCM), é complementada por injeção de preenchedor.

O tratamento do pescoço com neuromoduladores é resumido melhor na ▶ Tabela 7.4.

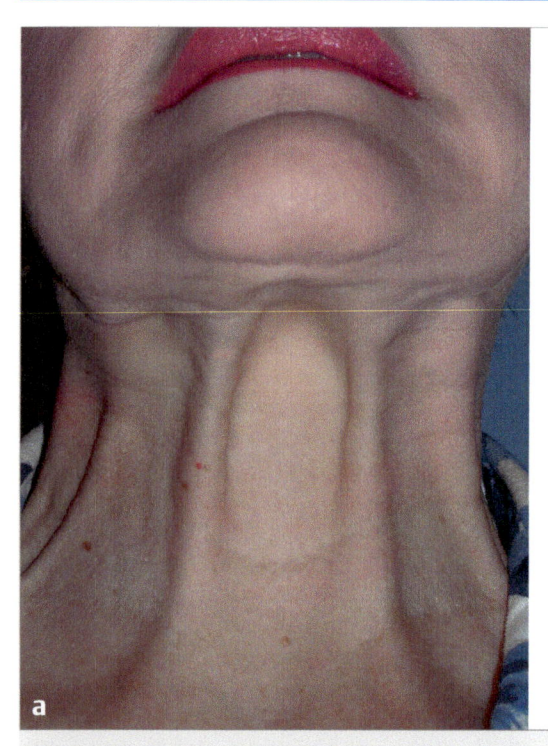

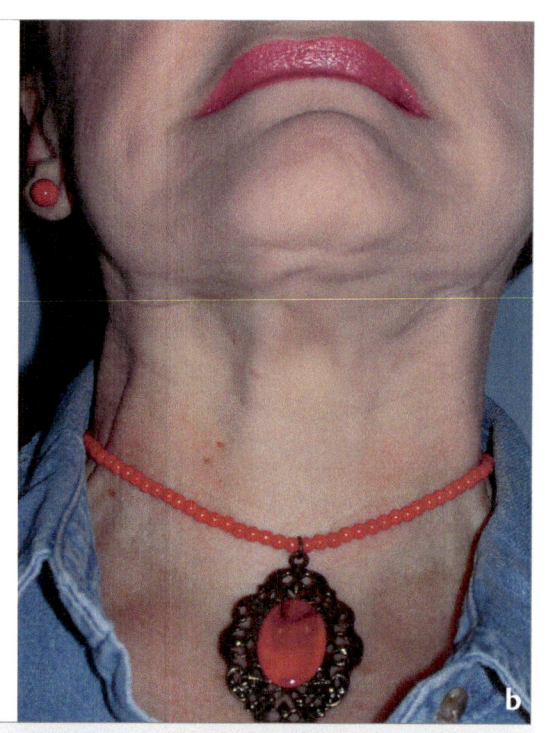

Fig. 7.32 (a) Foto pré-tratamento das bandas platismais. **(b)** Melhora das bandas platismais após injeção com neuromodulador.

Agradecimento

Gostaríamos de agradecer a Casey Fisher, DO, pelos diagramas ilustrados deste capítulo.

Referências

[1] Kerscher M, Roll S, Becker A, Wigger-Alberti W. Comparison of the spread of three botulinum toxin type A preparations. Arch Dermatol Res. 2012;304(2):155-161.
[2] Bentivoglio AR, Del Grande A, Petracca M, Ialongo T, Ricciardi L. Clinical differences between botulinum neurotoxin type A and B. Toxicon. 2015;107(Pt A):77-84.
[3] Yalcinkaya E, Cingi C, Söken H, Ulusoy S, Muluk NB. Aesthetic analysis of the ideal eyebrow shape and position. Eur Arch Otorhinolaryngol. 2016;273(2):305-310.
[4] Cohen JL, Ozog DM, Porto DA. Botulinum toxins: cosmetic and clinical applications. Hoboken: John Wiley & Son; 2017.
[5] https://www.accessdata.fda.gov/drugsatfda_docs/label/2017/103000s5302lbl.pdf.
[6] Alam M, Dover JS, Klein AW, Arndt KA. Botulinum a exotoxin for hyperfunctional facial lines: where not to inject. Arch Dermatol. 2002;138(9):1180-1185.
[7] Sundaram H. Brow-Shaping Enhancement with Botulinum Neurotoxin Type A. Medscape Education Dermatology. https://www.medscape.org/viewarticle/738431.
[8] Beer JI, Sieber DA, Scheuer JF, 3rd, Greco TM. Three-dimensional facial anatomy: structure and function as it relates to injectable neuromodulators and soft tissue fillers. Plast Reconstr Surg Glob Open. 2016; 4 12 Suppl Anatomy and Safety in Cosmetic Medicine: Cosmetic Bootcamp:e1175.
[9] Tong J, Patel BC. Anatomy, head and neck, eye orbicularis oculi muscle. In: StatPearls. Treasure Island (FL): StatPearls Publishing; 2018,https://www.ncbi.nlm.nih.gov/books/NBK441907/.
[10] McClellan WT, Seckel BR. Nonsurgical rejuvenation of the aging face. In: Weinzweig J, ed. Plastic Surgery Secrets Plus. 2nd ed. Mosby, 2010, pp. 579-584,http://www.sciencedirect.com/science/article/pii/B9780323034708000892.
[11] Redaelli A, Forte R. How to avoid brow ptosis after forehead treatment with botulinum toxin. J Cosmet Laser Ther. 2003;5(3-4):220-222.
[12] Klein AW. Contraindications and complications with the use of botulinum toxin. Clin Dermatol. 2004;22(1):66-75.
[13] Scheinfeld N. The use of apraclonidine eyedrops to treat ptosis after the administration of botulinum toxin to the Upper face. Dermatol Online J. 2005;11(1):9.
[14] Matarasso SL, Matarasso A. Treatment guidelines for botulinum toxin type A for the periocular region and a report on partial upper lip ptosis following injections to the lateral canthal rhytides. Plast Reconstr Surg. 2001;108(1):208-214, discussion 215-217.
[15] Allen SB, Goldenberg NA. Pain difference associated with injection of abobotulinumtoxinA reconstituted with preserved saline and preservative-free saline: a prospective, randomized, side-by-side, double-blind study. Dermatol Surg. 2012;38(6):867-870.

[16] Flynn TC, Carruthers A, Carruthers J. Surgical pearl: the use of the UltraFine II short needle 0.3-cc insulin syringe for botulinum toxin injections. J Am Acad Dermatol. 2002;46(6):931-933.

[17] Atamoros FP. Botulinum toxin in the lower one third of the face. Clin Dermatol. 2003;21(6):505-512.

[18] Rohrich RJ, Huynh B, Muzaffar AR, Adams WP, Jr, Robinson JB, Jr. Importance of the depressor septi nasi muscle in rhinoplasty: anatomic study and clinical application. Plast Reconstr Surg. 2000; 105(1):376-383, discussion 384-388.

[19] Levy PM. The 'Nefertiti lift': a new technique for specific recontouring of the jaw line. J Cosmet Laser Ther. 2007;9(4):249-252.

[20] Atamoros FP. Botulinum toxin in the lower one third of the face. Clin Dermatol. 2003;21(6):505–512.

[21] Rohrich RJ, Huynh B, Muzaffar AR, Adams WP, Jr, Robinson JB, Jr. Importance of the depressor septi nasi muscle in rhinoplasty: anatomic study and clinical application. Plast Reconstr Surg. 2000;105(1):376–383, discussion 384–388.

[22] Levy PM. The 'Nefertiti lift': a new technique for specific recontouring of the jawline. J Cosmet Laser Ther. 2007;9(4):249–252.

8 Ácido Desoxicólico

Aubriana M. McEvoy • Basia Michalski • Rachel L. Kyllo

Resumo

O ácido desoxicólico, um agente adipocitólico, é a primeira terapia injetável aprovada pela US Food e Drug Administration (FDA) para tratar flacidez submental (SMF). Uma excessiva SMF contribui para o envelhecimento facial, o que influencia os comportamentos sociais, a confiança e o senso geral de atratividade. O perfil de segurança e a eficácia do ácido desoxicólico (ATX-101) sintético foram estudados em cinco estudos clínicos duplos-cegos de fase III. Reações no local da injeção, como dor, edema e hematoma, são efeitos colaterais comuns, tratados tradicionalmente com gelo e anti-inflamatórios não esteroides (AINEs). Complicações mais sérias, como lesão ao nervo mandibular marginal ou disfagia, podem ocorrer raramente e são minimizadas com uma avaliação completa pré-procedimento e técnica adequada de injeção.

Palavras-chave: ácido desoxicólico, plenitude submental, gordura submental, lipólise, lesão ao nervo mandibular marginal

8.1 Descrição da Tecnologia/Procedimentos

8.1.1 Introdução

A excessiva flacidez submental (SMF) e colapso do ângulo cervicomental contribuem para o envelhecimento da face, influenciando os comportamentos sociais, confiança e senso geral de atratividade.[12] A SMF não decorre necessariamente do excesso de peso corporal, mas da distribuição de gordura relacionada com o envelhecimento e com a diminuição da elasticidade da pele e tecido mole.[2] Como a SMF é multifatorial, é difícil combatê-la com rotinas de dieta e exercícios somente.[2,3] Procedimentos cirúrgicos com o objetivo de reduzir a SMF incluem lipossucção (lipoaspiração) e submentoplastia. Porém, esses métodos invasivos estão associados a tempos longos de recuperação e a um potencial para complicações, incluindo sangramento pós-operatório, hematoma, dor e infecção.[4] Em 2015, a Food e Drug Administration (FDA) aprovou o ácido desoxicólico sintético (ATX-101) como a primeira terapia injetável para tratar SMF.[5-7] Em cinco estudos clínicos duplos-cegos de fase III, conduzidos na América do Norte e Europa, o ácido desoxicólico foi injetado na gordura submental e SMF reduzida comparada ao placebo[8-13] Pacientes e médicos relataram melhoras subjetiva e objetiva na SMF após o tratamento.[8-14]

8.1.2 Mecanismo de Ação

Ácido desoxicólico é um ácido biliar produzido por bactérias intestinais que emulsificam a gordura no intestino.[15] ATX-101 é um ácido desoxicólico sintético, formulado para injeção subcutânea que lesiona as membranas das células adiposas, levando à adipocitólise ou destruição das células adiposas.[16] Após a injeção na gordura submental, uma resposta inflamatória local remove células fragmentadas, recruta fibroblastos e melhora a deposição de colágeno, levando à contração do tecido mole e melhorando o ângulo submental.[16-20] Por causa do mecanismo inflamatório dessa injeção subcutânea, os pacientes podem desenvolver paniculite com edema e desconforto significativos.[21]

8.2 Otimização do Uso e Prevenção de Complicações

8.2.1 Estudos Clínicos

A injeção de ácido desoxicólico para o tratamento de SMF tem sido estudada em estudos clínicos múltiplos de fase III, incluindo REFINE-1 e REFINE-2 conduzidos na América do Norte (ClinicalTrials.gov identifiers: NCT01542034, NCT01546142). Nesses estudos, o ácido desoxicólico resultou em melhoras estatística e clinicamente significativas na gravidade da gordura submental com base em escalas de avaliação clínica, em resultados relatados pelo paciente e em avaliações objetivas como imagem por ressonância magnética e medições com paquímetro. Os resultados representativos são representados na ▶ Figura 8.1. Os dados de acompanhamento de três anos de estudos REFINE indicaram que a maioria dos resultados, ou seja, 25% de redução da gordura submental e uma flacidez da pele inalterada ou melhorada em 75% dos pacientes, foi mantida. Não houve relatos de preocupações inesperadas com a segurança.[14]

8.2.2 Determinação do Paciente Ideal

É importante selecionar o paciente ideal para esse procedimento a fim de minimizar complicações e otimizar os resultados. Ao exame, essa avaliação inclui avaliação da região submental

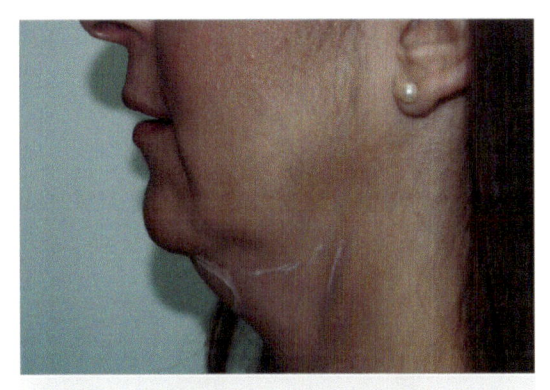

Fig. 8.1 Resultados representativos de estudos clínicos. Em estudos clínicos randomizados, duplos-cegos, as injeções de ácido desoxicólico resultaram em redução significativa da plenitude submentual e agudeza do ângulo cervicomentual. (Esta imagem foi cedida por cortesia do Dr. Paul J. Carniol.)

decorrente de múltiplos planos de visão diferentes. Um problema é determinar a quantidade de gordura pré-platismal, subplatismal e a flacidez da pele.[22,23] Os pacientes com excessiva flacidez na pele ou bandas platismais fortes não são bons candidatos, uma vez que a remoção da gordura submentual nesses pacientes pode exacerbar a flacidez de suas peles ou a proeminência de suas bandas platismais, levando a resultados menores esteticamente indesejáveis.[5,24] Além disso, é importante identificar qualquer componente adiposo subplatismal significativo, pois este não deve ser tratado com ácido desoxicólico.

Depois de considerado um bom candidato para ácido desoxicólico, o paciente deve ser orientado ao longo do tratamento.

8.2.3 Avaliando a Gordura Pré-Platismal

Antes da injeção de ácido desoxicólico, a gordura pré-platismal deve ser avaliada. A adiposidade adequada (em oposição a uma excessiva flacidez da pele ou outras causas de SMF) minimizará o risco de lesão às estruturas circundantes, como nervos, glândulas salivares e músculo, assim como será maior a probabilidade de um resultado estético desejável. Alguns indivíduos podem ter gordura submentual profunda ao músculo platismal que não deve ser tratado com ácido desoxicólico.[25]

Foram identificadas técnicas para avaliar a gordura pré-platismal antes da injeção de ácido desoxicólico. O médico deve observar o paciente em posições ereta e supina (▶ Tabela 8.1). Se a SMF e o colapso do ângulo cervicomentual forem decorrentes de gordura submentual, o perfil deverá parecer consistente em ambas as posições. Por outro lado, a flacidez da pele causaria o colapso do ângulo cervicomentual em posição ereta, que pode se alterar significativamente quando o paciente estiver em posição supina (▶ Fig. 8.2). Para ativar o músculo platisma e identificar melhor o componente pré-platismal de gordura submentual, o médico deve pinçar a gordura submentual enquanto o paciente "faz caretas" ou deglute.[26]

8.2.4 Técnica Adequada de Injeção

Para diminuir o risco de complicações, a região de gordura pré-platismal deve ser identificada e marcada. A gordura pré-platismal é limitada superiormente pela mandíbula, lateralmente pelos músculos esternoclidomastóideos, e inferiormente pelo osso hioide (▶ Fig. 8.3, ▶ Fig. 8.4).[23] Importante, uma "zona sem tratamento" deve ser marcada para evitar lesão ao nervo mandibular marginal. A "zona sem tratamento" inclui espaço do ângulo da mandíbula ao queixo.[23] O ácido desoxicólico não deve ser injetado dentro de uma região definida por uma linha de 1 a 1,5 cm abaixo da margem inferior da mandíbula, ou acima da margem inferior da mandíbula.[27]

Antes da injeção, uma tatuagem de grade temporária ou marcações na pele podem ajudar a identificar a área planejada de tratamento. Na área a ser tratada, a pele deve ser móvel e separada das estruturas subjacentes. Pequenas porções de ácido desoxicólico são injetadas a 1 cm de distância dentro do espaço de cada grade dentro da área de tratamento planejada.[23] As injeções devem ser administradas com a agulha perpendicular à pele. A injeção no espaço subcutâneo médio é crítica para evitar os nervos ao longo da superfície profunda do platisma.[30] Se houver qualquer resistência, notada à injeção, isso pode indicar infiltração do músculo (injeção muito profunda) ou derme (injeção muito superficial). O médico deve retirar a agulha e tentar novamente. Além disso, antes da injeção, recomenda-se a aspiração para minimizar o risco de injeção intra-arterial.[31]

Múltiplos tratamentos podem ser necessários para obter uma redução perceptível na gordura submentual. As sessões devem ser realizadas a intervalos de pelo menos 4 semanas, com um máximo de 50 injeções (10 mL) por sessão.[5] Em nossa experiência, vários médicos usam menos volume de injeção e menos injeções. Muitos médicos subtratam a SMF com uma quantidade insuficiente de ácido desoxicólico ou um número insuficiente de sessões de tratamento. Porém, se ocorrer firmeza/endurecimento no local da injeção após a aplicação, as injeções subsequentes deverão ser postergadas.

8.2.5 Complicações Comuns

As complicações mais comuns relatadas (> 5%-10% dos pacientes) são: dor (53,3%-84,6% dos pacientes), hematoma (70%-72,9% dos pacientes),

Tabela 8.1 Técnicas de avaliação pré-procedimento para maximizar o sucesso da injeção de ácido desoxicólico

Avaliação pré-procedimento	Técnica	Finalidade
Gordura pré-platismal suficiente	Pince e palpe a área submental e então peça ao paciente para tensionar os músculos platismais ou "fazer careta".[27] Essas ações permitem que o médico avalie a gordura subcutânea alvo entre a derme e o platisma[23]	Gordura pré-platismal insuficiente pode aumentar o risco de lesão às estruturas circundantes, incluindo o nervo mandibular marginal, e pode levar a resultados cosméticos indesejáveis. Alguns indivíduos também podem ter gordura submental profunda ao músculo platisma, que não deve ser tratado com ácido desoxicólico[25]
Flacidez da pele	Estudos clínicos utilizaram a escala de graduação de flacidez da pele submental (SMSLG) (1 = nenhuma, 4 = grave).[9,12,13] Os critérios de exclusão incluem (1) grau 4 na escala SMSLG ou (2) a presença das seguintes características anatômicas: gordura pós-platismal predominante, pele flácida na área do pescoço ou queixo, bandas platismais prominentes[12]	Pacientes com grave flacidez da pele foram excluídos dos estudos clínicos sobre ácido desoxicólico decorrente do risco aumentado de resultados cosméticos indesejáveis
Tireomegalia	Examine a glândula tireoide. A glândula tireoide normal é inferior à cartilagem tireóidea na porção anterolateral da traqueia. Uma tireoide aumentada geralmente cresce em direção externa e pode contribuir para a plenitude submental[28]	Faça a triagem dos pacientes para outras causas potenciais de convexidade e plenitude submental, pois nem toda convexidade é tratável com injeções de ácido desoxicólico[27]
Linfadenopatia cervical	Examine os linfonodos submentuais, submandibulares e cervicais para detectar os linfonodos aumentados ou sensíveis	Faça a triagem dos pacientes para outras causas potenciais de convexidade/plenitude submental.[27] Para evitar danos ao tecido, o ácido desoxicólico não deve ser injetado nas glândulas salivares, linfonodos e músculos ou em sua estreita proximidade (1 a 1,5 cm)
Anticoagulação	Mais de 10 dias antes do procedimento, colete um histórico médico anterior completo, prescrições e uso de suplemento incluindo aspirina, AINEs crônicos (exceto inibidores da ciclo-oxigenase-2 – COX-2), vitamina E, óleo de peixe e fitoterápicos, como *ginkgobiloba*, erva-de-são-joão e *ginseng*[29]	Sangramento excessivo ou hematoma na área de tratamento pode ocorrer[27]
Procedimentos anteriores no pescoço ou face	Colete uma história médica completa de procedimentos invasivos ou trauma craniano e pescoço que possam alterar a anatomia subjacente dentro da área de tratamento	Anatomia alterada pode aumentar o risco de lesão às estruturas adjacentes
Disfagia	Colete uma história médica completa anterior para avaliar para disfagia atual ou histórico anterior de disfagia	Sujeitos com disfagia atual ou histórico anterior de disfagia foram excluídos dos estudos clínicos sobre ácido desoxicólico, pois o este pode exacerbar a condição[9,12,13,27]
Idade	O paciente deve estar entre 18 e 65 anos	A segurança e eficácia em pacientes com menos de 18 anos, ou acima de 65 anos não foram estabelecidas[27]
Infecção	Examine a face, cabeça e pescoço para sinais de infecção	A injeção é contraindicada na presença de infecção nos locais de injeção[27]
Gravidez ou amamentação	Colete uma história médica completa	Não existem estudos adequados e bem controlados sobre injeção de ácido desoxicólico em mulheres grávidas ou em amamentação para informar o risco associado ao fármaco[27]

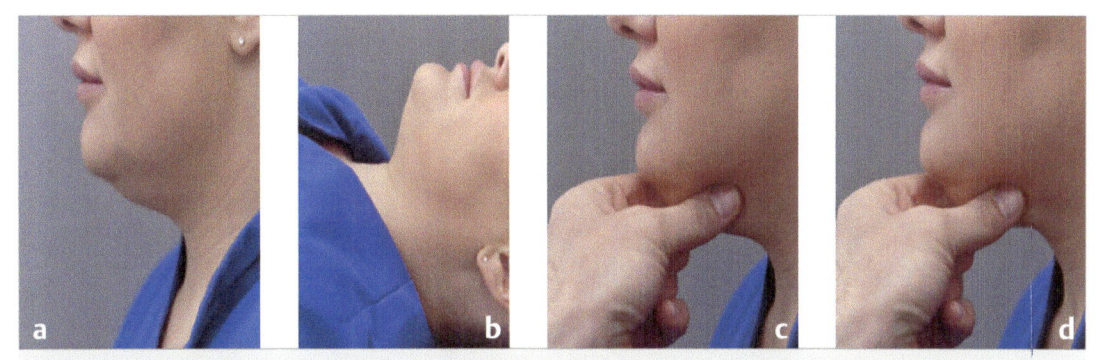

Fig. 8.2 Técnicas para avaliar a gordura submentual pré-platismal. Antes da injeção de ácido desoxicólico, o médico deve observar o paciente em posições ereta e supina. A gordura submentual contribuirá para a plenitude submentual visível em ambas as posições. Para melhor identificar o componente pré-platismal da gordura submentual, o médico pode pinçar a gordura submentual enquanto o paciente "faz caretas" ou deglute. (Crédito da foto: Marc Pacífico, 2019.)

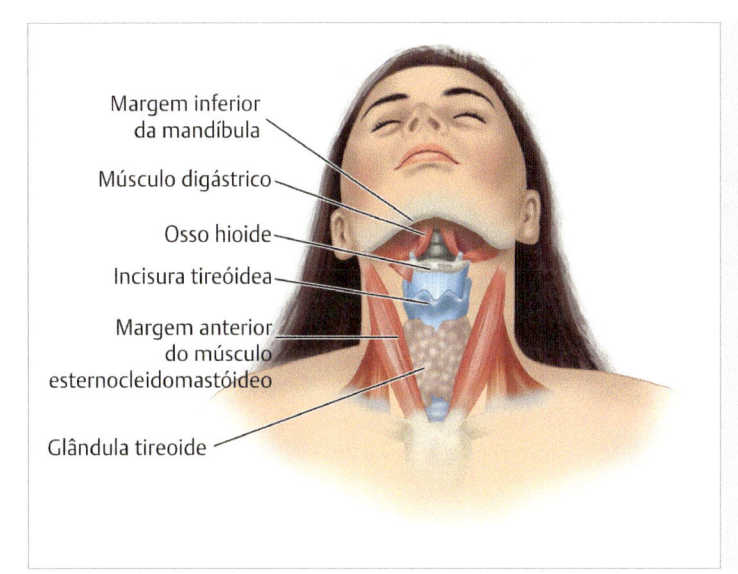

Fig. 8.3 Pontos de referência anatômicos para injeção de ácido desoxicólico. A gordura pré-platismal no espaço submentual é limitada superiormente pela mandíbula, lateralmente pelos músculos esternoclidomastóideos e inferiormente pelo osso hioide.

edema/inchaço (37,4%-67,8% dos pacientes), anestesia (47,9%-66,9% dos pacientes), eritema (6,5%-40,5% dos pacientes), endurecimento ou nódulo (10%-28,3% dos pacientes), prurido (8,6%-16,3% dos pacientes), e parestesias (0%-14,7% dos pacientes). Esses eventos adversos foram mais comuns em grupos de tratamento do que em grupos de placebo.[8-13] A maioria das reações em local de injeção foi rápida (< 30 dias), mas algumas reações têm duração mais longa: anestesia (ocorrendo em média por até 62 dias) e formação de nódulo (ocorrendo em média por até 101 dias).[13] Quando os eventos adversos foram estratificados por SMF leve *versus* SMF grave, ocorreram hematoma, edema, anestesia, inchaço, prurido, nódulo e eritema a uma taxa mais alta nos pacientes com SMF mais grave.[13] Desde a aprovação das injeções do ácido desoxicólico da FDA para SMF, poucas publicações apresentaram abordagens para minimizar as reações no local da injeção. A pré-medicação com ibuprofeno ou injeção pré-tratamento com epinefrina e lidocaína tamponada podem reduzir a dor e o hematoma. Após a injeção em cada local da grade na área de tratamento, deve-se aplicar gelo para reduzir o edema.[29,32,33]

8.2.6 Complicações: Lesão ao Nervo

Em estudos clínicos sobre injeção de ácido desoxicólico, ocorreram eventos de lesão temporária ao nervo em 0,9% a 4,3% dos sujeitos, e se resolveram sem sequelas em um intervalo de 4 a 115 dias.[9,12,13] Lesão ao nervo mandibular marginal e "lesão ao nervo mandibular pseudomarginal" têm sido relatadas. O curso desse nervo é variável. Ele pode situar-se anteriormente acima da margem inferior da mandíbula. Em aproximadamente um a cinco pacientes, porém, o nervo corre a cerca de 1 a 2 cm abaixo da margem inferior da mandíbula.[30] Em estudos com cadáver, o ácido desoxicólico causa dano à bainha de mielina quando exposto ao nervo mandibular marginal.[34]

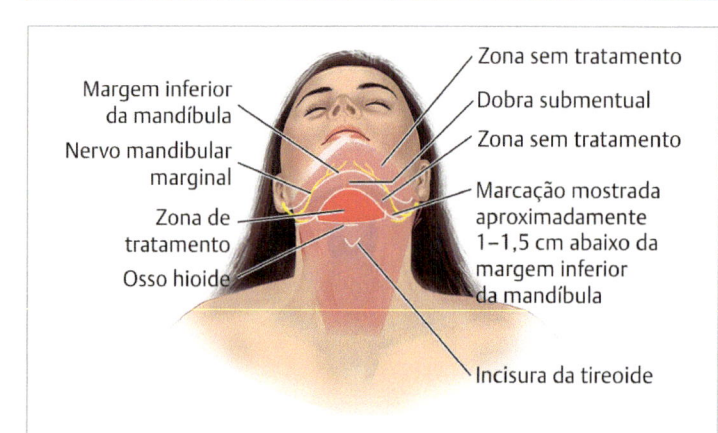

Fig. 8.4 Área de tratamento. Pontos de referência anatômicos são úteis para identificar a área de tratamento. O ácido desoxicólico não deve ser injetado dentro da região definida em uma linha de 1 a 1,5 cm abaixo da margem inferior da mandíbula, ou acima da margem inferior da mandíbula (a "zona sem tratamento").

O comprometimento do nervo mandibular marginal leva à redução da função dos músculos depressores do lábio e pode resultar em um sorriso assimétrico (▶ Fig. 8.5).

O comprometimento do músculo mentual resulta em déficits da eversão labial.[30] A "lesão ao nervo mandibular pseudomarginal" foi relatada originalmente na literatura de ritidectomia para descrever déficits resultantes de lesão ao ramo cervical do nervo facial.[35] A lesão ao nervo mandibular pseudomarginal resulta em um sorriso clinicamente assimétrico, similar a uma lesão verdadeira ao nervo mandibular marginal. No entanto, na lesão ao nervo mandibular pseudomarginal, a eversão labial permanece intacta.[30]

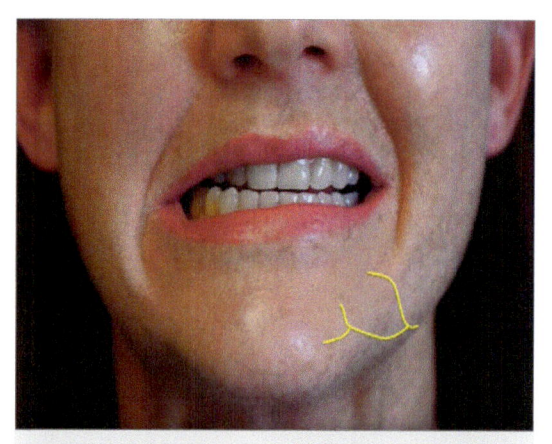

Fig. 8.5 Lesão ao nervo mandibular marginal causa um sorriso assimétrico. O comprometimento do nervo mandibular marginal leva à redução da função dos músculos depressores do lábio, resultando em um sorriso assimétrico. (Usada com permissão de Sorenson E, Chesnut C. Marginal Mandibular *Versus* Pseudomarginal Mandibular Nerve Injury with Submandibular Deoxycholic Acid Injection. Dermatol Surg. 2018 May;44(5):733-735.)

8.2.7 Complicações: Ulceração e Necrose da Pele

A ulceração da pele nos locais de injeção de ácido desoxicólico (▶ Fig. 8.6) ocorreu em estudos clínicos, assim como em relatos de casos clínicos, e a frequência exata não é relatada ou conhecida.[27,31,36]

Essa necrose pode levar à formação cicatricial. O imediato branqueamento da pele, dor intensa e hematoma/eritema em padrão reticulado são os sinais iniciais desse evento adverso.[31,36] Acredita-se que ulceração e necrose sejam o resultado de injeções muito superficiais. Em um caso, ulceração e necrose ocorreram como sequelas tardias após injeção intra-arterial inadvertida.[27,36]

Estudos *in vitro* sobre desoxicolato de sódio (o sal do ácido desoxicólico) demonstraram que ele age primariamente como um detergente, causando lise celular inespecífica que acentua a importância de uma técnica adequada de injeção. Se a pele se romper após a injeção de ácido desoxicólico, os pacientes devem praticar diligentes cuidados da ferida, usando gelatina de petróleo (vaselina) ou pomadas à base de dimeticona ou curativos hidrocoloides.[31] Três a quatro semanas (o mais tardar) após a lesão; depois da reepitelização da pele, os tratamentos a *laser* podem ser considerados para melhorar a aparência da hiperpigmentação e/ou a cicatrização na área.[31]

8.2.8 Complicações: Disfagia

Em estudos clínicos sobre injeção de ácido desoxicólico para SMF, a disfagia foi um efeito colateral notado em 1,6% a 2,5% dos pacientes. A disfagia apresentou autorresolução em todos os casos relatados, tendo uma duração média de 2,5 a 4 dias.[9,12] A experiência de estudos clínicos sugere que os pacientes com disfagia ou histórico de disfagia podem estar em maior risco de agravamento da condição após o tratamento com ácido desoxicólico.[27] Portanto, deve ser feita uma triagem minuciosa dos pacientes para detecção de disfagia atual ou passada que possa ser exacerbada por injeções submentuais.

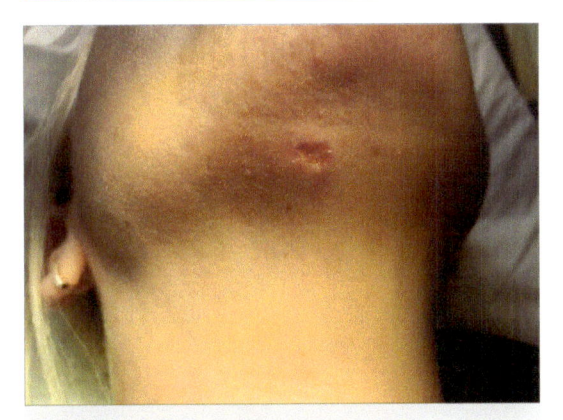

Fig. 8.6 Ulceração após injeção de ácido desoxicólico. A ulceração da pele nos locais de injeção de ácido desoxicólico tem sido reportada com pouca frequência em estudos clínicos e em casos clínicos como resultado de injeções muito superficiais. (Usada com permissão de Lindgren AL, Welsh KM. Inadvertent intra-arterial injection of deoxycholic acid: A case report and proposed protocol for treatment. Journal of Cosmetic Dermatology. 2019.)

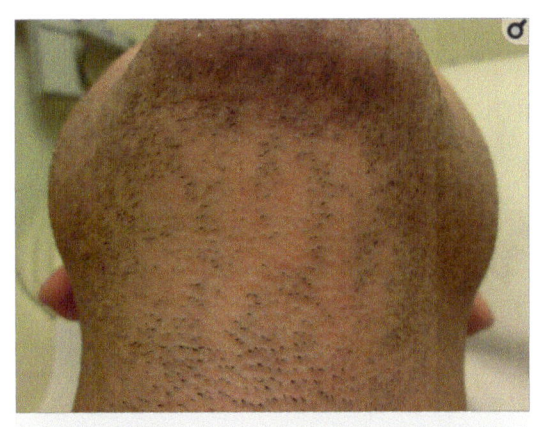

Fig. 8.7 Alopecia em local de injeção. Alopecia submentual tem sido relatada em alguns pacientes masculinos após injeção de ácido desoxicólico. (Usada com permissão de Souyoul S, Gioe O, Emerson A, Hooper DO. Alopecia after injection of ATX-101 for reduction of submental fat. JAAD Case Reports. 2017.)

8.2.9 Complicações: Alopecia

Existem múltiplos relatos de casos clínicos de alopecia que ocorre no local da injeção de ácido desoxicólico em homens. Na literatura, esses casos relatados notaram uma melhora eventual na perda de pelos submentuais. Continua a ser desconhecido se a alopecia no local de injeção é temporária ou se pode ser permanente.[37,38] Um relato de caso clínico que incluiu o exame histológico da área alopécica notou o aumento da contagem de telógenos-catágenos e propôs que a inflamação local causada pelo ácido desoxicólico levou a um eflúvio telógeno localizado.[39] Os pacientes masculinos devem ser bem informados sobre esse possível efeito colateral. Nenhum tratamento tem sido proposto (▶ Fig. 8.7).

8.3 Identificação Precoce das Complicações

Durante e imediatamente após a injeção de ácido desoxicólico, a área de tratamento deve ser inspecionada para detecção de hematoma precoce ou sangramento excessivo. Peça ao paciente para sorrir e avalie cuidadosamente para detectar assimetria do sorriso. Antes da saída do paciente, ele deve ser orientado sobre as reações normais no local da injeção (eritema leve a moderado, edema, anestesia, dor). Os sinais de alerta de efeitos colaterais mais sérios devem ser revistos, incluindo dor intensa, inchaço/edema grave, febre, sangramento, disfagia recente ou em agravamento.

8.4 Complicações do Tratamento

A ▶ Tabela 8.2 resume as principais complicações relacionadas com a injeção de ácido desoxicólico, técnicas de prevenção e sugestão de tratamento. Um dos componentes mais críticos do tratamento das complicações é o estabelecimento de expectativas razoáveis para o paciente antes do procedimento. Por exemplo, ocorrem reações no local de injeção em uma grande maioria dos pacientes, geralmente estas são de leves a moderadas, e se resolvem dentro de 30 dias. Um médico com experiência significativa que usa injeções de ácido desoxicólico para o tratamento de SMF afirmou que 100% de suas pacientes experimentam reações no local da injeção, embora o procedimento e os efeitos colaterais sejam bem tolerados.[32] Medidas comuns, como uso de ibuprofeno, lidocaína e terapia com gelo, são eficazes no tratamento de algumas reações no local da injeção. Outros eventos adversos, incluindo lesão ao nervo mandibular marginal, disfagia, ulceração da pele e alopecia, geralmente são autolimitados, e não há uma recomendação de tratamento associada.

Tabela 8.2 Resumo das complicações relacionadas com a injeção de ácido desoxicólico

Complicação	Prevalência	Prevenção	Tratamento
Reações no local da injeção: dor e edema/inchaço	Dor: Até 84,6% dos pacientes em estudos clínicos[9,11,12,13] Em um estudo de fase IIIb, o pico da dor ocorreu dentro de 1-5 min do tratamento[33] Edema/inchaço: Até 67,8% dos pacientes em estudos clínicos[9,11,12,13]	Pré-tratamento com ibuprofeno (ou similar), lidocaína tópica e lidocaína injetável são úteis[29,32,33]	O tratamento da dor pós-procedimento geralmente é adequado com ibuprofeno (ou similar) Continue a aplicar gelo após o tratamento
Reações no local da injeção: Hematoma/hematoma	Até 72,9% dos pacientes em estudos clínicos[9,11,12,13]	Após consideração de história médica anterior e após discussão dos riscos *versus* benefícios, medicação de prescrição e suplementos com atividade anticoagulante conhecida (aspirina etc.) pode ser descontinuada, idealmente 10 dias antes do tratamento[29] A pré-injeção com lidocaína contendo epinefrina é recomendada para reduzir o hematoma[33]	Se ocorrer hematoma, o uso de *laser* de corante pulsado e de outros *lasers* pode ajudar na dissipação do hematoma[40]
Lesão ao nervo resultando em sorriso assimétrico	Em estudos clínicos, eventos de lesão ao nervo foram temporários e se resolveram sem sequelas em 0,9%-4,3% dos sujeitos, em um intervalo de 4-115 dias[9,12,13]	Planeje cuidadosamente a área de tratamento para evitar "zona sem tratamento" descrita na Seção 8.2.5, Complicações Comuns. Injete apenas no espaço subcutâneo médio (não no platisma ou mais profundo), evitando a injeção em pacientes com músculo platisma magro, atrófico ou com anatomia alterada decorrente de procedimentos anteriores no pescoço/face[30]	Todos os casos de lesão ao nervo relatados em estudos clínicos foram autolimitados (duração de 1-298 dias, em média 44 dias)[9,12,13,27] Medicação anti-inflamatória (ibuprofeno ou prednisona) pode ser considerada, mas não foi estudada para esse uso
Disfagia	Em estudos clínicos, notou-se disfagia em 1,6%-2,5% dos pacientes[9,12]	Obtenha as histórias de saúde atual e passada, incluindo quaisquer problemas de deglutição	Em estudos clínicos, disfagia teve autorresolução em todos os casos relatados, com duração média de 2,5-4 dias[91]
Ulceração da pele	Relatos de casos clínicos;[31,36] incidência exata desconhecida[27]	Evite injeções superficiais (dentro da derme)	Cuidados à ferida e retardo/interrupção de outras injeções até a resolução completa
Alopecia em local de injeção	Relatos de casos clínicos;[37,38,39] incidência exata desconhecida[27]	Nenhum método de prevenção tem sido proposto. Pacientes masculinos devem ser bem informados deste possível efeito colateral	Nenhum tratamento foi proposto/estudado

8.5 Conclusão

Em síntese, em pacientes selecionados, a injeção de ácido desoxicólico é um tratamento relativamente seguro e eficaz para SMF. Cuidadosas considerações sobre anatomia submentual, técnica adequada de injeção e triagem completa e de seleção do paciente podem minimizar o risco de eventos adversos e maximizar a probabilidade de um resultado estético satisfatório.

Referências

[1] Baumann L, Shridharani SM, Humphrey S, Gallagher CJ. Personal (self) perceptions of submental fat among adults in the United States. Dermatol Surg. 2019;45(1):124-130.
[2] Raveendran SS, Anthony DJ, Ion L. An anatomic basis for volumetric evaluation of the neck. Aesthet Surg J. 2012;32(6):685-691.
[3] Thomas WW, Bloom JD. Neck contouring and treatment of submental adiposity. J Drugs Dermatol. 2017;16(1):54-57.
[4] Koehler J. Complications of neck liposuction and submentoplasty. Oral Maxillofac Surg Clin North Am. 2009;21(1):43-52, vi.
[5] Kybella (deoxycholic acid) injection [package insert]. 2018; https://www.accessdata.fda.gov/drugsatfda_docs/label/2018/206333s001lbl.pdf. Accessed November, 2019.
[6] Belkyra (deoxycholic acid injection) [product monograph]. http://allerganweb-cdn-prod.azureedge. Accessed November, 2019.
[7] US Food and Drug Administration. FDA approves treatment for fat below chin. 2015; https://www.fda.gov/newsevents/newroom/pressannouncements/ucm444978.htm. Accessed November, 2019.
[8] Ascher B, Hoffmann K, Walker P, Lippert S, Wollina U, Havlickova B. Efficacy, patient-reported outcomes and safety profile of ATX-101 (deoxycholic acid), an injectable drug for the reduction of unwanted submental fat: results from a phase III, randomized, placebo-controlled study. J Eur Acad Dermatol Venereol. 2014;28(12):1707-1715.
[9] Jones DH, Carruthers J, Joseph JH, et al. REFINE-1, a multicenter, randomized, double-blind, placebo-controlled, phase 3 trial with ATX-101: an injectable drug for submental fat reduction. Dermatol Surg. 2016;42(1):38-49.
[10] Rzany B, Griffiths T, Walker P, Lippert S, McDiarmid J, Havlickova B. Reduction of unwanted submental fat with ATX-101 (deoxycholic acid), an adipocytolytic injectable treatment: results from a phase III, randomized, placebocontrolled study. Br J Dermatol. 2014;170(2):445-453.
[11] McDiarmid J, Ruiz JB, Lee D, Lippert S, Hartisch C, Havlickova B. Results from a pooled analysis of two European, randomized, placebo-controlled, phase 3 studies of ATX-101 for the pharmacologic reduction of excess submental fat. Aesthetic Plast Surg. 2014;38(5):849-860.
[12] Humphrey S, Sykes J, Kantor J, et al. ATX-101 for reduction of submental fat: a phase III randomized controlled trial. J Am Acad Dermatol. 2016;75(4):788-797.e7.
[13] Glogau RG, Glaser DA, Callender VD, et al. A double-blind, placebo-controlled, phase 3b study of ATX-101 for reduction of mild or extreme submental fat. Dermatol Surg. 2019;45(12):1531-1541.
[14] Humphrey SB, Ashish CB, Green LJ, et al. Improvements in submental fat achieved with the use of ATX-101 (deoxycholic acid injection) are maintained over time: three-year follow-up data from the phase 3 REFINE trials. J Am Acad Dermatol. 2019;79(3):AB163.
[15] Deeks ED. Deoxycholic acid: a review in submental fat contouring. Am J Clin Dermatol. 2016;17(6):701-707.
[16] Duncan D, Rotunda AM. Injectable therapies for localized fat loss: state of the art. Clin Plast Surg. 2011;38(3):489–501, vii.
[17] Rotunda AM, Suzuki H, Moy RL, Kolodney MS. Detergent effects of sodium deoxycholate are a major feature of an injectable phosphatidylcholine formulation used for localized fat dissolution. Dermatol Surg. 2004;30(7):1001-1008.
[18] Rotunda AM. Injectable treatments for adipose tissue: terminology, mechanism, and tissue interaction. Lasers Surg Med. 2009;41(10):714-720.
[19] Thuangtong R, Bentow JJ, Knopp K, Mahmood NA, David NE, Kolodney MS. Tissue-selective effects of injected deoxycholate. Dermatol Surg. 2010;36(6):899-908.
[20] Saedi N, Rad J. Injectable fat-reducing therapies: fat reduction. In: Orringer J, Murad A, Dover J, eds. Body Shaping: Skin Fat Cellulite. Procedures in Cosmetic Dermatology Series, vol. 91;2014.
[21] Bolognia J, Schaffer JV, Cerroni L. Dermatology. 4th edition. Philadelphia, PA: Elsevier; 2018: Clinical Key.
[22] Jones DH, Kenkel JM, Fagien S, et al. Proper technique for administration of ATX-101 (deoxycholic acid injection): insights from an injection practicum and roundtable discussion. Dermatol Surg. 2016;42 suppl 1:S275-S281.
[23] Shamban AT. Noninvasive submental fat compartment treatment. Plast Reconstr Surg Glob Open. 2016;4(12) Suppl Anatomy and Safety in Cosmetic Medicine: Cosmetic Bootcamp:e1155.
[24] Dunican KC, Patel DK. Deoxycholic acid (ATX-101) for reduction of submental fat. Ann Pharmacother. 2016;50(10):855-861.
[25] Renaut A, Orlin W, Ammar A, Pogrel MA. Distribution of submental fat in relationship to the platysma muscle. Oral Surg Oral Med Oral Pathol. 1994;77(5):442-445.
[26] Pacifico M. Treating the submental area. Aesthet J 2019.
[27] Biopharmaceuticals USFaDAK. Kybella Package Insert. Drugs@FDA: FDA-Approved Drugs. Reference ID: 4208989. FDA Drug Databases 2018.
[28] Ross DS. Clinical presentation and evaluation of goiter in adults. In: Cooper DSM, Jean E, ed. UpToDate. UpToDate, Waltham, MA. Accessed December 5th, 2019.
[29] Fagien S, McChesney P, Subramanian M, Jones DH. Prevention and management of injection-related adverse effects in facial aesthetics: considerations for ATX-101 (deoxycholic acid injection) treatment. Dermatol Surg. 2016;42 Suppl 1:S300-S304.
[30] Sorenson E, Chesnut C. Marginal mandibular versus pseudomarginal mandibular nerve injury with submandibular deoxycholic acid injection. Dermatol Surg. 2018;44(5):733-735.
[31] Sachdev D, Mohammadi T, Fabi SG. Deoxycholic acid-induced skin necrosis:

prevention and management. Dermatol Surg. 2018;44(7):1037-1039.

[32] Humphrey S. Management of patient experience with ATX-101 (deoxycholic acid injection) for reduction of submental fat. Dermatol Surg. 2016;42(12):1397-1398.

[33] Dover JS, Kenkel JM, Carruthers A, et al. Management of patient experience with ATX-101 (deoxycholic acid injection) for reduction of submental fat. Dermatol Surg. 2016;42 Suppl 1:S288-S299.

[34] Blandford AD, Ansari W, Young JM, et al. Deoxycholic acid and the marginal mandibular nerve: a cadaver study. Aesthetic Plast Surg. 2018;42(5):1394-1398.

[35] Ellenbogen R. Pseudo paralysis of the mandibular branch of the facial nerve after platysmal face-lift operation. Plast Reconstr Surg. 1979;63(3):364-368.

[36] Lindgren AL, Welsh KM. Inadvertent intra-arterial injection of deoxycholic acid: a case report and proposed protocol for treatment. J Cosmet Dermatol. 2019.

[37] Grady B, Porphirio F, Rokhsar C. Submental alopecia at deoxycholic acid injection site. Dermatol Surg. 2017;43(8):1105-1108.

[38] Souyoul S, Gioe O, Emerson A, Hooper DO. Alopecia after injection of ATX-101 for reduction of submental fat. JAAD Case Rep. 2017;3(3):250-252.

[39] Sebaratnam DF, Wong XL, Kim L, Cheung K. Alopecia following deoxycholic acid treatment for submental adiposity. JAMA Facial Plast Surg. 2019;21(6):571-572.

[40] Karen JK, Hale EK, Geronemus RG. A simple solution to the common problem of ecchymosis. Arch Dermatol. 2010;146(1):94-95.

Seção III

Dispositivos de Alta Energia: Prevenção e Tratamento de Complicações

9	*Resurfacing* a *Laser*	99
10	*Peelings* Químicos	111
11	Fontes de *Laser* e de Luz para Lesões Vasculares e de Pigmento	116
12	Radiofrequência e Radiofrequência com Microagulha	127
13	Complicações de Plasma Rico em Plaquetas e Microagulhamento	131

9 Resurfacing a Laser

E. Victor Ross

> **Resumo**
>
> Procedimentos minimamente invasivos na face, apesar de seguros em geral, estão sujeitos a complicações e efeitos colaterais. Alguns desses resultados são inevitáveis e não estão relacionados com erro do operador. No entanto, um bom conhecimento da anatomia local, dentro do contexto do local onde as feridas são criadas com várias intervenções, pode diminuir a probabilidade de complicações em curto e longo prazos.
>
> *Palavras-chave:* complicação, minimamente invasivo, face, *laser*, radiofrequência, segurança

9.1 Introdução

Nos últimos 30 anos muitos dispositivos de energia têm sido introduzidos na medicina estética. Uma característica crítica é a aplicação dessa energia no contexto da anatomia local. À medida que aplica a fonte de energia, o operador deve visualizar para onde está indo a energia e o efeito imediato sobre o tecido local. Nas interações energia-tecido, a elevação da temperatura é rápida; porém o resfriamento é lento, de modo que múltiplos pulsos na mesma área resultarão em um aumento rápido da temperatura local com consequências potencialmente catastróficas. Por outro lado, ao se aplicar um *laser* de luz amarela de pulso curto a uma área vermelha da pele com um único pulso, somente os alvos vermelhos locais ficarão aquecidos, de modo que a probabilidade de um tratamento grosseiramente excessivo se torna menor.[1,2] De fato, a maioria dos bons resultados na pele é determinada suavizando o resfriamento e o aquecimento de alvos específicos. A pele, especialmente a pele facial, pode resistir a uma carga térmica até um certo ponto, após o que um limiar é rompido, sendo observadas algumas vezes consequências catastróficas.

Hoje, não apenas o profissional precisa ser um médico conhecedor do *laser* e da luz, mas também precisa estar ciente das gradações da radiofrequência (RF) e da energia de ultrassom. Para estar seguro, o médico que faz o tratamento deve permanecer vigilante na avaliação em tempo real de alvos superficiais na pele. Para alvos mais profundos, o operador deve predizer com acurácia onde e quando ocorrerá o aquecimento. Nas seções seguintes, são apresentados os pontos para as interações energia-tecido para aumentar a segurança e minimizar as complicações na pele facial.

9.2 Pontos-chave para Maximizar a Segurança com *Lasers* e Outros Dispositivos de Energia

A espessura da pele varia por toda a face. Os três componentes da cútis são a epiderme, derme e gordura. A espessura da epiderme é regularmente constante com exceção da pele da pálpebra, onde os três componentes são muito mais finos que suas contrapartes não palpebrais.[3]

A maioria dos dispositivos deve ser estudada em relação ao local onde eles aquecem (veja ▶ Fig. 9.1). Podemos dividir os dispositivos por profundidades relativas de aquecimento e se são seletivos ou não seletivos (sendo definido como seletividade o dispositivo que preferencialmente tem por alvo uma pequena estrutura com base nos "agentes de contraste", como melanina ou hemoglobina)[1,4] (▶ Fig. 9.2).

A maioria dos dispositivos fracionados e de outros sistemas de aquecimento de superfície não é seletiva; ao contrário, seus alvos são com base na geometria espacial do microfeixe em relação ao volume geral da pele. A seletividade baseia-se também no tempo de exposição da pele ao feixe, e se trata-se de uma aplicação de um feixe largo (> 1 mm) ou fracionado.[5]

9.3 Pontos-chave para Maximizar a Segurança com *Laser*s de Penetração Mais Superficial e Dispositivos de Energia

- Visualize a ferida sendo criada.
- Preste atenção à superfície da pele.
- Use magnificação, se necessário, para melhorar o *feedback*.
- Evite o aquecimento concentrado nessa área.
- Aplique resfriamento à superfície, se indicado.

9.4 Sistemas de *Laser* Fracionado

A maioria dos *lasers* fracionado só penetrará até cerca de 1 mm, mesmo com múltiplas passagens, de modo que é improvável qualquer lesão nervosa ou vascular catastrófica. O principal risco é o superaquecimento da pele fina da porção facial inferior e regiões pré-auriculares, onde devem

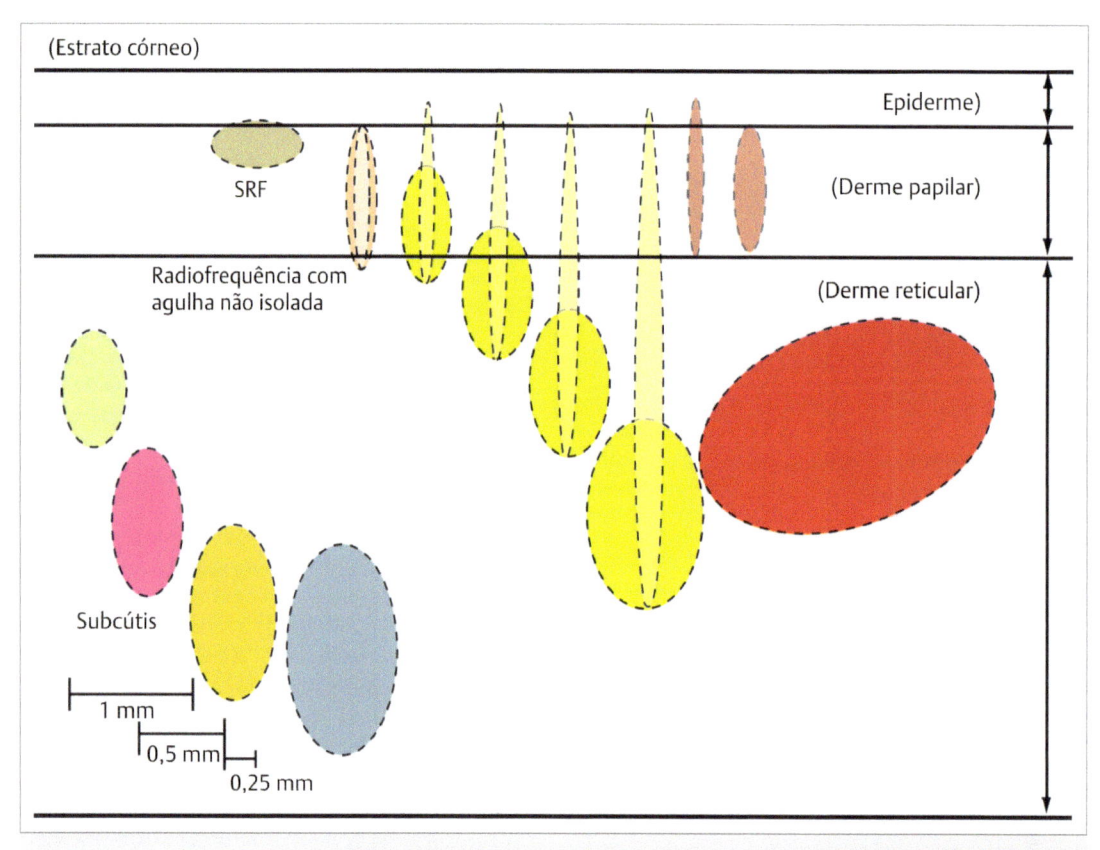

Fig. 9.1 Esquema da pele e lesões por várias tecnologias em que a água é o alvo. SRF, radiofrequência superficial.

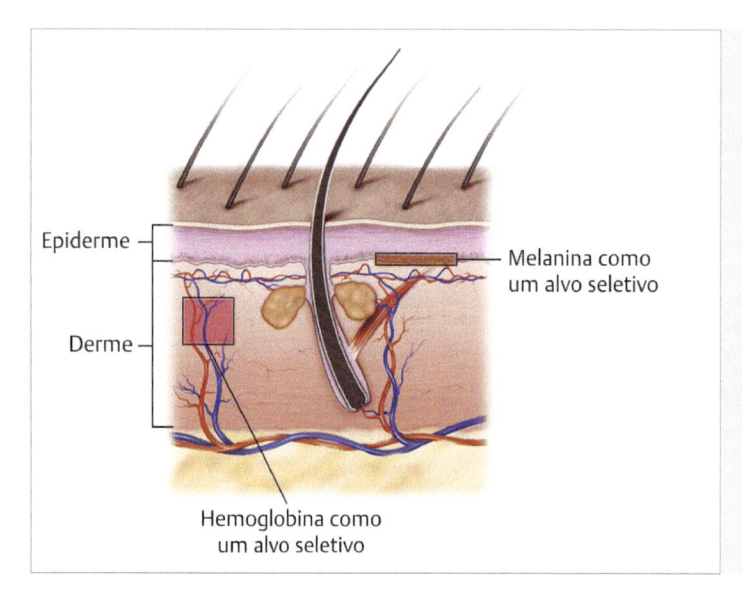

Fig. 9.2 Esquema mostrando a pele onde os alvos são a hemoglobina (HgB) e a melanina. (Esta imagem foi fornecida por cortesia do Dr. Paul J. Carniol.)

ser aplicadas densidades mais baixas e menores profundidades.

Uma característica dos *lasers* fracionados é que o tratamento é realizado por receita e não por metas. A formação macroscópica de bolhas ou a retração tecidual extrema imediata deve alertar o operador sobre o excessivo tratamento potencial; porém um ponto-chave é monitorizar o mostrador do sistema no que se refere à aplicação de varreduras e o número de microfeixes/cm². Essas observações devem ser feitas no contexto de resfriamento da superfície e tamanho da região que é tratada. Em termos gerais, passagens aplicadas sobre grandes áreas resultarão em maior

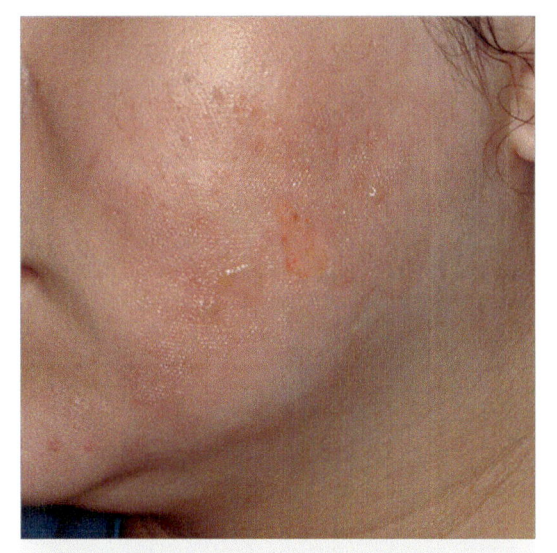

Fig. 9.3 Bolha após *laser* fracionado não ablativo de aplicação muito rápida sobre área muito pequena de modo que ocorreu excesso de aquecimento.

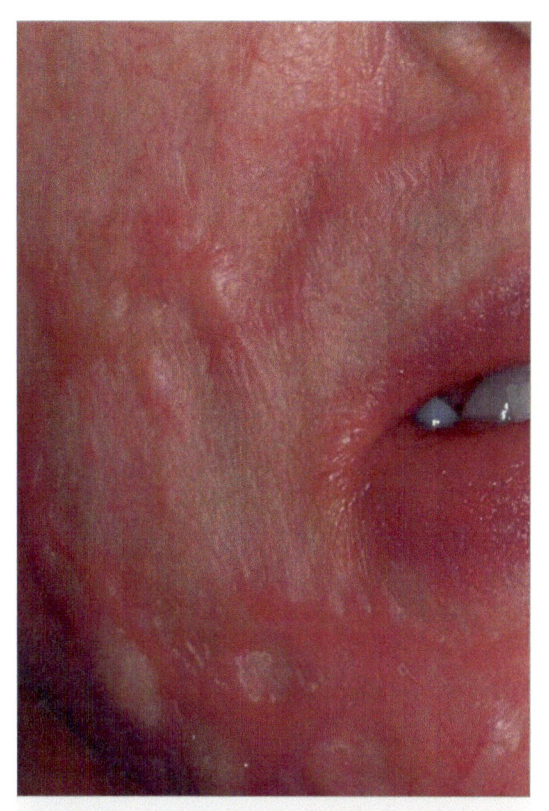

Fig. 9.4 Formação cicatricial após *laser* fracionado ablativo, em configurações desconhecidas.

resfriamento do tecido entre as passagens, pois há mais tempo entre as passagens consecutivas. Por exemplo, ao fazer o tratamento de formação cicatricial localizada na bochecha, onde houver apenas uma pequena placa de cicatrização de acne, caso sejam aplicadas de quatro a cinco passagens de maneira relativamente rápida, a pele não terá oportunidade de se resfriar, sendo possível o superaquecimento e a formação de bolhas (▶ Fig. 9.3, bolhas faciais). Em geral, com maior profundidade e densidade, são mais prováveis os efeitos colaterais. Além disso, com base em argumentos sobre superfície-volume, feixes fracionados menores irão se resfriar mais rapidamente do que os feixes mais largos.

9.4.1 Sistemas de *Laser* Fracionado Não Ablativo

Os sistemas de *laser* fracionado não ablativo incorporam comprimentos de onda que são mal absorvidos pela água, quando comparados aos *lasers* de dióxido de carbono (CO_2) e érbio-ítrio-alumínio-granada (YAG).[5] Assim como ocorre com suas contrapartes ablativas, o principal risco é realizar as varreduras ou pulsos muito próximos uns dos outros, ou não permitir o resfriamento entre as varreduras ou entre os movimentos do tipo carimbar. Também existem *lasers* "híbridos" que incluem tanto os comprimentos de onda altamente absorvíveis, como os fracamente absorvíveis. Os exemplos incluem 1.550 e 1.927 nm e 1.470 e 2.940 nm, respectivamente. Em áreas de melasma preexistente, qualquer tecnologia de aquecimento superficial, ablativa ou não ablativa, seja fracionada ou não fracionada, pode exacerbar a condição.[6]

Ao usar *lasers* fracionados, o operador deve conhecer as gradações do dispositivo para manter a segurança. A maioria desses dispositivos incorpora três configurações: mJ/microfeixe (que determina a profundidade da microferida), espaçamento de ponto (o espaço entre as feridas adjacentes que determina a densidade) e intervalo de pulso entre as varreduras adjacentes. O novato deve empregar os três parâmetros no lado inferior e aumentar os ajustes, à medida que as condições permitirem. Muitos *lasers* incluem a porcentagem de cobertura (cobertura transversal) como um dos parâmetros. Esses valores devem ser interpretados com cuidado, pois as fórmulas dos fabricantes são variáveis para a determinação. Por exemplo, um *laser* CO_2 fracionado é aplicado na face com valores que chegam a 70 mJ, e a densidade a 50% na interface gráfica do usuário (GUI), enquanto um outro *laser* poderia mostrar o mesmo desfecho clínico com ajustes (na GUI) de apenas 30 mJ e densidade de 20%. O resultado pode ser uma formação cicatricial, se o profissional não atuar em conformidade com as gradações de um determinado sistema (▶ Fig. 9.4).

9.4.2 Microagulhamento e RF com Pinos/Agulhas

Vários sistemas de pinos e agulhamento têm sido aplicados no rejuvenescimento da pele facial. Para microagulhamento somente (seja com o uso de um dispositivo de rolagem ou um dispositivo motorizado do tipo máquina de costura), a maioria dos dispositivos é bem tolerada, e o procedimento, com ou sem plasma rico em plaquetas (PRP), tende a ser livre de efeitos colaterais.[7] As complicações mais sérias estão associadas à infusão de produtos tópicos não estéreis dentro da derme.[8] Alguns profissionais aplicam os produtos tópicos e em seguida usam os sistemas de agulhamento, no intuito de introduzir esses agentes na pele viável; porém, no caso de produtos que não se destinam ao uso dérmico, os riscos de infecção e de reações granulomatosas são maiores.[9] Uma boa regra é infundir somente aqueles compostos destinados ao uso dérmico. Marcas de "trilhos" têm sido relatadas com dispositivos de microagulhamento.[10]

As lesões de RF fracionada são criadas por feridas mais profundas de "agulha" (600-3.500 μm) ou feridas mais superficiais de "pino" (50-500 μm) (▶ Fig. 9.5). Atualmente existem mais de 15 sistemas disponíveis nos Estados Unidos que utilizam esses pinos/agulhas dentro da pele. Na configuração típica com agulhas, em uma área de 1 cm^2 são inseridas de 25 a 49 agulhas. As agulhas são inseridas simultaneamente, permanecem na pele por 50 milissegundos a 4 segundos e, dependendo da configuração e/ou do dispositivo específico, são retraídas. Os tamanhos das microferidas variam desde cilindros muito pequenos (100 μm de largura e 400 μm de profundidade, a geometrias com tamanho de um "grão de areia") até o "grão do tipo arroz" maior, dependendo da largura do pulso, tipo de agulha e profundidade da inserção.[11,12]

Têm sido expressas preocupações com os *lasers* fracionados que interferem em preenchedores anteriormente aplicados, mas a maioria das aplicações de preenchedor tem demonstrado serem mais profundas do que os aspectos mais profundos das lesões verticais criadas por esses dispositivos.[13,14] Mais recentemente, dados mostram que alguns dispositivos mais profundos com agu-

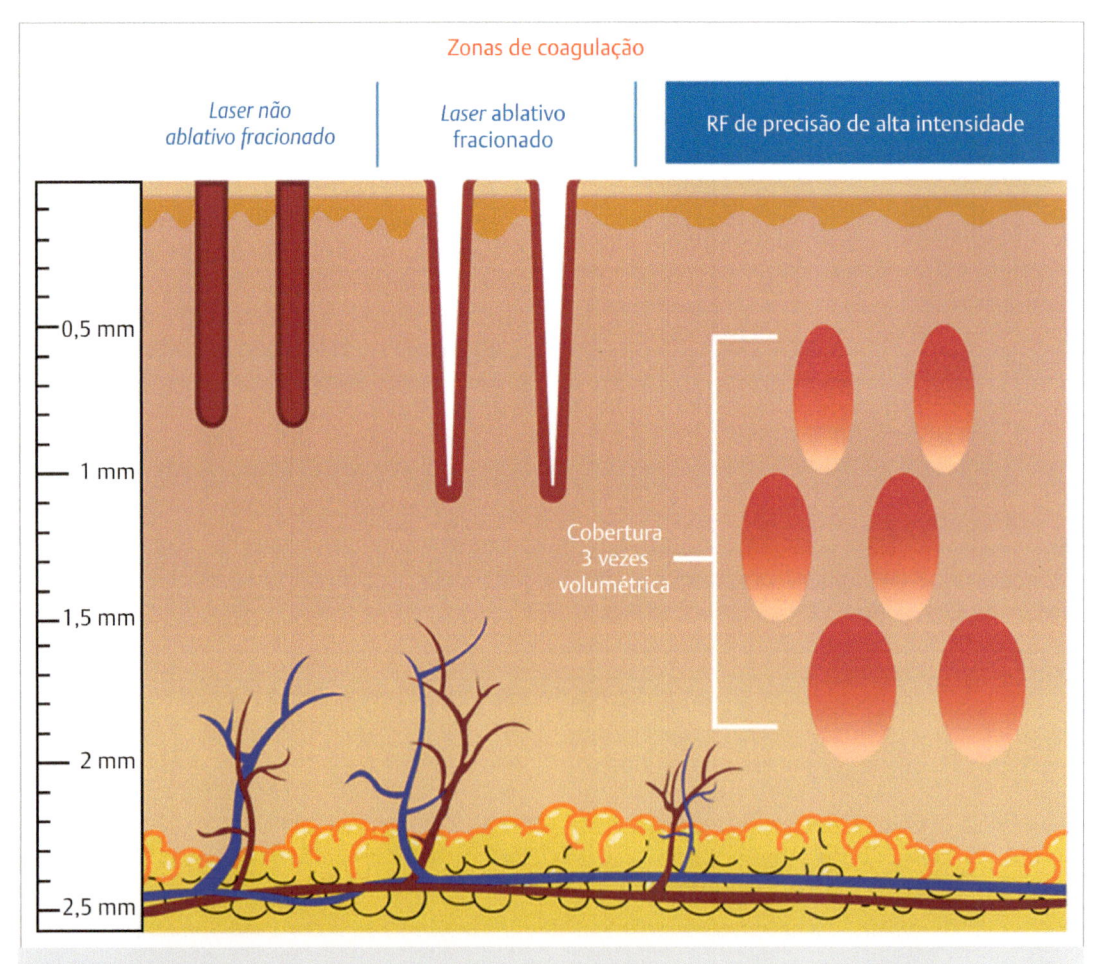

Fig. 9.5 Esquema mostrando a posição relativa de lesões por *laser* fracionado e microagulhamento por radiofrequência com agulhas isoladas.

lha podem comprometer os preenchedores, mas existe apenas uma publicação,[15,16] sugerindo um papel clinicamente impactante dos dispositivos mais profundos, em que Weiss *et al.* demonstraram que dispositivos de RF mais profundos com agulha podem afetar os preenchedores de ácido hialurônico (HA) aplicados superficialmente. Ainda, em uma base volumétrica, é improvável que o dispositivo fracionado "dissolva" os preenchedores a ponto de alterar o contorno da face.

9.5 Tratamento Ablativo Não Fracionado

Os *lasers* ablativos não fracionados têm sido usados há mais de 25 anos em aplicações na pele (**Vídeo 9.1**).[17-21] Tanto o érbio-YAG *laser* como o *laser* CO_2 inicialmente eram aplicados a profundidades totais de lesão de 120 a 400 μm, dependendo da aplicação e da região anatômica local. A maioria das complicações pode ser evitada, dedicando-se cuidadosa atenção à superfície da pele durante o tratamento. O *laser* CO_2, quando aplicado de tal forma que as profundidades totais da lesão (ablação + dano térmico residual – RTD) sejam inferiores a 100 μm, normalmente é bem tolerado, e com prevenção de infecção ou tratando a pele irradiada, a face deverá cicatrizar rapidamente, sendo necessários menos de 10 dias para se completar a reepitelização. A prevenção de complicações relaciona-se primariamente com a profundidade do tratamento. As áreas onde é mais provável que a cicatrização seja demorada são as porções inferiores das bochechas, onde a pele se comporta de modo muito semelhante à pele do pescoço (▶ Fig. 9.6). Com o *laser* CO_2, normalmente apenas uma passagem deve ser aplicada sobre as porções lateral e inferior da face e sobre a testa, caso se desejem evitar hipopigmentação e alterações da textura, que são as complicações mais comuns em longo prazo (▶ Fig. 9.7). Quando se prossegue na direção da porção central da face, o aquecimento mais profundo é tolerado. Normalmente, aplicam-se mais de uma passagem do *laser* CO_2 não fracionado somente na região perioral imediata, onde a pele pode tolerar uma lesão mais profunda. O papel da limpeza entre as sucessivas passagens tem sido explorado em múltiplos estudos, sendo o mais recente o de Niamtu.[22,23] Ele descobriu que os resultados eram similares com ou sem limpeza, mas que a recuperação era melhor sem a limpeza entre as passagens, presumivelmente por permitir que a pele desnaturada atue como

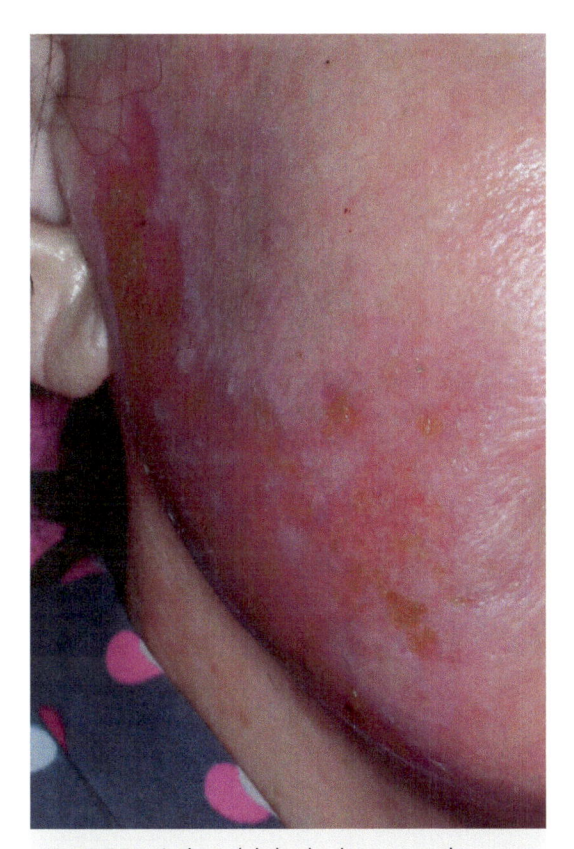

Fig. 9.6 Porção lateral da bochecha mostrando aquecimento retardado *versus* porção central da bochecha após *laser* totalmente ablativo (10 dias após aplicação do *laser*).

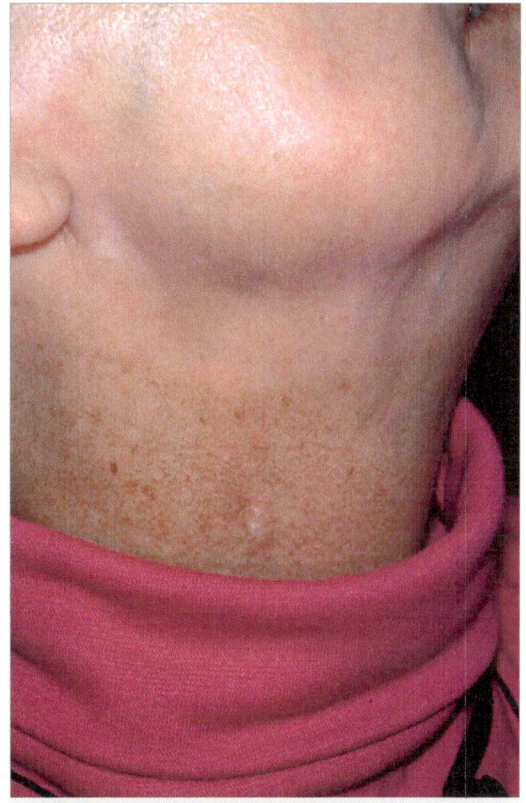

Fig. 9.7 Hipopigmentação em longo prazo das porções inferiores da bochecha e porção superior do pescoço após aplicação de *laser* CO_2 totalmente ablativo em pele tipo II com bronzeamento actínico.

um curativo biológico. Assim como o Dr. Niamtu, descobrimmos que as linhas periorais respondem bem exclusivamente aos *lasers* totalmente ablativos, seja de CO_2 ou érbio-YAG.

Infelizmente, a realização de uma série de procedimentos menos invasivos (seja com érbio-YAG *laser* fracionado ou de CO_2, o *resurfacing* fracionado não ablativo [NAFR] ou microagulhamento) não alcançou resultados satisfatórios, mesmo após cinco a seis tratamentos a intervalos de 6 a 8 semanas. Caso se examine o conjunto da literatura sobre *resurfacing* nos últimos 25 anos, os dados sugerem que existe um limiar de profundidade de lesão para se obter uma adequada redução das rugas na área perioral e que, abaixo desse limiar único de tratamento, os resultados são tipicamente decepcionantes, particularmente no caso de rítides periorais mais profundas associadas à elastose solar grave. Fora das linhas periorais mais profundas, os *lasers* fracionados ablativos funcionam razoavelmente bem (*i. e.*, nas linhas da bochecha).

Para as linhas periorbitais e as linhas da testa, os neuromoduladores estão associados a uma relação risco-benefício mais atraente do que as intervenções à base de energia. Muitos pacientes insistem em usar *lasers* para todas as linhas e rejuvenescimento, pois não desejam fazer visitas regulares à clínica para receber uma dose de preenchedores e neuromoduladores. Porém, uma franca discussão, abordando os benefícios e os riscos, bem como a natureza complementar dos dispositivos, neuromoduladores e preenchedores, muitas vezes suaviza essa situação. A atenuação de complicações com a diminuição do risco de depender excessivamente de qualquer intervenção é um argumento convincente para reduzir a taxa geral de complicações faciais dos pacientes.

Em relação ao érbio-YAG *laser*, a quantidade de material removido em geral é diretamente proporcional à fluência por passagem. Logo, pode-se calcular a profundidade total da lesão multiplicando-se o número de fluência por passagem, baseando a quantidade de material removido por um valor bastante consistente de 3 a 4 $\mu m/J/cm^2$.[24] Alguns profissionais confiam no sangramento como um possível resultado das aplicações de érbio-YAG não fracionado. Nossa experiência, porém, tem sido de que o sangramento é bastante variável depois que o feixe incide na derme. Por exemplo, um paciente com telangiectasia pode ter um sangramento ativo, enquanto um paciente com um rosto menos avermelhado pode sangrar muito menos com a mesma profundidade total de ablação. Em alguns pacientes, particularmente aqueles propensos ao sangramento (p. ex., com aspirina), depois de contato com a derme, o sangramento pode ser tão ativo que as passagens adicionais do *laser* são comprometidas pelo sangue na superfície. O uso de um érbio-YAG *laser* pulsado mais longo pode diminuir o sangramento, adicionando-se um pouco de coagulação.[25] Além disso, a aplicação de *spray* de trombina após várias passagens pode reduzir o sangramento e permitir passagens adicionais.

Um dispositivo relativamente novo no mercado é uma ferramenta de plasma de hélio (plasma J), que usa RF para estimular o gás hélio.[26] A taxa de fluxo, potência da RF e a velocidade da mão do operador podem todos determinar a quantidade do dano térmico à superfície. Embora chamado de plasma frio, a reação é de natureza térmica, uma vez que a energia dos elétrons livres seja transferida para a superfície da pele. O fabricante alega um grau mais alto de segurança *versus lasers* CO_2 e outras tecnologias, mas como qualquer interação térmica, tem sido observado excessivo aquecimento (▶ Fig. 9.8).

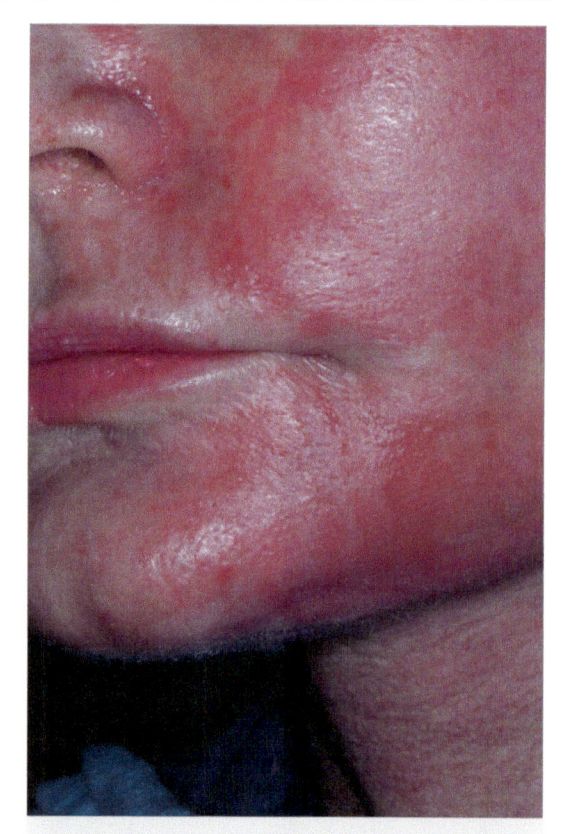

Fig. 9.8 Três meses após tratamento das bochechas com plasma de hélio mostrando grave eritema e leve formação cicatricial, assim como alterações da textura.

9.6 Pontos-chave para Maximizar a Segurança na Área do Olho

As áreas periorbitais são particularmente vulneráveis à lesão e deve-se considerar a distribuição da energia de *laser* no contexto de características microanatômicas do globo ocular e tecido circundante.

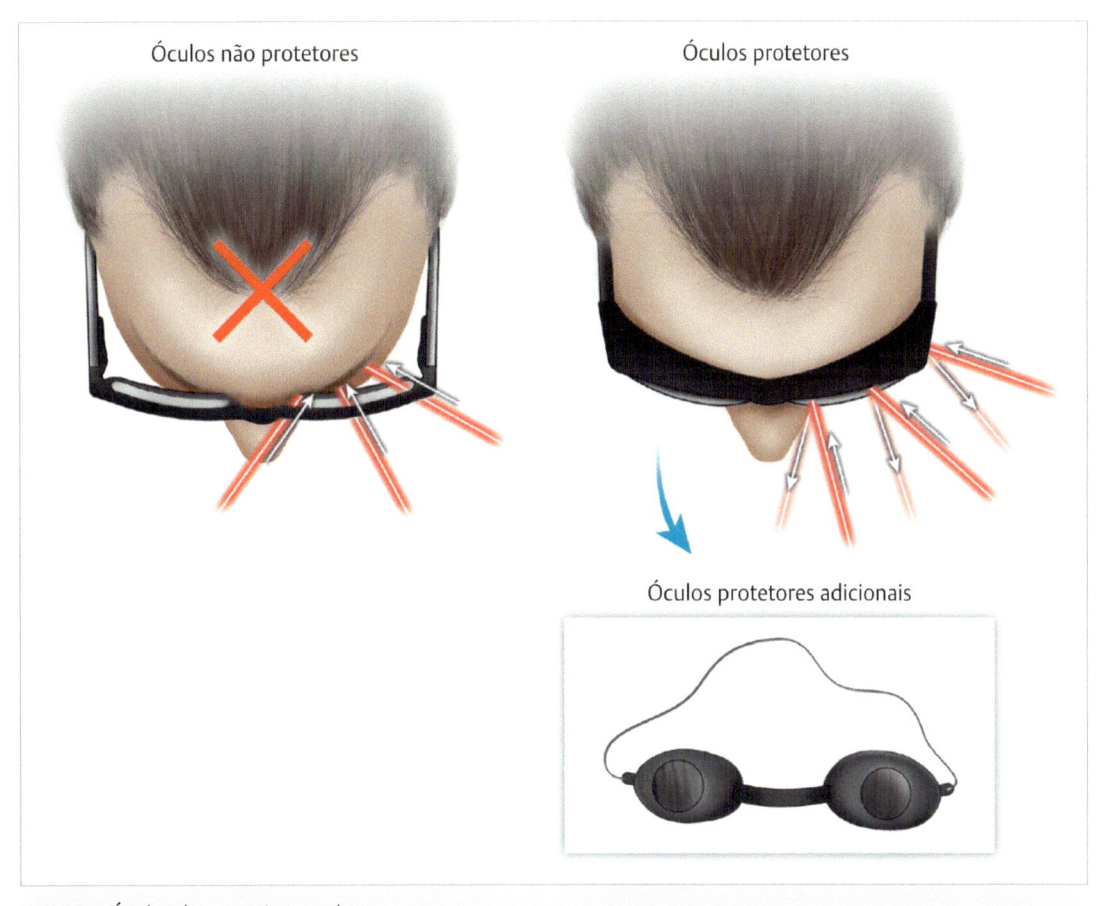

Fig. 9.9 Óculos de proteção para *laser*.

A maioria das lesões oculares ocorre quando há inadequada proteção ou um precário conhecimento sobre a distribuição do aquecimento em função de espaço e tempo em relação à superfície da pele (▶ Fig. 9.9).

A exposição máxima permitida (MPE) é a densidade mais alta de potência ou densidade da energia (em W/cm^2 ou J/cm^2) de uma fonte de luz que é considerada segura (*i. e.*, com mínima probabilidade de causar dano). Esses valores tendem a ser menores que *lasers* Q-switched de 1.064 nm, em que o pulso curto cria um impacto mais violento sobre a retina que os *lasers* pulsados mais longos.

As principais preocupações em relação ao olho referem-se à exposição à luz visível e a tecnologias de luz visível infravermelha próxima (NIR). Esses comprimentos de onda podem penetrar muito profunda e provavelmente danificam uma retina sem proteção. As lesões geralmente são irreversíveis (▶ Fig. 9.10). Por outro lado, embora as lesões corneanas possam ser graves, as lesões muito superficiais podem resolver-se por si sós, enquanto as mais profundas podem ser corrigidas por meio de cirurgia de córnea.

Comprimentos de onda menores (400-595 nm) e combinações de pontos de pequeno tamanho têm menos probabilidade de penetrar a pele fina da pálpebra. Comprimentos de onda mais longos (> 755 nm) em pontos maiores acarretam maior risco de penetração palpebral e danos às estruturas centrais do olho (íris, córnea e retina). No caso de *lasers* de *resurfacing* e tecnologias fracionadas não ablativas, a córnea e o cristalino são as estruturas oculares mais vulneráveis ao feixe.

Uma dificuldade a enfrentar é a remoção de tatuagem de delineador. Novamente, a proximidade do feixe de *laser* requer a inserção de um escudo protetor interno; normalmente um *laser* NIR seria aplicado nesse caso, mas quando o escurecimento paradoxal da tinta é um risco, *lasers* ablativos podem ser aplicados com cuidado diretamente ao longo da margem palpebral. Quando são usados *lasers* de *resurfacing* na área do olho, são necessários protetores oculares internos ao trabalhar dentro da órbita.

Além disso, os dentes devem ser considerados um alvo em potencial dos *lasers* de *resurfacing*, havendo relatos sobre lesões dentárias com érbio-YAG e CO_2 *lasers*.[27] Normalmente aplicamos gaze úmida sobre os dentes (5 × 5 cm). Um rolo dental úmido é uma alternativa.

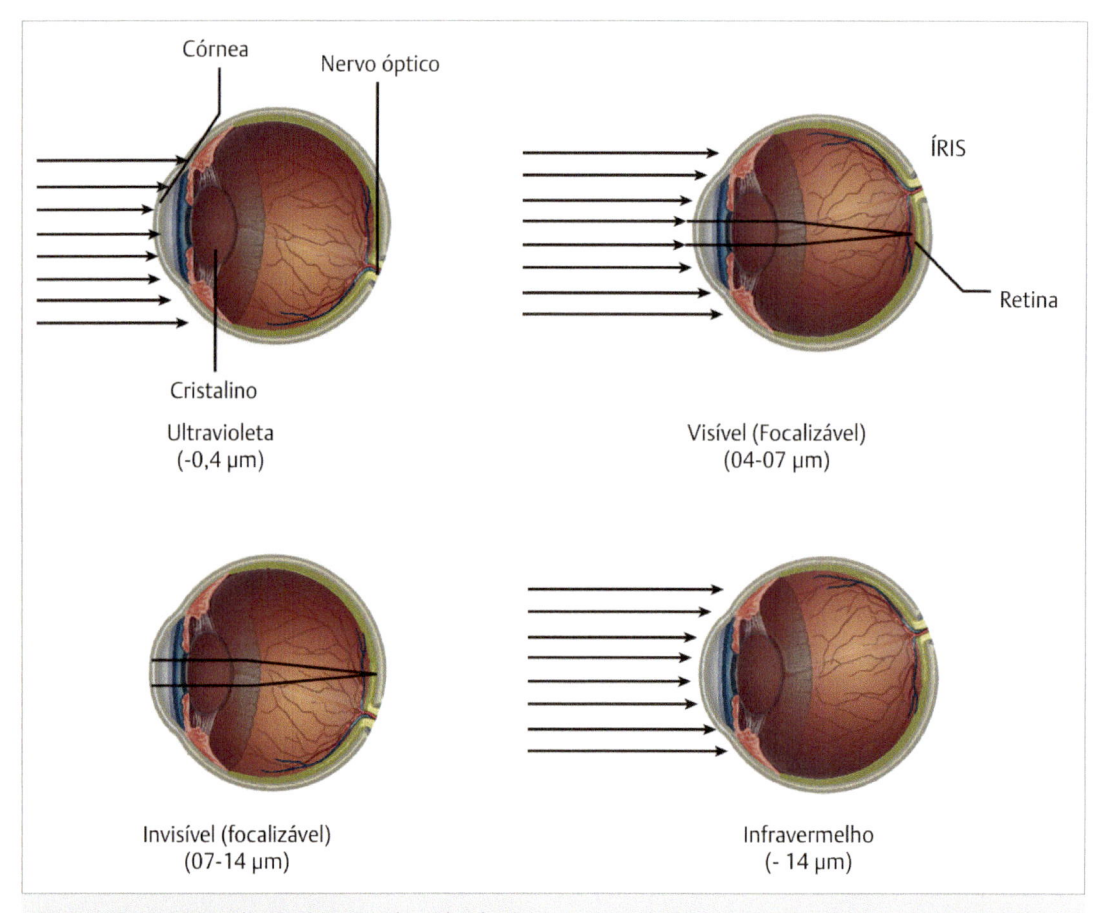

Fig. 9.10 Várias faixas de comprimento de onda e lesões potenciais às estruturas oculares.

Anestésicos tópicos de natureza mais líquida e suscetíveis à migração através da pálpebra devem ser evitados ao redor dos olhos, a não ser que haja segurança especificamente para o olho. O pH de muitos desses compostos é alto e tem sido implicado em dano corneano.[28] No caso de *resurfacing* palpebral, particularmente na pálpebra superior, em que é mais provável que um analgésico tópico "corra" dentro do globo ocular, injetar um anestésico é preferível. Recomendamos o uso de seringa Luer lock de 1 mL e agulha calibre 30, sempre mantendo a agulha em um plano muito superficial para que o globo ocular não seja inadvertidamente penetrado. A seringa de 1 mL permite ao operador aplicar uma delicada pressão para que seja possível a aplicação precisa de pequenos volumes de anestésico. Lidocaína tamponada minimiza muito a dor.

Para a maioria dos *lasers* fracionados e ablativos, os pelos não constituem um problema de interação imediata com o tecido (LTI) ou de sequelas pós-tratamento com o *laser*, mas em homens, barbear-se no dia do tratamento minimizará a carbonização dos pelos superficiais; além disso um rosto recém-barbeado aumenta a absorção dos anestésicos tópicos.

9.7 Pontos-chave para Maximizar a Segurança na Área Perioral/da Bochecha

A pele da porção lateral da bochecha e a da porção superior do pescoço são especialmente vulneráveis à formação cicatricial após aplicação de *laser*. A porção central da face, mais espessa e dotada de mais glândulas sebáceas, tolerará configurações mais agressivas de energia que as porções faciais lateral e inferior. As margens mandibulares e as áreas pré-auriculares são particularmente suscetíveis a lesões, e uma abordagem leve, com ajustes gradualmente decrescentes do *laser*, é melhor para o terço inferior da bochecha, onde a pele se comporta de modo muito semelhante à pele do pescoço em relação à cicatrização de ferida. Geralmente aplicamos configurações muito mais baixas sobre a porção lateral da bochecha, na face de pacientes submetidos ou não a *lifting* facial.

9.8 Pontos-chave para Maximizar a Segurança em Diferentes Tipos de Pele

Quando tratamentos a *laser* são aplicados à pele, existem dois mecanismos de lesão térmica à epiderme. Um é o dano direto à epiderme com base na absorção primária de melanina, e o outro é o dano não seletivo à pele, em que a água é o cromóforo (*lasers* mais fracionados). Aquecimento excessivo da pele e retardo na cicatrização das feridas podem resultar em despigmentação e formação cicatricial.

9.9 Pele Étnica

A pele escura se comporta na maioria das vezes como a pele menos pigmentada com algumas notáveis exceções. Com o *laser* de interação imediata com o tecido, a melanina na epiderme pode criar aquecimento excessivo em locais em que são aplicadas luz visível ou tecnologias NIR. Porém, mesmo quando são empregadas abordagens não seletivas, em que a água é o alvo, embora a reação inicial seja idêntica à de um paciente de pele clara, a sequência de cicatrização das feridas pode resultar em hiperpigmentação pós-inflamatória (PIH) e cicatrização hipertrófica.

A PIH geralmente se resolve e no caso das feridas faciais, a cicatrização tende a ocorrer da mesma forma que em pacientes de pele mais clara (▶ Fig. 9.11). Ouve-se falar com frequência sobre os riscos da hipopigmentação em pacientes de pele mais escura. Embora, realmente, essa complicação possa ocorrer, especialmente se as feridas forem muito profundas, com mais frequência, os pacientes tendem a voltar à sua cor de pele constitutiva, e na maioria dos casos a hipopigmentação ocorre quando pacientes caucasianos cronicamente bronzeados são tratados com *lasers* de *resurfacing* (▶ Fig. 9.7). Os *lasers* fracionados têm sido úteis para reduzir a frequência da hipopigmentação tanto em pacientes mais escuros, como em mais claros.

Para minimizar as alterações de pigmentação pós-inflamatórias (PIPA) e outras reações adversas após procedimentos ablativos, uma abordagem minimalista é favorecida. Existem múltiplas pomadas de fabricação farmacêutica, com direito de propriedade, que prometem uma cicatrização mais rápida, mas a cada ingrediente adicionado, há risco de irritação. Caso seja utilizado um desses produtos, recomendamos que seja aplicado em uma pequena área da testa por um dia, antes de aplicá-lo em toda a área tratada. Em relação à preparação da pele, na maioria dos procedimentos a *laser* e procedimentos à base de energia, nenhuma preparação especial é necessária, a não ser deixar o rosto livre de resíduos. Para pacientes em alto risco de PIH, recomendamos um curso de 10 dias de corticoides tópicos fortes (logo que se completar a reepitelização no caso de procedimentos ablativos e imediatamente após o tratamento quando se trata de procedimentos não ablativos) e proteção solar absoluta. Uma dificuldade importante encontrada nos cuidados pós-operatórios é a dermatite e/ou acne causada por emolientes tópicos. Essa observação é mais comum na área de pescoço e peito, mesmo quando essas áreas não tenham sido tratadas. Uma variedade de produtos à base de petrolato ou óleo mineral tem sido implicada, mesmo aqueles sem conservantes, e em alguns casos as erupções cutâneas se estendem para além da região da aplicação do tratamento. Vários compostos alternativos têm sido sugeridos para diminuir a probabilidade desse fenômeno, incluindo cremes tópicos à base de silicone. Em alguns pacientes, evitar os produtos contendo álcool de cera de lã ou lanolina possibilitará uma cicatrização normal das feridas.

O uso pré-operatório de hidroquinona (HQ) para preparar a pele é controverso. A teoria é que a formação de melanina seja suprimida antes da exposição ao *laser*. O único estudo bem controlado não demonstrou diferença em PIH com base em pré-tratamento da pele com HQ por 2 semanas *versus* controle.[29] Normalmente não realizamos pré-tratamento da pele, mas confiamos em intervenção precoce com corticoides, HQ e posteriormente com retinoides para suprimir e tratar PIH inicial, que tende a ocorrer já aos 7 dias após o *resurfacing*. Em nossa experiência, qualquer procedimento a *laser* pode criar PIH; porém, constatamos que o érbio-YAG *laser*, desde que a profundidade e a densidade das feridas fracionadas sejam pequenas, e nos casos com lesões confluentes, desde que a profundidade da ablação seja < 20 a 30 μm, a PIH é improvável. No caso do

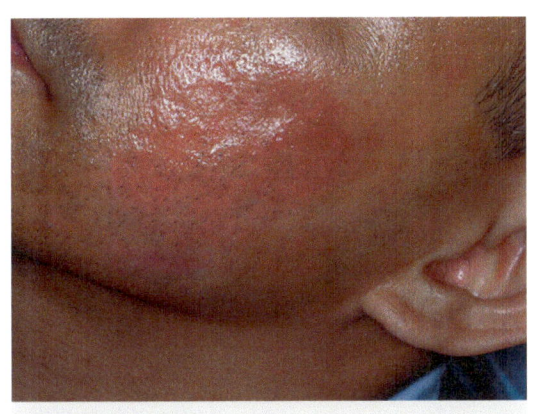

Fig. 9.11 Três semanas após aplicação de érbio *laser* ablativo em paciente tipo IV mostrando as fases iniciais de hiperpigmentação.

laser CO_2, da mesma forma é mais provável que as lesões mais profundas e densas resultem em PIH, porém os limiares para PIH são menores que para o érbio *laser*. Mais provavelmente, o aquecimento contribui para PIH independentemente da profundidade da lesão.

O tempo para reepitelização e efeitos adversos é diretamente relacionado. Todo esforço deve ser envidado para otimizar a cicatrização das feridas. Breves cursos de antibióticos antiestafilocócicos são recomendados para feridas ablativas em grandes áreas de superfície, particularmente no pescoço e peito.[30,31] Alternativamente, pode-se utilizar uma pomada, como a mupirocina; porém em áreas mais amplas aumenta o risco de dermatite de contato, da mesma forma que ocorre com outros antibióticos tópicos antigos, como bacitracina, polimixina e neomicina. Para procedimentos ablativos envolvendo feridas que se estendem além da epiderme, um breve curso de antibióticos pode auxiliar na prevenção de infecções bacterianas, e banhos de vinagre podem ser úteis para reduzir as concentrações de bactérias Gram-negativas na pele após o procedimento.

9.10 Pele Bronzeada/Danificada pelo Sol

Mais preocupante que o paciente de pele constitutivamente escura é o paciente caucasiano bronzeado, cuja cor de pele tende a se reverter para clara não bronzeada após tratamentos ablativos agressivos. A pele bronzeada actínica, observada em locais de climas ensolarados, requer décadas para se desenvolver, assim, deve-se ter muito cuidado para não realizar um excessivo *resurfacing* na pele bronzeada.

9.11 Pele Irradiada (Raios X)

A pele submetida à radioterapia é especialmente vulnerável ao tratamento com o *laser*. Geralmente, devem-se reduzir os parâmetros para cerca de 80% das configurações normalmente aceitas, e os pontos de teste devem ser considerados. Encontramos pequenas úlceras mesmo com o uso de configurações conservadoras em intervenções relativamente benignas, como o *laser* corante pulsado.

Reparação de lesões: Apesar dos melhores esforços do profissional, ocorrem complicações. O tratamento deve basear-se em uma abordagem lógica que trate a patologia subjacente. Erupções acneiformes são comuns após o uso de *lasers* fracionados, ablativos e não ablativos, e mesmo após RF com microagulhamento. Os *lasers* não fracionados também podem criar um ambiente favorável para a acne. Normalmente, um curso de 2 semanas de doxiciclina ou de um agente antiacne tópico é prescrito; a loção de clindamicina é a medicação preferida, que é bem tolerada em pele recém-submetida a *laser*. Presumivelmente, a erupção relaciona-se com a ruptura da junção dérmica-epidérmica (DE). Também para os procedimentos, a aplicação regular de pomadas oclusivas pode aumentar a probabilidade de acne. Pode ocorrer eritema prolongado, particularmente em pacientes de pele mais clara com rosácea. Normalmente o tempo é o melhor tratamento, embora medicamentos, como oximetazolina, possam ser aplicados, ou breves cursos de corticoides tópicos possam ser utilizados. O edema pode ser grave após a aplicação de *lasers* agressivos de *resurfacing*, e após algum tempo o edema desce para o pescoço.

Formação cicatricial e hipopigmentação em longo prazo: Estes são os temíveis efeitos colaterais e geralmente são encaminhados à nossa instituição após procedimentos agressivos com CO_2, plasma ou érbio-YAG. Às vezes, os pacientes apresentam uma combinação de cicatrizes hipertróficas e hipopigmentação (▶ Fig. 9.12). Normalmente, aplicamos *resurfacing* fracionado não ablativo (NAFR) conservador: quatro a seis tratamentos, a intervalos de 4 a 6 semanas. Nesses pacientes, também adicionamos Elidel® ou Protopic®, assim como Latisse®, na expectativa de induzir a pele a produzir mais pigmento.

Tratamentos combinados: As combinações de *resurfacing* e outros procedimentos estão se tornando cada vez mais comuns em dermatologia.

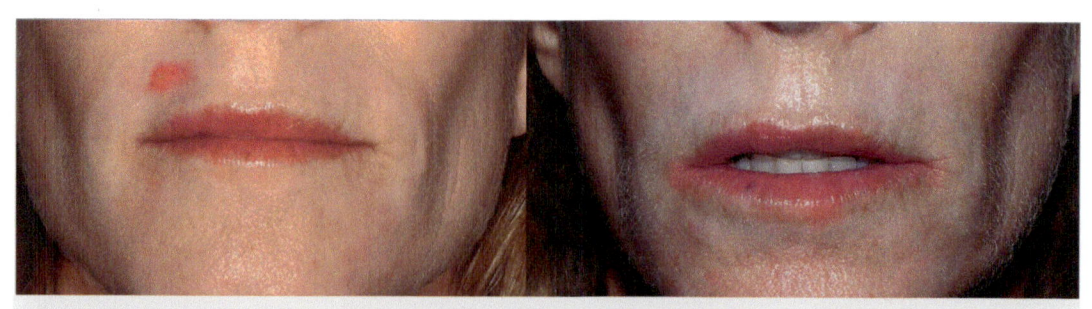

Fig. 9.12 Cicatriz hipertrófica após aplicação de érbio-YAG *laser*, com resolução após séries de sessões com *laser* corante pulsado e *lasers* fracionados não ablativos; a perda de pigmento persiste.

As duplas comuns são érbio-YAG *lasers* e tecnologias de luz visível, ou RF com microagulhamento e aplicações de luz NIR. Além disso, o ultrassom focalizado de alta intensidade (HIFU) e dispositivos de aquecido de RF podem ser combinados com *lasers* de *resurfacing*. A gama de combinações é relacionada com cenários estrategicamente criados que permitem ótimos resultados e mínimos riscos. Alguns profissionais estão combinando terapia fotodinâmica (PDT) com dispositivos não apenas de luz visível, mas também *lasers* ablativos fracionados. Para evitar complicações, o profissional deve visualizar microscopicamente o que está ocorrendo na pele e proceder em conformidade. Por exemplo, ao realizar, na mesma sessão, luz fracionada e visível, adicionar volume de resfriamento pode auxiliar no preparo da pele para a próxima parcela de calor. Alguns *lasers*, como os *lasers* fracionados, com insuficiente extração de calor, podem comprometer a pele de modo que a próxima aplicação aquece excessivamente a superfície. Uma abordagem em camadas ao aquecimento deve basear-se na lógica. Vários fabricantes dispõem de nomes comerciais para algumas das abordagens combinadas, como tridimensional (3D) ou 360 graus.

Por fim, a maximização da segurança é com base no senso comum e negociação e titulação do resfriamento e aquecimento no decorrer do tratamento. Os pacientes desejam resultados com o mínimo possível de sessões. Lembre-se de que um paciente tratado de forma ineficiente poderá ficar desapontado e necessitar de terapia adicional; é mais provável que esse paciente substitua o desapontamento por raiva. Pode-se sempre "adicionar mais sal à sopa", e o profissional prudente deve ater-se a essa regra.

Referências

[1] Anderson RR, Parrish JA. Selective photothermolysis: precise microsurgery by selective absorption of pulsed radiation. Science. 1983; 220(4596):524-527.

[2] Altshuler GB, Anderson RR, Manstein D, Zenzie HH, Smirnov MZ. Extended theory of selective photothermolysis. Lasers Surg Med. 2001; 29(5):416-432.

[3] Xu H, Fonseca M, Wolner Z, et al. Reference values for skin microanatomy: a systematic review and meta-analysis of ex vivo studies. J Am Acad Dermatol. 2017; 77(6):1133-1144.e4.

[4] Anderson RR, Margolis RJ, Watenabe S, Flotte T, Hruza GJ, Dover JS. Selective photothermolysis of cutaneous pigmentation by Q-switched Nd: YAG laser pulses at 1064, 532, and 355 nm. J Invest Dermatol. 1989; 93(1):28-32.

[5] Geronemus RG. Fractional photothermolysis: current and future applications. Lasers Surg Med. 2006; 38(3):169-176.

[6] Cohen SR, Goodacre A, Lim S, et al. Clinical outcomes and complications associated with fractional lasers: a review of 730 patients. Aesthetic Plast Surg. 2017; 41(1):171-178.

[7] Chandrashekar BS, Sriram R, Mysore R, Bhaskar S, Shetty A. Evaluation of microneedling fractional radiofrequency device for treatment of acne scars. J Cutan Aesthet Surg. 2014; 7(2):93-97.

[8] Soltani-Arabshahi R, Wong JW, Duffy KL, Powell DL. Facial allergic granulomatous reaction and systemic hypersensitivity associated with microneedle therapy for skin rejuvenation. JAMA Dermatol. 2014; 150(1):68-72.

[9] Yadav S, Dogra S. A cutaneous reaction to microneedling for postacne scarring caused by nickel hypersensitivity. Aesthet Surg J. 2016; 36(4):NP168-NP170.

[10] Pahwa M, Pahwa P, Zaheer A. "Tram track effect" after treatment of acne scars using a microneedling device. Dermatol Surg. 2012; 38(7 Pt 1):1107-1108.

[11] Weiner SF. Radiofrequency microneedling: overview of technology, advantages, differences in devices, studies, and indications. Facial Plast Surg Clin North Am. 2019; 27(3):291-303.

[12] Hong JY, Kwon TR, Kim JH, Lee BC, Kim BJ. Prospective, preclinical comparison of the performance between radiofrequency microneedling and microneedling alone in reversing photoaged skin. J Cosmet Dermatol. 2019.

[13] Farkas JP, Richardson JA, Brown S, Hoopman JE, Kenkel JM. Effects of common laser treatments on hyaluronic acid fillers in a porcine model. Aesthet Surg J. 2008; 28(5):503-511.

[14] Wu DC, Karnik J, Margarella T, Nguyen VL, Calame A, Goldman MP. Evaluation of the in vivo effects of various laser, light, or ultrasound modalities on human skin treated with a collagen and polymethylmethacrylate microsphere dermal filler product. Lasers Surg Med. 2016; 48(9):811-819.

[15] Urdiales-Gálvez F, Martín-Sánchez S, Maíz-Jiménez M, Castellano-Miralla A, Lionetti-Leone L. Concomitant use of hyaluronic acid and laser in facial rejuvenation. Aesthetic Plast Surg. 2019; 43(4):1061-1070.

[16] Hsu SH, Chung HJ, Weiss RA. Histologic effects of fractional laser and radiofrequency devices on hyaluronic acid filler. Dermatol Surg. 2019; 45(4):552-556.

[17] Jasin ME. Regarding cutaneous resurfacing with Er:YAG lasers. Dermatol Surg. 2000; 26(8):811-812.

[18] Jacobson D, Bass LS, VanderKam V, Achauer BM. Carbon dioxide and ER:YAG laser resurfacing: results. Clin Plast Surg. 2000; 27(2):241-250.

[19] Grekin RC. Laser resurfacing of the face: is there just one laser? Facial Plast Surg. 2000; 8(2):153-162.

[20] Fanous N, Bassas AE, Ghamdi WA. CO2 laser resurfacing of the neck and face: 10 golden rules for predicting results and preventing complications. Facial Plast Surg Clin. 2000; 8(2):405-413.

[21] Dover JS, Hruza G. Lasers in skin resurfacing. Australas J Dermatol. 2000; 41(2):72-85.

[22] Niamtu J, III. Does laser history have to repeat itself? Laser resurfacing and the risk/recovery/result ratio. Dermatol Surg. 2010; 36(11):1793-1795.

[23] Niamtu J, III. To debride or not to debride? That is the question: rethinking char removal in ablative CO2 laser skin resurfacing. Dermatol Surg. 2008; 34(9):1200-1211.

[24] Ross EV, Naseef GS, McKinlay JR, et al. Comparison of carbono dioxide laser, erbium:YAG laser, dermabrasion, and dermatome: a study of thermal damage, wound contraction, and wound healing in a live pig model: implications for skin resurfacing. J Am Acad Dermatol. 2000; 42(1 Pt 1):92-105.

[25] Newman JB, Lord JL, Ash K, McDaniel DH. Variable pulse erbium:YAG laser skin resurfacing of perioral rhytides and side-by-side comparison with carbon dioxide laser. Lasers Surg Med. 2000; 26(2):208-214.

[26] Gentile RD. Cool atmospheric plasma (J-Plasma) and new options for facial contouring and skin rejuvenation of the heavy face and neck. Facial Plast Surg. 2018; 34(1):66-74.

[27] Israel M, Cobb CM, Rossmann JA, Spencer P. The effects of CO2, Nd:YAG and Er : YAG lasers with and without surface coolant on tooth root surfaces: an in vitro study. J Clin Periodontol. 1997; 24(9 Pt 1):595-602.

[28] McKinlay JR, Hofmeister E, Ross EV, MacAllister W. EMLA creaminduced eye injury. Arch Dermatol. 1999; 135(7):855-856.

[29] West TB, Alster TS. Effect of pretreatment on the incidence of hyperpigmentation following cutaneous CO2 laser resurfacing. Dermatol Surg. 1999; 25(1):15-17.

[30] Manuskiatti W, Fitzpatrick RE, Goldman MP, Krejci-Papa N. Prophylactic antibiotics in patients undergoing laser resurfacing of the skin. J Am Acad Dermatol. 1999; 40(1):77-84.

[31] Walia S, Alster TS. Cutaneous CO2 laser resurfacing infection rate with and without prophylactic antibiotics. Dermatol Surg. 1999; 25(11):857-861.

10 Peelings Químicos

Sidney J. Starkman • Devinder S. Mangat

> **Resumo**
>
> A seleção do paciente é crítica para aumentar o perfil de segurança do *peeling* químico. A técnica intraoperatória adequada e os planos tratamento personalizados para cada paciente individual são necessários para alcançar os resultados desejáveis. A detecção precoce de complicações pode minimizar as chances de formação cicatricial e sequelas em longo prazo.
>
> *Palavras-chave:* peeling químico, complicações, *peeling* com óleo fenol-croton, *resurfacing* da pele, *peeling* da pele, quimioesfoliação

10.1 Cenário

À medida que a expectativa e a qualidade de vida progrediram no decorrer do século passado, ocorreu um aumento proporcional na demanda do público por tratamentos de rejuvenescimento da pele. Previsivelmente, isso levou a uma explosão de opções para médicos, esteticistas e empresas farmacêuticas para *resurfacing* da pele. As modalidades de *resurfacing* facial mais comuns são o *peeling* químico, *resurfacing* a *laser* e dermoabrasão. Essas diferentes variações de opções de *resurfacing* da pele têm sido usadas para rítides, dano actínico, lentigos e discromias. O objetivo deste capítulo é para descrever as complicações das várias modalidades de *resurfacing* da pele geralmente mais encontradas, e como tratá-las. O *resurfacing* de pele avançado, quando praticado com conhecimento e boa técnica, pode produzir excelentes resultados no rejuvenescimento da pele com um alto perfil de segurança.

10.2 Seleção do Paciente

O primeiro passo para aumentar o perfil de segurança do *resurfacing* facial é identificar o paciente ideal e o paciente abaixo do ideal. O paciente ideal deve ser um candidato físico para o *resurfacing* da pele, e também ter expectativas adequadas de seus resultados pós-operatórios. A complicação mais comum experimentada após o *resurfacing* facial é não atender às expectativas do paciente, por causa de uma precária discussão pré-procedimento. Devem-se distinguir as alterações específicas da pele, como fotodano, lentigos e rítides, de outras alterações, como papada ou perda de volume. O paciente ideal para o *resurfacing* facial terá cabelos louros, olhos azuis, pele clara e rugas finas. É claro, a grande maioria dos pacientes de *resurfacing* facial não se enquadra aos exatos critérios ideais. Portanto, ferramentas, como a escala de tipos de pele de Fitzpatrick, são usadas para caracterizar a adequabilidade de um paciente (veja ▶ Tabela 10.1). Além disso, os pacientes podem ser classificados por tipo de pele, constituição física, textura e fotoenvelhecimento, usando esquemas de categorização, como o de Glogau (veja ▶ Tabela 10.2).

10.3 Diretrizes Pré-Operatórias

Uma revisão detalhada das condições médicas de qualquer paciente deve ser realizada antes de um *resurfacing* facial. As contraindicações relativas de qualquer procedimento de *resurfacing* incluem diabetes, fumantes, infecções frequentes pelo vírus do herpes (VHS) ou ativas, histórico de radiação da pele, cicatriz hipertrófica ou histórico de queloide. Fármacos fotossensíveis, anticoncepivos e estrógeno exógeno devem ser evitados em razão do aumento do risco de hiperpigmenta-

Tabela 10.1 Escala de tipo de pele de Fitzpatrick

Tipo de pele	Cor da pele	Características
I	Branca; muito clara; cabelos louros ou ruivos; olhos azuis; sardas	Sempre se queima, nunca se bronzeia
II	Branca; clara; cabelos louros ou ruivos; olhos azuis; castanhos ou verdes	Geralmente se queima, bronzeia-se com dificuldade
III	Branca creme; clara com qualquer cor de olhos e cabelos; muito comum	Às vezes leve queimadura, bronzeia-se gradualmente
IV	Marrom; tipos de pele Caucasiano do Mediterrâneo	Raramente se queima, bronzeia-se com facilidade
V	Marrom-escura; tipos de pele do Oriente Médio	Muito raramente se queima, bronzeia-se facilmente
VI	Negra	Nunca se queima, bronzeia-se com muita facilidade

Tabela 10.2 Escala de classificação de pele de Glogau

Grupo I (Leve)	Grupo II (Moderado)	Grupo III (Avançado)	Grupo IV (Grave)
Sem queratoses	Queratoses actínicas iniciais – descoloração ligeiramente amarelada da pele	Queratoses actínicas – descoloração amarelada evidente da pele com telangiectasia	Queratoses actínicas e com previa ocorrência de cânceres de pele
Rugas finas	Rugas iniciais – linhas da pele paralelas	Rugas presentes em repouso	Rugas – cútis muito flácida de origem actínica, gravitacional e dinâmica
Sem cicatrizes	Leve formação cicatricial	Cicatrizes de acne moderada	Cicatrizes de acne grave
Pouca ou nenhuma maquilagem	Pouca maquilagem	Usa sempre a maquilagem	Usa maquilagem que endurece

ção. No caso de mulheres em idade reprodutiva, elas devem ser advertidas de que não devem ter planos para engravidar dentro dos 6 meses após realizar o *resurfacing* facial, por causa dos níveis elevados de estrógeno da gravidez.[1]

Isotretinoína (Accutane) é uma contraindicação absoluta para qualquer *resurfacing* facial. O *resurfacing* da pele depende da reepitelização dos folículos pilosos e glândulas sebáceas para cicatrizar, e a isotretinoína impede que isso ocorra. É amplamente recomendado que todos os pacientes interrompam a isotretinoína por 12 a 24 meses antes do *resurfacing* facial.

É muito importante abordar a exposição ao sol e o tabagismo durante os estágios de planejamento. O *resurfacing* da pele em rostos de fumantes crônicos pode levar à má cicatrização do tecido, por causa do dano microvascular do tabagismo. Todos os fumantes atuais devem parar de fumar 1 mês antes e continuar a evitar o fumo por pelo menos 6 meses após o procedimento. Além disso, os pacientes devem ser informados de que devem evitar a exposição excessiva e direta ao sol por 6 semanas após o *resurfacing* da pele. Se isso for inaceitável para o paciente, devem ser exploradas outras opções além do *resurfacing* profundo da pele.

Finalmente, como mencionado anteriormente, o maior risco para *resurfacing* facial é não atender às expectativas do paciente. O paciente e o médico devem estar em concordância sobre as expectativas realistas do procedimento. A pele axilar do paciente pode representar o resultado final do *resurfacing* da pele, contanto que essa área não tenha recebido excessivo dano solar anteriormente.[2]

10.4 Prevenção de Complicações

A maneira ideal de lidar com a ocorrência de complicações é primeiramente a sua prevenção, quando possível. A preparação adequada para o resurfacing *facial* pode aumentar muito o perfil de segurança e diminuir os riscos do procedimento. Os pacientes são aconselhados a iniciar o uso rigoroso de protetor solar 3 meses antes do procedimento para evitar o bronzeamento ou queimaduras solares antes do *resurfacing*. Outro aspecto dessa recomendação é diminuir a atividade do melanócito antes do *resurfacing*.

A hidroquinona é um medicamento usado principalmente em pacientes com lentigos, discromias ou em pacientes com tipos de pele de Fitzpatrick III, IV, V e VI, em razão dos riscos elevados de hiperpigmentação pós-inflamatória (PIH) pós-*peeling*. O método de ação da hidroquinona é o bloqueio da conversão de tirosina em l-Dopa pela tirosinase, diminuindo a produção de melanina. Quando prescrita para aqueles pacientes que atendem aos critérios anteriormente mencionados, a hidroquinona na concentração de 4% a 8% deve ser iniciada de 4 a 6 semanas antes do *resurfacing* da pele. Deve ser reiniciada após o procedimento depois que a pele do paciente estiver pronta para tolerá-la.

Outro fármaco benéfico na preparação de pacientes de *resurfacing* facial é a tretinoína (Retin-A). A tretinoína tópica (Retin-A) é recomendada por 6 a 12 semanas antes do *peeling*. Assim como a hidroquinona, a tretinoína deve ser reiniciada após o *peeling* depois que a pele do paciente estiver pronta para sua aplicação. A tretinoína leva ao aumento da distribuição da melanina, e também ajuda na reepitelização.[3] Finalmente, outro benefício da tretinoína é que ela resulta em uma epiderme uniforme e espessa, o que ajuda na aplicação uniforme da modalidade de *resurfacing* da pele.[4]

O uso da tretinoína pode iniciar à noite 6 semanas antes do procedimento. A dosagem varia de 0,025% a 0,1%; porém, nenhum estudo demonstrou melhora dos resultados com maiores dosagens. Antes de começar a medicação, os pacientes devem ser informados sobre os possíveis efeitos colaterais da tretinoína, como descamação, eritema ou irritação da pele. Se isso ocorrer, a dose poderá ser reduzida, ou a medicação poderá ser totalmente descontinuada.

10.5 Profilaxia da Infecção

A primeira linha de defesa contra a infecção microbiana é a pele, e os procedimentos de *resurfacing* podem causar rupturas na epiderme, permitindo a entrada de partículas microbianas. Isso pode levar a infecções pela flora bacteriana cutânea, como espécies de estafilococos ou estreptococos. A cobertura antibacteriana profilática adequada deve ser iniciada para prevenir as infecções bacterianas da pele e as sequelas resultantes. O autor sênior usa cefalexina, 250 mg, quatro vezes ao dia, 1 dia antes do *peeling*, e é continuada por 7 dias no período pós-operatório. Em pacientes sensíveis aos betalactâmico, pode-se usar eritromicina 250 mg, quatro vezes ao dia.

Devem-se adotar precauções para surtos de HSV pós-procedimento, mesmo que os pacientes neguem qualquer histórico de erupções de vesículas herpéticas. Os pacientes devem ser informados de que é possível ter infecções latentes por herpes mesmo sem qualquer histórico clínico. Recomenda-se iniciar qualquer paciente com histórico negativo em uma dose profilática de antivirais, aciclovir 400 mg, três vezes ao dia, 3 dias antes e continuado por pelo menos 5 dias após o *peeling*. Em pacientes com um histórico observado de erupções de vesículas herpéticas, uma dose terapêutica de antivirais deve ser usada, como valaciclovir 1 g, três vezes ao dia, pelo período mencionado anteriormente.

10.6 Complicações do Tratamento

Mesmo com cuidadosa seleção do paciente e estrita adesão a todas as recomendações preparatórias e intraprocedimentos, ainda há a possibilidade de se encontrar uma série de complicações potenciais após o *resurfacing* facial. A detecção e o tratamento precoces dessas complicações em desenvolvimento podem ser cruciais para minimizar os resultados negativos e ainda alcançar o resultado desejado. Portanto, é de importância crítica que qualquer profissional que ofereça *resurfacing* da pele seja bem informado sobre todos os riscos potenciais e também saiba como identificar rapidamente esses eventos. O tratamento precoce e cuidados pós-operatórios estritos podem ser decisivos nesses casos.

10.6.1 Reepitelização Retardada

Uma das complicações mais comuns após um *resurfacing* da pele facial é o tempo prolongado de reepitelização cutânea. Qualquer área da face que não se reepitelize totalmente dentro de 10 dias deve ser considerada como de reepitelização prolongada. Essa complicação é vista com mais frequência no caso de *peelings* profundos com fenol (fórmula de Baker) e *peelings* com ácido tricloroacético (TCA), *versus peelings* químicos de meia profundidade ou *resurfacing* a *laser*.[5] É importante descartar a presença de irritantes de contato ou infecções subjacentes, nos casos com tempos prolongados de cicatrização. Quando essas situações são encontradas, é importante levar os pacientes para verificação diária e em seguida tratados em conformidade, a fim de minimizar os riscos de formação cicatricial.

10.7 Formação Cicatricial

A complicação mais temida do *resurfacing* da pele facial é a formação cicatricial facial (veja ▶ Fig. 10.1). O risco de formação cicatricial é significativamente elevado em usuários de isotretinoína, por causa dos efeitos desse medicamento sobre a reepitelização das glândulas sebáceas. Após a interrupção da isotretinoína pelo paciente por pelo menos 12 meses, o médico deve checar para confirmar que o paciente está claramente produzindo os óleos da pele. Quando ocorre a formação cicatricial, é mais provável que comece a se desenvolver na região perioral ou sobre áreas com proeminente estrutura óssea subjacente, como a mandíbula ou ossos zigomáticos. A formação cicatricial é causada com mais frequência pelo *resurfacing* excessivamente profundo da pele, ou em decorrência de precários cuidados pós-operatórios. Logo que as cicatrizes em desenvolvimento sejam detectadas, elas devem ser tratadas com coberturas de silicone e injeções de corticosteroides intralesionais (Kenalog 20 mg/mL) a cada 2 a 3 semanas. Recomenda-se ter cuidado nas injeções de corticoides, pois o excesso pode levar à atrofia e depressões na pele. Além disso, um *laser* corante pulsado com lâmpada de *flash* é útil durante os múltiplos tratamentos para controlar o eritema da cicatriz.

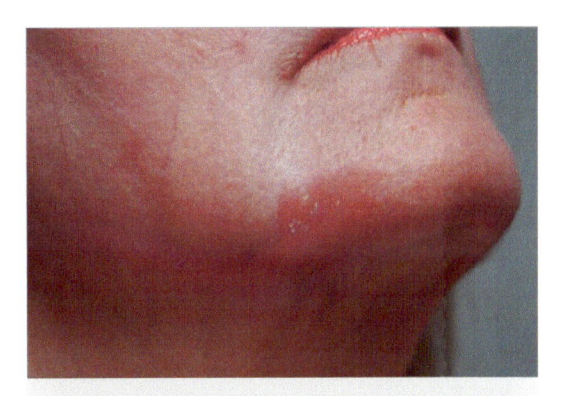

Fig. 10.1 Paciente com formação cicatricial após químico *peeling* profundo. Note que a localização da formação cicatricial geralmente é sobre superfícies ósseas, como na mandíbula ou zigoma.

10.7.1 Infecção

Infecções bacterianas podem irritar a cicatrização normal da ferida e levar à formação cicatricial. No caso de um paciente que apresenta sinais de celulite ou infecção, um regime adequado de antibióticos deve ser imediatamente iniciado e continuado por 7 a 10 dias. Igualmente, infecções virais por herpes podem ser problemáticas para a recuperação natural do paciente. No caso de um surto herpético, apesar da dosagem profilática adequada de antivirais, deve-se administrar um curso de valaciclovir 1 g, três vezes ao dia, por 10 dias.

10.7.2 Eritema e Hiperpigmentação

O eritema pós-operatório após *resurfacing* da pele é comum em quase todos os pacientes de *resurfacing* profundo, e não raro dura mais tempo que o previsto. Em pacientes com pele sensível ou dermatite de contato, a loção de hidrocortisona (2,5%) é prescrita regularmente para ajudar na resolução desse eritema. Mesmo que esse eritema eventualmente ceda nas semanas após o *peeling*, deve-se permanecer vigilante em relação ao desenvolvimento de hiperpigmentação pós-inflamatória. O cenário habitual dessa ocorrência é no caso de um paciente com tipos de pele Fitzpatrick III-VI, ou que se expõe excessivamente ao sol após o *resurfacing*. Isso pode ser tratado com uma combinação de ácido retinoico a 0,05%, hidrocortisona a 2,5%, em creme e hidroquinona a 4%, em creme.

Uma complicação muito mais grave do que a hiperpigmentação é a hipopigmentação.

10.7.3 Hipopigmentação

A hipopigmentação é provavelmente causada pelo fenol e seu efeito sobre a capacidade de produção de melanina pelo melanócito (veja ▶ Fig. 10.2). Essa complicação era mais comum no passado, quando eram realizados *peelings* químicos mais profundos, como a clássica formulação de Baker-Gordon, junto com aplicações de curativos oclusivos pós-operatórios. A hipopigmentação infelizmente é irreversível, e a necessidade potencial de uso de maquilagem deve ser aconselhado a todos os pacientes que sofrem essa complicação. Existem descrições empíricas de combinação de bimatoprost (Latisse, fabricante: Allergan) com dispositivos de microagulhamento para melhorar a hipopigmentação.

10.7.4 Arritmia Cardíaca

Uma complicação intraoperatória com a qual se precaver e mais temida com a realização do *peeling* de óleo fenol-croton são as arritmias cardíacas (Vídeo 10.1). Mesmo em pacientes que foram hidratados de maneira adequada antes de iniciar o *peeling* químico, pode ocorrer arritmia cardíaca reversível. Isto é especialmente verdadeiro em qualquer paciente com uma sensibilidade miocárdica não diagnosticada. A apresentação comum é uma taquicardia supraventricular que ocorre dentro de 20 minutos do início do *peeling*, e então pode progredir para contrações ventriculares paroxísticas, taquicardia atrial paroxística, taquicardia ventricular e, possivelmente, fibrilações atriais. A melhor maneira de tratar quaisquer das arritmias progressivas listadas anteriormente é primeiramente prevenindo sua ocorrência. Logo seja notada uma taquicardia supraventricular, ou outro ritmo irregular, deve-se pausar imediatamente o *peeling* e continuar uma adequada hidratação. Nesse ponto, o ritmo deve eventualmente voltar ao ritmo sinusal normal, à medida que o fenol é eliminado. Depois que o ritmo voltar ao normal, o *peeling* com fenol pode prosseguir com cuidadosa atenção ao monitor de ritmo. No raro caso em que o ritmo não retorne naturalmente ao normal, devem-se realizar procedimentos médicos adequados para esse ritmo aberrante.

10.8 Conclusão

Peeling químico, *resurfacing* a *laser* e dermoabrasão são todos excelentes ferramentas no *kit* de ferramentas do profissional para realização do *resurfacing* da pele facial. A chave para alcançar ótimos resultados de forma consistente e minimizar os riscos é não considerar um *resurfacing* de pele como banal, e tratá-lo como um procedimento médico, o que de fato é. Quando realizado com conhecimento e habilidade, são previstos para o *resurfacing* de pele excelentes resultados. Têm havido muitos avanços no último quarto do século passado que agora nos capacitam a realizar procedimentos personalizados de *resurfacing* de pele para enquadrar as características de nossos pacientes em nível individual. Ao identificar

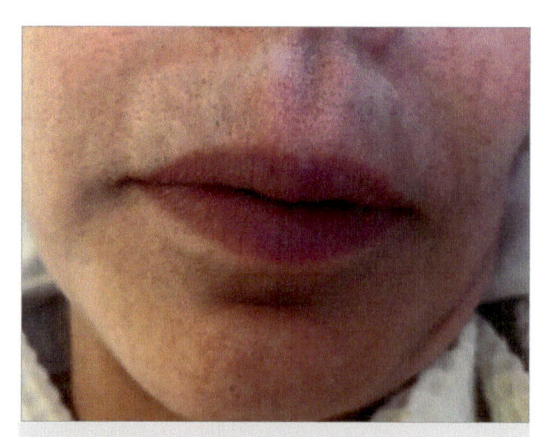

Fig. 10.2 Hipopigmentação após *resurfacing* perioral.

a correta opção de tratamento para cada paciente e exercer vigilância durante a fase pós-operatória de cicatrização, podem-se minimizar as complicações e alcançar excelentes resultados.

Referências

[1] Brody HJ. Complications of chemical peeling. J Dermatol Surg Oncol. 1989;15(9):1010-1019.
[2] Brody HJ. Complications of chemical resurfacing. Dermatol Clin. 2001;19(3):427-438, vii-viii.
[3] Popp C, Kligman AM, Stoudemayer TJ. Pretreatment of photoaged forearm skin with topical tretinoin accelerates healing of full-thickness wounds. Br J Dermatol. 1995;132(1):46-53.
[4] Hevia O, Nemeth AJ, Taylor JR. Tretinoin accelerates healing after trichloroacetic acid chemical peel. Arch Dermatol. 1991;127(5):678-682.
[5] Szachowicz EH, Wright WK. Delayed healing after full-face chemical peels. Facial Plast Surg. 1989;6:8-13.

11 Fontes de *Laser* e de Luz para Lesões Vasculares e de Pigmento

Elizabeth F. Rostan

Resumo

O tratamento a *laser* de lesões vasculares e pigmentadas pode representar um desafio significativo. Como ocorre com outros procedimentos, é importante selecionar as melhores técnicas e tecnologia para otimizar os resultados e minimizar os riscos. Este capítulo faz a revisão de fontes de laser e de luz para o tratamento de lesões vasculares e pigmentadas. A seleção de dispositivos e de parâmetros de tratamento é revisada, assim como os parâmetros finais desejados para o tratamento e a descrição dos efeitos teciduais que possam indicar excesso de energia e risco aumentado de complicações. Dicas são oferecidas sobre como maximizar com segurança os resultados do tratamento ao mesmo tempo em que se evitam as complicações, pois são dicas sobre o manejo das complicações.

Palavras-chave: laser, vascular, pigmento, configurações ideais, parâmetros finais de tratamento, maximização de resultados, complicações

11.1 Fontes de *Laser* e de Luz para Lesões Vasculares e de Pigmento

O tratamento com *laser* e luz de lesões vasculares e pigmentadas evoluiu para um nível de segurança e de especificidade que permite aos médicos o tratamento de várias lesões e ajuda vários pacientes com suas áreas de preocupação.

11.1.1 Tratamento de Lesões Vasculares a *Laser*

Os lasers para tratar lesões vasculares incluem: KTP (532 nm) e *laser* de corante pulsado (585 e 595 nm), assim como os *lasers* pulsados mais demorados que incluem alexandrite (755 nm), diodo (800-980 nm) e o Nd:YAG (1.064 nm) que emitem pulsos na faixa de milissegundos. A escolha correta do dispositivo a *laser* ou de luz, assim como das configurações do dispositivo é crítica para se chegar ao sucesso no tratamento de lesões vasculares.

11.1.2 Escolha do Dispositivo – Comprimento de Onda e Duração do Pulso

No tratamento da telangiectasia, o tamanho do vaso é um fator importante na seleção do dispositivo. O princípio da fototermólise seletiva para essas lesões se refere à lesão térmica de sítio específico, induzida por *laser*, de alvos pigmentados ou vasculares na pele. O uso da fototermólise seletiva demanda a seleção do comprimento de onda apropriado, duração do pulso e energia ou fluência. Uma consideração complementar, particularmente no tratamento de lesões vasculares, é o tamanho do ponto do pulso do *laser*. Pontos de *laser* maiores penetram mais fundo, de modo que são mais bem adequados para vasos sanguíneos mais fundos e maiores, enquanto pontos de *laser* menores penetram menos profundamente e são melhores no tratamento de vasos pequenos, localizados na superfície.

A seleção da duração de pulso se baseia no tamanho do vaso. A escolha da duração correta do pulso é essencial tanto para o aquecimento seletivo apropriado, quanto para a destruição efetiva do vaso sanguíneo visado, assim como para evitar efeitos colaterais e lesão. Um pulso de duração muito curto pode levar à ruptura do vaso sanguíneo por causa do aquecimento muito rápido e do efeito colateral de púrpura. Pense em um balão cheio d´água estourando. Essa é uma reação fotoacústica/de cavitação, e, no caso de vasos sanguíneos lineares, os mecanismos de reparo mostraram levar à recuperação e revascularização dos vasos; entretanto, no tratamento de algumas lesões vasculares, como angiomas cereja e marcas de nascença vasculares, esse pode ser um parâmetro final desejado. Por outro lado, um pulso de duração exagerada pode levar à disseminação do calor para além do alvo e para os tecidos ao redor, causando lesão não específica induzida pelo calor nas estruturas ao redor – derme e epiderme. Imagine uma espiral de aquecimento girada para disseminar calor para derreter gelo ou neve – lesão periférica para o gelo e neve. O tempo ideal de aquecimento é suficientemente longo para aquecer adequadamente o alvo sem ruptura violenta, enquanto ainda levemente menor que o tempo que permite a disseminação do calor para os teci-

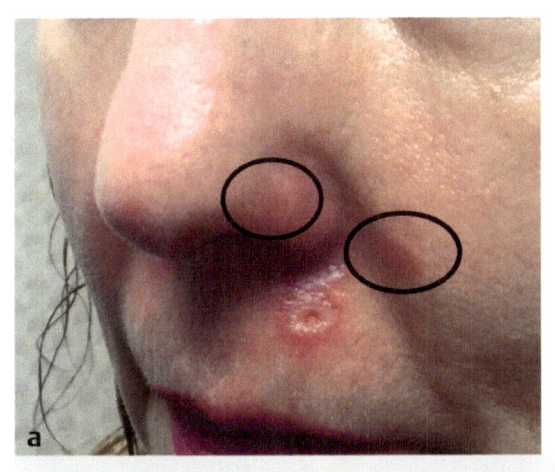

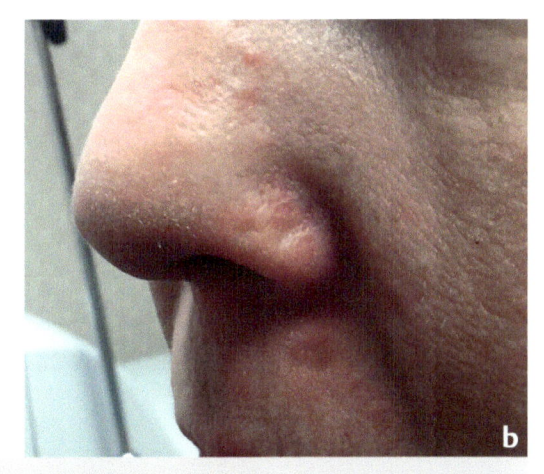

Fig. 11.1 (a) Uma semana após tratamento com *laser* de 1.064 nm de veias na área perinasal com franca ulceração e sinais de dano aos tecidos (*círculos*) – escurecimento e sarna leve. **(b)** Escarificação observada em áreas 6 semanas após tratamento com *laser*.

dos adjacentes. Esse tempo de aquecimento ideal e confinamento de calor induzido a *laser* para o alvo, sem transferência ou disseminação para os tecidos ao redor da lesão, pode ser definido pelo tempo de relaxamento térmico ou TRT.[1] TRT é o tempo requerido para resfriar o alvo do *laser* para 50% da temperatura atingida imediatamente após o impacto do *laser*. O TRT pode ser estimado com o seguinte cálculo: o TRT em segundos é quase igual ao quadrado do diâmetro do alvo em milímetros – um vaso sanguíneo de 0,1 mm deverá ter TRT de aproximadamente 10 ms. Vasos sanguíneos maiores demandam duração de pulso mais prolongada, e os vasos sanguíneos menores são mais bem visados com durações de pulso mais curtas.

A seleção apropriada de comprimentos de onda também é crítica para o manejo seguro e efetivo de lesões vasculares. Tanto a cor da pele do paciente, quanto o tamanho e a profundidade da lesão vascular alvo devem ser levados em consideração. Lesões superficiais são mais bem visadas por comprimentos de onda mais curtos, enquanto comprimentos de onda mais longos penetram mais profundamente na pele e são mais adequados para vasos sanguíneos mais profundos. Todo cuidado deve ser tomado ao tratar vasos sanguíneos maiores. Como descrito anteriormente, o aquecimento de uma veia grande atua como um conduíte desse calor para o tecido ao redor e danifica esse tecido. Bolhas para ulceração livre podem ocorrer sobre o vaso sanguíneo com cicatrização atrófica – uma área particularmente vulnerável é a asa nasal (▶ Fig. 11.1a,b). Além disso, o dano ao tecido pode aparecer mais tarde, conforme evidenciado por atrofia sobre a veia tratada e sem lesão evidente imediata (bolhas ou ulceração) à época do tratamento a *laser* (▶ Fig. 11.2). Para evitar essa complicação, selecione cuidadosamente uma duração de pulso que combine o mais próximo possível com o tamanho do vaso, aumentando lentamente a energia, enquanto se observa a reação do vaso após cada pulso a *laser* – vaso escurecendo ou encolhendo. Ao mesmo tempo, o resfriamento cuidadoso da pele é fundamental para proteger a pele que cobre os vasos sanguíneos. Os autores geralmente empregam medidas acima do que é oferecido no próprio dispositivo do *laser* (esfriamento por contato ou criogênio), aplicando-se pacotes de gelo à área, manuseados com as mãos, imediatamente antes e depois de cada pulso de *laser*. O ar frio forçado pode ser usado para esfriamento adicional da pele, mas não pode ser usado durante o disparo do pulso de *laser* se o esfriamento por criogênio estiver distribuído, pois existe potencial para o ar explodir o criogênio para fora do alvo.

11.1.3 Melhorando os Resultados no Tratamento de Lesões Vasculares

Reconhecer o parâmetro final clínico no tratamento de lesões vasculares é crucial. O objetivo é o dano vascular sem danificar as estruturas ao redor. No tratamento de vasos lineares o vaso pode desaparecer imediatamente, ou é possível se observar espasmo ou coagulação do vaso, que é visualizado clinicamente como encolhimento do vaso e escurecimento da cor desse vaso (Vídeo 11.1). No tratamento de vasos sanguíneos maiores ou veias azuis maiores, particularmente nas áreas da face ou do pescoço, a observação cuidadosa pela resposta do vaso sanguíneo sem uma resposta violenta ou rápida demais e sem nenhuma contração da pele sobre o vaso é crucial. Essa pequena retração da pele pode significar que a transferência de calor para a pele é exagerada e potencial para dano à pele. A ruptura do vaso também pode ser visualizada como púrpura, mas isso nem sempre é um parâmetro final desejado.

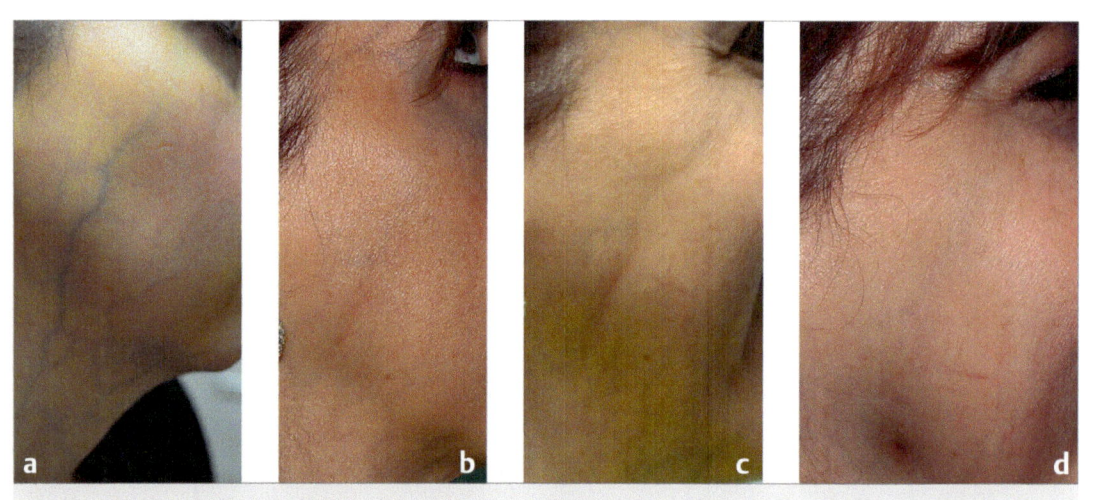

Fig. 11.2 (a) Veia azul antes do tratamento. **(b)** Hiperpigmentação leve e atrofia em repouso, 4 meses após tratamento com *laser* de pulso longo de 1.064 nm. **(c)** Atrofia e retração exageradas observadas com animação. **(d)** Correção com preenchedor.

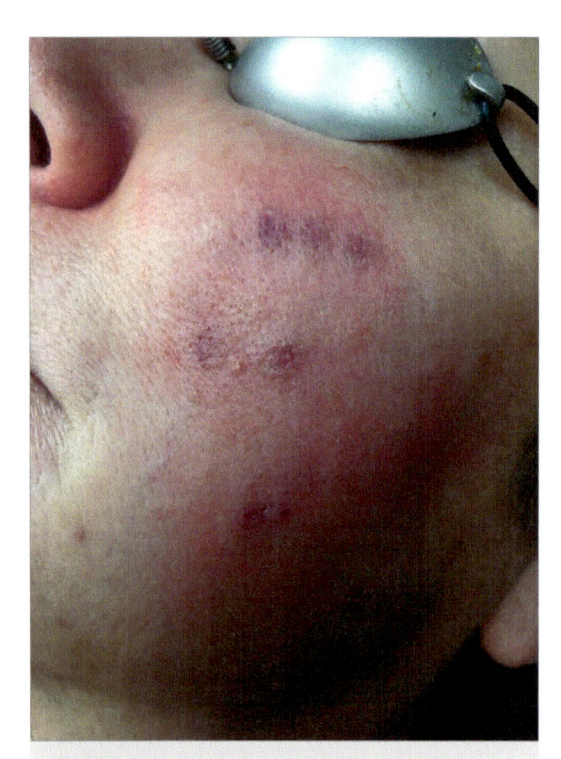

Fig. 11.3 Foto de bochecha mostrada no Vídeo 11.3. As áreas de cor púrpura leve persistentes imediatamente após o impacto do *laser* desenvolveram púrpura leve. As outras áreas que demonstraram púrpura transitória ou brilhante – uma cor púrpura que desaparece rapidamente – mostra ausência de púrpura, mas eritema e edema leves após tratamento normal *pós-laser*.

Ao tratar vermelhidão difusa, como visualizada na rosácea, cada pulso de *laser* deverá gerar um escurecimento fugaz da área tratada, ou púrpura transitória, que não resulta em púrpura persistente. Tipicamente, os pulsos de teste são disparados nas configurações de tratamento inicial em busca da alteração dessa púrpura fugaz ou transitória, com muitos segundos de espera para garantir que a alteração não persista para a púrpura verdadeira (Vídeo 11.2 e ▶ Fig. 11.3). Se a púrpura transitória não for observada, a energia poderá ser aumentada em pequenos incrementos até que a púrpura transitória, mas não persistente, seja observada (Vídeo 11.2). Vários métodos para melhorar os resultados do tratamento a *laser* de vários alvos vasculares já foram propostos e são usualmente aplicados por muitos médicos, especialmente ao tratarem de condições que são geralmente difíceis de serem tratadas com *laser*. Entre essas condições está o eritema associado à rosácea – rubor e o chamado eritema "de fundo" ou vermelhidão que dá a aparência avermelhada de "vidro fosco" à pele que parece não branquear mediante pressão e pode ser visualizada quase como uma cor de pele no exame mais de perto entre cada poro ou unidade pilossebácea (▶ Fig. 11.4). Vários métodos podem ser aplicados para melhorar os desfechos a *laser*. Um deles é aumentar o alvo induzindo o rubor ou a dilatação do vaso por aquecimento da pele, usando coxins ou envelopes quentes (nós usamos um coxim de aquecimento que pode ser levado ao micro-ondas chamado Bed Buddy® ou aquecedores manuais ativados pelo ar [Hot-hands®]).[2] Outro método é aumentar o fluxo sanguíneo com medidas muito simples como manter o paciente em repouso com a cabeceira mais baixa que os joelhos imediatamente antes do tratamento com *laser*. A aplicação de niacina tópica para induzir o rubor/dilatação vascular demonstrou aumentar a eficácia do *laser* de corante pulsado no tratamento de rubor vascular e rosácea.[3,4] Há também o método de usar o *laser* de corante pulsado de 595 nm, denominado de empilhamento de pulso e que diz respeito a aplicar pulsos consecutivos bem sincronizados

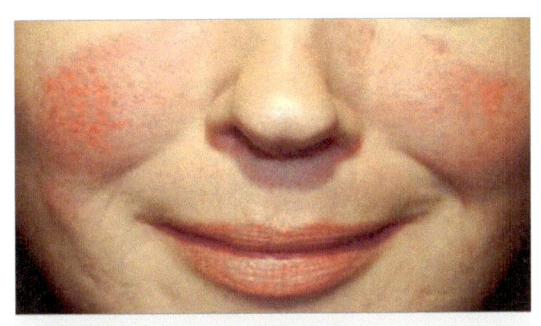

Fig. 11.4 Eritema na bochecha que é caracteristicamente mais desafiador para se resolver com tratamento a *laser* e pode demandar técnicas para reforçar o resultado do tratamento a *laser* (aquecimento, empilhamento de pulso), assim como numerosos tratamentos para melhores resultados.

e subpúrpureos ao alvo para aumentar o fluxo vascular[5] (Vídeo 11.3).

Às vezes, uma grande lesão vascular ou bolha, tal como um angioma cereja grande, nódulos em mancha de vinho do porto, lago venoso ou granuloma piogênico exigirão tratamento. O empilhamento de pulso com o *laser* de 595 nm pode ser eficaz, e o excesso de calor enviado à lesão nodular poderá ajudar a encolher ou contrair o nódulo (▶ Fig. 11.5a,b). Um *laser* com comprimento de onda longo, tal como o de 755 nm ou 1.064 nm, pode ser usado para tratar lesões vasculares maiores, mas todo cuidado deverá ser tomado, pois o superaquecimento desses alvos grandes é fácil e pode danificar a pele ao redor, levando à ulceração, cicatrização insatisfatória da ferida e escarifi-

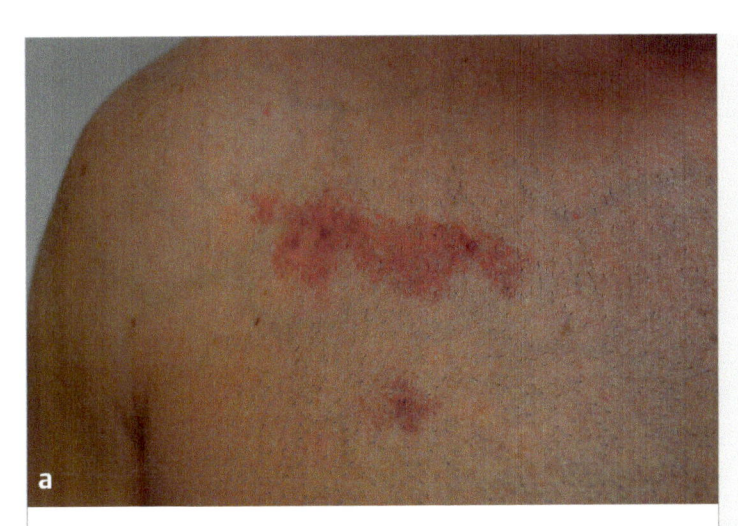

Fig. 11.5 (a) Mancha em vinho do Porto com nódulos. **(b)** Oito semanas após tratamento com *laser* de corante pulsado com empilhamento de pulso sobre os nódulos.

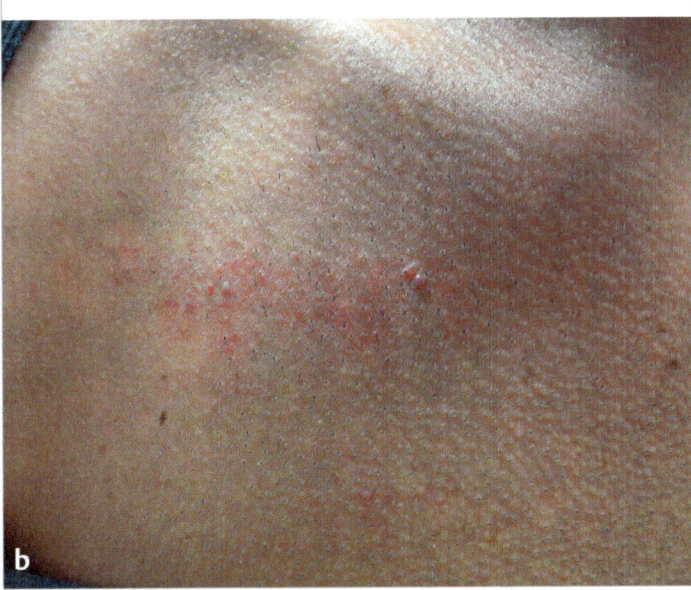

cação. Outra opção é comprimir a bolha vascular com uma lâmina de vidro e pulsar o *laser* sobre a lâmina. O esfriamento adicional pode ser necessário, pois a lâmina pode bloquear esse processo associado ao *laser* (criogênio ou esfriamento por contato). Meu protocolo de tratamento preferido é começar com o *laser* de corante pulsado de 595 nm com empilhamento de pulso inicial e então com compressão com lâmina de vidro, se necessário, e mudar para um *laser* com comprimento de onda maior somente se o 595 nm não produzir o parâmetro final desejado. Ao usar um *laser* com comprimento de onda maior nessas lesões vasculares maiores, iniciar sempre com duração de pulso moderada (10-30 ms) e diminuir a energia e aumentá-la gradualmente até que se atinja o parâmetro final desejado. Esfriar o alvo antes e entre os pulsos e não empilhar ou repetir os pulsos rapidamente.

Resumo de Passos para o Sucesso em Tratamento a *Laser* de Lesões Vasculares

1. Escolher o *laser*/comprimento de onda corretos:
   a) Comprimentos de onda mais curtos para vasos menores e superficiais e eritema difuso (KTP 532 nm, IPL, 585/595 PDL).
   b) Comprimentos de onda mais longos para vasos maiores e mais profundos (alexandrite de pulso longo 755 nm, diodo de 800-a-980 nm, Nd:YAG de pulso longo de 1.064 nm).
   c) Comprimentos de onda mais longos (1.064 nm) são mais seguros para tipos de pele mais escura. Cuidados nos tipos de pele mais escura (Tipo V, VI), usando comprimentos de onda mais curtos que 1.064.
2. Combinar a duração do pulso com o tamanho do vaso:
   a) Veias pequenas respondem melhor a durações de pulso mais curtas – tipicamente 6 a 20 ms. Tomar cuidado para não comprimir completamente a telangiectasia muito fina ou áreas difusamente vermelhas pois você perderá seu alvo.
   b) Veias maiores exigem durações de pulso mais longas. Vasos sanguíneos de 0,2 mm até 1 mm possuem TRTs de 20 ms até 300 ms. Todo cuidado com vasos mais largos – é melhor ter levemente menos que o TRT do vaso para prevenir transferência de calor e danos às estruturas ao redor.
3. Usar o resfriamento da pele:
   a) O resfriamento epidérmico é essencial, especialmente quando tratar vasos sanguíneos mais largos.
   b) Pré e pós-resfriamento podem melhorar a segurança e fornecer desfechos livres de complicações quando tratar alvos vasculares maiores. Todo cuidado se o ar frio forçado for usado para resfriamento adicional da pele ao usar resfriamento com criogênio pareado com pulso a *laser*.
4. Reconhecer os parâmetros finais do tratamento: as respostas do alvo-chave indicam o tratamento apropriado: púrpura transitória ou brilhando, púrpura leve (cor púrpura muito leve), espasmo ou contração do vaso, desaparecimento imediato do vaso, evidência de trombose intravascular em veia/vaso ou ruptura de vaso sanguíneo.
5. Não perder os sinais de alerta: esteja alerta aos sinais de perigo de calor excessivo ou transferência de calor: estalo alto com o impacto do *laser*, pele ficando acinzentada ou esbranquiçada, edema excessivo ou bolhas francas, púrpura escura (cor cinza escura ou preta) ou dor excessiva.
6. Cuidado em áreas vulneráveis: reduzir a energia do *laser* em 10% a 20% em áreas de pele fina ou frágil como pescoço, tórax, testa, nariz e tornozelos.
7. Melhorar os resultados reforçando o alvo: aumentar fluxo de sangue via calor, gravidade ou rubor induzido por niacina, considerar empilhamento de pulso, usar uma lâmina de vidro para comprimir lesões elevadas.

11.2 Tratamento a *Laser* de Lesões Pigmentadas

Vários *lasers* podem ser usados para o tratamento de lesões pigmentadas. A melanina e a tinta para tatuagens são os cromóforos-alvo comuns quando tratamos lesões pigmentadas, mas a localização na pele (epidermal, dermal, mista) varia, assim como o tamanho do cromóforo. Além disso, o grau dos cromóforos em competição – tipo e bronzeamento da pele – pode exercer papel significativo na remoção a *laser* do pigmento.

11.2.1 *Lasers* de Nanossegundos e de Picossegundos (1.064 nm, 755 nm, 532 nm)

Durações de pulso de nanossegundos, como aquelas oferecidas com *lasers Q-switched*, podem, de maneira ideal, tratar muitas lesões pigmentadas superficiais como lentigos solares, efélides ou sardas, e máculas café com leite. Lesões mais profundas, como Nevo de Ota e Ito, e tatuagens – também podem ser visadas com os *Lasers Q-switched*, mas comprimentos de onda mais longos para atingir um alvo profundo são mais ideais (755 nm e 1.064 nm). Nessas lesões, o cromóforo-alvo é o melanossomo, cujo tamanho combina apropriadamente a duração de pulso de nanossegundos em *lasers Q-switched*.[6] As partículas de pigmentos de uma

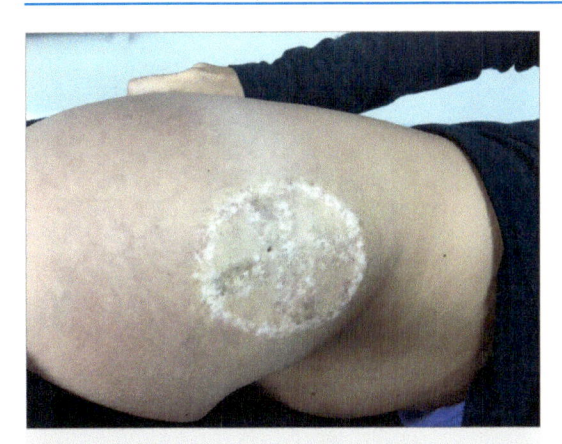

Fig. 11.6 Hipopigmentação em tatuagem após remoção da tatuagem com *laser*.

tatuagem são menores que os melanossomos, e o pulso de nanossegundos, assim como o pulso de picossegundos ultracurto produz uma ruptura fotomecânica ou fotoacústica, de aquecimento não seletivo via fototermólise. Ao usar o *laser Q-switched* para a remoção de um pigmento, o parâmetro visual final do tratamento é o clareamento leve a moderado da pele que cobre o alvo sem elevar, formar bolhas ou ablação/ondulação da pele. Um som leve de estalo é tipicamente ouvido no impacto do *laser*; um som alto, porém, ou impacto do *laser* estalo alto pode indicar energia alta demais (Vídeo 11.4). O tecido em excesso ou reação do alvo, ou absorção excessiva de energia *laser* nas camadas superiores da pele, pode levar à hipopigmentação e escarificação (▶ Fig. 11.6). No tratamento de lentigos, uma deficiência do *laser* de 532-nm pode ser púrpura leve ou petéquias, pois a hemoglobina também é um alvo nesse comprimento de onda. Além disso, na presença de lentigos numerosos, o tratamento com *laser Q-switched* para manchas pequenas pode ser uma tarefa demorada, pois cada lesão precisa ser tratada individualmente. Uma técnica que tem sido efetiva para tratamento de certas lesões pigmentadas, incluindo melasma, hiperpigmentação pós-inflamatória e máculas café com leite, é o tratamento com *laser Q-switched* de 1.064-nm de baixa fluência direcionado sobre toda a lesão, por uma série de tratamentos espaçados de 2 a 4 semanas (Vídeo 11.5).[7-15]

11.2.2 *Lasers* de Pulso Longo (532 nm, 595 nm, 755 nm, 800-890 nm, 1.064 nm)

Os *lasers* com duração de pulso nos milissegundos podem visar pigmento de partículas maiores, como o pigmento em folículos pilosos e nevos. Além disso, esses *lasers* de pulso mais longo podem ser usados para tratar muitas das mesmas lesões visadas pelo *laser Q-switched*. Embora o alvo seja o melanossomo muito pequeno, em muitas lesões, como as máculas café com leite e lentigos, esse melanossomo é difusamente disperso por toda a epiderme, criando uma camada de pigmento que pode ser visada aos *lasers* de pulso mais longo com TRT estimada de 2 a 3 ms.[16] No tratamento dessas lesões pigmentadas não se usa o resfriamento da pele e no caso do *laser* de corante pulsado, a compressão da pele é feita para comprimir vasos sanguíneos na área e dispersar a hemoglobina-alvo nesses vasos de modo que toda a energia *laser* seja direcionada ao pigmento. O parâmetro final visual do tratamento é o escurecimento leve ou a descoloração cinza acinzentada do alvo e eritema leve na área de tratamento (Vídeo 11.6 e ▶ Fig. 11.7a-c). A formação de bolhas ou elevação ou ruptura da pele é sinal de energia excessiva e de reação tecidual excessiva que podem prejudicar a cicatrização e levar à hipopigmentação ou escarificação (▶ Fig. 11.8).

Os *lasers* de pulso longo também são usados para tratamento de pelos não desejados com o alvo, sendo o pigmento dentro do folículo piloso. O cabelo levemente tingido – branco, cinza, louro e ruivo tem mínimo ou nenhum pigmento, e os tratamentos de cabelo com *laser* que se baseiam no pigmento no cabelo não são eficazes.

O comprimento de onda mais longo de 1.064 nm é melhor para tratamentos de remoção de pelos em tipos de pele mais escura e deveria ser o único comprimento de onda usado em tipos de pele V e VI. Vários métodos de resfriamento de pele em dispositivos resfriam a camada superior da pele de modo que a energia *laser* pode penetrar profundamente para atingir o alvo do pigmento no folículo piloso.

11.2.3 Fontes de Luz

A luz pulsada intensa (IPL) é uma luz de amplo espectro (tipicamente comprimentos de onda de 515-1.200 nm) enviada por um cristal grande. Por causa dos numerosos comprimentos de onda, vários aspectos da pele danificada pelo sol podem ser tratados, incluindo as lesões pigmentadas superficiais. O tratamento com a IPL é mais bem adequado para lentigos difusos e despigmentação generalizada usualmente observada em peles danificadas pelo sol nos tipos de pele mais claras. A IPL não é o dispositivo ideal para tipos de pele mais escura. Uma vantagem da IPL pode estar no tratamento de áreas maiores, como o braço inteiro, tórax e face de modo muito eficiente, e visando alterações adicionais de dano solar, como eritema e alterações de textura. O parâmetro final de tratamento quando se usa IPL para remoção de lesão pigmentada é o eritema leve e/ou leve escurecimento do alvo. Vermelhidão profunda ou escura e/ou edema excessivo na forma exata do dispositivo manual é sinal de excesso de energia. Pontos de teste deverão

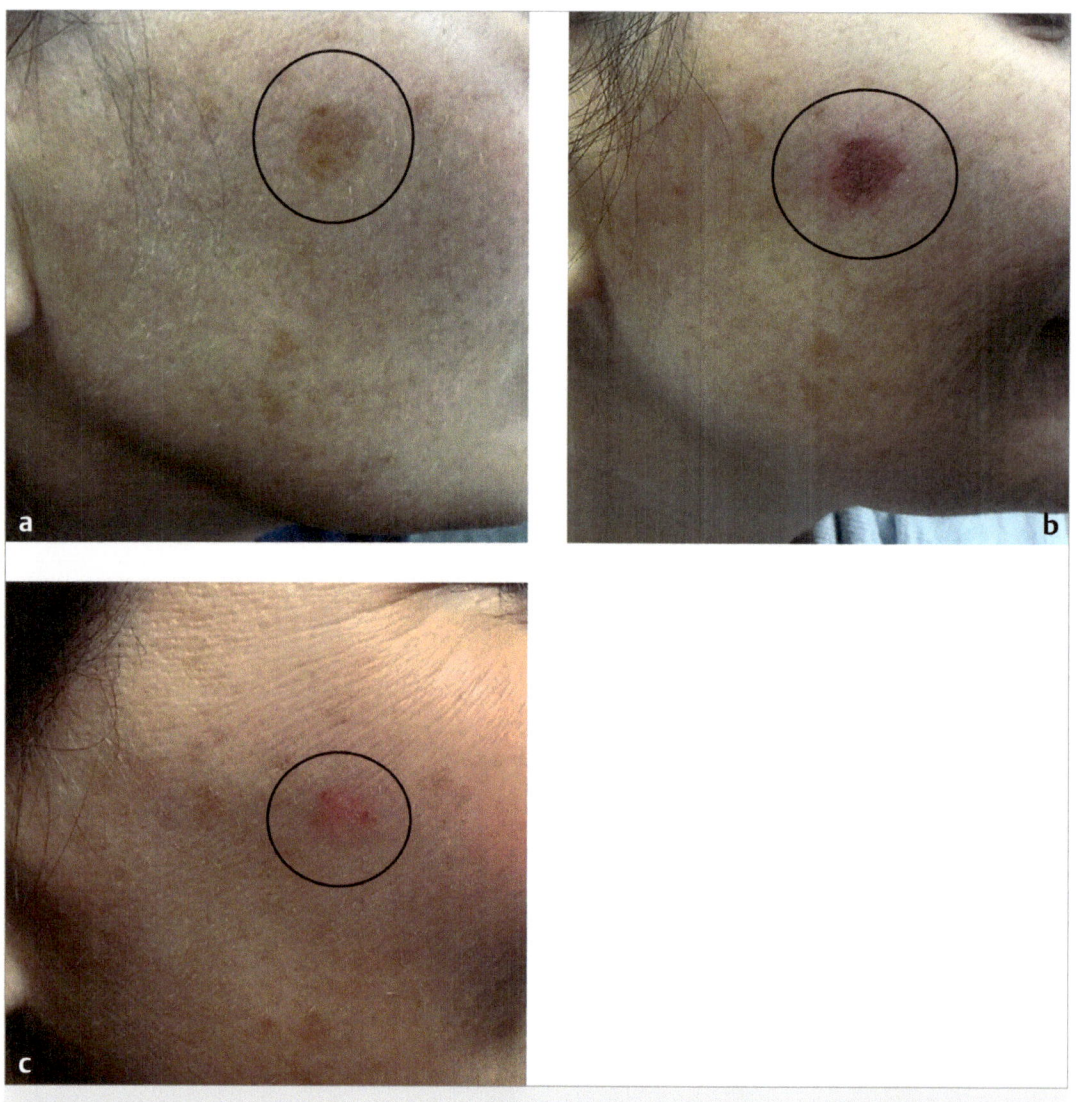

Fig. 11.7 (a) Lentigo solar antes. **(b)** Trinta minutos após tratamento com *laser* alexandrite de pulso longo de 755 nm, mostrando eritema leve e escurecimento do lentigo sem bolhas nem ruptura da pele – uma reação tecidual ideal. **(c)** Uma semana após tratamento com eritema leve ainda presente.

ser feitos, com tempo de espera para ver o desenvolvimento da resposta do tecido, e determinar a energia ideal antes de proceder com o tratamento de uma área grande. Uma vez que a IPL é enviada por um cristal grande, grandes áreas podem ser tratadas com eficiência, mas a configuração errada produzirá grandes áreas de efeitos colaterais não desejados – bolhas, vermelhidão e hipopigmentação em potencial (▶ Fig. 11.9a-d).

11.2.4 *Lasers* Não Específicos de Pigmento

Os *lasers* fracionados são um meio muito efetivo de visar pigmentos superficiais e da derme. O alvo de *lasers* fracionados ablativos e não ablativos é a água da derme. Os impactos do *laser* criam o que chamamos de zonas microtérmicas ou MTZs. O tratamento com *laser* fracionado cria centenas dessas MTZs que medem entre 70 a 150 mícrons de diâmetro. A cicatrização resulta em extrusão dessas zonas de lesão térmica, e o pigmento é empurrado para fora da pele via essa cicatrização. Ambos os *lasers* fracionados ablativo e não ablativo demonstraram eficácia para remoção de pigmento. Um *laser* não ablativo fracionado de 1.927 nm é absorvido mais superficialmente; por isso, ele é muito eficaz para pigmento superficial. Os *lasers* totalmente ablativos de érbio e de CO_2 também são efetivos para pigmento, mas as questões de tempo de inatividade e cicatrização tornam seu uso menos comum. Uma vez que o érbio seja absorvido tão superficialmente, ele pode ser usado para visar cuidadosamente lesões pigmentadas individuais, tanto na como fora da face.

11.2.5 Combinação de *Lasers*

Uma combinação de *lasers* pode ser usada para tratar pigmentos mais efetivamente. O pré-tratamento com *laser Q-switched*, *laser* pulsado longo ou IPL antes do tratamento com *laser* ablativo ou não ablativo fracionado leva a resultados melhores no tratamento de despigmentação associada ao dano solar.[17,18] As combinações de *lasers* podem ser usadas também no tratamento de outros quadros, incluindo CALMs, nevos e nevos de Becker e tatuagens.[19] A sequência de *lasers* é a seguinte: tratamento com dispositivo preferido de *laser* pigmentado é feito primeiro, a seguir o procedimento de *laser* fracionado é realizado. Minha preferência é fazer o *laser* pigmentado primeiro, sem entorpecente, depois o creme entorpecente tópico é aplicado por 45 a 60 minutos antes do *laser* fracionado.

Dicas para o Sucesso no Tratamento de Lesões Pigmentadas

1. Cor da lesão *versus* cor da pele de fundo:
   a) O contraste é crítico. O sucesso da remoção de uma lesão pigmentada depende do contraste do ponto pigmentado e da cor da pele do paciente. A situação ideal é uma lesão pigmentada muito escura em uma pele pouco colorida. À medida que o contraste se estreita entre a cor do alvo e a cor da pele de fundo, a probabilidade de tratamento bem-sucedido se estreita e aumenta o risco de efeitos adversos.
   b) Com qualquer *laser* cujo alvo seja o pigmento, o exame cuidadoso e o questionamento sobre o bronzeado são essenciais para evitar queimar a pele bronzeada.
   c) Cuidado com a remoção de tatuagem e remoção de pelos em tipos de pele mais escura. Um *laser* de comprimento de onda mais longo – 1.064 nm – é ideal para tipos de pele IV e mais escura e pode ser a única escolha segura para remoção de lesões pigmentadas em peles dos tipos V e VI.
2. Selecionar um dispositivo para remoção de pigmento com base tanto na cor da lesão-alvo quanto da pele do paciente:
   a) *Lasers Q-switched* de 532 nm são mais efetivos para pontos pigmentados mais

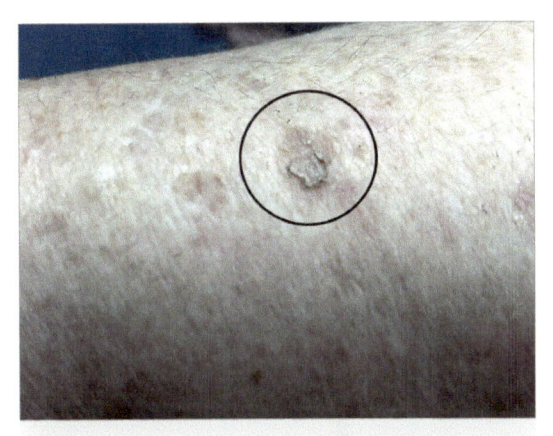

Fig. 11.8 Lentigo solar imediatamente após *laser* alexandrite de 755 nm sem resfriamento com criogênio. Notam-se bolhas e ruptura leve e levantamento da pele – sinais de reação tecidual excessiva.

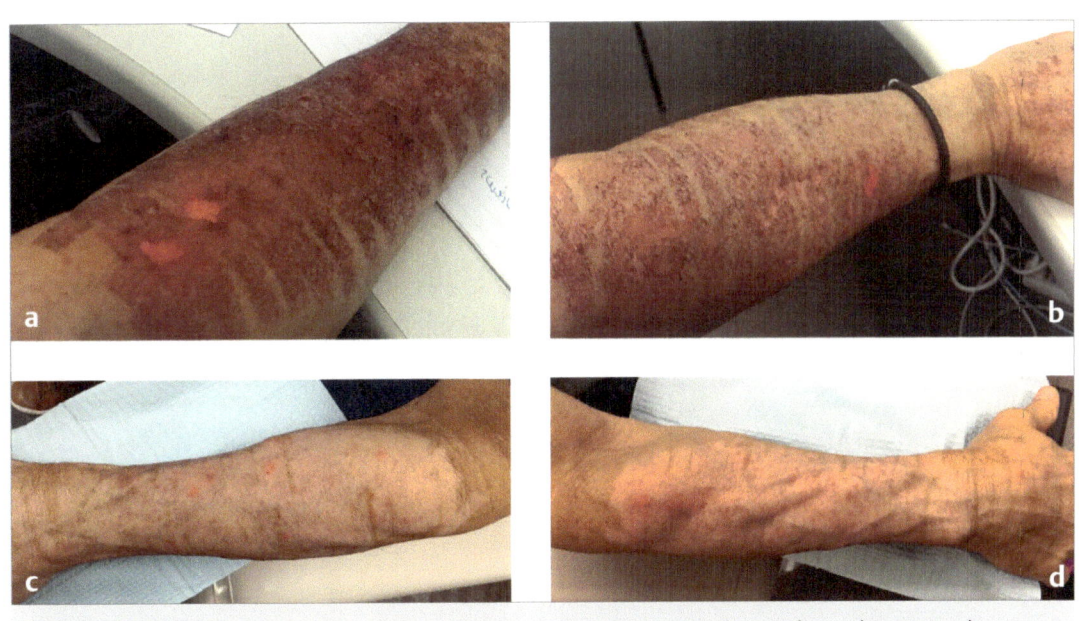

Fig. 11.9 (a,b) Foto de paciente dos antebraços 5 dias após tratamento com IPL para dano solar mostrando reação excessiva do tecido- eritema pronunciado e bronzeado, crostas e formação de bolhas. **(c,d)** Um mês após tratamento com IPL mostrando hipopigmentação no formato do dispositivo manual do IPL, assim como hipopigmentação confluente.

claros, mas mais provavelmente produzindo hiperpigmentação pós-inflamatória, e o efeito vascular pode causar vermelhidão ou púrpura.
   b) *Lasers* de pulso longo (595 nm, 755 nm, IPL) são melhores para tratar áreas de superfície mais amplas e difundir o dano solar; entretanto, existe maior risco de efeito sobre a cor da pele de fundo. Se houver contraste mínimo entre a lesão e a cor da pele, esses dispositivos deverão ser usados com energia muito baixa ou não usados de maneira nenhuma.
   c) Para a pigmentação difusa, um dispositivo de *laser* fracionado pode levar a resultados excelentes em pigmento. Esses resultados podem ser reforçados, combinando-se o tratamento fracionado com o pré-tratamento com um dos seguintes dispositivos: *Q-switched* ou *laser* de pulso longo ou IPL. Nos tipos de pele mais escura, o tipo de pele IV ou mais escura, o *laser* não ablativo fracionado sozinho pode ser a única escolha apropriada para remoção de pigmento.
   d) Dispositivos de ablação total – érbio ou CO_2 – podem ser usados para remover algumas lesões levemente pigmentadas e texturizadas, como as ceratoses seborreicas finas e levemente coloridas, lentigos nitidamente demarcados nas pernas e nos braços e poroceratoses. O tempo de inatividade, eritema e PIH podem ser tratados com esses dispositivos desafiadores para o paciente e o médico.
3. Ajustar a energia do *laser* para densidade da cor do alvo:
   a) Para alvos muito escuros – lesões pigmentadas escuras, tatuagens escuras, áreas de densidade de pelos muito espessa – o ajuste de energia para configurações mais baixas é necessária para evitar o envio de calor excessivo para a área.
   b) Com os tratamentos subsequentes, cor, pelos ou densidade da tinta deverão ser diminuídos pelos tratamentos anteriores, e os níveis de energia podem ser aumentados.
4. Reconhecer os parâmetros finais do tratamento:
   a) Leve clareamento do alvo e estalo leve ao usar *lasers Q-switched* para lesões pigmentadas incluindo tatuagens. A púrpura leve também pode ocorrer.
   b) Escurecimento sutil ou descoloração cinza acinzentada do alvo e vermelhidão muito leve ao usar *laser* de pulso longo ou IPL.
   c) Edema perifolicular leve com remoção de pelos a *laser*.
5. Realizar pontos de teste iniciais para encontrar a configuração de tratamento ideal com base nos sinais listados anteriormente. As configurações terão de ser alteradas com base na área sendo tratada, isto é, movimento da face para o pescoço – e com base no alvo – área de pigmento mais escuro (mais alvo) *versus* uma lesão pigmentada mais clara. Esteja sempre alerta para sinais de energia excessiva e reação tecidual excessiva:
   a) Clareamento excessivo do alvo quando usar *lasers Q-switched* e escurecimento excessivo ou coloração acinzentada quando usar *laser* de pulso longo.
   b) Bolhas, elevação ou ruptura da pele que cobre o alvo.
   c) Eritema exagerado ou edema especialmente com dispositivos de IPL. Se uma pegada da peça manual retangular for visível na pele tratada, então é provável que a energia esteja muito alta ou que o paciente seja um candidato não adequado para IPL. Além disso, o edema extenso na área de tratamento de remoção de pelos a *laser* – edema que se estende além do edema perifolicular – pode ser sinal de deposição de calor excessivo na área que pode levar a efeitos colaterais.
   d) Dor mais que moderada com o tratamento. O desconforto leve é esperado, mas muita dor deverá ser bandeira vermelha para o operador do *laser* suspender o tratamento e avaliar a pele quanto a sinais de energia excessiva. Considere não usar entorpecente tópico, pois isso pode mascarar o sinal de dor excessiva.
6. Sucesso com tatuagens:
   a) Usar o maior ponto possível para penetração profunda.
   b) O intervalo ideal de tratamento é de 8 a 12 semanas.
   c) Cuidado com tatuagens cosméticas (vermelhas ou cor de carne) e tatuagens brancas. Essas podem conter óxido de ferro que pode ficar negro com o impacto do *laser*. Faça sempre um ponto de teste. A tinta branca da tatuagem pode ser misturada com outras cores para criar uma sombra mais leve. Essas cores também podem ficar escuras com o tratamento a *laser*.
   d) Outras cores além do preto, azul e vermelho respondem insatisfatoriamente à remoção de tatuagem com *laser*.
   e) Todo cuidado com o tratamento a *laser* de tatuagens com evidência de reação alérgica na tatuagem. Reações alérgicas localizadas, generalizadas e até sistêmicas foram informadas com remoção de tatuagens a *laser* na presença de reação alérgica com o uso de *lasers Q-switched*, assim como com *lasers* pulsados de energia alta (CO_2).[20-25]
   f) A aplicação de um agente tópico (glicerol ou gel solúvel em água [p. ex., Surgilube®])

na pele antes do tratamento a *laser* pode reduzir a dispersão epidérmica dos fótons de *laser* e potencialmente aumentar a energia de fótons que atinge o pigmento da tatuagem mais profundamente na pele, reforçando assim os resultados.[26,27]

11.3 Manejo das Complicações do Tratamento a *Laser* de Lesões Vasculares e Pigmentadas

As alterações pós-tratamento esperadas após o tratamento com *laser* de lesões vasculares e pigmentadas incluem: edema leve, púrpura, escurecimento de veia, escurecimento de pontos individuais pigmentados ou escurecimento pontual difuso que lembra a aparência de um grão de café, e descamação e crosta de lesões pigmentadas, com exfoliação subsequente dessas áreas. A hiperpigmentação pós-inflamatória é, às vezes, um resultado esperado, especialmente quando se trata de tipos de pele mais escura. Além disso, quando se trata de lesões vasculares mais densas ou lesões vasculares localizadas na extremidade inferior, a deposição de hemossiderina da ruptura do vaso sanguíneo pode resultar em despigmentação marrom presente por semanas a meses.

As complicações do tratamento a *laser* de lesões vasculares e pigmentadas podem incluir eritema excessivo e edema, assim como bolhas e crosta mais intensa a erosões e ulcerações francas. Aos primeiros sinais de energia a *laser* em excesso, uma alteração das configurações pode minimizar complicações. O reconhecimento e o tratamento de complicações precoce podem minimizar as sequelas em longo prazo, como a hipopigmentação e a escarificação hipertrófica ou atrófica.

Os cuidados com o ferimento para promover a cicatrização de quaisquer erosões da pele são críticos, assim como proteger as áreas de fricção e de trauma. Uma vez o epitélio cicatrizado, um gel de cicatrização de silicone pode ser iniciado. A intervenção precoce com tratamento de *laser* de corante pulsado de baixa fluência nas áreas de eritema ou endurecimento pode agilizar a liberação do eritema e minimizar a formação subsequente de escaras. Se ocorrer a escarificação, há muitas intervenções para tratamento, incluindo alguns dos dispositivos que causaram a escarificação.

11.4 Conclusão

O tratamento a *laser* bem-sucedido de lesões vasculares e pigmentadas exige escolher o dispositivo e as configurações corretos, assim como o reconhecimento dos sinais de ambas as reações apropriadas e relativas a tecidos e alvo. Alterações precoces de configurações e de intervenção com complicações podem prevenir sequelas mais graves e a escarificação permanente. O tratamento de lesões vasculares e pigmentadas em configurações ideais levará a resultados satisfatórios tanto para o paciente, quanto para o médico.

Referências

[1] Fitzpatrick R, Goldman M, eds. In Cutaneous Laser Surgery. 2nd ed. St. Louis, MO: Mosby; 1999.

[2] Kashlan L, Graber EM, Arndt KA. Hair dryer use to optimize pulsed dye laser treatment in rosacea patients. J Clin Aesthet Dermatol. 2012;5(6):41-44.

[3] Cho SB, Lee SJ, Kang JM, et al. Treatment of facial flushing by topical application of nicotinic acid cream followed by treatment with 595-nm pulsed-dye laser. Clin Exp Derm. 2009;34(7):e405-e406.

[4] Kim TG, Roh HJ, Cho SB, Lee JH, Lee SJ, Oh SH. Enhancing effect of pretreatment with topical niacin in the treatment of rosacea-associated erythema by 585-nm pulsed dye laser in Koreans: a randomized, prospective, split-face trial. Br J Dermatol. 2011;164(3):573-579.

[5] Rohrer TE, Chatrath V, Iyengar V. Does pulse stacking improve the results of treatment with variable-pulse pulsed dye lasers? Dermatol Surg. 2004; 30(2 Pt 1):163-167, discussion 167.

[6] Dierickx C. Laser treatment of pigmented lesions. In: Goldberg D, ed. Laser Dermatology. Berlin, Germany: Springer; 2005.

[7] Yue B, Yang Q, Xu J, Lu Z. Efficacy and safety of fractional Qswitched 1064-nm neodymium-doped yttrium aluminum garnet laser in the treatment of melasma in Chinese patients. Lasers Med Sci. 2016;31(8):1657-1663.

[8] Sim JH, Park YL, Lee JS, et al. Treatment of melasma by lowfluence 1064nm Q-switched Nd:YAG laser. J Dermatol Treat. 2014;25(3):212-217.

[9] Choi JE, Lee DW, Seo SH, Ahn HH, Kye YC. Low-fluence Q-switched Nd:YAG laser for the treatment of melasma in Asian patients. J Cosmet Dermatol. 2018;17(6):1053-1058.

[10] Choi M, Choi JW, Lee SY, et al. Low-dose 1064-nm Q-switched Nd:YAG laser for the treatment of melasma. J Dermatol Treat. 2010;21(4):224-228.

[11] Brown AS, Hussain M, Goldberg DJ. Treatment of Melasma with low fluence, large spot size, 1064-nm Q-switched neodymium-doped yttrium aluminum garnet (Nd:YAG) laser for the treatment of melasma in Fitzpatrick skin types II-IV. J Cosmet Laser Ther. 2011;13(6):280-282.

[12] Ghannam S, Al FK, Frank K, Cotofana S. Efficacy of lowfluence Nd:YAG 1064nm laser for the treatment of post inflammatory hyperpigmentation in the axillary area. J Drugs Dermatol. 2017;16(11):1118-1123.

[13] Cho SB, Park SJ, Kim JS, Kim MJ, Bu TS. Treatment of post-inflammatory hyperpigmentation using 1064-nm Q-switched Nd:YAG laser with low fluence: report of three cases. J Eur Acad Dermatol Venereol. 2009;23(10):1206-1207.

[14] Kim S, Cho KH. Treatment of procedure-related postinflammatory hyperpigmentation using 1064-nm Q-switched Nd:YAG laser with low fluence in Asian patients: report of five cases. J Cosmet Dermatol. 2010;9(4):302-306.

[15] Kim HR, Ha JM, Park MS, et al. A low-fluence 1064-nm Qswitched neodymium-doped yttrium aluminium garnet laser for the treatment of café-au-lait macules. J Am Acad Dermatol. 2015;73(3):477-483.

[16] Kono T, Shek SY, Chan HH, Groff WF, Imagawa K, Akamatsu T. Theoretical review of the treatment of pigmented lesions in Asian skin. Laser Ther. 2016;25(3):179-184.

[17] Manuskiatti W, Fitzpatrick RE, Goldman MP. Treatment of facial skin using combinations of CO2, Q-switched alexandrite, flashlamp-pumped pulsed dye, and Er:YAG lasers in the same treatment session. Dermatol Surg. 2000;26(2):114-120.

[18] Chan CS, Saedi N, Mickle C, Dover JS. Combined treatment for facial rejuvenation using an optimized pulsed light source followed by a fractional non-ablative laser. Lasers Surg Med. 2013;45(7):405-409.

[19] Weiss ET, Geronemus RG. Combining fractional resurfacing and Q-switched ruby laser for tattoo removal. Dermatol Surg. 2011;37(1):97-99.

[20] Bernstein EF. A widespread allergic reaction to black tattoo ink caused by laser treatment. Lasers Surg Med. 2015;47(2):180-182.

[21] Yorulmaz A, Onan DT, Artuz F, Gunes R. A case of generalized allergic contact dermatitis after laser tattoo removal. Cutan Ocul Toxicol. 2015;34(3):234-236.

[22] Stephan F, Moutran R, Tomb R. Hypersensitivity with angioedema after treatment of a tattoo with Nd:YAG laser. Ann Dermatol Venereol. 2010;137(6–7):480-481.

[23] England RW, Vogel P, Hagan L. Immediate cutaneous hypersensitivity after treatment of tattoo with Nd:YAG laser: a case report and review of the literature. Ann Allergy Asthma Immunol. 2002;89(2):215-217.

[24] Zemtsov A, Wilson L. CO2 laser treatment causes local tattoo allergic reaction to become generalized. Acta Derm Venereol. 1997;77(6):497.

[25] Ashinoff R, Levine VJ, Soter NA. Allergic reactions to tattoo pigment after laser treatment. Dermatol Surg. 1995;21(4):291-294.

[26] Vargas G, Chan EK, Barton JK, Rylander HG, III, Welch AJ. Use of an agent to reduce scattering in skin. Lasers Surg Med. 1999;24(2):133-141.

[27] McNichols RJ, Fox MA, Gowda A, Tuya S, Bell B, Motamedi M. Temporary dermal scatter reduction: quantitative assessment and implications for improved laser tattoo removal. Lasers Surg Med. 2005;36(4):289-296.

12 Radiofrequência e Radiofrequência com Microagulha

Steven F. Weiner

> **Resumo**
>
> A radiofrequência tem sido usada em medicina por mais de 50 anos e em estética desde o ano 2000, neste caso como indicação para melhorar o tônus da pele, flacidez e o aparecimento de escaras, principalmente as escaras da acne. Diferentemente dos lasers, a energia enviada à pele ou a estruturas mais profundas não depende de cromóforos e se baseia no fluxo de energia entre eletrodos. Embora promovida como segura para "todos os tipos de pele", a pele mais escura é mais suscetível a complicações, principalmente à hiperpigmentação pós-inflamatória (PIH). As várias complicações associadas a tratamentos com RF serão discutidas e medidas de precaução necessárias para evitá-las. Os tratamentos para as complicações também são incluídos.
>
> *Palavras-chave:* radiofrequência, RF, RFM, aumento do tônus da pele, tratamento do pescoço e da linha da mandíbula, segurança da RF, tratamentos cosméticos não invasivos, queimadura por radiofrequência, perda de gordura por radiofrequência, RFAL, hiperpigmentação pós-inflamatória, PIH, escarificação

12.1 Introdução

O uso de radiofrequência (RF) em rejuvenescimento facial minimamente invasivo data do primeiro dispositivo para rugas periorbitárias aprovado pela FDA, em 2002. As indicações foram expandidas para o rosto e o corpo, em 2004 e 2006, respectivamente. Desde então, têm surgido dúzias de dispositivos de RF aprovados com vários sistemas de envio de energia que comprovaram melhorar a flacidez/qualidade/tônus da pele, assim como de rugas, escaras de acne, acne, hiperidrose, tamanho dos poros e estrias.

12.2 Ciência da RF

A RF cria uma corrente elétrica oscilante (milhões de ciclos por segundo) causando vibração e colisões entre moléculas carregadas, resultando assim na produção de calor, como descrito por Belenky et al.[1] A energia elétrica é convertida em energia térmica quando se atinge a resistência no tecido.[2] A transferência de energia é determinada pela lei de Ohm: Energias $(J) = I^2\ R \times T$ (onde I = corrente, R = impedância do tecido e T = tempo de aplicação). A impedância depende da hidratação da pele, da composição de eletrólitos, do teor de colágeno, da temperatura e de outras variáveis.[3] Diferentemente dos *lasers* que usam energia fototérmica (fototermólise seletiva), a energia da RF é independente da pigmentação/tipo de pele, e é, estritamente, um efeito eletrotérmico. Os dispositivos de RF usados em procedimentos estéticos variam de 0,3 a 10 MHz. A profundidade de penetração é inversamente proporcional à frequência usada.[4]

12.3 Neocolagênese

O calor gerado pela RF leva à contração imediata do colágeno, pois as ligações passíveis de calor dentro dos fios triplos de colágeno helicoidal são rompidas. As temperaturas inferiores a 65°C levam a vários graus de desnaturação de colágeno, que é seguida por uma cascata inflamatória que inclui proteínas de choque de calor e formação de novo colágeno. Se a temperatura exceder os 65°C, a coagulação dos tecidos dérmicos é possível, e o que se segue é uma resposta mais robusta, levando à substituição da zona térmica de RF (RTZ) com colágeno, elastina, ácido hialurônico e outra matriz extracelular.

A RF não depende de um cromóforo como os *lasers*, de modo que, teoricamente, a RF é "segura para todos os tipos de pele". Onde os *lasers* têm dificuldade quando há alvos pigmentares competindo em tipos de pele mais escura, a RF pode transmitir sua energia aos tecidos dérmicos com base unicamente na impedância (não no tipo de pele), corrente e variáveis de tempo, conforme a lei de Ohm. Entretanto, tipos de pele mais escura serão mais suscetíveis a complicações da RF, como a hiperpigmentação pós-inflamatória (PIH).

12.4 Métodos de Envio de RF

Há dois métodos para envio da energia de RF através da pele – monopolar e bipolar.

RF monopolar: A energia flui de um eletrodo ativo na peça de mão do operador para um coxim aterrado (eletrodo passivo) posicionado distalmente no corpo do paciente. Dispositivos de RF antigos usavam RF monopolar, e essa ainda é uma tecnologia popular em dispositivos atuais. Sua vantagem é o fato de a energia poder ser depositada em vez de profundamente de um eletrodo de superfície – derme profunda e rede fibrosseptal.

Tabela 12.1 Quadro de Complicações

Complicações	Tratamento
Inchaço prolongado/Eritema	Terapia a *laser* de nível baixo, esteroides PO/tópicos, observação, *laser* para eritema
Hiperpigmentação pós-inflamatória	Maquiagem, hidroquinona, tretinoína, *lasers*
Queimadura, escara	Curativos oclusivos, tópicos, silicone, *lasers*, microagulhamento
Perda de gordura	Preenchedores, enxertia de gordura, subcisão
Anormalidades de textura	Observação, *laser*, tratar de novo
Disestesia, neuropraxia	Observação – retorno quase total
Propensão/Infecção de acne	Antibióticos orais e/ou tópicos

RF bipolar: A energia flui entre dois eletrodos adjacentes, tudo contido na peça de mão do operador. A profundidade da penetração (para dispositivos transepidérmicos) é postulada em aproximadamente ½ da distância entre os eletrodos, embora isso não seja aceito universalmente. Energias mais altas podem ser enviadas com sistema bipolar em vez de monopolar, mas as profundidades são menores (▶ Tabela 12.1).

12.5 Medidas de Segurança

O limiar para a queimadura epidérmica é de 44°C a 45°C e depende também do tempo. O dilema é que a melhor estimulação de colágeno com a derme ocorre a temperaturas de 65°C a 70°C.[5] A impedância da epiderme e gordura subcutânea é intrinsecamente mais alta que a da derme, de modo que a energia viaja naturalmente para a área de menos resistência. Entretanto, medidas extraordinárias são necessárias para proteger a epiderme do aquecimento, a saber:

1. Esfriamento – método utilizado mais comum (criogênio, placa de resfriamento, refrigerador de ar).
2. Movimento – ao mover a fonte de calor você pode criar um efeito de campo e menos probabilidade de ter pontos quentes.
3. Temperatura/histórico de impedância – limites/controles de RF enviada quando limites críticos são atingidos para emitir pulsos mais seguros.
4. Câmera de Infravermelho (IR) – monitoriza a temperatura da pele.
5. Tópicos – esteroides, fatores de crescimento, plaquetas ricas em plasma (PRP), antibióticos, soros oclusivos podem apressar a cicatrização e reduzir o tempo de inatividade.
6. Terapia a *laser* de nível baixo (LLLT) – comprovada para melhorar o tempo de inatividade – inchaço, eritema e probabilidade de reduzir o risco de queimadura.
7. Agulhas isoladas (microagulhamento de RF) – ajudam a proteger a epiderme do aquecimento.
8. Configurações – fornecer energias mais baixas com mais passes chega a resultados similares com menos riscos e desconforto. Da mesma forma, em tipos de pele mais escura, recomenda-se menos energia para evitar os riscos de PIH.

12.6 Seleção de Pacientes

O aconselhamento antes do procedimento é essencial para a satisfação do paciente, especialmente importante quando as revisões *on-line* são tão onipresentes. A definição de tempo de inatividade varia entre os pacientes, sendo imperativo explicar que haverá inchaço e eritema (hematomas em RF invasiva) em quase todos os casos de RF. Além disso, os resultados ótimos podem precisar de uma série de tratamentos e levar até três meses para chegar ao resultado. A compreensão completa dos resultados esperados com a possibilidade de um mínimo ou nenhum resultado deve ser explicada. O fornecedor não pode, de maneira nenhuma, promover uma tecnologia de RF especial sem também mencionar alternativas, como *lasers*, maquiagem e cirurgia. O aumento do tônus da pele por RF tem suas limitações, e um candidato cirúrgico provavelmente não apreciará as alterações que a RF tem a oferecer. Os melhores pacientes estão usando RF como medida preventiva (pré-rejuvenescimento) ou aqueles que não estão suficientemente prontos para a cirurgia e desejam um aumento do tônus da pele mais leve.

Os desfechos da RF são o resultado direto de como o corpo reage ao calor gerado pelo tratamento. Isso exige uma resposta imune para a cicatrização e a produção de colágeno e de elastina. Pacientes com as condições a seguir deverão ser tratados com cautela:

1. Função imune prejudicada.
2. Medicamentos imunossupressivos.
3. Pele extremamente danificada pelo sol.
4. Áreas de terapia de radiação anterior.
5. Estado metabólico negativo.
6. Formadores de queloides.

12.7 Complicações

As complicações da RF são, em geral, raras e foram informadas em 2,7% em um estudo de porte de um dispositivo monopolar.[6]

12.7.1 Inchaço Prolongado, Eritema, Desconforto

Inchaço, eritema e desconforto podem ser considerados universais para a maioria dos procedimentos por RF. Dependendo da tecnologia usada, isso pode durar de 1 a 7 dias ou mais. Os pacientes possuem percepções diferentes de tempo de inatividade e de tolerâncias a esses efeitos colaterais. Se os pacientes forem aconselhados antecipadamente, em geral eles compreenderão o pós-procedimento. Para acelerar a resolução do inchaço, dormir ereto por pelo menos 2 dias será útil. A LLLT demonstrou acelerar o processo de cicatrização e não tem efeitos colaterais.[7] O eritema pode ser melhorado com substâncias tópicas (géis calmantes ou esteroides). Se prolongado, um *laser* vascular poderá acelerar a resolução. É imperativo suprimir qualquer inflamação prolongada da pele em um indivíduo da pele mais escura para minimizar o risco de PIH e medidas agressivas, incluindo esteroides e/ou o *laser* Nd:YAG, pode ser necessário. O desconforto precisa ser avaliado para outras complicações, como uma infecção, mas pode geralmente ser controlado com acetaminofeno. A resposta inflamatória é necessária para resultados de RF de modo a abster-se dos anti-inflamatórios não esteroides (AINEs) e minimizar o uso de esteroides, se possível.

12.7.2 Hiperpigmentação Pós-Inflamatória (PIH)

No caso de inflamação prolongada da pele, os melanócitos respondem com produção excessiva de melanina. Isso é mais provável de acontecer em pele mais escura dos tipos III-VI. Se houver vermelhidão na epiderme e inflamação por uma semana ou mais, medidas deverão ser consideradas para reduzir isso ou o risco de PIH: LLLT, esteroides, proteção solar, *lasers* (532, 585 ou 1.064 nm) e hidroquinona.[8] De fato, a prevenção da PIH com tretinoína (0,5%) e hidroquinona (4-8%) por 3 semanas antes e um mês após o procedimento reduzirá consideravelmente o risco de PIH, se houver preocupações. Na pele mais escura, recomenda-se usar configurações baixas a médias para reduzir sequelas pós-procedimento. Uma vez que o ponto de inserção para a injeção de RF e a lipossucção assistida por RF (RFAL) esteja em risco de trauma, é mandatório não fazer esse orifício muito pequeno ou acumular muito calor nesse sítio.

12.7.3 Queimadura de Segundo Grau

Uma queimadura de segundo grau é a complicação mais temida de um procedimento de rejuvenescimento por RF por causa do potencial para escarificação em longo prazo. Em um estudo de Felipe *et al.* a incidência de queimaduras de segundo grau foi de 2,7% em um estudo retrospectivo de 290 pacientes (755 tratamentos).[9] A queimadura pode ser causada por exceder o limiar epidérmico de 44°C por vários minutos, enquanto temperaturas mais altas demandam menos tempo.[10] Se houver mau funcionamento no mecanismo de esfriamento epidérmico ou erro do operador, como empilhamento de pulso, sobreposição exagerada ou esfriamento impróprio entre passes, pode-se chegar a temperaturas supercríticas. Dispositivos de RF subablativos que usam a placa de pé, como o eletrodo de retorno, possuem um risco de arco se a peça de mão não estiver nivelada com a pele ou se houver sangue/fluido na pele, impedindo o contato ótimo. Da mesma forma, há casos de queimaduras ao redor do eletrodo aterrado mais provavelmente relacionados com o arco no ponto de contato. A RF de injeção e a RFAL podem arriscar queimadura superficial ou de espessura total, se os eletrodos estiverem colocados muito superficialmente, mesmo com o histórico de temperatura integrado. Na RF de injeção, se o eletrodo interno exceder 44°C, ele poderá aquecer a superfície da pele se a câmera de IR não estiver monitorada. A RFAL poderá arquear, se o eletrodo da pele não estiver apropriadamente posicionado. Se uma bolha ou sinal de Nikolsly for reconhecido, o esfriamento imediato será necessário. A inspeção do dispositivo para qualquer evidência de mau funcionamento deverá ser realizada, e a decisão de continuar, substituir a ponta ou terminar o tratamento deverá ser determinada. Seguem-se os cuidados com o ferimento para a queimadura: tópicos, curativo oclusivo, desbridamento, LLLT, PRP e matriz extracelular (matriz de bexiga suína de âmnio). Se houver escarificação, *lasers*, microagulhamento, PRP e excisão cirúrgica podem todos ser benéficos.

12.7.4 Perda de Gordura

Uma complicação dos dispositivos monopolares de RF é o aquecimento excessivo da gordura subcutânea, que pode levar à apoptose. O calor dissipará, à medida que vai mais fundo para os tecidos; é possível que a energia atravesse a rede fibrosseptal e, secundariamente, aqueça a gordura ao redor.[11] Essa complicação é rara, porque a impedância é alta em gordura, e a apoptose demanda elevação prolongada da temperatura. A perda de volume da atrofia da gordura se torna evidente várias semanas após o tratamento. Os remédios incluem: subcisão, preenchedores ou enxertia de gordura.[12]

12.7.5 Anormalidades de Textura

Se o operador não for preciso com seus pulsos – mau alinhamento, áreas ignoradas, pulsos incompletos, pressão inconsistente na placa do pé – haverá o risco de irregularidades na pele, torrões, marcas/padrões da grade e resultados desiguais.[13] Quando agulhas/alfinetes não revestidos são usados, existe o risco de cicatrização prolongada e escarificação subsequente. Para tratar esses problemas: observação (a maioria das questões se resolve), tópicos (fatores de crescimento, tretinoína) *lasers*, ou a repetição do tratamento é recomendada.

12.7.6 Propensão/Infecção de Acne

Uma exacerbação do quadro, particularmente em pacientes propensos à acne, não é incomum. Se esse risco for reconhecido antecipadamente, o pré e o pós-tratamento tópicos e com antibióticos orais são úteis. Com os dispositivos para microagulhamento por radiofrequência (RFM), a infecção pode ser introduzida por meio dos canais do microagulhamento, e a técnica de esterilização deverá ser obedecida. Após a RFM, pequenas pústulas podem imitar acne, mas trata-se, com frequência, de uma infecção superficial que demanda antibióticos orais. O cuidado na seleção de cuidados da pele após RFM é essencial, pois há casos de granuloma e infecção com tópicos não apropriados.[14]

12.7.7 Disestesia/Neuropraxia

Dormência, dor ou disestesia como resultado de lesão a um nervo pode ocorrer com a RF. Essas lesões quase sempre se resolverão em várias semanas. A fraqueza do nervo mandibular marginal somente é possível com o dispositivo RFAL, e isso também se resolverá sem terapia.

12.7.8 Seroma/Cisto

Com a RFAL é possível obter uma coleção de fluido que pode precisar de drenagem. Às vezes, um cisto sebáceo pode-se formar após RF, o qual poderá demandar excisão ou drenagem.

12.8 Conclusão

O uso disseminado de RF na face e no pescoço para flacidez, rugas, escaras de acne e anormalidades de textura tem suas complicações, embora raras. Existem medidas delineadas aqui para minimizar os riscos e otimizar os resultados. Orientação e treinamento são essenciais para provedores e operadores compreenderem as etiologias das complicações.

Referências

[1] Belenky I, Margulis A, Elman M, Bar-Yosef U, Paun SD. Exploring channeling optimized radiofrequency energy: a review of radiofrequency history and applications in aesthetic fields. Adv Ther. 2012; 29(3):249-266.

[2] Gold MH. The increasing use of nonablative radiofrequency in the rejuvenation of the skin. Expert Rev Dermatol. 2011; 6(2):139-143.

[3] Schepps JL, Foster KR. The UHF and microwave dielectric properties of normal and tumour tissues: variation in dielectric properties with tissue water content. Phys Med Biol. 1980; 25(6):1149-1159.

[4] Beasley KL, Weiss RA. Radiofrequency in cosmetic dermatology. Dermatol Clin. 2014; 32(1):79-90.

[5] Clementoni MT, Munavalli GS. Fractional high intensity focused radiofrequency in the treatment of mild to moderate laxity of the lower face and neck: a pilot study. Lasers Surg Med. 2016; 48(5):461-470.

[6] Weiss RA, Weiss MA, Munavalli G, Beasley KL. Monopolar radiofrequency facial tightening: a retrospective analysis of efficacy and safety in over 600 treatments. J Drugs Dermatol. 2006; 5(8):707-712.

[7] Calderhead RG, Kim WS, Ohshiro T, Trelles MA, Vasily DB. Adjunctive 830nm light-emitting diode therapy can improve the results following aesthetic procedures. Laser Ther. 2015; 24(4):277-289.

[8] Davis EC, Callender VD. Postinflammatory hyperpigmentation: a review of the epidemiology, clinical features, and treatment options in skin of color. J Clin Aesthet Dermatol. 2010; 3(7):20-31.

[9] de Felipe I, Del Cueto SR, Pérez E, Redondo P. Adverse reactions after nonablative radiofrequency: follow-up of 290 patients. J Cosmet Dermatol. 2007; 6(3):163-166.

[10] Abraham JP, Plourde B, Vallez L, Stark J, Diller KR. Estimating the time and temperature relationship for causation of deep partial thickness skin burns. Burns. 2015; 41(8):1741-1747.

[11] AlNomair N, Nazarian R, Marmur E. Complications in lasers, lights, and radiofrequency devices. Facial Plast Surg. 2012; 28(3):340-346.

[12] Dawson E, Willey A, Lee K. Adverse events associated with nonablative cutaneous laser, radiofrequency, and light-based devices. Semin Cutan Med Surg. 2007; 26(1):15-21.

[13] Willey A, Anderson RR, Azpiazu JL, et al. Complications of laser dermatologic surgery. Lasers Surg Med. 2006; 38(1):1-15.

[14] Soltani-Arabshahi R, Wong JW, Duffy KL, Powell DL. Facial allergic granulomatous reaction and systemic hypersensitivity associated with microneedle therapy for skin rejuvenation. JAMA Dermatol. 2014; 150(1):68-72.

13 Complicações de Plasma Rico em Plaquetas e Microagulhamento

Amit Arunkumar ▪ Anthony P. Sclafani ▪ Paul J. Carniol

Resumo

Os procedimentos de plasma rico em plaquetas (PRP) e microagulhamento são geralmente bem tolerados com índices baixos de reações adversas, embora um número limitado de complicações graves e potencialmente evitáveis já tenha sido informado.

Os tratamentos com PRP empregam a oferta direta de fatores de crescimento para uso em rejuvenescimento facial, recuperação após cirurgia facial e cicatrização de ferimentos, incluindo o tratamento de alopecia e volumização facial. As reações adversas são, em geral, leves, não frequentes e incluem dor transitória durante a injeção e um pouco depois, eritema no sítio da injeção, inchaço, hematomas, prurido, hiperpigmentação pós-inflamatória e secura da pele. Complicações informadas raras, mas graves, incluem uma reação alérgica sistêmica e cegueira irreversível após injeção periocular de PRP.

O microagulhamento, também conhecido como terapia percutânea de indução de colágeno, envolve punção repetitiva da pele com agulhas finas para induzir a produção endógena de colágeno, e é empregada para tratamento de acne vulgar, escaras, fotodanificação, despigmentação, rejuvenescimento da pele, hiperidrose e alopecia androgenésicas. As reações adversas incluem eritema, dor, edema, prurido no couro cabeludo e sangramento superficial fino, que se resolvem dentro de horas a dias. Efeitos colaterais menos comuns informados incluem linfadenopatia transitória, eflúvio telógeno, surtos de acne, milia, hematomas, sarna, rubor, exsudação, transmissão de patógenos sanguíneos na ausência de precauções universais e reações de hipersensibilidade local e sistêmica.

As complicações podem, com frequência, ser contornadas pela seleção apropriada do paciente e da região a ser tratada, técnica apropriada e obediência estrita às boas práticas clínicas e precauções universais. A compreensão profunda dessas questões é essencial para assegurar o uso seguro e a maximização dos resultados.

Palavras-chave: indução percutânea de colágeno, plasma rico em plaquetas, fibrina rica em plaquetas

13.1 Plasma Rico em Plaquetas – Introdução

Os tratamentos à base de plaquetas, geralmente conhecidos como coletivamente plasma rico em plaquetas (PRP), empregam a oferta direta de fatores de crescimento para uso em rejuvenescimento facial, recuperação após cirurgia facial e cicatrização de ferimentos.[1] Os tratamentos estéticos autólogos à base de PRP permitem ao cirurgião oferecer uma resposta funcional de cicatrização de ferimento a uma área-alvo ou, na ausência de um ferimento, estimular a produção de vasos sanguíneos viáveis, células de gordura e depósitos de colágeno que parecem persistir com o tempo.[2] Na cirurgia plástica facial, as indicações comuns para PRP incluem o tratamento de alopecia e volumização facial, incluindo o tratamento de rítides superficiais, escaras deprimidas e pregas nasolabiais profundas. A PRP também tem sido descrita para cicatrização de ferimentos em ritidectomias, implantes faciais e osteotomias laterais. Os fatores de crescimento mais comuns concentrados nessas preparações incluem o fator de crescimento derivado de plaquetas, o fator beta de crescimento transformador, fator de crescimento endotelial vascular, fator de crescimento epidérmico e fator de crescimento semelhante à insulina.[1] Esses fatores de crescimento são quimiotáticos para monócitos, fibroblastos, células-tronco, células endoteliais e osteoblastos e mitogênicos para fibroblastos, células de músculos lisos, osteoblastos, células endoteliais e ceratinócitos.[1]

O PRP autólogo pode ser preparado rapidamente e no ponto de cuidados por uma ampla faixa de protocolos manuais ou totalmente automatizados que geralmente começam com uma coleção de sangue periférico em um tubo de coleta vedado a vácuo com anticoagulante, seguido de passos múltiplos de centrifugação com ou sem gel separador para isolar uma fração rica em plaquetas que é injetada com agulha calibre 30 na derme, subderme ou plano pré-periósteo, conforme o necessário.[3]

Para uma preparação dada de PRP e protocolo, o cirurgião deverá considerar a densidade de fibrina, teor de leucócitos e grau de padronização do procedimento.[4] O PRP pode ser subcategorizado como um dos quatro tipos: PRP puro, PRP enriquecido com leucócitos, fibrina rica em plaquetas pura ou fibrina rica em plaquetas e enriquecida com leucócitos.[4] A inclusão de leucócitos em PRP é controversa – enquanto os leucócitos

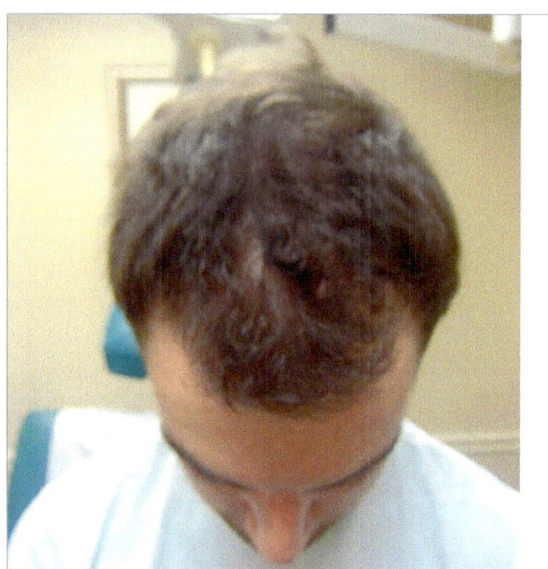

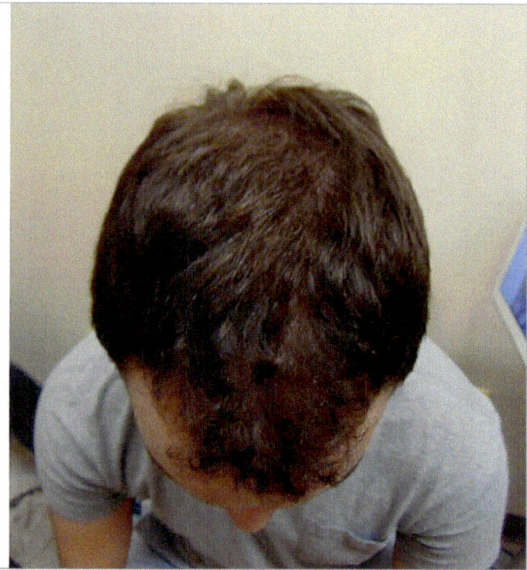

Fig. 13.1 Tratamento de PRP para perda de cabelo. (Fonte: Platelet-Rich Plasma Principles and Practices. In: Hausauer A, Jones D, ed. PRP and Microneedling in Aesthetic Medicine. 1a. edição. Thieme: 2019.)

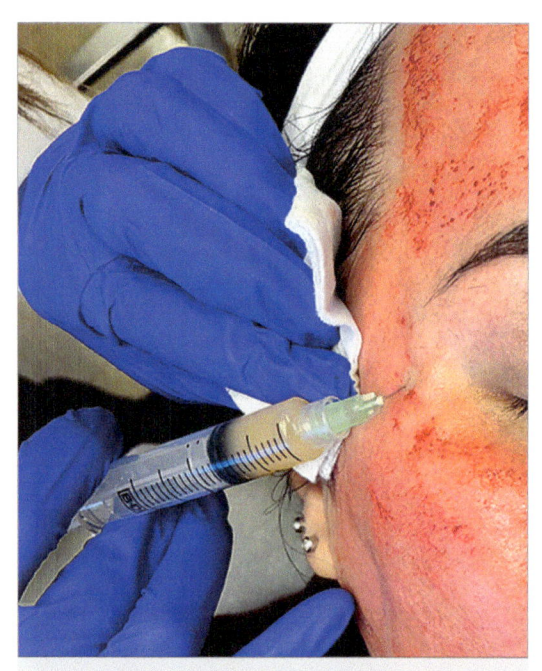

Fig. 13.2 PRP injetado após microagulhamento. (Fonte: Platelet-Rich Plasma Principles and Practices. In: Hausauer A, Jones D, ed. PRP and Microneedling in Aesthetic Medicine. 1a. edição. Thieme: 2019.)

produzem o fator de crescimento endotelial vascular, importante para a promoção da angiogênese, eles também estão associados à produção das metaloproteinases da matriz, que são conhecidas por seus efeitos catabólicos nas proteínas da matriz extracelular, incluindo colágeno.[4-7] A rede de fibrina pode proteger os fatores de crescimento contra a proteólise, serve como uma estrutura de andaime mais robusta para o reparo de ferimento e a persistência mais longa e resistência da lavagem de produtos de plaquetas no sítio da injeção.[2]

As aplicações de PRP incluem o tratamento de alopecia com injeções subcutâneas ou intradérmicas no couro cabeludo (▶ Fig. 13.1).[8] As escaras de acne ou deprimidas são tratadas com subcisão seguida imediatamente pela injeção subdérmica de PRP (▶ Fig.13.2).[3] Rítides finas são injetadas por via intradérmica. Pregas profundas e áreas deficientes de volume são injetadas na borda dérmica e subdérmica.[3] Áreas exigindo aumento significativo de volume podem ser injetadas na gordura profunda (meio da face) ou pré-periósteo (orifícios suborbitários).[3] As aplicações cirúrgicas de PRP incluem transferência de gordura autóloga aumentada, em que PRP é misturado com gordura (geralmente na proporção de 1:2-3) logo antes da injeção de gordura; rinoplastia, em que o PRP é injetado ao longo do sítio de osteotomia lateral; e ritidectomia, em que PRP é colocado em uma fina camada sobre o leito do retalho antes do fechamento.[3]

O PRP permite a restauração de volume sem inconveniência substancial para o paciente, é minimamente invasivo com um tempo de recuperação insignificante associado. Poucas complicações relacionadas com o material de PRP foram descritas e, com mais frequência, podem ser atribuídas à seleção insatisfatória de paciente ou de região, técnica da injeção ou falha em obedecer às boas práticas clínicas e precauções universais.[9,10] A compreensão profunda dessas questões é essencial para garantir o uso seguro e maximizar os resultados.

13.2 Plasma Rico em Plaquetas – Evitar, Identificar e Gerenciar Complicações

As reações adversas secundárias ao PRP são leves, não frequentes e incluem dor passageira durante a injeção e brevemente após, eritema no sítio da injeção, inchaço, hematomas, prurido, hiperpigmentação pós-inflamatória e secura da pele (▶ Fig. 13.3).[11,12] Após o tratamento, a aplicação intermitente de compressas frias às regiões injetadas durante as primeiras horas reduz o inchaço, os hematomas e o desconforto.[13] A massagem nessas regiões pelas primeiras horas deverá ser evitada, pois isso pode causar *whashout* do PRP.[13]

Enquanto granulomas e nodularidade tenham sido informados após a injeção de preenchedores sintéticos, os únicos relatórios de sequelas granulomatosas da PRP ocorreram em dois pacientes com sarcoidose subclínica conhecida ou suspeita, uma doença granulomatosa sistêmica que pode ocorrer em sítios de injeções cutâneas.[14,15] Como tal, se a sarcoidose for suspeita em pacientes, considerando o PRP, um exame completo e diagnóstico é obrigatório. Embora não informado para aplicações estéticas, a injeção de PRP de um cisto tibial tem sido implicada no desenvolvimento de uma reação alérgica sistêmica, que se acredita ser predicado em reação ao anticoagulante de citrato de cálcio usado no preparo da injeção.[16]

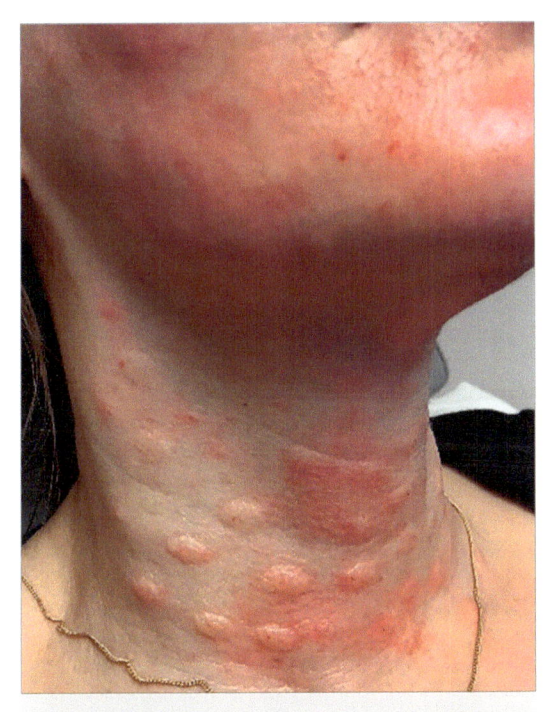

Fig. 13.3 Paciente com inchaço e equimose após injeção de PRP. (Fonte: Other Considerations, Combinations and Complications. In: Hausauer A, Jones D, ed. PRP and Microneedling in Aesthetic Medicine, 1st edition. Thieme: 2019.)

Múltiplas revisões sistemáticas sobre o uso de PRP para alopecia androgênica, a mais estudada aplicação estética de PRP, não apresentaram relatórios de infecções bacterianas, virais ou micobacterianas, foliculite, paniculite, reações alérgicas, hematoma ou formação de seroma.[8,17] Entretanto, como acontece com qualquer procedimento invasivo, as boas práticas clínicas e as precauções universais são imperativas. A rotulagem e o manuseio apropriados de amostras sanguíneas e processamento do sangue somente de um paciente de cada vez, e a obediência às precauções universais são todas importantes para garantir a segurança do paciente.

Reações adversas graves são incomuns e poucas foram comunicadas. Embora complicações visuais de preenchedores cosméticos sintéticos tenham sido informadas, o PRP não é usado com frequência como preenchedor físico, mas sim para os fatores de crescimento que ele contém. No entanto, um único caso de cegueira irreversível e infarto cerebral observado na investigação por imagens de ressonância magnética (IRM) após tratamento de rejuvenescimento da pele periocular com PRP na região glabelar e realizado por um médico não licenciado foi informado. Os autores criaram a hipótese de que a técnica empregada em uma região próxima às artérias supraorbitária e supratroclear possa ter causado injeção intra-arterial com fluxo retrógrado do coágulo de plaquetas e a resultante oclusão da artéria oftálmica e regiões da artéria cerebral média. Nesse caso, o paciente se apresentou a um oftalmologista um dia após o tratamento com necrose na pele do local da injeção glabelar, motilidade ocular restrita e oclusão da artéria oftálmica no exame de fundo dilatado. A IRM demonstrou isquemia do músculo extraocular, infartações do nervo óptico e dos lobos frontal direito, parietal e occipital. As avaliações tromboembólicas e vasculares foram negativas. Uma vez que o paciente se apresentou fora da janela para tratamento com ativador de plasminogênio de tecido, o tratamento ficou limitado à massagem ocular, brimonidina 0,2%, timolol tópico 0,5%, esteroides orais e antimicrobianos IV empíricos para possível etiologia infecciosa de inchaço periorbitário. A motilidade ocular retornou ao normal, mas depois de 1 ano a visão do paciente continuou sem percepção à luz. Também com 1 ano, escarificação residual e nódulos duros estavam presentes na região glabelar direita com tecido de escaras.[18]

A familiaridade com a anatomia vascular facial junto com a manutenção do plano de injeção em um plano intradérmico, em vez de subdérmico, quando apropriado pode reduzir o risco de compromisso vascular.[18] Conscientização, reconhecimento precoce e tratamento urgente de complicações vasculares são essenciais. Para minimizar o risco de complicações vasculares, é pragmático injetar o menor volume possível de produzir o efeito desejável em porções pequenas e discretas, aspirar antes de cada injeção, evitar adulteração da preparação de PRP com preenchedores não aprovados e empregar agulhas menores (calibres 30-32) com técnica prudente e uso judicioso da pressão.[19]

13.3 Microagulhamento – Introdução

O microagulhamento, também conhecido como terapia de indução percutânea de colágeno, envolve repetidamente puncionar a pele com agulhas finas para induzir a produção endógena de colágeno e é empregada para tratamento de acne vulgar, escaras, fotodanificação, despigmentação, rejuvenescimento da pele, hiperidrose e alopecia androgenética.[20,21] Tipicamente, o microagulhamento aplica um rolo ou carimbo com múltiplas agulhas que variam de 0,5 a 1,5 mm de comprimento, que punciona o estrato microagulhamento córneo e a derme papilar, e pode ser combinada com terapia de PRP.[21, 22, 23] A lesão mecânica focalizada desencadeia uma cascata inflamatória e de cicatrização de ferimento, resultando na liberação de fatores de crescimento e deposição de colágeno.[20]

13.4 Microagulhamento – Evitar, Identificar e Gerenciar Complicações

Em geral, o microagulhamento está associado a um índice baixo de reações adversas, com eritema transitório e hiperpigmentação pós-inflamatória mais usualmente informados.[21,24] O procedimento pode ser executado como um procedimento independente ou junto com radiofrequência, caso em que ele é frequentemente conhecido como microagulhamento radiofrequência. A radiofrequência é discutida também no Capítulo 12. O microagulhamento com radiofrequência pode ser executado com RF uni ou bipolar e pode ser visto no Vídeo 13.1. Complicações menores identificadas por vários artigos de revisão incluem eritema, dor, edema, prurido no couro cabeludo e sangramento superficial fino, que se resolvem dentro de horas a dias dependendo do tamanho da agulha empregada.[23,25] Efeitos colaterais menos comuns informados incluem linfadenopatia transitória, eflúvio telógeno, surtos de acne, milia, hematomas, sarna, rubor e exsudação.[25,26] O eritema pode ser temporário (3-5 dias), e a secura geralmente se resolve em 1 a 2 semanas.[27,28] Em uma série de 210 procedimentos de PRP com microagulhamento para alopecia, 14% dos pacientes experimentaram prurido no couro cabeludo ($n = 30$), 1,4% apresentaram queda transitória de cabelo 4-6 semanas pós-procedimento com melhora entre 6 e 8 semanas ($n = 3$) e 1,9% tiveram linfadenopatia cerebral transitória ($n = 4$).[26] Como ocorre em qualquer procedimento invasivo, o risco teórico de infecção existe, embora não tenha sido informado, e o exame histológico de 24 horas pós-terapia revela uma epiderme intacta.[21,23]

As contraindicações ao microagulhamento incluem medicamentos anticoagulantes ou coagulopatia, que pode resultar em sangramento excessivo; infecção ativa ou recorrente de herpes/herpes labial, que podem predispor à reativação e possível escarificação após trauma pequeno; presença de infecção da pele de cobertura, câncer de pele, verrugas ou ceratoses solares; e história de tendência grave a queloides em que cada picada de agulha pode resultar em um queloide (esses pacientes podem, com frequência, ser identificados pela presença de queloides nas palmas das mãos e solas dos pés).[29]

A hiperpigmentação pós-inflamatória (PIH), uma hipermelanose reativa da pele que ocorre quando mediadores inflamatórios cutâneos estimulam os melanócitos a aumentarem a produção e transferirem a melanina para os queratinócitos ao redor, tem sido raramente descrita e, com mais frequência, se resolve espontaneamente no cenário do microagulhamento.[30,31,32] A fotoproteção após o microagulhamento é recomendada rotineiramente para minimizar o risco de PIH. Um único estudo com fotoproteção inadequada pós-procedimento associado à PIH observou melhora gradual em PIH em um subconjunto de pacientes, quando a fotoproteção estrita subsequente foi implementada depois.[33] Em geral, em virtude de a história natural do PIH ser a de melhorar lentamente, a terapia clínica não é necessária em todos os pacientes, e, quando empregada, seu objetivo é acelerar a resolução e pode considerar o uso de hidroquinona tópica, retinoides, ácido azelaico e/ou *peelings* químicos.[34]

Uma série de dois casos informa um efeito de trilho de trem após microagulhamento com um rolo dérmico, referindo-se a escaras papulares em padrão linear na distribuição do rolo dérmico.[30,33] Os autores notaram melhora de 20% a 30% nessas escaras com 0,025% de tretino tópico em gel após 3 meses, embora não tenha sido descrito nenhum acompanhamentomento em longo prazo.[33] Medidas de precaução para minimizar o risco dessa complicação incluem o uso de agulhas com menos de 2mm de tamanho, ajustando-se o grau de pressão aplicado ao rolo dérmico quando esse efeito for identificado, e tomando o devido cuidado quando executar o microagulhamento sobre proeminências ósseas. Embora ainda não descrito satisfatoriamente na literatura atual, é possível desenvolver escarificação da radiofrequência microagulhada. A escarificação pode, potencialmente, ser decorrente das agulhas reais ou dos efeitos da energia da radiofrequência.

Com a tecnologia atual é importante, durante um procedimento de microagulhamento, alinhar as agulhas de modo que fiquem perpendiculares à superfície da pele e não em ângulo oblíquo. Se elas penetrarem a pele nesse ângulo, isso poderá levar ao desenvolvimento de marcas de trilha curtas. Essas marcas podem ser mais curtas, mas similares às marcas informadas, usando-se um rolo dérmico.[30,33]

Reações de hipersensibilidade local e sistêmica foram informadas duas vezes, ambas com a aplicação concorrente de produtos tópicos não aprovados para injeção intradérmica com microagulhamento, e em paciente com dermatite conhecida de contato sensível ao níquel e que se submeteu ao microagulhamento com agulhas compostas de 8% de níquel presente na liga de aço inoxidável de grau cirúrgico.[35,36] Na primeira série de casos, reações granulomatosas faciais comprovadas por biópsia e um caso de hipersensibilidade sistêmica foram considerados como sendo predicado na introdução de partículas imunogênicas na derme que potencializou as reações de hipersensibilidade persistente do tipo tardio.[35] Nessa série de três pacientes, o tratamento inicial com corticosteroides tópicos e orais foi ineficaz, enquanto a terapia com cloridrato de doxiciclina e cloridrato de minociclina levou à resolução parcial ou completa.[35] A ineficácia dos corticosteroides, associada ao tratamento bem-sucedido com antimicrobianos de tetraciclina, sugere uma possível infecção por biopelículas de partículas de metal neste caso.[19] Na segunda série, antimicrobianos sistêmicos não foram efetivos, o teste de contato revelou reação ao sulfato de níquel, e hospitalização com tratamento com corticosteroides tópicos e oral levou à melhora gradual em duas semanas.[36] É importante evitar a aplicação de agentes tópicos não aprovados com microagulhamento e assegurar que a composição das microagulhas não contenha alérgenos conhecidos em pacientes com história de dermatite de contato real ou suspeita.

Dois pacientes contraíram a infecção por HIV durante o "Vampire Facial" (uma combinação de microagulhamento e PRP tópico) em um spa não licenciado no Novo México; o equipamento apropriadamente esterilizado teria tornado essa complicação impossível, dada a natureza autóloga do PRP e destaca a necessidade de treinamento apropriado do médico, boas práticas clínicas e precauções universais.[9,10]

Em resumo, PRP, microagulhamento e radiofrequência microagulhada são, em geral, procedimentos minimamente invasivos, bem tolerados e relativamente seguros, com tempos de recuperação insignificantes e perfis limitados de reações adversas. A maioria das complicações informadas pode ser contornada por seleção apropriada do paciente e da região a ser tratada, técnica apropriada e adesão estrita às boas práticas clínicas e precauções universais.

Referências

[1] Sclafani AP, Azzi J. Platelet preparations for use in facial rejuvenation and wound healing: a critical review of current literature. Aesthetic Plast Surg. 2015;39(4):495-505.
[2] Sclafani AP, Saman M. Platelet-rich fibrin matrix for facial plastic surgery. Facial Plast Surg Clin North Am. 2012;20(2):1770186, vi.
[3] Sclafani AP. Safety, efficacy, and utility of platelet-rich fibrina matrix in facial plastic surgery. Arch Facial Plast Surg. 2011;13(4):247-251.
[4] DohanEhrenfest DM, Rasmusson L, Albrektsson T. Classification of platelet concentrates: from pure platelet-rich plasma (P-PRP) to leucocyte- and platelet-rich fibrin (L-PRF). Trends Biotechnol. 2009;27(3):158-167.
[5] Werther K, Christensen IJ, Nielsen HJ. Determination of vascular endothelial growth factor (VEGF) in circulating blood: significance of VEGF in various leucocytes and platelets. Scand J Clin Lab Investigation. 2002;62(5):343-350.
[6] Kobayashi Y, Saita Y, Nishio H, et al. Leukocyte concentration and composition in platelet-rich plasma (PRP) influences the growth factor and protease concentrations. J Orthop Sci. 2016;21(5):683-689.
[7] Cui N, Hu M, Khalil RA. Biochemical and biological atributes of matrix metalloproteinases. Prog Mol Biol Transl Sci. 2017;147:1-73.
[8] Badran KW, Sand JP. Platelet-rich plasma for hair loss: review of methods and results. Facial Plast Surg Clin North Am. 2018;26(4):469-485.
[9] Koenig D. Two test positive for HIV after "Vampire Facial." https://www.webmd.com/hiv-aids/news/20190430/two-testpositive-for-hiv-after-vampire-facial. Published April 30, 2019. Accessed May 1, 2020.
[10] New Mexico Department of Health. Free testing for persons who received any injections. https://nmhealth.org/news/alert/2019/4/?view=762. Published April 29, 2019. Accessed May 1, 2020.
[11] Gupta AK, Carviel JL. Meta-analysis of efficacy of platelet-rich plasma therapy for androgenetic alopecia. J Dermatolog Treat. 2017;28(1):55-58.
[12] Hesseler MJ, Shyam N. Platelet-rich plasma and its utility in the treatment of acne scars: a systematic review. J Am Acad Dermatol. 2019;80(6):1730-1745.
[13] Sclafani AP. Platelet-rich fibrin matrix for improvement of deep nasolabial folds. J Cosmet Dermatol. 2010;9(1):66-71.
[14] Serizawa N, Funasaka Y, Goto H, et al. Platelet-rich plasma injection and cutaneous sarcoidal granulomas. Ann Dermatol. 2017;29(2):239-241.
[15] Izhakoff N, Ojong O, Ilyas M, et al. Platelet-rich plasma injections and the development of cutaneous sarcoid lesions: a case report. JAAD Case Rep. 2020;6(4):348-350.
[16] Latalski M, Walczyk A, Fatyga M, et al. Allergic reaction to platelet-rich plasma (PRP): case report. Medicine (Baltimore). 2019;98(10):e14702.
[17] Chen JX, Justicz N, Lee LN. Platelet-rich plasma for the treatment of androgenic alopecia: a systematic review. Facial Plast Surg. 2018;34(6):631-640.

[18] Kalyam K, Kavoussi SC, Ehrlich M, et al. Irreversible blindness following periocular autologous platelet-rich plasma skin rejuvenation treatment. Ophthal Plast Reconstr Surg. 2017;33(3S)Suppl 1:S12-S16.

[19] Sclafani AP, Fagien S. Treatment of injectable soft tissue filler complications. Dermatol Surg. 2009;35Suppl 2:1672-1680.

[20] Badran KW, Nabili V. Lasers, microneedling, and B platelet-rich plasma for skin rejuvenation and B repair. Facial Plast Surg Clin North Am. 2018;26(4):455-468.

[21] Hou A, Cohen B, Haimovic A, Elbuluk N. Microneedling: a comprehensive review. Dermatol Surg. 2017;43(3):321-339.

[22] Doddaballapur S. Microneedling with dermaroller. J Cutan Aesthet Surg. 2009;2(2):110-111.

[23] Hartmann D, Ruzicka T, Gauglitz GG. Complications associated with cutaneous aesthetic procedures. J Dtsch Dermatol Ges. 2015;13(8):778-786

[24] Epstein JH. Postinflammatory hyperpigmentation. Clin Dermatol. 1989;7(2):55-65.

[25] Mujahid N, Shareef F, Maymone MBC, Vashi NA. Microneedling as a treatment for acne scarring: a systematic review. Dermatol Surg. 2020;46(1):86-92.

[26] Stojadinovic O, Morrison B, Tosti A. Adverse effects of platelet-rich plasma and microneedling. J Am Acad Dermatol. 2020;82(2):501-502.

[27] AlQarqaz F, Al-Yousef A. Skin microneedling for acne scars associated with pigmentation in patients with dark skin. J Cosmet Dermatol. 2018; 17(3):390-395.

[28] Cohen BE, Elbuluk N. Microneedling in skin of color: a review of uses and efficacy. J Am Acad Dermatol. 2016;74(2):348-355.

[29] Fabbrocini G. Complications of needling. In: Tosti A, Beer K, De Padova MP, eds. Management of complications of cosmetic procedures: handling common and more uncommon problems. Springer; 2012:119-124.

[30] Pahwa M, Pahwa P, Zaheer A. "Tram track effect" after treatment of acne scars using a microneedling device. Dermatol Surg. 2012;38(7 Pt 1) 7pt1:1107-1108.

[31] Gadkari R, Nayak C. A split-face comparative study to evaluate efficacy of combined subcision and dermaroller Against combined subcision and cryoroller in treatment of acne scars. J Cosmet Dermatol. 2014;13(1):38-43.

[32] Tomita Y, Maeda K, Tagami H. Mechanisms for hyperpigmentation in postinflammatory pigmentation, urticaria pigmentosa and sunburn. Dermatologica. 1989;179 Suppl 1:49-53.

[33] Dogra S, Yadav S, Sarangal R. Microneedling for acne scars in Asian skin type: an effective low cost treatment modality. J Cosmet Dermatol. 2014;13(3):180-187.

[34] Saedi N, Dover J. Postinflammatory hyperpigmentation. UptoDate.Wolters Kluwer; 2020.

[35] Soltani-Arabshahi R, Wong JW, Duffy KL, Powell DL. Facial allergic granulomatous reaction and systemic hypersensitivity associated with microneedle therapy for skin rejuvenation. JAMA Dermatol. 2014;150(1):68-72.

[36] Pratsou P, Gach J. Severe systemic reaction associated with skin microneedling therapy in 2 sisters: a previously unrecognized potential for complications? J Am Acad Dermatol. 2013;68(4):AB219.

Seção IV

Lipo Reduction:
**Evitando e
Gerenciando Complicações**

14	Lipoaspiração	139
15	Criolipólise	160

14 Lipoaspiração

Brandon Worley • Murad Alam

> **Resumo**
>
> A habilidade de fornecer contorno ao corpo, adicionando ou removendo tecido adiposo, dá ao cirurgião plástico uma ferramenta poderosa para atingir as necessidades de seus pacientes. Para a face e o pescoço, há considerações especiais que precisam ser observadas visando assegurar desfechos ótimos, enquanto minimizando riscos. O capítulo a seguir ajudará a descrever as técnicas para o tratamento de áreas importantes na face, área submentual, pescoço e outras áreas anatômicas, assim como o manejo de quaisquer complicações, caso ocorram.
>
> *Palavras-chave:* lipoaspiração, contorno do corpo, transferência de gordura, face, pescoço, complicações

14.1 Histórico

A lipoaspiração remove o acúmulo adiposo focal, melhorando assim o contorno corporal localizado. Tradicionalmente, a lipoaspiração, que implica a sucção de gordura subcutânea por cânula transcutânea a vácuo, usando padrão cruzado ou triangulação e sítios de múltiplas portas, era executada exclusivamente mediante anestesia geral ou sedação consciente. O advento da lipoaspiração só com anestesia local ocorreu, em 1987, com Jeffrey Klein, que foi o pioneiro na técnica tumescente, com uma solução extremamente diluída de lidocaína e epinefrina. Isso permitiu reduzir as complicações relacionadas com a perda de sangue intraoperatória e melhorou a segurança geral. Outros desenvolvimentos recentes em tecnologia de lipoaspiração aumentaram a facilidade, rapidez e versatilidade do procedimento.

Entretanto, dados de consumidores mostram redução no número geral de procedimentos de lipoaspiração em favor das modalidades não invasivas de escultura corporal, que incluem: radiofrequência, ultrassom, criolipólise e tratamentos a *laser* para redução de gordura. Os pacientes parecem preferir procedimentos com tempo de recuperação menor e menos efeitos colaterais, mesmo ao custo de conseguirem somente resultados leves a moderados com uma série de sessões múltiplas de tratamento não invasivo, em comparação ao benefício significativo após um único procedimento de lipoaspiração.

A consideração das preferências e necessidades do paciente durante os períodos pré e pós-operatório em um momento que seja o melhor para ele, pode ajudar a assegurar a conformidade pós-procedimento que leva a um resultado ótimo. Os provedores deverão estar familiarizados com a tecnologia em constante mudança e as escolhas do paciente relativas ao contorno corporal, de modo que possam tratar melhor a combinação comum de frouxidão de pele localizada e excesso de tecido adiposo. Prevenção, minimização e manejo de reações adversas continuam importantes. Neste capítulo nos concentraremos no tratamento de contorno da face e do pescoço por meio de lipoaspiração ao mesmo tempo em que garantimos a segurança do paciente.

14.2 Avaliação Pré-Operatória

Como ocorre em qualquer procedimento cirúrgico, a avaliação pré-operatória é essencial para reduzir risco e assegurar desfechos satisfatórios. Uma história completa, que inclua: as razões para a busca do tratamento, as expectativas do paciente quanto ao tratamento, história clínica anterior, medicamentos atuais e suplementos orais, quaisquer fatores em potencial contribuindo para a cicatrização insatisfatória de feridas (p. ex., diabetes, insuficiência renal crônica, hipotireoidismo não controlado, *status* nutricional ruim, má aparência de cicatrização), avaliação de risco de sangramento e probabilidade de conformidade com as instruções pós-operatórias, deverá ser obtida.

Embora pacientes diabéticos usando bombas de insulina tenham demonstrado, recentemente, o desenvolvimento de hipertrofia adiposa paradoxal de áreas tratadas com criolipólise não invasiva, isso não foi informado com a lipoaspiração. Em geral, os diabéticos estão em risco maior para infecção e má cicatrização de feridas.

Os medicamentos a serem evitados antes de uma lipoaspiração incluem: anticoagulantes, anti-inflamatórios não esteroides (AINEs) e suplementos com propriedades anticoagulantes, como gingko, ginseng, alho, saw palmetto, matricária e óleo de peixe. As fitocumarinas também podem interagir com anticoagulantes e outros medicamentos e aumentar o risco de episódios de sangramento de grande porte.[1,2] Os medicamentos e suplementos que podem potencializar um sangramento deverão ser suspensos duas semanas antes da lipoaspiração. O consumo de álcool também deverá ser evitado.

A documentação cuidadosa e meticulosa da discussão dos riscos e benefícios do procedimento, junto com a lista de substâncias a serem evitadas, é uma parte essencial do processo de consentimento informado. Além disso, garantir que o paciente compreenda o provável nível de melhora de contorno pós-procedimento é essencial para a satisfação desse paciente.

As contraindicações absolutas à lipoaspiração incluem: obesidade grave, um paciente em busca do procedimento como solução para a perda de peso, transtorno dismórfico do corpo e cicatrização ou anatomia alterada por cirurgia anterior na área visada. A consideração de uma cicatrização anterior em queloide, episódios de sangramento, reações alérgicas à lidocaína, incidências de má cicatrização de ferimentos e condição psiquiátrica instável podem levar à decisão de não prosseguir, ajudando assim a prevenir reações adversas evitáveis e a não satisfação do paciente.

A seleção apropriada do paciente aumenta substancialmente a probabilidade de satisfação subsequente dele. Pacientes que não tenham expectativas razoáveis dos prováveis benefícios cosméticos do procedimento, que demandam garantias de sucesso, ou consideram esse procedimento como um meio de solucionar um desafio de vida não são candidatos ideais. Todos os pacientes deverão ser alertados de que um "retoque" pode ser necessário. A discussão pré-operatória deverá identificar aqueles que, seja qual for o resultado, não ficarão satisfeitos ou estarão dispostos a se envolver em um tratamento adjunto adicional para conseguir a meta estética desejada. Em alguns casos, as modalidades não invasivas para redução de gordura podem ser vias apropriadas de tratamento alternativo.

Instruções pré e pós-operatórias por escrito são geralmente fornecidas ao paciente, junto com a comunicação verbal das reações adversas mais comuns e importantes. É útil também fornecer recomendações sobre nutrição e exercícios, para ajudar na manutenção dos resultados. Deve-se buscar consulta com especialistas nessas áreas, quando apropriado. Alterações no estilo de vida podem ser necessárias antes da realização do procedimento. Os melhores resultados são observados naqueles que estejam no peso corporal normal ou levemente acima dele. A dieta exagerada antes da lipoaspiração é altamente contraindicada, pois os pacientes têm a probabilidade de ganhar esse peso de volta após o procedimento, mesmo que não seja no sítio anatômico tratado. Por fim, o fornecimento de suporte emocional ao paciente desde a consulta pré-operatória até após a recuperação pós-operação leva à maior satisfação dele.

14.2.1 Exame Físico e Avaliação Laboratorial

Para a lipoaspiração facial e do pescoço, o cirurgião identifica os contornos alto e baixo, junto com margens livres e subunidades estéticas. As principais áreas de preocupação são: o sulco pré-trago, a prega nasolabial, o coxim de gordura malar, o pescoço e a gordura submental (▶ Fig. 14.1). Pode ser útil usar um marcador dermatológico para identificar, visualizar totalmente e então

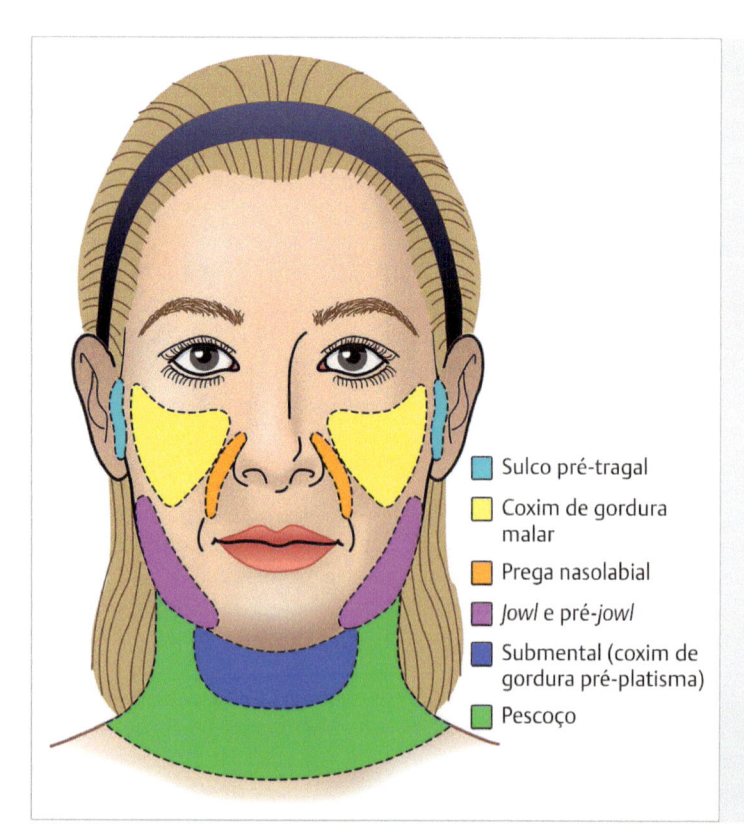

Fig. 14.1 Áreas comuns de tratamento por lipoaspiração da cabeça e do pescoço.

- Sulco pré-tragal
- Coxim de gordura malar
- Prega nasolabial
- *Jowl* e pré-*jowl*
- Submental (coxim de gordura pré-platisma)
- Pescoço

confirmar com o paciente as áreas primárias de interesse. Cicatrizes ou ferimentos traumáticos que possam restringir a contração da pele após a operação deverão ser identificados e mostrados ao paciente. Para a plenitude submentual, a avaliação da frouxidão da pele, frouxidão do platisma, hipertrofia digástrica anterior e coleção adiposa no sítio permite a geração de um plano completo para tratar esses diversos elementos. O músculo masseter e o coxim de gordura malar sobreposto respondem substancialmente pelo contorno da bochecha e da mandíbula. O sulco pré-trago e as pregas nasolabiais são menos impactadas pela anatomia subjacente. A frouxidão da pele pode ser avaliada pelo teste do "beliscão" pelo qual, puxando-se suavemente e em seguida liberando-se a pele no pescoço ou área de interesse, mostra-se a habilidade da pele em voltar facilmente à sua posição original. Um tempo mais longo de retorno (ou seja, "*snap test*" positivo) prognostica probabilidade aumentada de frouxidão persistente após o procedimento de lipoaspiração.

O cirurgião está ciente dos ângulos (p. ex., ângulo cervicomental) e das depressões consideradas jovens e naturais para o histórico étnico, de gênero e grupo social do paciente. Por exemplo, as culturas ocidentais preferem formatos ovais da face em mulheres e linhas da mandíbula mais quadradas nos homens, enquanto as culturas asiáticas preferem o formato oval para a face com a linha da mandíbula afunilada em "V" até o ponto do queixo.[3] A correção fora dessas normas pode levar a um resultado não ótimo e a um paciente insatisfeito.[4]

Fotografias da linha de base são obtidas em perfil sem extensão do pescoço, oblíquas a 45 graus com a ponta do nariz na bochecha e uma visualização em retrato para mostrar todos os contornos e depressões relevantes para comparação posterior. Existe *software* disponível para simular resultados típicos, o que pode ajudar na discussão pré-operatória. O reconhecimento da necessidade de platismoplastia, ressecção parcial do ventre anterior do músculo digástrico ou *lifting* cirúrgico do pescoço em conjunto com a lipoaspiração também podem contribuir para a seleção da melhor abordagem de tratamento possível. O ultrassom pré-operatório do pescoço pode ajudar a distinguir anormalidades de pele ou de gordura dos problemas que surgem de disfunção muscular.[5] Embora não haja dados que apoiem as injeções neuromoduladoras do músculo digástrico anterior para reduzir a plenitude submentual, isso ainda pode ser considerado por alguns. Já foram informados casos dessas injeções usadas para tratamento de hipertrofia por sobremordida traumática. Todo cuidado deverá ser tomado quando da tentativa de reduzir cirurgicamente o volume digástrico, pois esse músculo está envolvido na fala e na mastigação. Qualquer tentativa de tratar a massa muscular, assim como a modificação de cicatrização por *laser* ou cirurgia, pode precisar ser concluída antes da correção de depósitos de gordura. Para coxins de gordura nas bochechas ou malares, a hipertrofia do masseter é geralmente tratada com neuromoduladores antes de se avaliar um paciente como candidato à lipoaspiração.

Aspectos complementares do planejamento pré-operatório incluem a obtenção dos sinais vitais, a avaliação do volume de tecido a ser removido, a medição do peso e do IMC, a testagem da função neuromuscular local e a verificação do nível de perfusão vascular. Documentar a avaliação neuromuscular da linha básica permite a comparação no período pós-operatório, se houver um problema de lesão a um nervo. Quaisquer indicações de anatomia vascular comprometida, alterada ou atípica na área do procedimento devem ser documentadas. Embora a técnica cirúrgica seja planejada de modo a evitar lesão vascular, a anatomia atípica pode aumentar esse risco durante o procedimento. É sugerida a testagem laboratorial básica do sangue, incluindo hemograma completo, eletrólitos, creatinina, INR, PTT, hepatites B e C, β-hCG e HIV, o que é especialmente verdadeiro se o planejamento envolver um grande volume de lipoaspiração. Um eletrocardiograma e outros testes dos sistemas cardiovascular ou pulmonar podem ser relevantes no contexto de comorbidades do paciente em particular.

14.2.2 Planejamento Anestésico

A seleção de um plano anestésico é um passo preparatório essencial. Acredita-se que a anestesia tumescente sem anestesia geral seja o método mais seguro para se executar a lipoaspiração, pois ele evita riscos e complicações associados a esse tipo de anestesia. Os pacientes são também capazes de ajudar o cirurgião, indicando quaisquer sensações de dor ou desconforto quando o plano cirúrgico for excessivamente superficial ou houver uma lesão térmica pendente de dispositivos elétricos. Se a anestesia geral for escolhida por causa da necessidade de procedimentos cirúrgicos adjuntos concorrentes, o paciente deverá ser aconselhado quanto aos riscos aumentados de questões cardiovasculares, trombose venosa e complicações vasculares, assim como quanto a lesões na pele e cicatrização mais demorada. Para a analgesia consciente, sabe-se que a lipoaspiração tumescente com 55 mg/kg do peso corporal do paciente é segura. Essa dose é recomendada pela American Society of Dermatologic Surgery com base em dados de segurança existentes na literatura.[6] Klein e Jeske recomendaram 45 mg/kg para lipoaspiração para aumentar a margem de segurança.[7] Entretanto, não há evidência de que os níveis mesmo superiores a 55 mg/kg sejam inseguros, e a relutância no uso desses níveis se

Tabela 14.1 Interações medicamentosas com anestesia por lidocaína tumescente

	Enzima		
	Inibidor de CYP3A4 (aumenta a toxicidade)	**Indutor de CYP3A4 (reduz a eficácia)**	**Inibidor de CYP1A2 (aumenta a toxicidade)**
Droga	Inibidores da protease do HIV	Anticonvulsivantes	Tabagismo
	Antifúngicos azóis	Barbituratos	Cimetidina
	Bloqueadores dos canais de cálcio não diidropiridina	Rifampicina	Ciprofloxacina
	Anti-histaminas H2 (p. ex., ranitidina, cimetidina)	Esteroides orais	Eritromicina
	Amiodarona	Inibidores de transcriptase reversa do HIV	Ropivacaína
	Antimicrobianos de quinolona	Erva-de-São João	R-varfarina
	SSRI		
	Sildenafil		
	Grapefruit		

Obs.: A lista completa de inibidores de CYP3A4 é extensa. Aqui fornecemos uma seleção de medicamentos relevantes encontrados na prática.

baseia mais na ausência de dados de segurança confirmatórios que em quaisquer relatórios de reações adversas com doses mais altas. Cada bolsa IV de solução tumescente contém, tipicamente, 1 g de lidocaína com 1 mg de epinefrina em 100 mL, mais 10 mEq de bicarbonato de sódio a 8,4% em 10 mL, ambos adicionados a 1.000 mL de solução fisiológica a 0,9%. No contexto do diabetes ou da hipoalbuminemia, do tratamento com macrolídeos (dado o CYP3A4 associado ou inibição de 1A2), fluoroquinolonas ou inibidores da reabsorção seletiva de serotonina, e uso de lidocaína sem epinefrina ou anestesia geral (▶ Tabela 14.1), pode ser preferível uma margem maior de segurança. Nesses casos, foi sugerido que a dose máxima de lidocaína tumescente seja de 45 mg/kg.[7] Um método simplificado para calcular o volume máximo seguro é: [dose de lidocaína × peso (kg)/10] × [1/concentração de lidocaína].[8] Para um paciente com peso médio (aproximadamente 70 kg), cerca de 4 L de fluido de lidocaína tumescente a 0,1% são considerados seguros. A liberação da solução é feita geralmente por meio de uma cânula de infusão elétrica, ou seringa de 60 mL para áreas menores. O método com seringa é geralmente útil para face e pescoço.

Embora os volumes possam variar, a bochecha e o pescoço geralmente demandam 125 a 150 mL de fluido tumescente para cada lado. As áreas pós-auriculares e pescoço posterior podem levar 125 mL de cada lado. Portanto, para um procedimento facial bilateral típico, aproximadamente 600 mL de lidocaína tumescente podem ser apropriados (▶ Fig. 14.2). Volumes menores infusados com uma seringa podem ser melhores para a área pré-trago e pregas nasolabiais se uma delas for a única área de interesse. Alguns pacientes podem precisar de analgesia oral pré-operatória, sedação leve, ansiolíticos e antieméticos para tolerar o procedimento. A decisão de administrar medicamentos complementares no cenário da lipoaspiração tumescente deverá ser individualizada. Muitos pacientes que ficam nervosos com o procedimento podem ser orientados com sucesso durante toda a lipoaspiração, por meio de técnicas de reafirmação e distração.

14.2.3 Seleção de Ferramentas Certas para Otimizar os Resultados Estéticos

Nas décadas mais recentes, o contorno do corpo sofreu um desvio de paradigma, com a compreensão renovada da distinção entre redução de gordura por um lado e enrijecimento da pele e músculo adjacentes de outro. A evolução da tecnologia para permitir ao cirurgião tratar de todas as camadas de partes moles relevantes permitiu resultados gerais melhores. Em muitos casos, a combinação de várias modalidades pode ser melhor para se atingirem resultados ótimos.

A cânula tradicional e a aspiração a vácuo permanecem como o esteio do contorno corporal. Cânulas de sucção são tubos de metal ocos com extremidades cegas de frente para o paciente e orifícios próximos à extremidade distal. Elas são fabricadas com vários furos, assim como em comprimentos diferentes, além de diferirem em número, forma, configuração e tamanho desses furos. Cânulas especiais podem ter uma série de orifícios circunferenciais para colheita de gordura, ou lâminas em garfo para lise de aderências da fáscia ou subcutâneas. A redução de gordura por

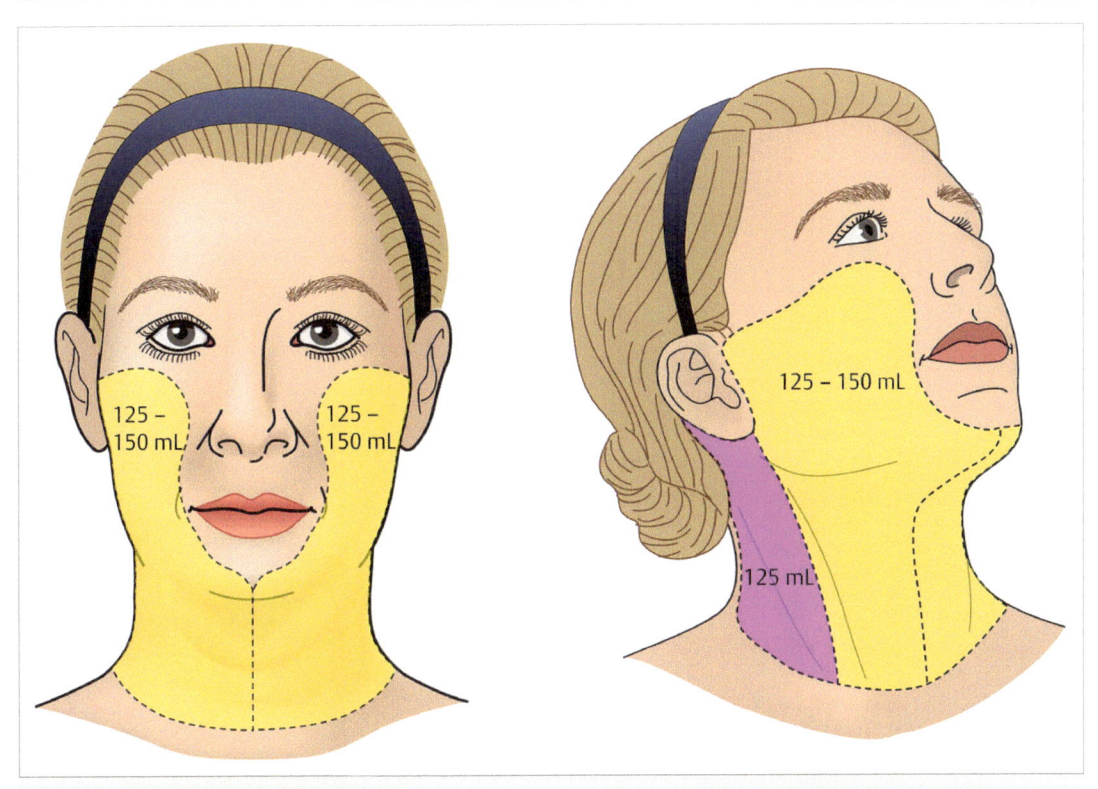

Fig. 14.2 Padrão de anestesia tumescente para o pescoço, a linha da mandíbula e as bochechas.

cânula ocorre, geralmente, via tunelamento mecânico manual ou oscilação assistida por energia. A remoção mecânica é feita por ruptura física da estrutura adiposa em lóbulos e o benefício adicional da hidrossecção, se a anestesia tumescente for usada. A habilidade do cirurgião orienta a manutenção de um plano cirúrgico adequado e força suficiente para remover a gordura. Para evitar o excesso de aspiração de uma área pequena, a cânula de sucção é movimentada para frente e para trás em longos golpes, abrangendo a maior parte de sua extensão e em um movimento de leque lateralmente. A ação vibratória de uma cânula oscilante facilita a passagem pelo tecido subcutâneo, poupando assim algum esforço físico para o cirurgião. A vibração também acelera o tratamento adequado de regiões fibrosas ou áreas de cirurgia anterior, fornece estímulos sensoriais vibratórios para distrair o paciente e aumentar o conforto e reduzir o risco de cisalhamento do tecido adjacente.

A lipoaspiração com radiofrequência assistida por energia, ultrassom, *laser* 1.064-nm ou *laser* 1.470 nm foi informada como aumentando o ritmo de remoção, propositadamente por liquefação ou destruição da gordura antes da sucção. Além disso, o uso de dispositivos de energia pode contribuir para o encolhimento do tecido da pele e escultura das subunidades cosméticas em procedimentos de "alta definição" que até mesmo cauterizam o músculo subjacente. Por isso, em um único procedimento pode-se obter algum grau de enrijecimento da pele. O dispositivo de energia usado em combinação com a lipoaspiração envia ou calor ou ruptura por ondas de choque dos lóbulos de gordura. Para o enrijecimento da pele sobreposta, a temperatura local da pele precisa atingir aproximadamente 46°C. O ultrassom não térmico pode, assim, não atingir o tanto de enrijecimento de pele quanto a radiofrequência, o *laser* de infravermelho ou o ultrassom térmico. A desvantagem de fornecer calor durante a lipoaspiração é o risco aumentado de lesão térmica subcutânea à pele e aos vasos do plexo dérmico. Dispositivos de par termoelétrico que fornecem ao operador histórico de temperatura em tempo real estão disponíveis para reduzir o risco de lesão. Se a transferência de gordura do lipoaspirado estiver sendo considerada, então a lipoaspiração tradicional ou aquela não térmica assistida por ultrassom poderá ser considerada, pois ambas podem preservar uma fração maior de gordura autóloga viável e de células-tronco para enxertia. Ao usar dispositivos de energia com a lipoaspiração tradicional, o operador precisa estar familiarizado com os riscos e benefícios do procedimento e ser capaz de prevenir lesão térmica à pele e à vasculatura.

A lipoaspiração superficial não apropriada pode aumentar o risco de lesão da pele. As chamadas técnicas de "alta definição" oferecem acentuação das bordas de marcos estéticos e fronteiras musculares usando cânulas para cauterizar a pele ou o músculo, enquanto tentando preservar o plexo subdérmico. A familiaridade complementar com essa abordagem é recomendável antes de se empregá-la em um paciente vivo.

A magnitude dos benefícios gerais do contorno corporal associados à lipoaspiração pode ser aumentada com o uso adjunto de modalidades não invasivas ou minimamente invasivas como o enrijecimento da pele com dispositivo de energia. Para aqueles pacientes considerados como candidatos cirúrgicos ruins ou que desejam uma recuperação mais curta, essas modalidades podem ser usadas como tratamentos solitários, embora com a expectativa de resultados menos notáveis ou a necessidade de um número maior de tratamentos. A redução não cirúrgica de tecido adiposo, usando modalidades físicas (ou seja, calor, frio, ondas de choque), pode ser obtida por criolipólise, aquecimento externo ou interno por radiofrequência, adipólise ultrassonográfica térmica e não térmica (ondas de choque) e lipólise a *laser* por infravermelho (geralmente Nd:YAG 1.064 nm). A comparação indireta de estudos clínicos mostra redução comparável em volume de tecido adiposo de aproximadamente 20% a 25% após uma série de tratamentos com cada um desses métodos. Os melhores resultados estão naqueles com depósitos de gordura focal e IMC inferior a 30.

É interessante notar que, apesar da falta de envio de calor, a criolipólise parece ser capaz de atingir redução adjunta em frouxidão da pele. Foi postulado que fibroblastos dérmicos podem iniciar deposição de colágeno na pele decorrente do estiramento e sucção do dispositivo de criolipólise ou de estimulação a frio. O *laser* à base de calor, a radiofrequência e os dispositivos de ultrassom usam energia de comprimentos de onda longos para induzir uma temperatura adequada para a destruição da gordura, enquanto evitando induzir lesão térmica da pele. Os dispositivos de ultrassom externo ou de radiofrequência que visam a derme profunda e a fáscia especificamente são às vezes usados com dispositivos de lipoaspiração à base de calor. Além de servirem como modalidades de tratamento primário, métodos de redução de gordura não invasivos e minimamente invasivos também podem ser úteis para afinar, ajustar ou retocar os resultados de um procedimento de lipoaspiração.

Técnicas adjuntas complementares podem melhorar o contorno do corpo antes ou após a lipoaspiração. Especificamente, a estimulação eletromagnética pós-operatória (EMS) do músculo subjacente foi informada como facilitadora do enrijecimento da pele. A EMS demonstrou eficácia em reduzir a ptose abdominal e em estreitar a diástase do reto. Estudos clínicos usaram protocolos de quatro tratamentos divididos durante duas semanas, com um programa de manutenção de duas vezes por ano para o abdome. Dados recentes sugerem aumento dos resultados da lipoaspiração para o abdome, se o tratamento de EMS for iniciado dentro de 48 horas após o procedimento. Os dados sobre procedimentos faciais são mais preliminares.

A flacidez da face e do pescoço pode ser tratada também por outras modalidades. A definição da linha da mandíbula pode ser afiada com aplicação de neuromoduladores ao longo da face inferior. Uma vez que a frouxidão do platisma ou a hipertrofia digástrica possam contribuir para a plenitude submentual e para contornos subótimos do pescoço, as rugas do pescoço podem ser reduzidas com aplicação de neuromoduladores, quando bandas do platisma estiverem presentes. O platisma pode ser tratado cirurgicamente ou com platismoplastia (p. ex., platismoplastia espartilho) ou abordagem percutânea minimamente invasiva.[7,9] Não há estudos controlados sobre esses procedimentos.

14.3 Procedimento

14.3.1 Cânulas

As cânulas diferem em extensão entre 7,50 cm e 35,50 cm e de 10 G a 18 G em calibre. O furo, as características do furo da cânula e a arquitetura da ponta se correlacionam com o nível de agressividade que a cânula pode fornecer. Cânulas com agressividade média à baixa (▶ Tabela 14.2) são mais úteis para escultura fina de uma área com pequenos depósitos de gordura para garantir remoção controlada e precisa. Desenhos de cânulas agressivas, como a Keel Cobra, são geralmente usados para citorredução em sítios não faciais do corpo, quando um grande acúmulo de gordura está presente. Uma regra útil é a de que cânulas agressivas tendem a ter calibre maior, são mais afuniladas na ponta e possuem furos maiores próximos à ponta. Assegurar que os furos da cânula permaneçam no lado ventral durante a sucção pode ajudar a reduzir a chance de ondulação da pele. Na face e no pescoço, cânulas curtas e com furos finos, como a de 7,50 cm e calibre 18 G, são usadas com frequência. Essas são suficientes por causa do pequeno volume de gordura a ser removido, e são úteis para minimizar o trauma às estruturas neurovasculares superficiais importantes e abundantes.

14.3.2 Princípios Gerais de Técnica Cirúrgica

As técnicas de sucção para cada área da cabeça e do pescoço são similares; entretanto, existem diferenças sutis específicas do sítio na seleção de cânulas apropriadas (▶ Tabela 14.3). O tratamento de múltiplos locais contíguos durante o procedimento pode prevenir quebras agudas ou linhas

Tabela 14.2 Comparação entre técnicas invasivas e não invasivas para contorno corporal

Modalidade	Mecanismo de ação	Vantagens	Desvantagens
Invasivas			
Lipoaspiração manual	Cisalhamento +/- Separação vibratória de lóbulos	• Lesão mínima ao tecido adjacente • Menor custo de equipamento	• Tempo prolongado do procedimento comparado a outros • Sem enrijecimento da pele
Lipoaspiração por radiofrequência	Liquefação à base de calor e enrijecimento da pele	• Enrijecimento da pele • Remoção melhorada de gordura sem trauma • Tempo reduzido de procedimento	• Cuidados necessários para evitar lesão dos tecidos
Lipoaspiração por *laser*	Liquefação à base de calor	• Enrijecimento da pele • Remoção melhorada de gordura sem trauma • Tempo reduzido de procedimento	• Cuidados necessários para evitar lesão dos tecidos
Lipoaspiração por ultrassom	Ruptura sônica e lise da gordura	• Remoção melhorada de gordura sem trauma • Tempo reduzido de procedimento	• Cuidados necessários para evitar lesão dos tecidos • Sem enrijecimento da pele
Não Invasivas			
Criolipólise	Morte de adipócitos por formação de cristais de água	• Enrijecimento da pele • Inatividade mínima • Não invasiva • Sem operador	• Demanda vários tratamentos • Demanda ciclos múltiplos para tratar os dois lados • Baseia-se em consumíveis
Ultrassom de alta intensidade	Ondas de choque	• Inatividade mínima • Não invasiva	• Demanda vários tratamentos • Demanda um operador
Lipólise a *laser* Nd:YAG	Liquefação induzida a *laser*	• Inatividade mínima • Não invasiva • Trata toda a área em um ciclo	• Pode não apresentar eficácia' semelhante à de outros tratamentos*
Radiofrequência	Liquefação induzida por calor	• Enrijecimento da pele • Inatividade mínima • Não invasiva • Trata toda a área em um ciclo	• Possibilidade de queimaduras
Estimulação eletromagnética	Indicada somente para induzir hipertrofia muscular	• Reforça os resultados da lipoaspiração para aqueles que desejam uma aparência atlética	• Sem redução de gordura

*Não há estudos de comparação direta.

de demarcação e misturar a forma da face ou do pescoço. Da mesma forma, a triangulação, ou a sucção do sítio a partir de dois ou três pontos de entrada distintos ajuda a minimizar o risco de deformidades de contorno e contribui para um contorno geral uniforme.

Uma vez obtidas as fotografias, as áreas de tratamento são marcadas, e o paciente é preparado com esterilização e campos cirúrgicos. Para o pescoço e áreas submentuais é preferível a posição supina com superextensão do pescoço. Alguns cirurgiões preferem a elevação da cabeça em 45 graus para facilitar uma linha natural de inserção da cânula a partir do mento descendo o pescoço. Orifícios de entrada são feitos por incisão ou ferramenta de biópsia com saca-bocados (1, 1,5, ou 2 mm) em áreas que são facilmente escondidas ou ao longo de linhas de tensão de pele relaxadas. Para o pescoço, esses sítios ficam tipicamente uma polegada (2,54 cm) abaixo do pavilhão da orelha (pina) e levemente recuados embaixo do ponto do queixo, além do lábio terminal da mandíbula. A anestesia tumescente é administrada por agulha cega ou cateter espinal anexo a uma seringa de 30 ou 60 mL. Embora fluido aquecido seja usado para minimizar o risco de hipotermia em casos maiores, isso não é tipicamente necessário na cabeça e pescoço. O aquecimento também pode encorajar o sangramento por causa da vasodilatação. Pode ser preferido o aquecimento passivo do paciente com cobertores ou aquecimento ativo com cobertor de ar de aquecimento forçado. O índice de infusão de fluido tumescente é, tipicamente, de 100 mL/min com atraso de 30 a 45 minutos após a infusão e antes da sucção para a anestesia total ser estabelecida. Quando a anestesia tiver efeito total ocorrerá o branqueamento da pele sobreposta. A área subdérmica, gordura média e gordura profunda deverão receber a infusão. Lateralmente, uma área de aproximadamente 2 cm além da área a ser tratada deverá receber a infusão e deverá branquear antes do início da sucção.

Tabela 14.3 Cânulas de aspiração

Agressividade	Tipo	Tamanho
Alta	Capistrano	10 ou 12 G
	Keel Cobra	3 ou 3,7 mm
	Mercedes	10 ou 12 G
	Pinto	10 ou 12 G
	Toledo	10 ou 12 G
Média	Capistrano	14 G
	Klein	12 G
	Accelerator/Triport	3 mm
	Dual Port	2,5 mm
	Fournier	2,5 mm
	Keel Cobra	2,5 mm
	Texas	2,5 mm
Baixa	Capistrano	16 G
	Klein	14-18 G
	Spatula	2-3 mm

A cânula de sucção é inserida quase verticalmente no começo, e então rapidamente nivelada para um ângulo de 20 a 30 graus para evitar lesão das estruturas profundas. Depois que a cânula estiver seguramente inserida na porta de entrada, ela avança radialmente para criar túneis, como os raios de uma roda (▶ Fig. 14.3) nas áreas que foram pré-marcadas para tratamento. Beliscar a pele com a mão que não vai operar para elevar o tecido subcutâneo permite a manutenção de uma profundidade consistente. O cirurgião deverá controlar a cânula com sua mão dominante, enquanto a mão-guia dobra a pele sobre a cânula. Beliscar a pele e guiar a cânula para passar através do volume de tecido beliscado reduzem a profundidade da aspiração; por outro lado, tocar com a palma da mão e então guiar a cânula embaixo do tecido beliscado aumentam a profundidade do tratamento. Essas manobras guiam a profundidade da ponta da cânula na remoção da gordura das diferentes profundidades do tecido adiposo. Trocando entre pegadas é mais importante para áreas no tronco e extremidades, mas pode ser útil também para áreas de densidade de gordura aumentada na cabeça e pescoço. Durante o processo de tunelamento em sítios delicados, a sucção é mínima, e qualquer assistência

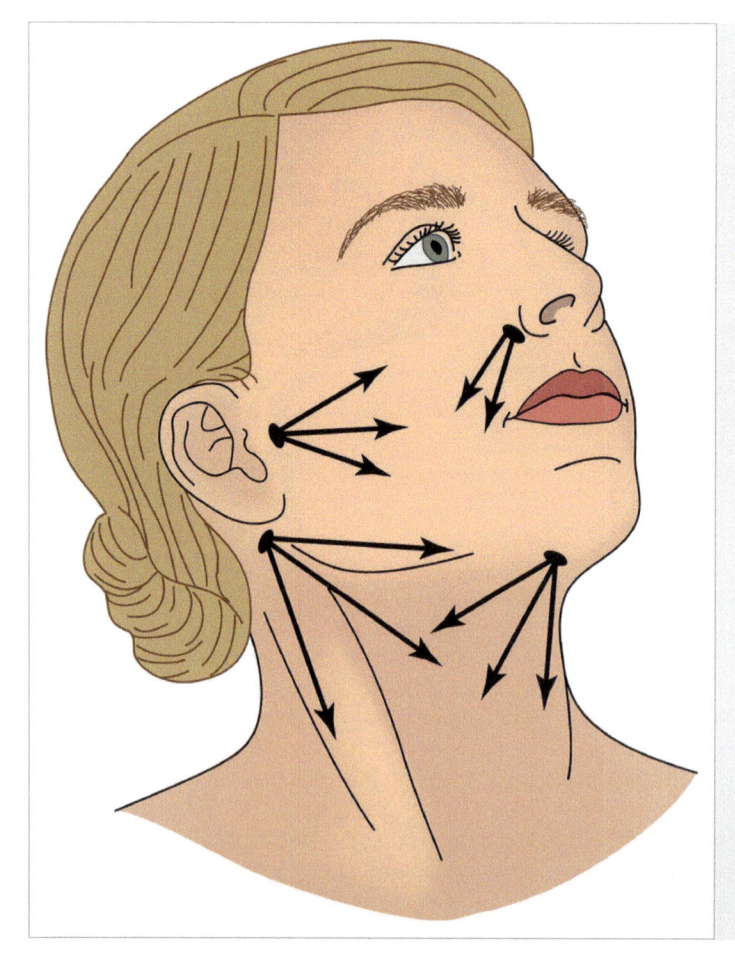

Fig. 14.3 Anatomia cirúrgica relevante para procedimentos de lipoaspiração na cabeça e pescoço. Os nervos marginais da mandíbula e do mento são mostrados ao longo do curso da artéria facial. Essas estruturas possuem cursos variáveis entre os pacientes. A avaliação pré-operatória da plenitude submental é exigida pois ela pode ser uma combinação de gordura, hipertrofia do digástrico anterior, flacidez da pele e flacidez do platisma.

à base de energia é mantida desligada. Uma vez concluído o tunelamento inicial, a remoção por sucção mais assertiva pode começar. Como regra geral, a correção exagerada deverá ser evitada, pois isso pode criar deformidades de contorno e uma aparência esqueletizada ou enrugamento e ondulação da pele sobreposta. Quando houver dúvida sobre a prudência de remoção adicional de gordura, recomenda-se que o operador faça uma pausa e avalie o progresso do procedimento. Mais gordura sempre poderá ser removida mais tarde. Um degradê (*feathering*), ou remoção de gordura mais conservadora nas margens de uma unidade ou subunidade cosmética, ajuda a misturar os resultados gerais sem deixar linhas de demarcação entre unidades cosméticas.

Durante o procedimento, o cirurgião deverá estar atento para a natureza do aspirado sendo removido. Um aspirado pálido, cor de palha para amarelo é o ideal. Algum fluido serossanguíneo misturado no aspirado é aceitável. O sangue franco deverá levar à reavaliação da posição da cânula e exploração ativa para assegurar que vasos maiores não tenham sido lesionados. Quando a sucção vigorosa com reajuste repetido do ângulo e direção da cânula resultar em pouca ou nenhuma aspiração de gordura adicional, o tratamento nesse sítio estará provavelmente concluído.

14.3.3 Coxim de Gordura Malar e Contorno da Bochecha

O paciente típico pode-se queixar de plenitude aumentada da bochecha que causa a aparência de inchaço ou de sobrepeso. Essa manifestação de alargamento da bochecha pode ocorrer por várias razões, incluindo a variação interpessoal normal, mas também pode estar relacionada com o aumento de peso, doença metabólica ou medicamentos. Antes de a lipoaspiração ser considerada, devem-se considerar quaisquer fatores de exacerbação que possam ser modificados sem cirurgia, por meio de aconselhamento, mudança de comportamento ou manejo de medicamentos. A hipertrofia do masseter, que pode reduzir o benefício de um procedimento de lipoaspiração, pode ser tratada com injeções neuromoduladoras.

Os pontos de entrada para lipoaspiração facial são geralmente pré-auriculares e perinasais. Como alternativa, pode ser feita a aspiração direta de gordura subcutânea com agulha. Manter os pontos de entrada distantes da área medial da bochecha esconderá qualquer cicatriz associada. O cirurgião deverá ser cuidadoso para não corrigir exageradamente a bochecha e com isso gerar uma aparência encovada e arriscando envelhecer a face ao remover o suporte estrutural natural. Um procedimento de "retoque" sempre pode ser realizado alguns meses depois, uma vez que se observe um quadro estacionário livre de edema pós-procedimento, desde que seja necessária a remoção de mais gordura. Os tipos de cânula típicos para cabeça e pescoço têm agressividade baixa à média, geralmente Capistrano ou Klein (p. ex., espátula), com pontas de 1 a 2 mm de diâmetro. Cânulas menores são usadas para o degradê (*feathering*) em direção às bordas do coxim de gordura e para esculpir áreas deprimidas, como o sulco pré-trago que define a bochecha. O tratamento de combinação com ritidectomia pode ser selecionado se houver frouxidão significativa da pele, flacidez e *jowls*. A ritidectomia concomitante fornece a vantagem de visualização direta dos aspectos laterais do coxim malar.

14.3.4 Tratamento da Prega Nasolabial e do Sulco Pré-Tragal

A prega nasolabial e o sulco pré-tragal podem ser tratados com cânula de 1 a 2 mm para criar pregas naturais que estão embotadas por acúmulo de gordura. A remoção gradual de gordura é recomendada, com verificação frequente do resultado intraoperatório para prevenir a correção exagerada. O tratamento dessas áreas é frequentemente combinado com o tratamento de outras áreas vizinhas, como *jowl* do coxim de gordura malar. A escultura da porção elevada das pregas nasolabiais para amolecer e suavizar a profundidade excessiva pode ser acompanhada por lise de quaisquer aderências aos músculos miméticos por dissecção cega com a cânula, para fornecer um contorno suavemente ondulante.[8,10] A correção da perda de volume lateral com injeções de ácido hialurônico ou ritidectomia deverá ser considerada, quando apropriado. Todo cuidado deve ser tomado antes de aspirar adjacente a uma prega nasolabial aprofundada, para garantir que ela não fique ainda mais profunda.

14.3.5 Tratamento do *Jowl*

Uma avaliação pré-operatória pode determinar se o *jowl* resulta do excesso de deposição de gordura ou de perda de volume relacionada com o envelhecimento da face lateral. Em geral, a perda de volume deverá ser corrigida pelo aumento das partes moles (ou seja, não lipoaspiração) primeiro no aspecto mais superior, com menos tratamento subsequente para as áreas inferiores. Isso ajudará a elevar as estruturas das faces média e inferior, ao mesmo tempo em que se acentua o "formato V" da face, que é um indicador de juventude. A linha da mandíbula pode ser redefinida, adicionando-se um preenchedor de ácido hialurônico profundamente, a 1,5 cm anterior à borda posterior da mandíbula, enquanto se retrai lateralmente durante a injeção. Daí em diante, o uso de preenchedor adicional para

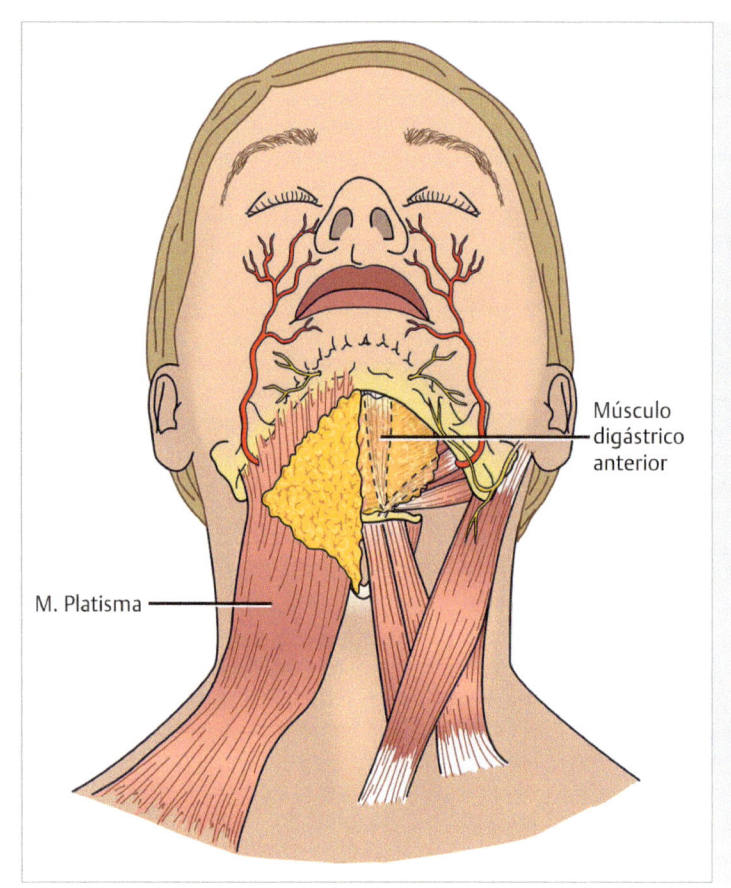

Fig. 14.4 Portas de entrada para acesso e tratamento da face e do pescoço. Padrões de tratamento radiais, em raios de roda, são preferidos por sua habilidade de prevenção de deformidades de contorno. O uso de várias portas para uma área de tratamento ajuda a misturar ainda mais o resultado geral.

Músculo digástrico anterior

M. Platisma

definição ao longo da mandíbula e correção de quaisquer depressões poderá ser considerado. Alguns injetores usam uma cânula longa de calibre 25 para injeções de preenchimento ao longo da borda mandibular posterior, mas a escolha do furo e do comprimento da cânula e a decisão de usar uma cânula ou uma agulha variam entre os especialistas.

Se, de fato, houver excesso de adiposidade nos coxins de gordura do *jowl* lateral, mas esse excesso apresentar volume modesto, modalidades não invasivas, como adipocitólise química com ácido desoxicólico ou criolipólise com pontas especialmente desenhadas para o pescoço, poderão ser consideradas, em vez da lipoaspiração. Não há estudos comparativos da eficácia da lipoaspiração *versus* adipocitólise química ou criolipólise para *jowls* laterais.[11,12] A ritidectomia pode ser adicionada como um procedimento adjunto para aqueles com flacidez significativa da pele.

Se a lipoaspiração for o procedimento preferido, estar atento à anatomia subjacente reduzirá o risco de lesão ao nervo mandibular marginal e à artéria facial ao longo da borda mandibular (▶ Fig. 14.4). A artéria facial repousa cerca de 3 cm anteriores à tuberosidade massetérica. O curso do nervo mandibular marginal é complexo e pode variar entre direito e esquerdo, assim como entre os pacientes. Estudos anatômicos variam em termos de sua localização mais inferior – 2 cm inferiores e 0,2 cm superiores à borda mandibular. O ponto mais comum de seu cruzamento da borda mandibular fica a 2,8 cm anteriores à borda do masseter.[13-15] Durante a lipoaspiração, todo cuidado deve ser tomado para evitar movimento da cânula que cursa perpendicular à linha da mandíbula, no ponto em que se espera o cruzamento do nervo. Se isso não for feito, o nervo poderá ficar preso pela cânula, e uma paralisia do nervo resultando em paralisia unilateral persistirá por semanas a meses. Após evitar estruturas neurovasculares importantes, a diminuição da fluência e a extração cuidadosa do tecido adiposo por baixo da borda mandibular junto com a remoção focal dos coxins de gordura do *jowl* lateral ptosado fornecerão o resultado mais estético (▶ Fig. 14.5b). Diferentemente de outros sítios discutidos neste capítulo, os *jowls* são passíveis de lipoaspiração superficial com alto grau de segurança.[16]

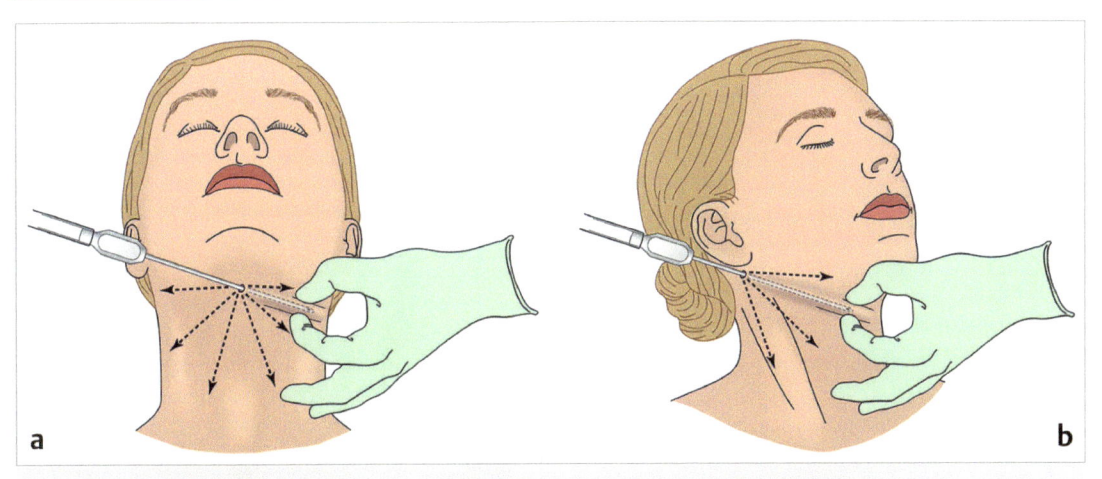

Fig. 14.5 Técnica de lipoaspiração. Representação da criação de portas e padrão de tratamento para submento (**a**) e *jowl* e pescoço (**b**).

14.3.6 Lipoaspiração Submentual

A lipoaspiração submentual começa com a criação de um ponto de entrada por ferramenta de biópsia com saca-bocado ou incisão com bisturi 1 mm posterior à crista submentual. A localização anatômica da colocação da incisão nessa área é crítica para prevenir o exagero da crista submentual após a contratura da cicatriz durante o processo de cicatrização. Alguns cirurgiões apoiam o uso de uma cânula mais larga, de 2 a 3 mm, enquanto outros usam uma cânula de 1 a 2 mm em razão do benefício do sítio de entrada menor no contexto da gordura limitada a ser removida. A vantagem de uma incisão é o fato de que uma platismoplastia ou, em casos raros, a remoção dos coxins de gordura pós-platisma podem ser realizadas, se a incisão for estendida. Notadamente, a platismoplastia pode causar elevação do coxim de gordura profunda e tornar sua remoção desnecessária. Seja qual for o método usado para fazê-lo, o sítio de entrada deverá ser levemente mais largo que o tamanho da cânula para reduzir o trauma às bordas da pele.

O tunelamento subcutâneo da cânula sem sucção começa tipicamente para incluir as fronteiras do queixo, da borda anterior do esternoclidomastóideo e da incisura da tireoide. Uma alternativa a isso é a dissecção cega com tesouras de Metzenbaum. Uma vez afrouxado o tecido, a sucção por cânula é iniciada. Durante todo o procedimento, o cirurgião deverá pausar para apalpar as áreas-alvo, para garantir o progresso em direção a um contorno suave e uniforme. Protuberâncias e irregularidades indicam lipoaspiração não uniforme, e ondulação indica excesso de sucção em um ponto ou anexos septais que deveriam sofrer lise. Uma vez que o submento repousa por baixo do sítio de entrada principal, todo cuidado deverá ser tomado para prevenir excesso de tratamento a partir de passos múltiplos para tratar sítios distais. Uma depressão submentual excessiva pode simular uma deformidade "cobra", em que os túneis com excesso de sucção criados permitem a contração de tecido superficial no novo espaço morto. Um meio de evitar o excesso de sucção no submento é desligar a sucção ao remover e reinserir a cânula; como alternativa, todo cuidado deve ser tomado para redirecionar a cânula de sucção durante o movimento em leque sem recuar todo o caminho. Para ajudar com a definição da borda mandibular, uma cânula de 2 mm é usada com frequência. Esta é girada paralela à borda mandibular, realizando-se a lipoaspiração conservadora. Uma vez que o ramo do nervo mandibular marginal e artéria facial podem correr superficialmente em alguns pacientes, ou apresentar cursos atípicos, cuidados especiais deverão ser tomados. A meta é a gordura imediatamente inferior à linha da mandíbula e não sobre a borda mandibular (▶ Fig. 14.5a). A aspiração de gordura sobre a borda mandibular reduz a definição da mandíbula. Um degradê com um sítio de entrada adicional pré ou pós-auricular ajuda um contorno definido mais suave e reduz o risco de uma deformidade "cobra". Isso também ajuda a criar fibrose secundária ao longo da linha do pescoço que leva a pele a se contrair em posição mais enrijecida, abraçando o músculo subjacente.

Realces à lipoaspiração submentual incluem realce ou redução do queixo e ritidectomia. Esta última pode ser necessária em combinação com a lipoaspiração para alguns pacientes com flacidez avançada da pele ou fotodanificação extensa. A lipólise não invasiva (ou seja, criolipólise) pode corrigir pequenos depósitos de gordura residual, se estes persistirem após o procedimento. Uma regra útil para medir microgenia é manter um *swab* de algodão verticalmente e perpendicular à borda inferior do vermelhão. Isso demonstra a quantidade de projeção do queixo que poderia ser corrigida pois o ponto do queixo deverá idealmente tocar o *swab*. É importante considerar prognatia, retrognatia e micrognatia antes de determinar quanto da projeção do queixo deve ser corrigido. A injeção de ácido hialurônico ou a revisão cirúrgica podem ser realizadas com base na situação clínica.

14.3.7 Transferência de Gordura Autóloga Facial e Periorbitária

Pacientes que desenvolveram esqueletização na área periorbitária ou lipodistrofia facial mais generalizada e que não desejam aumento de partes moles com ácido hialurônico ou ácido poli L- láctico podem-se beneficiar da transferência de gordura autóloga. O objetivo geral da transferência de gordura é o de restaurar os contornos jovens e a plenitude da face. A compreensão da anatomia em 3D dos coxins de gordura da face deverá guiar a restauração de áreas que sofreram perdas com o tempo. Com base em estudos anatômicos recentes, mapas de coxins de gordura facial superficial e profunda estão disponíveis atualmente. As áreas primárias que podem se beneficiar incluem a borda orbitária superior e a pálpebra, o sulco nasojugal, o sulco orbitomalar, a bochecha malar e a prega nasolabial. O aumento também deverá ser etnicamente apropriado, dados os padrões diferentes de envelhecimento e de atrofia de gordura ou de herniação em caucasianos, afro--americanos, latinos, asiáticos, do subcontinente indiano e de populações racialmente misturadas.

Métodos minimamente traumáticos de colheita de gordura tendem a resultar em sobrevida melhorada de enxertos.[17] Existe um debate em andamento quanto ao método ideal que produz os adipócitos mais viáveis e funcionais para injeção. As técnicas principais para aquisição da gordura a ser transplantada são: aspiração a vácuo, aspiração com seringa e excisão cirúrgica. Experiências recentes, assim como alguns estudos clínicos, apoiam a excisão direta da gordura em lugar da aspiração.[18,19] Qin *et al*.[19] sugerem que a enxertia "*en block*" ajuda a preservar a arquitetura e a estrutura do enxerto para fornecer a correção mais natural de volume. Enxertos maiores podem ser feitos em alíquotas menores para uso em áreas em que eles sejam necessários. Nos lipoaspirados convencionais, alguns investigadores descobriram adipócitos até 90% menos viáveis, em comparação a amostras frescas ou gordura aspirada por pressão negativa baixa.[17,20] A viabilidade do enxerto em lipoaspirados é afetada ainda mais pelo tamanho da cânula. Cânulas mais largas induzem menos trauma celular que cânulas menores.[21,22]

A técnica moderna para colheita de gordura descrita por Coleman[23] envolve o uso de uma cânula romba de 3 mm e dois orifícios, conectada a uma seringa de 10 mL para lipoaspiração. O uso de anestesia tumescente aumenta o conforto do paciente e minimiza o sangramento. Após a inserção da cânula no sítio de coleta, o cirurgião cria pressão negativa suave por retração do êmbolo. Sítios de coleta adequados incluem: abdome, região trocantérica e parte interna das coxas. Enxertos micro e nanoadiposos colhidos com cânulas pequenas de diâmetro de 0,7 a 1 mm podem ser usados para tratar pálpebras, lábios ou outras áreas que podem se beneficiar de enxertos pequenos.[24,25] Acredita-se que o mecanismo de ação pelo qual os microenxertos que são relativamente livres de tecido adiposo fornecem aumento, embora ainda não compreendido adequadamente, estejam relacionados com a retenção de uma grande proporção de células-tronco derivadas de gordura (ASCs). Essas células-tronco pluripotentes são capazes de se diferenciar em tecido adiposo no sítio de colocação, onde elas fornecem volume e regeneração da pele. As ASCs também demonstraram melhorar a sobrevida do enxerto enquanto reduzem fibrose, calcificação e pseudocistos.[26]

Antes do implante, gordura autóloga ou enxertos de ASCs podem ser lavados com cristaloides e limpos ainda mais das impurezas por filtração ou sedimentação, com ou sem centrifugação. O objetivo é remover colágeno, sangue e *debris* celulares para evitar causar falsos aumentos em volume e inflamação não desejada. A centrifugação de menos de 50 g mostrou ser superior a outros métodos em termos de desfechos mais favoráveis e falta de formação de nódulos após a transferência.[27-30] A prática comum é a centrifugação a 3.000 rpm por 3 minutos, o que causa fracionamento em lipídios, tecido adiposo e camadas de sangue. O sobrenadante de lipídios pode ser eliminado da seringa ou absorvido com gaze esterilizada. A fração de sangue é ejetada da seringa antes do reimplante da gordura.

Para o reimplante, uma pequena incisão ou porta de entrada é criada na borda da unidade cosmética relevante ou em uma área escondida em que o enxerto deve ser injetado. Cânulas com calibres menores que 14 G são exigidas para reduzir o risco de necrose central e falha de enxertia.[22] Além disso, o implante em série de alíquotas pequenas durante várias sessões pode evitar o problema de falha do enxerto no centro de enxertos de volume maior, dado que a revascularização pós-implante começa na periferia e prossegue lentamente. Cânulas de calibre 18 G a 25 G para microinjeção têm sido usadas[31,32] e são provavelmente mais úteis para áreas em que volumes menores são necessários. Caso contrário, o reimplante de um enxerto adiposo é similar à colocação de preenchimento de partes moles, já que a injeção é feita durante a retirada da cânula, podendo ser usado o padrão de leque para uma colocação uniforme e em degradê (*feathered*). As injeções são colocadas em vários níveis do tecido subcutâneo para criar um contorno uniforme. Evidência anedótica sugere que quando enxertos maiores, em que pode ocorrer isquemia central, são colocados em sítios como a bochecha malar, a estimativa exagerada do volume exigido em 25% a 50% pode levar a um resultado cosmético melhor. Os riscos de inchaço, hematomas, injeção intravascular (se uma agulha for usada para a injeção) e falha potencial do enxerto, assim como a possível necessidade de múltiplos tratamentos, e a probabilidade de progressão de perda de gordura decorrente de envelhecimento ou redução de peso deverão ser discutidos com o paciente antes do procedimento de transferência de gordura.

14.3.8 Lipoaspiração de Outros Sítios do Corpo

Embora muito além do escopo deste capítulo, as técnicas de lipoaspiração e procedimentos descritos podem ser modificados para aplicação no abdome, axila, braços, panturrilhas, mamas, parte superior das costas, torso e extremidades. Indicações médicas para lipoaspiração incluem hiperidrose axilar, ginecomastia, linfedema e deposição adiposa na porção superior das costas por causa da doença metabólica.[33] Os princípios de orientação para a lipoaspiração nessas outras áreas são, em geral, os mesmos que para a lipoaspiração de face e pescoço, mas a anatomia subjacente de outras áreas corporais pode estar menos alterada por mudanças relativas ao envelhecimento. A triangulação e o degradê (*feathering*) se tornam particularmente cruciais, quando grandes volumes são removidos, como é, com frequência, o caso no abdome e nas coxas. Além das potenciais complicações usuais, a flacidez da pele pós-procedimento é a preocupação maior fora da cabeça e pescoço. No corpo, o volume de remoção de gordura pode ser muito maior, e a tendência subsequente da pele em enrijecer pode ser insuficiente para compensar. Durante a lipoaspiração no abdome, onde há múltiplas camadas de fáscia e compartimentos adiposos, é importante ajustar a profundidade e tratar a gordura profunda, média e superficial. O cirurgião deverá ter em mente que os primeiros 0,5 cm a 1 cm do torso podem ser pele, em vez de gordura ou subcutâneo. A comunicação desse achado aos pacientes pode criar expectativas apropriadas, dado que a lipoaspiração abdominal não pode atingir o tipo de contorno extremamente apertado e possível com a abdominoplastia, quando o músculo é plicado, e a pele, ressecada. Braços e coxas se beneficiam do tratamento conservador com nova verificação intraoperatória do resultado. A remoção de excesso de gordura dos braços pode tornar mais notável a pele pendurada e resultar em uma aparência esqueletizada que é, na verdade, menos esteticamente agradável que o contorno pré-lipoaspiração.

14.4 Considerações Pós-Operatórias

Fechar os sítios de entrada com sutura ou deixá-los para cicatrizar por intenção secundária é uma decisão individual. Sítios de entrada muito pequenos, como aqueles criados por saca-bocados de 1,5 ou 2 mm, podem não ser passíveis ao fechamento subcutâneo com suturas absorvíveis. Se os sítios de entrada forem deixados para cicatrização espontânea, dependendo das características do paciente, uma pomada antimicrobiana tópica poderá ser benéfica.

O inchaço aparece dentro de dois dias do procedimento, com pico em aproximadamente duas semanas. O linfedema lenhoso pode então se desenvolver, o que suaviza em dois meses. A cicatrização completa do tecido e o retorno à pliabilidade básica são esperados em três meses. A persistência de dor e inchaço significativos além de seis semanas pode ser sinal de lipoaspiração excessivamente agressiva, que pode sinalizar risco aumentado de cicatrização profunda exagerada e irregularidades de contorno.[34] Não há estudos prospectivos que tenham avaliado definitivamente a extensão da compressão exigida após a lipoaspiração. Para o tronco, pernas e braços, muitos cirurgiões recomendam a compressão diária por 4 a 6 semanas e redução da atividade para prevenir acúmulo de fluido e para permitir que a pele se contraia e forme novas aderências. Na lipoaspiração do submento, tipicamente, deve-se usar uma faixa de queixo em casa e enquanto acordado por, no mínimo, duas semanas. O uso por mais tempo, seis a oito semanas, pode ser potencialmente melhor, pois isso corresponde a quando todo o edema do procedimento já deverá ter diminuído naturalmente. O uso prolongado de roupas de compressão também pode facilitar a readerência da derme à gordura profunda subjacente e à fáscia. Por essa razão, para pacientes capazes de tolerar dispositivos de compressão e que estejam motivados a trabalhar em direção a desfechos ótimos, os cirurgiões podem recomendar que tais roupas sejam usadas por mais tempo.

14.5 Minimizando Riscos

A lipoaspiração tumescente é segura. A maioria das complicações é transitória e leve. Algumas reações adversas são específicas da face e do pescoço, embora possam ocorrer após qualquer procedimento de lipoaspiração. Os efeitos adversos comuns e não desejados são: eritema no sítio de entrada, eritema difuso, hematoma, edema, sensibilidade leve e drenagem dos sítios de inserção. Os pacientes deverão ser informados de que hematomas e inchaço podem persistir por algumas semanas. Cicatrizes deprimidas, hipo ou hiperpigmentadas por fim se desenvolvem nos sítios de entrada da cânula. A pigmentação da cicatriz é menos previsível nos tipos de pele IV a VI de Fitzpatrick, que podem ser relativamente mais suscetíveis ao desenvolvimento de cicatrização hipertrófica ou com queloides. Nesses pacientes, e mesmo em outros, a avaliação pré-operatória de cicatrizes anteriores pode ajudar a estimar o risco de cicatrização insatisfatória após a lipoaspiração. Em casos mais raros, uma lipoaspiração muito superficial e muito agressiva pode levar à criação de retalhos de pele finos com perfusão insatisfatória e que podem necrosar ou descamar. Outras complicações que podem ser associadas à técnica cirúrgica subótima, como hipotermia do paciente e infecção próxima ao momento da cirurgia por causa de uma técnica não estéril ou da limpeza inadequada dos instrumentos.

Nem todas as reações adversas podem ser prevenidas. Entretanto, a compreensão da localização do tecido adiposo a ser tratado, de suas alterações com o envelhecimento e a anatomia relevante ao redor podem ajudar a assegurar desfechos satisfatórios ao mesmo tempo em que minimizamos o risco de reações adversas. A técnica estéril deverá ser usada durante a lipoaspiração, e o paciente deverá ser avaliado durante a operação para assegurar função e sinais vitais estáveis. Efeitos colaterais comuns, assim como os raros, mas graves, deverão ser discutidos com o paciente antes da cirurgia e relacionados no formulário de consentimento informado. Responder às perguntas sobre os riscos também estabelece expectativas razoáveis sobre o curso pós-operatório.

Mesmo um resultado excelente após uma lipoaspiração pode não estar perfeitamente simétrico, uma vez que poucos pacientes são simétricos antes da cirurgia. Os pacientes devem saber esperar um resultado satisfatório que não é perfeito. Um tratamento de lipoaspiração de retoque pode ser considerado como suavizador de depósitos de gordura ou de áreas de degradê que não foram visíveis imediatamente após o procedimento, mas que se tornaram aparentes semanas ou meses depois. De modo ideal, essa possibilidade deverá ter sido discutida com o paciente antecipadamente.

14.6 Manejo das Complicações

14.6.1 Dor e Edema

Dor e edema são os dois efeitos colaterais da lipoaspiração geralmente tratados. Eles ocorrem quase sem exceção, embora a dor seja usualmente leve e se resolva um ou dois dias depois. Quando a dor é significativa, além do alívio da dor associado ao uso de roupas ou dispositivos de compressão, o manejo da dor com pacotes de gelo esterilizados e limpos com álcool a 70%, acetaminofeno e ibuprofeno pode ser muito eficaz quando esses medicamentos forem consumidos simultaneamente, em uma abordagem multimodal. Os opioides podem ser considerados individualmente como relevantes ao cenário clínico e ao procedimento especiais. Quando usados, de acordo com as estratégias de redução de opioides, o número mínimo de comprimidos deverá ser prescrito para equilibrar eficácia com o risco de diversão e de *overdose* acidental. Uma metanálise de estudos clínicos de controle randomizados mostrou que o uso de uma combinação de agentes de redução da dor atuando em receptores diferentes, ou por meio de mais de uma via pode mitigar substancialmente o consumo de opioides.[35,36] Apesar das considerações anteriores, um risco aumentado de episódios de sangramento de grande porte não tem sido observado em pacientes tratados com AINEs, como ibuprofeno. Especificamente, a metanálise dos estudos clínicos disponíveis em cirurgia plástica não demonstrou risco significativo de sangramento com o uso pós-operatório de ibuprofeno.[37] Se possível, um plano de manejo de dor feito sob medida para o paciente deverá ser introduzido no período pré-operatório. Isso permite ao cirurgião considerar as preferências do paciente, as reações adversas anteriores e quaisquer preocupações sobre segurança que possam modificar as estratégias de tratamento.

Faixas de queixo e outras roupas de compressão após a lipoaspiração reduzem o risco de edema em excesso pós-cirurgia. Reduzir a atividade, aspirar fluido excessivo e fornecer massagem de drenagem linfática no período pós-operatório inicial também foram sugeridos. Para o abdome, permitir a cicatrização de sítios de porta por intenção secundária pode ajudar a reduzir a chance de acúmulo de fluido ao manter aberta uma avenida para a drenagem. Ativando as estratégias para reduzir o edema pós-operatório capacita a cicatrização acelerada, o aumento do conforto do paciente e a formação imediata de novos anexos. Entre a gordura residual profunda e a pele sobreposta. O uso de bromelaína durante cinco dias após a cirurgia para reduzir o inchaço em alguns procedimentos cirúrgicos e estéticos tem o suporte de evidência fraca a moderada.[38,39] Não há estudos específicos sobre o uso desse agente para lipoaspiração, procedimentos de cirurgia plástica ou cirurgia dermatológica invasiva. O aconselhamento dos pacientes sobre a probabilidade de resolução lenta do inchaço pós-operatório pode minimizar a ansiedade.

14.6.2 Complicações Vasculares

Pacientes sendo medicados com anticoagulantes e antitrombóticos estão em risco de sangramento pós-operatório e deverão ser esclarecidos pelo internista ou cardiologista antes da lipoaspiração. Se possível, afinadores de sangue não essenciais, assim como todos os medicamentos herbários e alternativos predispondo à perda de sangue, deverão ser suspensos bem antes do procedimento.

Durante a lipoaspiração, a preservação do plexo subdérmico e vasos vizinhos a ele minimizam o risco de hematomas extensos, reações, como livedo reticular, púrpura retiforme e necrose da pele. As equimoses são virtualmente inevitáveis. Entretanto, complicações vasculares mais graves podem ser prevenidas, mantendo-se uma faixa fina de 3 a 4 mm de gordura embaixo da derme para evitar lesão dérmica. A lipoaspiração demasiadamente superficial ou agressiva resulta, mais provavelmente, em dano vascular. As áreas anatômicas de mais alto risco são áreas divisoras de águas onde os capilares pequenos e frágeis de duas artérias grandes ou nomeadas formam anastomose. Os flancos abdominais, em que as circulações anterior e posterior se encontram, são um exemplo. A lipoaspiração assistida por energia cria riscos adicionais, pois o calor divulgado por ultrassom, *laser* e dispositivos e radiofrequência podem causar coagulação térmica de pequenos vasos. Esse problema é ampliado quando o dispositivo de energia é usado superficialmente proximal à derme e quando a mesma área de pele é tratada repetidamente ou por um período prolongado. Pontas de par termoelétrico em dispositivos mais novos são projetadas para ajudar a superar essa armadilha ao fornecerem ao operador o histórico em tempo real da temperatura da pele sobreposta. Outras estratégias para reduzir o risco de lesão incluem garantir movimento constante da cânula, permitindo tempo de recuperação suficiente entre procedimentos invasivos e realizando lipoaspiração tumescente com o paciente acordado, de modo que a dor percebida possa ser comunicada. A dor intraoperatória é um indicador sensível que pode pressagiar oclusão vascular ou lesão dérmica associada ao uso de cânula superficial.

Equimoses superficiais são comuns. Sem intervenção, o pico dessas lesões ocorre em uma semana e se resolve duas a quatro semanas após a cirurgia. Oferecer ao paciente o tratamento com *laser* de corante pulsado pode encurtar o tempo para a resolução. As definições padrão são 7,5 J/cm^2, área de 10 mm, 6 ms de duração de pulso e 30 ms de criogênio com demora de 20 ms para um único passo, 24 a 48 horas após o início do hematoma. Para a formação densa de equimoses, alguns defendem um passo adicional com 10 ms de duração de pulso ou uma estratégia que usa fluências mais baixas com duração de pulso mais longa em passos múltiplos.[40] Equimoses mais violáceas e entre 24 e 48 horas de vida respondem mais favoravelmente. A resolução pode começar dentro de seis horas.[41,42] A *arnica montana* tópica também tem sido tentada para diminuir os hematomas após os procedimentos. Um pequeno estudo clínico randomizado de controle demonstrou efeito modesto com aplicações tópicas a concentrações de 20%, que são mais altas que aquelas na maioria dos produtos tópicos.[43] O efeito da arnica oral em doses homeopáticas em um cenário randomizado foi misturado após a cirurgia.[44,45] Mais padronização de dosagem e metodologia de estudo são necessárias antes de se recomendar isso como tratamento de rotina para hematomas.

O tromboembolismo venoso (VTE) após a lipoaspiração é a causa mais comum de mortalidade (23%). Entretanto, o risco é muito inferior a 1%. Todos os casos informados ocorreram após procedimentos realizados mediante anestesia geral. A deambulação precoce é a intervenção mais importante para prevenir a coagulação venosa. Medidas padrão de profilaxia para VTE podem ser aplicadas para casos de anestesia de grandes volumes ou anestesia geral, em que o paciente demanda admissão e não estará caminhando após o procedimento. A profilaxia é raramente necessária após a lipoaspiração tumescente com o paciente acordado.

Hemorragia e sangramento grave são improváveis para procedimentos de lipoaspiração na cabeça e pescoço. Peso corporal, volume de sobrenadante superior a 1.500 mL e tempo de operação prolongado, medicação com anticoagulantes e lesão a artérias de grande porte estão correlacionados com a extensão da perda sanguínea. Casos informados de mortalidade se encaixam nesses parâmetros e foram restritos ao abdome. Estimativas de perda de sangue durante uma lipoaspiração abdominal sugerem a média de 10 mL por litro de aspirado (± 5 mL).[46] Os cálculos de perda de sangue máxima permitida prognosticam que a redução de 1 g/dL (10 g/L) em hemoglobina ou queda de 3% no hematócrito se correlaciona com um mínimo de 250 mL de perda de sangue. Entretanto, o terceiro espaço pode causar a falsa elevação da hemoglobina, por causa da hemoconcentração, e isso pode levar à subestimativa de perda de sangue durante procedimentos de grande porte. Os níveis de hemoglobina considerados seguros e que não demandam transfusão em pacientes assintomáticos, ou naqueles que não parecem anêmicos são, geralmente, de 8 g/dL (80 g/L).[47]

O fluido tumescente contém epinefrina, que causa vasoconstrição local e, portanto, minimiza o risco de sangramento. Lipoaspirações mecânicas e com energia são equivalentes quanto a esse risco, que geralmente é baixo.[48]

Alguns achados intraoperatórios podem sugerir que um sangramento anormal está ocorrendo. A ortostasia perioperatória deverá iniciar a investigação para descartar a hipovolemia ou a anemia. A distensão abdominal ativa ou de outro comportamento com ou sem púrpura disseminada sobreposta pode indicar hemorragia. Rigidez em desenvolvimento em vez de flutuação compressível como rotina com fluido tumescente também pode ser uma preocupação. Quando a hemorragia é detectada, o manejo pode demandar procedimentos avançados de suporte cardíaco à vida, associados à reposição de volume. Estudos clínicos de controle randomizados não demonstraram diferença entre soro fisiológico sobre coloides para correção de volume no cenário agudo.[49] A notificação imediata de serviços de emergência é seguida pela transferência imediata para uma instalação de tratamento agudo. Felizmente, a hemorragia associada à lipoaspiração é um evento raro.

Outro episódio raro, embora grave é a síndrome de embolia gordurosa. Existem pelo menos 17 casos informados na literatura. Tipicamente, o início ocorre dentro de 24 a 72 horas após a cirurgia. Os sintomas geralmente incluem taquipneia de início rápido, dispneia e hipoxemia. Pequenas gotas de gordura podem-se desviar do pulmão para atingir o sistema nervoso central. O mecanismo de ação pelo qual os êmbolos de gordura se desenvolvem não está completamente caracterizado, mas acredita-se que seja uma combinação de lipídios penetrando em veias traumatizadas[50] e a proteína C reativa em estado pró-inflamatório após a cirurgia induzindo a agregação de lipídios dependente de cálcio para formar um êmbolo.[51] Em geral, acredita-se que a proteína C reativa seja mais responsável pelo embolismo gorduroso de início tardio. A mortalidade geral após um episódio de embolia gordurosa é de aproximadamente 10% a 15% e está relacionada com a gravidade do comprometimento respiratório. O tratamento se limita a cuidados de suporte, e a sobrevivência se baseia no reconhecimento rápido e encaminhamento aos serviços hospitalares especializados.

14.6.3 Desfechos Estéticos Subótimos

As fotografias pré e pós-operatórias são essenciais para acompanhar os desfechos estéticos e manejar as expectativas do paciente. Fotografias em série também fornecem a habilidade de documentar complicações em um meio visual e então demonstrar qualquer melhoria nesses episódios com o passar do tempo. Essa habilidade de acompanhar o curso de complicações é especialmente útil para cicatrização e outras irregularidades de contorno.

A cicatrização é um processo natural. O desenvolvimento de aderências subcutâneas é desejável para aderir a pele flácida de forma firme e suave sobre a gordura e a fáscia profunda subjacentes. Espera-se que os sítios de entrada da cânula se fechem com uma pequena cicatriz. Em alguns casos, especialmente em pacientes com pele da etnia, a cicatrização pode ocorrer com hiperpigmentação ou cicatrização hipertrófica ou com queloide. A probabilidade de tais desfechos subótimos está mais correlacionada como os ferimentos anteriores cicatrizaram. A lesão dérmica causada por sucção excessivamente agressiva a uma profundidade insuficiente pode culminar em uma escara visível semelhante a um trato alinhada ao sítio em que a cânula avançou. O manejo da cicatrização pode incluir triancinolona intralesional, pareamento de cicatrizes mais espessas, microagulhamento, *laser* de corante pulsado e regeneração epidérmica (*resurfacing*). A hiperpigmentação persistente em uma cicatriz madura pode-se beneficiar do clareamento tópico com hidroquinonas, *peeling* químico superficial ou *laser Q-switched* Nd:YAG de baixa fluência. Deve-se notar que as terapias tópicas que inibem a tirosinase derivada, como o ácido kojico, hidroquinona ou vitamina C, não podem, geralmente, visar ao pigmento mais profundo. Uma vez que a hiperpigmentação também se resolve frequentemente sem tratamento, os pacientes podem ser confortados de que a melhora ocorrerá espontaneamente, sem qualquer intervenção específica, embora possivelmente durante meses a anos. A hipopigmentação é mais difícil de tratar com as tentativas usando o *excimer laser* e as prostaglandinas entregues a *laser* apresentando sucesso variável.[52] A cicatrização subótima ou alteração pigmentar em pacientes com fototipos IV a VI pode mais bem ser manejada por um especialista no cuidado de pele de cor.

Contornos irregulares após a lipoaspiração podem resultar de sucção exagerada localizada ou generalizada em áreas de alto risco para deformidades de contorno. Na cabeça e pescoço, essas áreas arriscadas incluem o primeiro centímetro posterior ao queixo e área submentual onde o tratamento exagerado pode levar a uma residual deformidade "cobra" ou recuo em forma de "S". Áreas similares de alto risco no corpo são as regiões trocantérica e medial da coxa. Em geral, a remoção exagerada de gordura produz a aparência esqueletizada, com contorno de pele ondulado ou crepe, sobrepondo-se a uma forma parcialmente visível e fronteiras de tecido conjuntivo, veias e músculo. Durante a transferência de gordura autóloga, a necrose do enxerto adiposo pode, da mesma forma, levar ao contorno irregular ou um retorno à aparência do paciente antes da cirurgia. A perda de volume que ocorre quando o aumento de tecido com gordura falha pode ser corrigida por injeção de ácido poli-L-láctico, hidroxiapatita de cálcio, preenchimento de ácido hialurônico ou repetição da enxertia gordurosa. A adesão à técnica apropriada e às abordagens de tratamento conservador, seja durante a lipoaspiração ou a transferência de gordura, pode ajudar a evitar a criação de contorno irregular.

A flacidez não resolvida da pele após a lipoaspiração é outro fator que pode contribuir para um desfecho estético insatisfatório. A chamada "pele flácida", que é mais frouxa e menos provável de se contrair após a extração da gordura, deverá ser identificada antes do tratamento, de modo que o paciente possa ser apropriadamente alertado e aconselhado. Quando a flacidez da pele da linha de base é acentuada após a lipoaspiração, o tratamento pode ser feito com dispositivos de energia, como ultrassom ou radiofrequência, fios de sustentação farpados para elevação da pele ou ritidectomia para o excesso de pele.

14.6.4 Lesão por Perfuração

A morte por perfuração intestinal é a segunda causa mais comum de morte em procedimentos de lipoaspiração. Lesões do intestino, vesícula biliar, pâncreas e baço também já foram informadas. Desnecessário dizer que essas lesões não representam riscos relevantes durante a lipoaspiração na cabeça e pescoço. Entretanto, gordura ou herniação de músculo, lesão de órgão sólido ou oco ou lesão da grande artéria são possíveis. Todos esses episódios são substancialmente raros. Na cabeça e pescoço, o risco às estruturas críticas do pescoço é teoricamente possível e pode ocorrer se o músculo platisma relativamente fino for puncionado. Garantir que a inserção da cânula esteja angulada apropriadamente evita a possível perfuração dos músculos ou inserções tendinosas. Quando a técnica apropriada é usada, existe uma chance muito baixa de prejuízo das estruturas subjacentes. Dor imediata, alterações atípicas na pressão arterial, alterações do nível de consciência, ar sob o músculo (como no pneumoperitônio) ou hematoma rápido em áreas dependentes podem indicar a ocorrência de uma lesão. Nesses casos, o encaminhamento de emergência para a cirurgia geral ou de cabeça e pescoço com internação no hospital é exigida para exame completo adicional.

14.6.5 Redistribuição de Volume Intravascular

Para compensar a gordura removida durante a lipoaspiração, o corpo desvia fluido para ocupar o espaço deixado pelo procedimento. Isso acaba resultando em acúmulo no terceiro espaço na cavidade sendo aspirada e depleção do volume intravascular. A lipoaspiração de grande volume de 4 L de gordura ou mais pode causar acúmulo de terceiro espaço suficiente para levar a um quadro de hipotensão significativa e choque hipotensivo em casos extremos.[53] Um grande estudo retrospectivo de 4.534 pacientes descobriu que a remoção de gordura superior a 100 mL de gordura por unidade de IMC independentemente correlacionada com um índice aumentado de complicações (OR 4,58).[54] Mesmo com volumes menores, a tontura pode resultar das derivações de fluido combinadas com desidratação. Os sinais iniciais podem ser sutis ou detectáveis somente quando houver movimento para a posição em pé. Os pacientes deverão ser monitorizados durante o curso do procedimento de lipoaspiração e mantidos com fluidos orais, conforme o necessário.[53] A hidratação antes da cirurgia não foi estudada, mas é uma precaução razoável em casos de maior porte. Idealmente, o cirurgião deverá poder monitorizar a frequência cardíaca e a pressão arterial durante procedimentos, envolvendo grandes volumes para identificar aqueles que possam precisar de intervenção complementar, como a hidratação intravenosa. Os médicos também podem desejar conhecer e se familiarizar com os procedimentos avançados cardíacos de suporte à vida em um episódio raro de colapso cardiovascular. A estabilização e transferência para uma instalação de cuidados intensivos são críticas nessa situação. Procedimentos de aspiração de grandes volumes (isto é, mais de 4 L de gordura aspirada), se tentados, deverão ser executados em um ambiente com sala de operações controlada, com um anestesiologista e monitorização adequada para avaliar quaisquer alterações hemodinâmicas significativas.

14.6.6 Lesão de Nervos

A hipoestesia é comum à lipoaspiração por causa da lesão mecânica direta ou de alongamento aos pequenos nervos cutâneos. Em geral, a sensação retorna quase ao normal dentro de um ano. A lesão da fáscia ou de um músculo pode levar a aderências musculares que podem demandar liberação. Neuromas ou hiperestesia também podem raramente ocorrer e podem ser tratados com gabapentina oral, antidepressivos tricíclicos ou anestésicos locais. Os neuromas são receptíveis à cirurgia. A dor crônica pode ser sinal de formação de aderências não desejadas ou de lesão a um nervo.

14.6.7 Infecção

Infecções de partes moles são raras, com incidência informada inferior a 1%. O diabetes não controlado e a imunossupressão são fatores de risco significativos, e os pacientes com esses quadros não são ideais para a lipoaspiração. A adequação do controle glicêmico ou a testagem de glicose deverão fazer parte da avaliação pré-operatória. Alguns cirurgiões optam por pré-medicar com antimicrobianos antes da cirurgia. São sugeridos sete dias de antimicrobianos orais profiláticos direcionados contra organismos Gram-positivos para todos os casos maiores de lipoaspiração, e alguns cirurgiões usam antimicrobianos profiláticos em todos os casos. A cobertura para *Staphylococcus aureus* resistentes à meticilina, assim como organismos Gram-negativos e anaeróbios podem ser selecionados, com a escolha correta, dependendo do ambiente de realização do procedimento, das características do paciente e dos padrões locais de resistência. A técnica cirúrgica apropriada, incluindo lavagem das mãos, manutenção de um campo esterilizado e limpeza apropriada dos instrumentos é crucial para garantir a segurança do procedimento.

Eritema, sensibilidade, bolhas ou excesso de calor deverão sinalizar preocupações, com o início de antimicrobianos empíricos e possível alteração da terapia uma vez disponíveis as culturas e sensibilidades. A abertura ativa dos sítios de entrada de cânula pode permitir a drenagem de coleções, mas uma incisão adicional e drenagem podem ser necessárias para quaisquer coleções ou loculações. O ultrassom e outras investigações por imagem podem ser necessários para localizar abscessos. A terapia de pressão negativa para ferimentos ou curativos oclusivos de ferimento pode ser aplicada, caso quaisquer cavidades ou ulcerações persistam após desbridamento ou drenagem substanciais.

Os fatores de risco para infecções graves ou necrosantes incluem: idade superior a 50 anos, diabetes melito, uso de drogas intravenosas, imunossupressão, desnutrição e doença vascular periférica. A perfuração visceral não é necessária para o avanço dessas infecções. Eritema de progressão rápida, dor intensa e edema podem levar à cianose e necrose. O desbridamento de emergência, possível internação na UTI, antimicrobianos e cuidados de suporte são exigidos. A síndrome de choque tóxico decorrente das exotoxinas do *Streptococcus* Grupo A ou do *Staphylococcus aureus* também já foi informada. Isso demanda internação hospitalar e antimicrobianos (ou seja, empírica: vancomicina e clindamicina). A imunoglobulina intravenosa foi tentada para casos graves. Infecções atípicas por micobactérias ou fungos também deverão ser consideradas, se não houver resposta à terapia antimicrobiana, ou se houver formação de úlceras, placas pustulares ou nódulos no sítio de tratamento.

14.6.8 Seroma

Os seromas podem-se formar em razão do dano linfático resultante do trauma excessivo aos tecidos. Casos de rotina de lipoaspiração de volume moderado a grande também estão em risco elevado de desenvolvimento de seromas por causa do aumento do terceiro espaço associado. Uma vez que volumes de remoção de gordura na cabeça e pescoço tendem a ser muito menores, os seromas são raros nessas regiões. Para minimizar o risco de seromas, uma roupa de compressão deverá ser usada consistentemente durante pelo menos a primeira semana pós-operatória após a lipoaspiração no tronco e extremidades, e por mais tempo viável após a lipoaspiração no pescoço. Um estudo mais antigo com base em uma pesquisa nacional descobriu que a incidência geral de seroma após a lipoaspiração é de 1,2%, isso principalmente nos procedimentos de maior porte que envolviam o abdome.[55] Na verdade, o abdome inferior e as coxas posterolaterais estão em maior risco. Quando o seroma acontece, a colocação de um curativo volumoso sobre o sítio da lesão embaixo da bandagem de compressão pode facilitar a resolução. Alguns cirurgiões defendem a colocação de drenos de prímula ou de Jackson-Pratt após procedimentos de grande porte para antecipar o aparecimento de quaisquer seromas. Em muitos casos, e especialmente em casos de menor volume, como na cabeça e pescoço, isso pode ser desnecessário, pois o uso imediato de roupas ou faixas de compressão pode evitar o acúmulo de excesso de fluido.[56] O uso do volume mínimo de fluido tumescente exigido pode ajudar a evitar a tumescência exagerada e ajudar a minimizar o risco de acúmulo persistente de fluido.

Apesar da importância de prevenir seromas e reduzir a probabilidade de seu acúmulo por meios conservadores, como a compressão extra, um seroma agudo normalmente não pode ser administrado de maneira conservadora, e muitos devem ser ativamente evacuados. A evacuação de um seroma reduz a probabilidade de um desfecho estético insatisfatório, que ocorrerá geralmente se forem permitidas a persistência, a fibrose e a transformação gradual dessa lesão em um nódulo sólido. As opções para evacuação incluem a aspiração com agulha ou a colocação de um dreno, ambas levando a copiosas quantidades de líquido aquoso cor de palha. Após a evacuação, é prudente a administração de antimicrobianos. Os seromas podem-se acumular novamente após terem sido drenados, e os procedimentos de drenagem podem precisar de repetição a cada alguns dias até a selagem da cavidade. Seromas com duração superior a quatro semanas são considerados crônicos e podem precisar não só de aspiração, como também de injeção subsequente de um agente esclerosante ou irritante na cavidade parta promover seu fechamento.[57] A injeção local de 40 mg/mL de triancinolona acetonida tem sido realizada em seromas que se desenvolvem a partir de reconstruções com retalhos grandes, assim como de lipoaspiração.[58] O uso de tetraciclina, 250 mg/mL em soro fisiológico já foi descrito em relatórios de casos.[58] Casos recalcitrantes podem demandar excisão cirúrgica do pseudocisto resultante.

14.6.9 Melhora Tardia

Embora não considerados tradicionalmente como uma reação adversa, os resultados estéticos de início tardio podem ser frustrantes para pacientes e cirurgiões. Antes da cirurgia, os pacientes deverão

Tabela 14.4 Visão geral das etapas do procedimento para lipoaspiração tumescente

- Obter consentimento:
  - Revisar o formulário de consentimento e assegurar-se de que todas as perguntas sejam respondidas
  - Assegurar o consentimento informado e a explicação dos efeitos colaterais comuns e raros
  - Marcar a adiposidade excessiva e os contornos essenciais. Revisar com o paciente em um espelho
  - Fornecer analgesia pré-operatória, sedação ou ansiolíticos, conforme indicado
- Preparar o campo cirúrgico e o drapejado de modo esterilizado
- Aplicar o anestésico tumescente:
  - Anestesiar e criar sítios de entrada (ou seja, saca-bocados) apropriados para a área de tratamento
  - Aplicar o volume de anestesia apropriado ao sítio e 1-2 cm além da área de tratamento
  - Reposicionar e repetir o processo para quaisquer sítios de entrada adicionais
- Aspirar:
  - Inserir a cânula com ou sem tunelamento prévio, dependendo do sítio do corpo. Assim que ultrapassar a área do sítio de entrada, ligar a sucção e qualquer equipamento de assistência de energia
  - Remover a gordura em padrão radial e usar um padrão cruzado com múltiplos sítios de entrada. Tratar ambos os lados
  - Assegurar o degradê nas bordas das áreas de tratamento para suavizar quaisquer contornos
  - Observar e evitar zonas de perigo
- Finalização:
- Aspirar suavemente qualquer excesso de fluido, se presente. Desligar a sucção e a assistência de energia ao sair do acesso
- Limpar e aplicar curativos absorventes sobre os sítios de entrada. Se no submento, fechar o acesso linearmente
- Aplicar roupa de compressão ou faixas de queixo
- Rever as instruções pós-operatórias e fornecer um resumo por escrito. Fornecer quaisquer prescrições necessárias para analgesia ou antimicrobianos
- Agendar o retorno para revisão do progresso. Sugerido telefonar para o paciente após a cirurgia

ser informados de que a melhora na flacidez da pele após a lipoaspiração, assim como a formação de novos anexos de pele necessários para o contorno desejado podem não estar completamente evidentes após seis meses ou mais. O inchaço residual pode desaparecer de modo especialmente lento quando dispositivos de energia são usados em combinação com a sucção tradicional de gordura. Fotografias em série e consultas ao consultório podem reconfortar o paciente. Dar suporte ao paciente por meio de cuidados pós-operatórios com contatos e comunicações frequentes também pode reduzir a ansiedade e, possivelmente, revelar melhorias sutis em andamento que esse paciente pode apreciar.

14.6.10 Toxicidade da Lidocaína

Desde que os volumes e doses recomendados de lipoaspiração tumescente sejam usados, o risco de toxicidade da lidocaína é muito pequeno, o que foi comprovado em vários estudos.[6,7] Ainda assim, medicamentos e suplementos podem interferir no metabolismo dessa substância (▶ Tabela 14.4) e se qualquer um desses medicamentos estiver sendo ingerido por um paciente prospectivo, isso deverá ser esclarecido durante a consulta pré-operatória. Após consulta com o médico internista ou outro médico relevante, esses medicamentos contraindicados podem ou ser suspensos antes da cirurgia ou algum outro método de redução de gordura não invasivo pode ser considerado mais apropriado para esse paciente.

Se houver suspeita de toxicidade por lidocaína, um dos sintomas mais precoces é a dormência ao redor da boca, que progride para dormência facial, zumbido, inquietação, fala arrastada, convulsões tônico-clônicas, colapso hemodinâmico, coma e óbito. A cessação imediata do procedimento e a monitorização ativa do paciente deverão ocorrer se quaisquer desses sintomas ou sinais se manifestarem. Além disso, o encaminhamento imediato ao setor de emergência é essencial nesses casos. O pessoal que realiza lipoaspiração em consultórios também deverá ser treinado para isso e dispor do equipamento relevante para suporte cardíaco avançado à vida. Em procedimentos de lipoaspiração de maior porte, uma vantagem é também poder monitorizar contínua e episodicamente a frequência cardíaca e a pressão arterial do paciente durante o procedimento de lipoaspiração, como precaução adicional. O tratamento da toxicidade da lidocaína consiste em cuidados de suporte, com a consideração de emulsão intravenosa de gordura para aqueles que apresentem sinais de toxicidade de moderada a intensa.

14.7 Conclusões

De modo geral, a lipoaspiração é um procedimento seguro, eficaz e bem tolerado. A lipoaspiração na cabeça e pescoço é mais segura que a corporal, pois volumes menores são mobilizados, e os riscos de lipoaspiração de volumes maiores são, em geral, ausentes. Entretanto, cuidados especiais devem ser tomados nos sítios de cabeça e pescoço para evitar lesão de estruturas neurovasculares e minimizar a cicatrização, que é substancial e esteticamente relevante para a face. A lipoaspiração pode ser usada em combinação com outros procedimentos de rejuvenescimento, incluindo a transferência de gordura da gordura aspirada para áreas de depressão e de perda de volume, assim como neuromoduladores, preenchedores injetáveis prontos para o uso e dispositivos a *laser* e de energia.

Referências

[1] Di Minno A, Frigerio B, Spadarella G, et al. Old and new oral anticoagulants: food, herbal medicines and drug interactions. Blood Ver. 2017;31(4):193-203.
[2] Wang CZ, Moss J, Yuan CS. Commonly used dietary supplements on coagulation function during surgery. Medicines (Basel). 2015; 2(3):157-185.
[3] Samizadeh S, Wu W. Ideals of facial beauty amongst the Chinese population: results from a large national survey. Aesthetic Plast Surg. 2018; 42(6):1540-1550.
[4] Rhodes G. The evolutionary psychology of facial beauty. Annu Rev Psychol. 2006; 57:199-226.
[5] Mashkevich G, Wang J, Rawnsley J, Keller GS. The utility of ultrasound in the evaluation of submental fullness in aging necks. Arch Facial Plast Surg. 2009; 11(4):240-245.
[6] Svedman KJ, Coldiron B, Coleman WP, III, et al. ASDS guidelines of care for tumescent liposuction. Dermatol Surg. 2006; 32(5):709-716.
[7] Klein JA, Jeske DR. Estimated maximal safe dosages of tumescente lidocaine. Anesth Analg. 2016; 122(5):1350-1359.
[8] Walsh K, Arya R. A simple formula for quick and accurate calculation of maximum allowable volume of local anaesthetic agents. Br J Dermatol. 2015; 172(3):825-826.
[9] Tiryaki KT, Aksungur E, Grotting JC. Micro-shuttle lifting of the neck: a percutaneous loop suspension method using a novel double-ended needle. Aesthet Surg J. 2016; 36(6):629-638.
[10] Wang J, Huang J. Surgical softening of the nasolabial folds by liposuction and severing of the cutaneous insertions of the mimetic muscles. Aesthetic Plast Surg. 2011; 35(4):553-557.
[11] Montes JR, Santos E, Chillar A. Jowl Reduction With Deoxycholic Acid. Dermatol Surg. 2020; 46(1):78-85.
[12] Carruthers J, Humphrey S. Sodium deoxycholate for contouring of the jowl: our preliminary experience. Dermatol Surg. 2019; 45(1):165-167.
[13] Hazani R, Chowdhry S, Mowlavi A, Wilhelmi BJ. Bony anatomic landmarks to avoid injury to the marginal mandibular nerve. Aesthet Surg J. 2011; 31(3):286-289.
[14] Anthony DJ, Oshan Deshanjana Basnayake BM, Mathangasinghe Y, Malalasekera AP. Preserving the marginal mandibular branch of the facial nerve during submandibular region surgery: a cadaveric safety study. Patient Saf Surg. 2018; 12:23.
[15] Al-Qahtani K, Mlynarek A, Adamis J, Harris J, Seikaly H, Islam T. Intraoperative localization of the marginal mandibular nerve: a landmark study. BMC Res Notes. 2015; 8:382.
[16] Matarasso A. Superficial suction lipectomy: something old, something new, something borrowed.... Ann Plast Surg. 1995; 34(3):268.272, discussion 272-273.
[17] Pu LL, Coleman SR, Cui X, Ferguson RE, Jr, Vasconez HC. Autologous fat grafts harvested and refined by the Coleman technique: a comparative study. Plast Reconstr Surg. 2008; 122(3):932-937.
[18] Fagrell D, Eneström S, Berggren A, Kniola B. Fat cylinder transplantation: an experimental comparative study of three different kinds of fat transplants. Plast Reconstr Surg. 1996; 98(1):90-96, discussion 97-98.
[19] Qin W, Xu Y, Liu X, Xu S. Experimental and primary clinical research of core fat graft. Zhongguo Xiu Fu Chong Jian Wai Ke Za Zhi. 2012; 26(5):576-582.
[20] Pu LL, Cui X, Fink BF, Cibull ML, Gao D. The viability of fatty tissues within adipose aspirates after conventional liposuction: a comprehensive study. Ann Plast Surg. 2005; 54(3):288-292, discussion 292.
[21] Ozsoy Z, Kul Z, Bilir A. The role of cannula diameter in improved adipocyte viability: a quantitative analysis. Aesthet Surg J. 2006; 26(3):287-289.
[22] James IB, Bourne DA, DiBernardo G, et al. The architecture of fat grafting II: impact of cannula diameter. Plast Reconstr Surg. 2018; 142(5):1219-1225.
[23] Coleman SR. Structural fat grafting: more than a permanente filler. Plast Reconstr Surg. 2006; 118(3) Suppl:108S-120S.
[24] Dasiou-Plakida D. Fat injections for facial rejuvenation: 17 years experience in 1720 patients. J Cosmet Dermatol. 2003; 2(3-4):119-125.
[25] Mazzola RF. Fat injection: from filling to regeneration. St. Louis, MO: Quality Medical Publishing; 2009:373-42.
[26] Matsumoto D, Sato K, Gonda K, et al. Cell-assisted lipotransfer: supportive use of human adipose-derived cells for soft tissue augmentation with lipoinjection. Tissue Eng. 2006; 12(12):3375-3382.
[27] Strong AL, Cederna PS, Rubin JP, Coleman SR, Levi B. The current state of fat grafting: a review of harvesting, processing, and injection techniques. Plast Reconstr Surg. 2015; 136(4):897-912.
[28] Botti G, Pascali M, Botti C, Bodog F, Cervelli V. A clinical trial in facial fat grafting: filtered and washed versus centrifuged fat. Plast Reconstr Surg. 2011; 127(6):2464-2473.
[29] Pfaff M, Wu W, Zellner E, Steinbacher DM. Processing technique for lipofilling influences adipose-derived stem cell concentration and cell viability in lipoaspirate. Aesthetic Plast Surg. 2014; 38(1):224-229.
[30] Ferraro GA, De Francesco F, Tirino V, et al. Effects of a new centrifugation method on adipose cell viability for autologous fat grafting. Aesthetic Plast Surg. 2011; 35(3):341-348.
[31] Mojallal A, Foyatier JL. The effect of different factors on the survival of transplanted adipocytes. Ann Chir Plast Esthet. 2004; 49(5):426-436.
[32] Nguyen PS, Desouches C, Gay AM, Hautier A, Magalon G. Development of micro-injection as an innovative autologous fat graft technique: the use of adipose tissue as dermal filler. J Plast Reconstr Aesthet Surg. 2012; 65(12):1692-1699.
[33] Coleman WP III, Flynn TC, Coleman KM. Liposuction. In: Bolognia J, Schaffer JV, Cerroni L, eds. Dermatology. 4th ed. China: Elsevier; 2018: 2628-29.
[34] Shiffman MA. Prevention and treatment of liposuction complications. In: Shiffman MA, Di Giuseppe A, eds. Liposuction: Principles and Practice. 1st ed. New York: Springer; 2006:333-41.

[35] Elia N, Lysakowski C, Tramèr MR. Does multimodal analgesia with acetaminophen, nonsteroidal antiinflammatory drugs, or selective cyclooxygenase-2 inhibitors and patient-controlled analgesia morphine offer advantages over morphine alone? Meta-analyses of randomized trials. Anesthesiology. 2005; 103(6):1296-1304.

[36] Chou R, Gordon DB, de Leon-Casasola OA, et al. Management of postoperative pain: a clinical practice guideline from the American Pain Society, the American Society of Regional Anesthesia and Pain Medicine, and the American Society of Anesthesiologists' Committee on Regional Anesthesia, Executive Committee, and Administrative Council. J Pain. 2016; 17(4):508-10.

[37] Kelley BP, Bennett KG, Chung KC, Kozlow JH. Ibuprofen may not increase bleeding risk in plastic surgery: a systematic review and meta-analysis. Plast Reconstr Surg. 2016; 137(4):1309-1316.

[38] Singh T, More V, Fatima U, Karpe T, Aleem MA, Prameela J. Effect of proteolytic enzyme bromelain on pain and swelling after removal of third molars. J Int Soc Prev Community Dent. 2016; 6 Suppl 3:S197-S204.

[39] Urdiales-Gálvez F, Delgado NE, Figueiredo V, et al. Treatment of soft tissue filler complications: expert consensus recommendations. Aesthetic Plast Surg. 2018; 42(2):498-510.

[40] DeFatta RJ, Krishna S, Williams EF, III. Pulsed-dye laser for treating ecchymoses after facial cosmetic procedures. Arch Facial Plast Surg. 2009; 11(2):99-103.

[41] Karen JK, Hale EK, Geronemus RG. A simple solution to the common problem of ecchymosis. Arch Dermatol. 2010; 146(1):94-95.

[42] Mayo T T, Khan F, Hunt C, Fleming K, Markus R. Comparative study on bruise reduction treatments after bruise induction using the pulsed dye laser. Dermatol Surg. 2013; 39(10):1459-1464.

[43] Leu S, Havey J, White LE, et al. Accelerated resolution of laser-induced bruising with topical 20% arnica: a raterblinded randomized controlled trial. Br J Dermatol. 2010; 163(3):557-563.

[44] Stevinson C, Devaraj VS, Fountain-Barber A, Hawkins S, Ernst E. Homeopathic arnica for prevention of pain and bruising: randomized placebo-controlled trial in hand surgery. J R Soc Med. 2003; 96(2):60-65.

[45] Seeley BM, Denton AB, Ahn MS, Maas CS. Effect of homeopathic Arnica montana on bruising in face-lifts: results of a randomized, double-blind, placebo-controlled clinical trial. Arch Facial Plast Surg. 2006; 8(1):54-59.

[46] Mangubat EA, Harbke C. Blood loss in liposuction surgery. In: Shiffman MA, Di Giuseppe A, eds. Liposuction: Principles and Practice. 1st ed. New York: Springer; 2006:347-52.

[47] Carson JL, Guyatt G, Heddle NM, et al. Clinical practice guidelines from the AABB: red blood cell transfusion thresholds and storage. JAMA. 2016; 316(19):2025-2035.

[48] Karmo FR, Milan MF, Silbergleit A. Blood loss in major liposuction procedures: a comparison study using suction-assisted versus ultrasonically assisted lipoplasty. Plast Reconstr Surg. 2001; 108(1):241-247, discussion 248-249.

[49] Lewis SR, Pritchard MW, Evans DJW, et al. Colloids versus crystalloids for fluid resuscitation in critically ill people. Cochrane Database Syst Rev. 2018; 8(8):CD000567.

[50] Wang HD, Zheng JH, Deng CL, Liu QY, Yang SL. Fat embolism syndromes following liposuction. Aesthetic Plast Surg. 2008; 32(5):731-736.

[51] Hulman G. Pathogenesis of nontraumatic fat embolism. Lancet. 1988; 1(8599):1366-1367.

[52] Massaki AB, Fabi SG, Fitzpatrick R. Repigmentation of hypopigmented scars using an erbium-doped 1,550-nm fractionated laser and topical bimatoprost. Dermatol Surg. 2012; 38(7 Pt 1):995-1001.

[53] Iverson RE, Lynch DJ, American Society of Plastic Surgeons Committee on Patient Safety. Practice advisory on liposuction. Plast Reconstr Surg. 2004; 113(5):1478–1490, discussion 1491-1495.

[54] Chow I, Alghoul MS, Khavanin N, et al. Is there a safe lipoaspirate volume? A risk assessment model of liposuction volume as a function of body mass index. Plast Reconstr Surg. 2015; 136(3):474-483.

[55] Teimourian B, Rogers WB, III. A national survey of complications associated with suction lipectomy: a comparative study. Plast Reconstr Surg. 1989; 84(4):628-631.

[56] Bhave MA. Can drains be avoided in lipo-abdominoplasty? Indian J Plast Surg. 2018; 51(1):15-23.

[57] ood A, Kotamarti VS, Therattil PJ, Lee ES. Sclerotherapy for the management of seromas: a systematic review. Eplasty. 2017; 17:e25.

[58] Taghizadeh R, Shoaib T, Hart AM, Weiler-Mithoff EM. Triamcinolone reduces seroma re-accumulation in the extended latissimus dorsi donor site. J Plast Reconstr Aesthet Surg. 2008; 61(6):636-642.

Leituras Complementares

Chou R, Gordon DB, de Leon-Casasola OA, et al. Management of postoperative pain: a clinical practice guideline from the American Pain Society, the American Society of Regional Anesthesia and Pain Medicine, and the American Society of Anesthesiologists' Committee on Regional Anesthesia, Executive Committee, and Administrative Council. J Pain. 2016; 17(2):131-157.

Hanke CW, Sattler G, Sommer B. Textbook of liposuction. Arbingdon: Informa Healthcare;2007.

Massry GG, Azizzadeh B. Periorbital fat grafting. Facial Plast Surg. 2013; 29(1):46-57.

Nairns R. Safe liposuction and fat transfer. New York: Marcel Dekker; 2003.

Shiffman MA, Di Giuseppe A. Liposuction: principles and practice. 1st ed. New York: Springer; 2006.

15 Criolipólise

Aria Vazirnia ▪ *Mathew M. Avram*

> **Resumo**
>
> A criolipólise e as injeções de ácido desoxicólico são modalidades de remoção de gordura eficazes, geralmente seguras, não invasivas e bem toleradas. A criolipólise envolve o uso de resfriamento controlado não invasivo e destruição de gordura subcutânea para um alvo. ATX-101 se refere ao ácido desoxicólico sintético (um ácido biliar), que é usado para romper membranas celulares de adipócitos. Os eventos colaterais comuns pós-procedimento de ambos podem incluir eritema temporário, hematomas, inchaço, dormência e/ou sensibilidade/dor. Entretanto, é importante que os profissionais de saúde estejam cientes das complicações raras associadas a ambos os procedimentos.
>
> *Palavras-chave:* reações adversas, ATX-101, complicações, contorno, *coolsculpt*, criolipólise, ácido desoxicólico, gordura, não invasivo, paniculite, efeitos colaterais

15.1 Introdução

Os procedimentos de contorno corporal e não invasivos de remoção de gordura cresceram substancialmente em popularidade na última década. A pesquisa do consumidor 2019 da American Society for Dermatologic Surgery (ASDS) sobre procedimentos dermatológicos mostra que 58% dos consumidores estão interessados em procedimentos de escultura corporal.[1] Mais e mais pacientes buscam procedimentos não invasivos de contorno corporal e remoção de gordura que não tenham o risco associado à cirurgia e lipoaspiração, que incluem: infecção, complicações da anestesia e morte.[2,3] Duas técnicas não invasivas eficazes para a remoção de gordura subcutânea não desejada são a criolipólise e as injeções de ácido desoxicólico. Embora essas sejam modalidades de tratamento geralmente consideradas seguras e eficazes,[4,5] é importante que os profissionais de saúde estejam cientes das reações adversas associadas e das potenciais complicações.

15.2 Mecanismo de Ação da Criolipólise

Criolipólise é a aplicação localizada de resfriamento controlado não invasivo e destruição de tecido adiposo subcutâneo a um alvo. O resfriamento controlado promove a cristalização de lipídios dentro dos adipócitos, o que desencadeia paniculite localizada. Essa resposta inflamatória leva à perda seletiva de adipócitos através da apoptose, sem danificar o tecido ao redor. As células apoptóticas são eliminadas por macrófagos, um processo cujo pico ocorre em duas semanas e se resolve por volta de três meses.[6,7] Mais de sete milhões de procedimentos já foram realizados no mundo, em diferentes áreas do corpo, desde 2019,[8] e a criolipólise (CoolSculpting: Allergan, Inc. Irvine, CA) foi liberada pela Food and Drug Administration (FDA) nos EUA para redução de gordura na área do flanco (2010), abdome (2012), coxas (2014), área do submento (2015) e braços/costas/área de gordura do sutiã e embaixo das nádegas (2016).[7,9] O ciclo de tratamento envolve posicionar um aplicador de pressão negativa na região de pele que cobre o excesso de adiposidade; essa pressão negativa ajuda a deixar a área de tratamento em contato completo com duas placas de resfriamento. Os ciclos originais de tratamento eram de 60 minutos, mas aplicadores mais recentes, como a família de aplicadores CoolAdvantage, têm ajudado a reduzir os tempos de tratamento para até 35 minutos.[9]

15.3 Perfil de Segurança da Criolipólise

Em geral, a criolipólise é considerada como um procedimento seguro e bem tolerado de contorno corporal, com desconforto mínimo associado ao tratamento.[10,11] Estudos não demonstraram alterações significativas em colesterol total sérico, em lipoproteínas de baixa densidade (LDL), lipoproteínas de alta densidade (HDL) e triglicerídeos após o tratamento.[11] Efeitos colaterais após o procedimento incluem: dormência temporária, disestesia, eritema, edema, induração, equimoses e/ou sensibilidade, que geralmente se resolvem em 14 dias.[10,11,12,13] Cerca de dois terços dos pacientes podem sentir dormência na área de tratamento por cerca de dois meses após o procedimento.[14,15] Uma revisão de 2013, conduzida por Stevens *et al.* de 528 pacientes submetidos a 2.729 ciclos de tratamento por criolipólise em 1.785 sítios anatômicos, resultou em reações adversas não graves; houve apenas três casos de dor leve ou moderada.[15,16] Uma revisão sistemática de 2015, por Ingargiola *et al.*, destacou as seguintes complicações após a criolipólise – eritema temporário, equimoses, inchaço, disestesia/dormência e dor, que se resolveram em poucas semanas. Não foram observados casos de escaras, ulceração, bolhas, sangramento, infecção ou despigmentação. Entretanto, os autores descobriram um caso de hiperplasia adiposa paradoxal (PAH), uma reação adversa rara, porém significativa, que será discutida em detalhes mais tarde neste capítulo.[3]

Uma revisão de 2015 do banco de dados da FDA Manufacturer and User Facility Device Experience (MAUDE) relaciona 62 reações adversas da criolipólise, comunicadas de 2011 a 2013. O banco de dados da MAUDE é um registro de todas as reações adversas que os pacientes comunicam voluntariamente após usar vários dispositivos clínicos. Reações adversas no banco de dados da MAUDE incluem: hipertrofia da gordura, firmeza, dor/disestesia, hérnia, indentação, flacidez da pele, flacidez da fáscia, hiperpigmentação e edema.[17] Não está esclarecido se as hérnias comunicadas estavam presentes antes ou após o tratamento de criolipólise.[15,17] Uma limitação desse banco de dados MAUDE é o fato de ele se basear em informações voluntárias anedóticas de médicos, de outros provedores de cuidados de saúde e de pacientes. Por isso, a incidência real de efeitos adversos colaterais não está esclarecida no banco de dados da MAUDE. Por outro lado, relatórios industriais são obrigatórios.

Os efeitos colaterais da criolipólise submentual são leves e geralmente autolimitados. Esses efeitos, embora incomuns, incluem inchaço, equimoses, sensibilidade e parestesias.[18] Kilmer et al. destacam dois casos de eritema prolongado com duração de duas a três semanas, um incidente de hiperpigmentação que se resolveu em quatro semanas e um paciente com sensação de plenitude na parte de trás da garganta que durou 1 a 2 meses a partir do inchaço após criolipólise submentual.[5] Lee et al. discutem um caso raro de paralisia do nervo mandibular marginal (MMN), resolvendo-se dois meses após a criolipólise submentual, usando aplicadores Cool Mini (Cool Sculpting; Allergan, Inc., Irvine, CA).[18] Gregory et al. destacam dois casos raros de dor neuropática submentual associada à lesão do nervo mandibular decorrente da criolipólise submentual.[19] Um caso demonstrou dor súbita e severa após o tratamento na região submentual esquerda, estendendo-se em direção à orelha esquerda. O segundo caso destacou um início subagudo de desconforto significativo estendendo-se da área de tratamento para a cavidade oral e manifestando-se como dor de dente.

15.4 Hiperplasia Adiposa Paradoxal em Criolipólise

Embora a maioria dos efeitos colaterais associados à criolipólise seja leve, bem tolerada e ocorrendo dentro de horas a dias a partir do procedimento, existem vários sintomas raros e mais notáveis de manifestação retardada. PAH é a complicação mais comum e significativa da criolipólise e se refere a grande massas firmes, indolores e bem demarcadas que se desenvolvem em áreas tratadas com criolipólise entre dois e seis meses após o tratamento.[20,21] Casos comunicados foram notados no abdome, tórax, costas, flancos e coxas.[9] Inicialmente descrita em dois pacientes por Jalian et al., em 2014, a incidência estimada de PAH foi anteriormente considerada como 1 em 20.000 ciclos de tratamento;[20,22] entretanto, com dados mais recentes, o índice de incidência está estimado em 0,029% ou 1 em 3.500 ciclos de tratamento.[23] Alguns ainda acreditam que esse índice de incidência pode até estar sub-representado, e um estudo de Singh et al. mostrou que a incidência de PAH pode chegar a 2%.[24]

Os estudos histológicos sobre PAH são inconsistentes, mostrando ou hipovascularidade tecidual e hipocelularidade de adipócitos, ou hipervascularidade e hipercelularidade de adipócitos.[20] Jalian et al. informaram amostras de tecido submetidas à biópsia mostrando espessamento de gordura septal, organização reduzida de adipócitos e hipervascularidade.[10,22] Entretanto, Seaman et al. informaram tecido adiposo demonstrando hipocelularidade e hipovascularidade, comparado aos controles.[10] O espessamento septal e a hipervascularidade podem representar fibrose reativa e angiogênese, resultando de lesão hipóxica a adipócitos que tenham sido resfriados.[9]

A fisiopatologia da PAH é mal compreendida, mas parece envolver fatores genéticos e hormonais.[25] Uma revisão sistemática por Ho e Jagdeo mostrou que PAH era mais comum nos homens e em pacientes de origens hispânica e latina, especialmente quando eram utilizados aplicadores grandes.[9] Além disso, há vários casos de PAH desenvolvendo-se em homens após tratamentos para pseudoginecomastia, sugerindo que todo cuidado deve ser tomado quando o tórax masculino for tratado.[20] A sucção negativa do aplicador de criolipólise tem sido implicada em estimulação e proliferação de adipócitos.[26] Especificamente, a sucção inadequada pode levar ao resfriamento subótimo do tecido-alvo, impedindo assim o desenvolvimento de paniculite fria. Portanto, a má sucção sem a paniculite necessária pode estimular o tecido adiposo a aumentar de tamanho. Essa ideia foi demonstrada por um dispositivo de aumento da mama (BRAVA, Biomecanica, Inc., Miami, FL) que usa sucção baixa para aumentar o tecido fibroglandular e o tecido adiposo nas mamas.[20,27]

O tratamento de escolha para PAH é a lipoaspiração. Nenhuma evidência de resolução espontânea de PAH foi descrita até hoje, e, portanto, o tratamento com lipoaspiração deverá ser considerado.[25] A lipoaspiração é recomendada entre seis e nove meses após o tratamento de criolipólise, para permitir que o tecido recentemente expandido se suavize após uma fase inflamatória firme.[25] O tratamento adicional com criolipólise não é recomendado, pois pode exacerbar a PAH.[9] Em uma série de casos de 11 pacientes, Kelley *et al.* descrevem um paciente com recorrência de PAH aos dois meses após lipoaspiração assistida por ultrassom, mas não foi notada nenhuma recorrência na lipoaspiração assistida por energia.[25] Ward *et al.* descrevem o uso do ATX-101 (ácido desoxicólico), outra modalidade não invasiva de remoção de gordura, no tratamento de PAH.[28]

15.5 Dor Retardada Após Tratamento em Criolipólise

Enquanto PAH é mais comum nos homens, as mulheres estão em risco aumentado de dor retardada após o tratamento de criolipólise. Essa dor se refere a sintomas neuropáticos, dor aumentada interrompendo o sono à noite e/ou desconforto não aliviado por medicamentos analgésicos.[11] A fisiopatologia é desconhecida, mas acredita-se que pode haver variação de nervos sensoriais nas mulheres *versus* homens e que os nervos sensoriais podem ser afetados pela inflamação significativa dentro da área tratada.[11] Keaney *et al.* conduziram um estudo retrospectivo de 125 pacientes (27 homens e 98 mulheres) que receberam um total de 554 ciclos de tratamento com criolipólise (CoolSculpting, Allergan, Inc., Irvine, CA) para abdomes inferior e superior, flancos, costas, coxas e/ou tórax um de quatro aplicadores pequenos, um aplicador grande ou um aplicador plano.[11] Um total de 19 pacientes (15,2%) desenvolveu a dor retardada após o tratamento, e eram todas mulheres. A dor se desenvolveu em média três dias após a criolipólise e se resolveu em média 11 dias depois, tendo sido localizada mais usualmente no abdome, que foi também a área mais usualmente tratada. A dor retardada após o tratamento foi manejada com roupas de compressão, compressas transdérmicas de lidocaína, gabapentina em dose baixa e/ou acetaminofen com codeína.

15.6 Complicações Diversas em Criolipólise

Complicações adicionais isoladas e associadas à criolipólise existem. O dispositivo sendo usado parece ser um fator fundamental nesses casos. A necrose da pele tem sido informada com o uso inadequado de criolipólise. Nseir *et al.* ilustram um caso de necrose de pele na coxa esquerda após um procedimento de criolipólise executado sem o coxim de gel como interface exigida.[13] A paralisia do nervo motor foi informada em um procedimento de criolipólise nos braços. Lee *et al.* informam um caso de uma jovem que se submeteu à criolipólise na área distal superior dos braços com o dispositivo MiCool de criolipólise (MiCool, Hironic Co., Seongnam, Coreia).[12] Dias depois a paciente apresentou lesão do nervo radial caracterizada por fraqueza no extensor da mão esquerda e dificuldade de erguer objetos pesados. A eletromiografia foi consistente com dano axonal ao ramo distal do nervo radial, que se bifurca no cotovelo. A neuropatia motora da mão esquerda se recuperou totalmente após seis meses. Khan informa um caso de criolipólise nas coxas anteriores inferiores resultando em irregularidades de contorno não satisfatórias e leve hiperpigmentação, que foram mais tarde corrigidas com enxertia de gordura e *laser* fracionado não ablativo, respectivamente.[8]

15.7 Introdução ao ATX-101

Além da criolipólise, um composto injetável, conhecido como ATX-101, é um tratamento efetivo para a remoção não invasiva de gordura não desejada. O ATX-101 (Kybella: Allergan, Inc., Irivine, CA) foi aprovado pela FDA, em 2015, para o tratamento de gordura submentual de moderada a grave.[15,29] Entretanto, o método tem sido aplicado *off-label* para *jowls*, linha de gordura do sutiã e lipomas.[30] O composto contém ácido desoxicólico sintético (um ácido biliar), que causa a lipólise ao romper as membranas celulares dos adipócitos.[7,15,31] As injeções submentuais são feitas em dosagens recomendadas de alíquotas de 0,1 mL a 0,2 mL, com 1 cm de distância uma da outra com agulha calibre 30 G e agulha de 0,5 polegada.[31] Na prática clínica, outras dosagens também são usadas com frequência.

15.8 Perfil de Segurança do ATX-101

Os efeitos colaterais mais comuns do ATX-101 são: eritema, edema, induração, hematomas, dor e dormência.[31-33] Tipicamente, os sintomas se resolvem em uma a duas semanas,[31] mas já foi informado um tempo mais longo de três a quatro semanas ou mais.[15] A dor e os hematomas são considerados leves a moderados, mas os pacientes apresentam inchaço significativo.[5] O desconforto da injeção tem sido atribuído ao pH básico da medicação.[15] O grau de inchaço depende do volume de medicamento injetado.[29] A frequência de efeitos colaterais relacionados com a injeção tende a diminuir nos cursos de tratamento subsequentes.[32,33] Como acontece com a criolipólise, não há alterações significativas em perfis de lipídio sérico após uma sessão de tratamento.[32,33] Efeitos colaterais mais raros incluem disfagia decorrente do inchaço, lesão de MMN, hiperidrose, parestesias e formação de nódulos.[34] A alopecia temporária no sítio da injeção já foi informada também.[32,33]

15.9 Lesão do Nervo Mandibular Marginal com ATX-101

A lesão do MMN é uma reação adversa preocupante associada às injeções de ATX-101. A lesão pode ocorrer do trauma direto da agulha ao nervo ou do edema e inflamação ao redor ou da compressão do nervo.[15] Ramos do MMN podem ser encontrados 1 a 2 cm abaixo da borda inferior da mandíbula, e a artéria e veia faciais cruzam a borda da mandíbula anterior ao masseter, na incisura antegonial. Portanto, recomenda-se evitar a injeção dentro de 1,5 cm inferior à borda mandibular inferior.[35] Nos estudos clínicos da FDA, a paresia temporária do MMN foi notada em 4,3% de sujeitos tratados com ATX-101 *versus* 0,4% de pacientes tratados com placebo.[32,33] Todos os casos de paresia de MMN se resolveram após a média de 42 dias e 85 dias nos grupos de ATX-101 e de placebo, respectivamente.[32,33]

15.10 Complicações Vasculares em ATX-101

Existem poucos relatórios de injeção intra-arterial com ATX-101. Sachdev *et al.* informam um caso de injeção de ATX-101 na artéria facial, causando necrose da pele, apesar de injeção na artéria facial e tecido ao redor com soro fisiológico e iniciando o paciente com aspirina diariamente.[35] Lindgren e Welsh informam um caso de ATX-101 injetado na artéria submentual, que é um ramo da artéria facial.[36] A injeção resultou em aparência manchada da pele, além de dor significativa em dente inferior e na gengiva, dor na mandíbula e cefaleia. O paciente foi tratado com injeções de hialuronidase, prednisona oral, aspirina, compressas quentes e transferido para um centro de oxigênio hiperbárico. A dor e a aparência manchada melhoraram, mas o paciente desenvolveu escara no sítio da injeção.[36]

15.11 Conclusão

Com aplicação cuidadosa e a conscientização sobre complicações em potencial, o tratamento não invasivo de remoção de gordura com injeções de ácido desoxicólico e criolipólise pode ser realizado com segurança e eficácia. À medida que os procedimentos de contorno corporal e de remoção não invasiva de gordura continuam a crescer em popularidade, é importante para ambos, pacientes e provedores, estarem cientes de efeitos colaterais comuns e raros associados ao procedimento.

Referências

[1] American Society for Dermatologic Surgery (ASDS). 2019 Consumer Survey on Cosmetic Dermatologic Procedures. Data were collected from 3645 consumers through a blind online survey in 2019. https://www.asds.net/skin-experts/ newsroom/press-releases/asds-survey-dermatologists-anddigital-resources-influence-cosmetic-procedures-and-skincare-decisions. Accessed August, 2020.

[2] Rao RB, Ely SF, Hoffman RS. Deaths related to liposuction. N Engl J Med. 1999;340(19):1471-1475.

[3] Ingargiola MJ, Motakef S, Chung MT, Vasconez HC, Sasaki GH. Cryolipolysis for fat reduction and body contouring: safety and efficacy of current treatment paradigms. Plast Reconstr Surg. 2015;135(6):1581-1590.

[4] Liu M, Chesnut C, Lask G. Overview of Kybella (deoxycholic acid injection) as a fat resorption product for submental fat. Facial Plast Surg. 2019;35(3):274-277.

[5] Kilmer SL, Burns AJ, Zelickson BD. Safety and efficacy of cryolipolysis for non-invasive reduction of submental fat. Lasers Surg Med. 2016;48(1):3-13.

[6] Avram MM, Harry RS. Cryolipolysis for subcutaneous fat layer reduction. Lasers Surg Med. 2009; 41(10):703-708. Review. Erratum in: Lasers Surg Med. 2012 Jul;44(5):436.

[7] Klein KB, Bachelor EP, Becker EV, Bowes LE. Multiple same day cryolipolysis treatments for the reduction of subcutaneous fat are safe and do not affect serum lipid levels or liver function tests. Lasers Surg Med. 2017;49(7):640-644.

[8] Khan M. Complications of cryolipolysis: paradoxical adipose hyperplasia (PAH) and beyond. Aesthet Surg J. 2019;39(8):NP334-NP342.

[9] Ho D, Jagdeo J. A systematic review of paradoxical adipose hyperplasia (PAH) post-cryolipolysis. J Drugs Dermatol. 2017;16(1):62-67.

[10] Seaman SA, Tannan SC, Cao Y, Peirce SM, Gampper TJ. Paradoxical adipose hyperplasia and cellular effects after cryolipolysis: a case report. Aesthet Surg J. 2016;36(1):NP6-NP13.

[11] Keaney TC, Gudas AT, Alster TS. Delayed onset pain associated with cryolipolysis treatment: a retrospective study with treatment recommendations. Dermatol Surg. 2015;41(11):1296-1299.

[12] Lee SJ, Kim YJ, Park JB, Suh DH, Kwon DY, Ryu HJ. A case of motor neuropathy after cryolipolysis of the arm. J Cosmet Laser Ther. 2016;18(7):403-404.

[13] Nseir I, Lievain L, Benazech D, Carricaburu A, Rossi B, Auquit-Aukbur I. Skin necrosis of the thigh after a cryolipolysis session: a case report. Aesthet Surg J. 2018;38(4):NP73-NP75.

[14] Coleman SR, Sachdeva K, Egbert BM, Preciado J, Allison J. Clinical efficacy of noninvasive cryolipolysis and its effects on peripheral nerves. Aesthetic Plast Surg. 2009;33(4):482-488.

[15] Vanaman M, Fabi SG, Carruthers J. Complications in the cosmetic dermatology patient: a review and our experience (Part 2). Dermatol Surg. 2016;42(1):12-20.

[16] Stevens WG, Pietrzak LK, Spring MA. Broad overview of a clinical and commercial experience with CoolSculpting. Aesthet Surg J. 2013;33(6):835-846.

[17] Tremaine AM, Avram MM. FDA MAUDE data on complications with lasers, light sources, and energy-based devices. Lasers Surg Med. 2015;47(2):133-140.

[18] Lee NY, Ibrahim O, Arndt KA, Dover JS. Marginal mandibular injury after treatment with cryolipolysis. Dermatol Surg. 2018;44(10):1353-1355.

[19] Gregory A, Humphrey S, Varas G, Zachary C, Carruthers J. Atypical pain developing subsequent to cryolipolysis for noninvasive reduction of submental fat. Dermatol Surg. 2019;45(3):487-489.

[20] Keaney TC, Naga LI. Men at risk for paradoxical adipose hyperplasia after cryolipolysis. J Cosmet Dermatol. 2016;15(4):575-577.

[21] Karcher C, Katz B, Sadick N. Paradoxical hyperplasia post cryolipolysis and management. Dermatol Surg. 2017;43(3):467-470.

[22] Jalian HR, Avram MM, Garibyan L, Mihm MC, Anderson RR. Paradoxical adipose hyperplasia after cryolipolysis. JAMA Dermatol. 2014;150(3):317-319.

[23] Coolsculpting corporate website: "Coolsculpting business update." http://pro.coolsculpting.com/l/70932/2017-11-20/5nnm1p.

[24] Singh SM, Geddes ER, Boutrous SG, Galiano RD, Friedman PM. Paradoxical adipose hyperplasia secondary to cryolipolysis: an under reported entity? Lasers Surg Med. 2015;47(6):476-478.

[25] Kelly ME, Rodríguez-Feliz J, Torres C, Kelly E. Treatment of paradoxical adipose hyperplasia following cryolipolysis: a single-center experience. Plast Reconstr Surg. 2018;142(1):17e-22e.

[26] Stefani WA. Adipose hypertrophy following cryolipolysis. Aesthet Surg J. 2015;35(7):NP218-NP220.

[27] Khouri RK, Schlenz I, Murphy BJ, Baker TJ. Nonsurgical breast enlargement using an external soft-tissue expansion system. Plast Reconstr Surg. 2000;105(7):2500-2512, discussion 2513-2514.

[28] Ward CE, Li JY, Friedman PM. ATX-101 (deoxycholic acid injection) for paradoxical adipose hyperplasia secondary to cryolipolysis. Dermatol Surg. 2018;44(5):752-754.

[29] Behr K, Kavali CM, Munavalli G, et al. ATX-101 (deoxycholic acid injection) leads to clinically meaningful improvement in submental fat: final data from Contour. Dermatol Surg. 2019.

[30] Sung CT, Lee A, Choi F, Juhasz M, Mesinkovska NA. Nonsubmental applications of injectable deoxycholic acid: a systematic review. J Drugs Dermatol. 2019;18(7):675-680.

[31] Thomas WW, Bloom JD. Neck contouring and treatment of submental adiposity. J Drugs Dermatol. 2017;16(1):54-57.

[32] Dayan SH, Humphrey S, Jones DH, et al. Overview of ATX-101 (deoxycholic acid injection): a nonsurgical approach for reduction of submental fat. Dermatol Surg. 2016;42 Suppl 1:S263-S270.

[33] Dayan SH, Schlessinger J, Beer K, et al. Efficacy and safety of ATX-101 by treatment session: pooled analysis of data from the Phase 3 REFINE trials. Aesthet Surg J. 2018;38(9):998-1010.

[34] Souyoul S, Gioe O, Emerson A, Hooper DO. Alopecia after injection of ATX-101 for reduction of submental fat. JAAD Case Rep. 2017;3(3):250-252.

[35] Sachdev D, Mohammadi T, Fabi SG. Deoxycholic acid-induced skin necrosis: prevention and management. Dermatol Surg. 2018;44(7):1037-1039.

[36] Lindgren AL, Welsh KM. Inadvertent intra-arterial injection of deoxycholic acid: a case report and proposed protocol for treatment. J Cosmet Dermatol. 2019.

Seção V

Cirurgia Minimamente Invasiva: Evitando e Gerenciando Complicações

16	Fios de Sustentação (*Thread Lift*)	167
17	*Lift* do SMAS	181
18	Transplante Capilar	192
19	Blefaroplastia	203

16 Fios de Sustentação (*Thread Lift*)

Kian Karimi

Resumo

Os procedimentos chamados *thread lifts* ou fios de sustentação estão disponíveis desde 2002. Algumas complicações relacionadas com esses métodos foram decorrentes do uso de suturas não absorvíveis para esses procedimentos. Mais recentemente, suturas absorvíveis passaram a ser usadas, o que foi associado a um índice baixo de complicações. As complicações mais frequentes incluem equimoses e enrugamento. Este último, sendo leve a moderado, geralmente se mostra autolimitado. O enrugamento grave geralmente depende da técnica. O problema pode ser tratado com a remoção parcial ou completa do fio. Embora incomuns, as infecções têm ocorrido, exigindo terapia antimicrobiana.

Palavras-chave: thread lift, polidioxanona, suturas absorvíveis, reação corporal externa mínima, complicações

16.1 Introdução

Thread lifting, ou suspensão por fios, surgiu como opção minimamente invasiva para o rejuvenescimento facial em pacientes que buscam opções acessíveis sem tempo de inatividade.[1,2] Embora outras tais modalidades, como neurotoxinas, preenchedores injetáveis, *lasers* e dispositivos de energia, continuem populares, eles podem não levantar ou reposicionar os tecidos ptóticos subjacentes.[1,3,4] Fios de sustentação podem ser usados para reposicionar tecidos ptóticos. Com os fios de sustentação, o tempo de recuperação geralmente é curto, são evitadas grandes incisões,[5] e a anestesia geral não é necessária.[4]

Tradicionalmente, *thread lifting* envolve passar fios sob a superfície da pele para levantar o tecido. Os fios são colocados ao longo de uma trajetória planejada, puxados para levantar a pele, fixados e aparados no ponto de entrada.[6,7] A técnica para rejuvenescimento facial foi introduzida por Sulamanidze *et al.*, em 2002.[8] Esses autores usaram fios de sutura farpados não absorvíveis bidirecionais (APTOS) para levantar tecidos faciais ptóticos. As suturas APTOS foram fabricadas com polipropileno não absorvível e desenhadas para uso em tecido livremente móvel. Os fios também possuem farpas cortadas em ângulo e organizadas de modo a ficar bidirecionalmente de frente para a linha média (▶ Fig. 16.1).[9]

Desde então, modificações dessas suturas originais têm sido introduzidas,[10] cada uma com aspectos e técnicas específicos para inserção.[11] Fios bidirecionais, mais longos que os fios APTOS, foram fabricados com polipropileno não reabsorvível com dentes para criar bordas oblíquas e extremidades agudas para segurar o tecido com firmeza.[9,12] Os fios Contour (Surgical Specialities, Corp., Reading, PA) eram fios unidirecionais de polipropileno não absorvíveis com farpas em desenho helicoidal, como o DNA. O fio Contour podia ser fixado na extremidade proximal para a fáscia temporal profunda ou outra estrutura não móvel. Esses fios receberam liberação da FDA para suspensão da face média, em 2005.[9]

Os fios Silhouette Soft (Sinclair Pharma, London, United Kingdom) consistem em ácido poli-L-láctico (PLLA), um polímero biocompatível e biodegradável usado em aplicações biomédicas e farmacêuticas.[10] Essa sutura absorvível tem cones bidirecionais desenhados para levantar as sobrancelhas e reposicionar a bochecha, mandíbula inferior e pescoço. Os cones são feitos com polímero poli lactídeo/glicolídeo absorvível (PLGA).[13] O Silhouette InstaLift é uma sutura de suspensão absorvível com cones orientados bidireccionalmente ao longo da sutura.[14] Suturas e cones são feitos com PLGA e PLLA. O Happy Lift™ (Promoi-

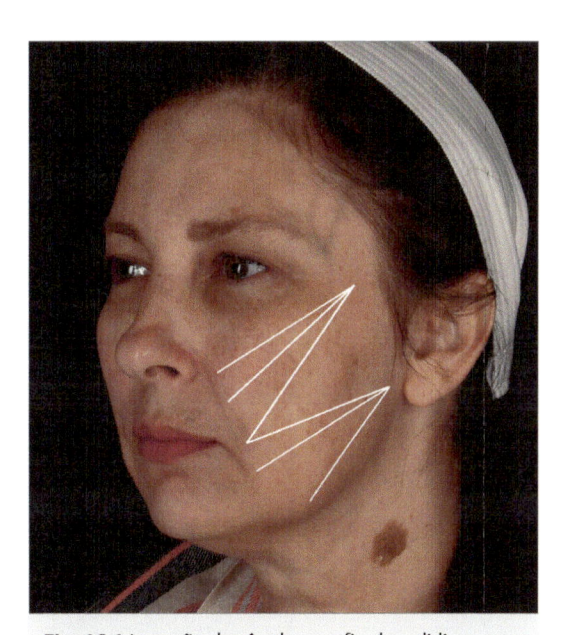

Fig. 16.1 Inserção de cânula com fio de polidioxanona Barb 4 calibre 18 (PDO). Os fios são colocados ao longo de uma trajetória planejada, puxados para levantar a pele e fixados e aparados no ponto de entrada.

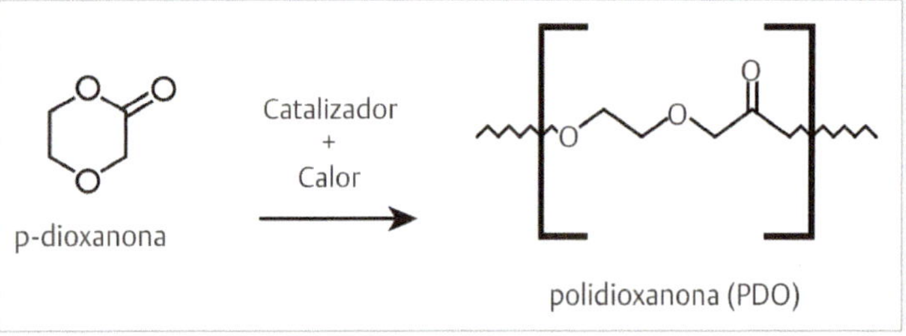

Fig. 16.2 Estrutura química de polidioxanona (PDO). Trata-se de um polímero sintético de monofilamento usado como bioestimulador para rejuvenescimento da pele e do colágeno.

talia International S.r.l, Nápoles, Itália) é um fio de suspensão em monofilamento fabricado com caprolactona e ácido poliláctico.[15]

A grande mudança de paradigma em fios ocorreu com a introdução de materiais dissolúveis com dissolução completa esperada dentro de 6 a 24 meses. Os materiais usados para esses fios no mundo todo incluem: polidioxanona (PDO), policaprolactona (PCL) e ácido poli-L-láctico/ácido poliglicólico (PLLA/PLGA). Atualmente, nos EUA, os únicos dois tipos aprovados de fios dissolúveis são PDO e PLLA/PLGA, embora seja antecipado que o PCL entrará no mercado num futuro próximo.

O tipo mais popular de fios usado nos EUA e no mundo é o PDO e, portanto, o restante desta discussão se concentrará nesse tipo. O PDO é um polímero sintético de monofilamento e pode ser usado como sutura de elevação para suspender tecidos ptóticos da face ou do corpo, ou ambos (▶ Fig. 16.2). As suturas com PDO são mais flexíveis que suas contrapartes de polipropileno e são mais potentes que outras suturas absorvíveis.[16] Fios de PDO sem nós elevam tecidos com farpas, engrenagens ou moldes que aderem aos tecidos quando o fio é inserido. Isso cria tensão no fio que eleva os tecidos da pele. O efeito aumenta com o tempo à medida que o colágeno se forma ao redor dos fios, engrenagens e farpas.[2,12]

Os fios PDO (NovaThreads Inc., Miami, FL) são o tema de um relato de caso de uma paciente se apresentando com as bochechas caídas após injeção de preenchedores em sua área perioral.[17] Os preenchedores foram usados simultaneamente em áreas de deficiência de volume e de ossos para reforçar o resultado obtido pelos fios, pois o procedimento de *lifting* pode revelar déficits de volume que podem ser corrigidos com preenchedores dérmicos. O procedimento foi bem tolerado, com somente inchaço leve e temporário nos pontos de inserção (▶ Fig. 16.3).

Os fios de PDO têm sido usados extensivamente para aplicações estéticas na Coreia. O fio lembra um formato em "V", com a metade residindo fora da agulha e o restante dentro do calibre. A agulha ou calibre é inserida e, a seguir, removida, fixando o fio dentro da pele sem ancoragem ou nós.[18]

Os fios de PDO são completamente absorvidos dentro de oito meses após a inserção, com reação mínima de corpo estranho.[11]

Usos novos informados dos fios de PDO incluem estimulação de cabelos e tratamento de movimentos hiperdinâmicos de músculos com melhora subsequente das rítides.[19,20]

16.2 Complicações

Ao se discutir as complicações de fios é importante discernir entre fios dissolúveis e não dissolúveis. De modo geral, as complicações associadas aos fios não dissolúveis são muito mais frequentes e problemáticas que suas contrapartes dissolúveis. É importante compreender e reconhecer as complicações de fios permanentes como predecessores dos atuais fios dissolúveis modernos e de alta tecnologia.

Thread lifting com fios permanentes podem ser acompanhados de várias complicações que incluem:

- Infecção, ondulação e enrugamento, assimetria, formação de granuloma, perda do fio e ruptura do fio.[7]
- Dano ao nervo e formação de hematoma.[2]
- Dor crônica, hipersensibilidade, palpabilidade e prejuízo sensorial.[21]
- Eritema, equimose, assimetria facial, migração do fio, covinhas na pele e formação de escaras.[1,18,22,23]

Wu *et al.*[12] trataram bochechas e *jowls* com fios APTOS e informaram migração de fio (7,8%), infecções e granuloma (4,9%), pontas de fios palpáveis e doloridos (10,8%) e covinhas com pele ondulada e irregular (4,9%) causadas por colocação superficial dos fios. Fios precisaram ser removidos em todos esses pacientes. Wu *et al.* também realizaram elevações da face média e *jowls* com fios WOFFLES, com resultados similares àqueles do *facelift* tradicional. As complicações informadas incluem palpação de nós ou exposição desses nós no couro cabeludo, granuloma pequeno e covinha no ponto de inserção. Os nós expostos foram removidos e o fio cortado rente à pele; a covinha foi resolvida por liberação secundária de pele.

Os fios de contorno foram avaliados como o procedimento primário em quatro estudos,[1,6,24,25]

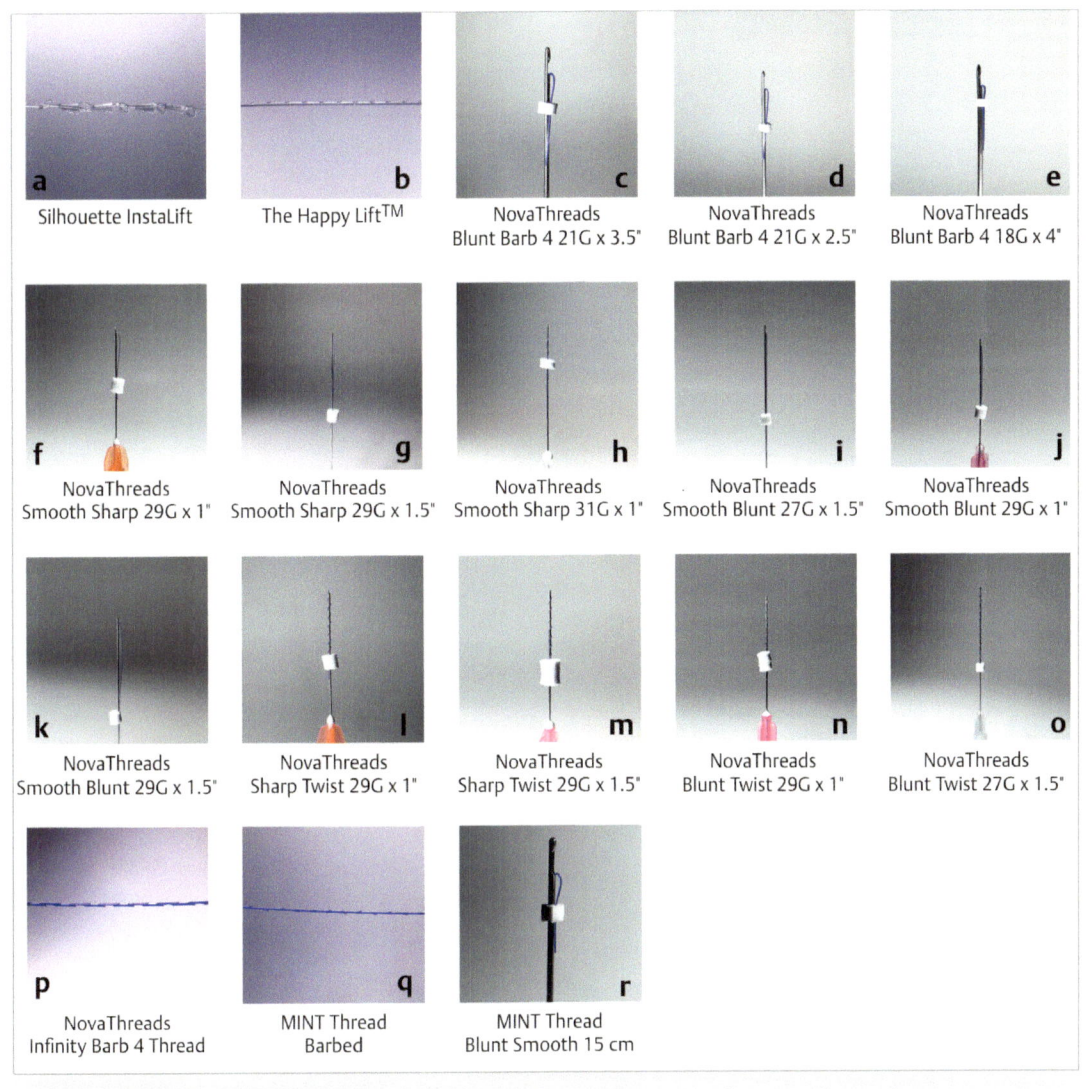

Fig. 16.3 (a-r) Quadro de fios de polidioxanona (PDO). Fios de PDO sem nós elevam tecido com farpas, engrenagens ou moldes que aderem aos tecidos, quando o fio é inserido.

assim como em combinação com outros procedimentos. A eficácia se mostrou variável e imprevisível,[9] enquanto as complicações informadas incluíram:

- Hematomas, inchaço e pinçamento.[24]
- Covinhas na pele e nós visíveis.[6]
- Inchaço, equimose, infecção, extrusão do fio, fios palpáveis, irregularidade de contorno e flacidez recorrente.[25]
- Dor intratável, covinhas, fio visível e palpável, extrusão de fio, parestesia e reação de corpo estranho.[1]
- Os fios de contorno perderam a aprovação da FDA por causa de numerosas complicações pós-operatórias.[7]

De Benito et al. estudaram os fios Silhouette Soft durante um tempo médio de acompanhamento de 18 meses,[26] e os resultados foram informados como "bons, com alta satisfação do paciente". As complicações informadas foram: dor moderada na área temporal, pinçamento dérmico visível, hematoma temporal, assimetria e suturas palpáveis.

Lorenc et al.[14] descreveram como prevenir e tratar complicações do Silhouette Instalift em detalhes. O inchaço decorrente da injeção de lidocaína é comum e se resolve em alguns dias. Antes do procedimento, os pacientes são aconselhados a interromper suplementos clinicamente desnecessários que podem aumentar os hematomas (p. ex., Vitamina E, alho, gengibre, ginkgo [N.T. a nogueira do Japão]). A hipersensibilidade, embora rara, pode ser tratada com esteroides. Irregularidade e celulite após a colocação de suturas Silhouette Instalift são possíveis e foram recentemente observadas e tratadas pelo autor.

Este capítulo descreve em detalhes as complicações do levantamento com fios de PDO e como prevenir e tratar essas complicações.

16.3 Fios de PDO

As complicações dos fios de PDO foram informadas[1,3,11,17-19,22,23,27-33] e estão resumidas na ▶ Tabela 16.1.

Um estudo anterior[1] (▶ Tabela 16.1) usando elevação com sutura farpada em 29 pacientes mostrou que reações adversas ocorreram em 69%, e a recorrência precoce de flacidez da pele foi observada em 45% dos pacientes. Suh et al.[18] em seu estudo com 31 pacientes informaram que 27 pacientes (87%) ficaram satisfeitos com seus resultados com fios de PDO, enquanto quatro pacientes (13%) não ficaram satisfeitos. As complicações incluíram: equimoses (93,5%), inchaço leve após o procedimento (90,3%) e leve assimetria (6,5%). Essas reações adversas se resolveram em duas semanas, sem tratamento.

Um caso de infecção por micobactéria após inserção de fio de sustentação foi informado por Shin et al.[27] O procedimento com fio de sustentação foi realizado em um salão de beleza não clínico seis semanas antes de a paciente se apresentar em um hospital com placas eritematosas pruriginosas nas duas bochechas. A paciente tinha recebido uma semana de terapia antimicrobiana sem melhora. Numerosas culturas e corantes para identificar o organismo infectante foram negativas até que a infecção não tuberculosa por micobactérias se tornasse aparente, usando a reação em cadeia de transcriptase-polimerase reversa, e o uso de um *kit* de polimorfismo de comprimento de fragmento de restrição de reação em cadeia da polimerase do gene *erm* revelou a presença de *Mycobacterium massiliense*. A lesão cutânea melhorou substancialmente após dois meses de tratamento com claritromicina e amicacina. Injeções intralesionais com triancinolona em cada consulta ajudaram a reduzir o tamanho da lesão.

Kang et al.,[22] ao tratarem rugas da glabela e da testa em pacientes coreanos, informaram ulceração de pele em dois pacientes e extrusão do fio em um paciente, ambos os eventos atribuídos à inserção de fios demasiadamente superficiais. A resolução foi obtida, removendo-se os fios.

Karimi e Reivitis[17] informaram inchaço leve na face inferior, que se resolveu sem intervenção sete dias depois.

Yeo et al.[28] informaram complicações precoces de suturas de ancoragem absorvíveis após sustentação com fios de PDO para rejuvenescimento facial em 144 pacientes. O tempo médio de acompanhamento foi de 11,1 semanas (faixa de 0-52 semanas). As complicações se desenvolveram em 11,1% dos pacientes e representaram: exposição do fio, covinhas, alopecia, correção insuficiente, assimetria e lesão da glândula parótida. A exposição do fio foi notada em cinco pacientes. Em dois casos, o fio foi removido porque se tornou palpável um mês após a sustentação. Nos outros três pacientes o fio foi removido aos dois meses. Essa exposição foi atribuída à migração do fio para uma camada superficial seguida por uma reação de inflamação. As covinhas se desenvolveram em três casos. Um apareceu após cinco dias e foi resolvido por retoque leve em toda a área. Em outro caso, as covinhas apareceram após três semanas e desapareceram três meses após dissecção da covinha com cânula.

A alopecia foi notada em três pacientes e resolvida após cinco meses. Essa complicação não ocorreu após a ampliação do espaço de ancoragem. O problema foi atribuído à isquemia por causa da tensão no processo de ancoragem. A correção insuficiente se desenvolveu em dois casos após um mês e em um caso após seis meses. A assimetria foi observada em um paciente após quatro meses. Os autores sugerem que uma sustentação adicional com fio deveria ser realizada somente após diminuição do inchaço da sustentação inicial.

A lesão da glândula parótida ocorreu em um paciente. Quando a terapia antimicrobiana aliviou os sintomas só temporariamente, a ultrassonografia aos três meses mostrou que o fio tinha passado pela glândula parótida. O quadro se resolveu cinco meses mais tarde, após observação e tratamento conservador (ou seja, retoque ou ampliação do espaço de ancoragem). Lawson et al.[34] recomendam que, para evitar essa complicação perigosa, a sustentação com fio deverá ser realizada "cuidadosamente no lado inferior da glândula parótida e a partir do aspecto posterior do masseter para o ângulo da mandíbula, pois eles estão firmemente anexos à fáscia facial superficial e à fáscia parotideomassetérica."

Kim et al.,[29] em seu estudo de sete meses com 22 pacientes, informaram edema e eritema transitórios. Yarak et al.[30] trataram a flacidez leve à moderada das faces média e inferior em seis pacientes. Todos os pacientes experimentaram dor de intensidade moderada no ponto de inserção, imediatamente após o procedimento, e dois pacientes informaram equimoses.

Lee et al.,[31] em seu estudo com 35 pacientes, informaram inchaço leve, equimoses e covinhas na pele após aplicação de fio de PDO, com todos os casos tendo se resolvido sem intervenção cirúrgica. Um paciente sofreu assimetria, que foi corrigida com a repetição do procedimento.

Ali[32] informou efeitos de pacientes tratados com fios de PDO para rejuvenescimento facial durante um período de dois anos. Entre 21 pacientes tratados só com esses fios, um paciente sofreu ruptura do fio, que o autor atribuiu à técnica durante o procedimento. Especificamente, o plano subcutâneo foi perdido durante a inserção do fio e penetrou a derme superficial e então tentou se redirecionar para o plano subcutâneo. Como resultado, o fio se rompeu e precisou ser retirado.

Tabela 16.1 Complicações documentadas com fios de sustentação de polidioxanona (PDO)

Referência	Nº de pacientes	Área tratada	Complicação	% de pacientes	Tratamento	Comentário
Suh et al.[18]	31	Face	Hematoma	93,5	–	Resolvida em 2 sem.
			Inchaço	90,3	–	Resolvida em 2 sem.
			Assimetria	6,5	–	Resolvida em 2 sem.
Shin et al.[27]	1	Bochechas	Infecção por *Mycobacterium*, placas eritematosas	–	Antimicrobianos, esteroides	–
Kang et al.[22]	33	Glabela, testa	Ulceração da pele	6,1	Remover fio	Atribuída à inserção demasiadamente superficial dos fios
			Extrusão do fio	3,0	Remover o fio	Atribuída à inserção demasiadamente superficial dos fios
Karimi e Reivitis[17]	1	Face inferior	Inchaço leve na área de inserção	–	–	Resolvida em sete dias
Yeo et al.[28]	144	Face (bochecha)	Exposição do fio	3,5	Fio removido em todos os pacientes	Decorrente da migração do fio e inflamação
			Covinhas	2,1	Retoque leve, dissecção com cânula	–
			Alopecia	2,1	–	Atribuída à isquemia por tensão no processo de ancoragem
			Correção insuficiente	2,1	–	Desenvolvida em 1 mês, 6 meses
			Assimetria	0,7	Fio de sustentação adicional	4 meses
			Lesão da glândula parótida	0,7	Observação, tratamento conservador	Resolvida por retoque ou aumento do espaço de ancoragem
Kim et al.[29] (Euro)	22	Pregas nasolabiais, bochechas	Edema, eritema	–	–	Temporária
Yarakand Ribeiro de Carvalho[30]	6	Face, terços médio e inferior	Dor (moderada) no ponto de inserção	100	Compressas frias	–
			Equimose	33	–	–

(Continua.)

Tabela 16.1 *(Cont.)* Complicações documentadas com fios de sustentação de polidioxanona (PDO)

Referência	Nº de pacientes	Área tratada	Complicação	% de pacientes	Tratamento	Comentário
Lee et al.[31]	35	Face	Inchaço leve	45,7	–	–
			Hematoma	31,4	–	–
			Covinhas na pele	8,5	–	Persistiu por 1 mês
			Assimetria	Repetir procedimento	–	–
Ali[32]	21	Face	Ruptura do fio	4,8	Remover fio, repetir corretamente	Erro de inserção
Unal et al.[23]	38	Face	Infecção	5,2	Antimicrobiano	Apareceu após 1 mês
			Granuloma	5,2	Corticosteroide	Idem
Ahn e Choi[33]	1	Bochechas	Massas palpáveis inflamadas, celulite	–	Biópsia excisional, remoção do fio	–
Bertossi et al.[11]	160	Malar, nasolabial, mandibular	Deslocamento superficial de suturas para dentro da pele	11,2	Massagem seguida de remoção da sutura após 1 mês	–
			Eritema transitório	9,4	–	Resolvido em 1 mês
			Infecção	6,2	Remoção da sutura	–
			Covinhas na pele	6,2	Massagem leve pelo paciente, resolvida	–
			Rigidez facial temporária	1,2	Nenhum, resolvida em 7-15 semanas	Resolvida em 7-15 semanas
Kang et al.[19]	39	Áreas malar e submalar	Covinhas	5,1	–	–
			Hematoma	2,6	–	–
			Assimetria	2,6	–	–
			Extrusão do fio	2,6	–	–
			Acentuação da eminência malar	2,6	–	–

Unal et al.[23] estudaram 38 pacientes tratados com fios de engrenagem de PDO farpados e bidirecionais (DongWon Medical Co. Ltd., Bucheon, Coreia) para rejuvenescimento facial. Após inserção dos fios, eles evitaram a migração amarrando um fio ao outro no mesmo ponto de entrada e enterrando os fios remanescentes no tecido subcutâneo, usando uma agulha calibre 18. Essa técnica não permitiu que os fios flutuassem livremente no tecido subcutâneo.[35]

Os pacientes receberam antimicrobianos tópicos e orais durante cinco dias. Embora os resultados informados ficassem entre bons e excelentes em todos os pacientes, houve infecção em dois, e um granuloma apareceu em dois outros pacientes, todos dentro de um mês após o procedimento. As infecções foram tratadas com ciprofloxacina complementar. Para granulomas, foi injetada nas lesões uma solução de 10 mg/mL de triancinolona acetonida.

Ahn et al.[33] informaram um caso de celulite em uma mulher que se apresentou com história de três meses de múltiplas massas palpáveis inflamadas e persistentes nas bochechas. A paciente passou por três cursos de terapia de incorporação de pontos de acupuntura com o uso de fios de PDO durante os últimos dois anos. Com a falha da terapia antimicrobiana combinada em reduzir a inflamação, a biópsia de excisão revelou a presença de fios que foram removidos. A sensibilidade e o inchaço nas duas bochechas se resolveram em duas semanas.

Em seu estudo com 160 pacientes, Bertossi et al.[11] trataram pregas nasolabiais profundas com ou sem ptose e *jowls* na face média em pacientes cuja espessura de partes moles era suficiente para esconder os fios inseridos. As complicações informadas incluíram: deslocamento superficial dos fios farpados na derme, eritema, covinhas na pele, infecção e rigidez facial temporária para um índice geral de complicações de 34%. O deslocamento superficial de fios para o interior da derme ocorreu um mês após a operação e demandou remoção das suturas. A paciente foi instruída a massagear a área tratada três vezes por dia, durante seis dias, antes de os fios serem extraídos cirurgicamente na direção oposta àquela da colocação. Os autores sugeriram que essa complicação pode ter sido decorrente da técnica de inserção deles. O eritema se resolveu sem tratamento e já não existia um mês após a operação. As pacientes resolveram as covinhas na pele com massagem leve da área tratada diariamente, por vários dias ou semanas. A infecção demandou remoção das suturas pelo mesmo procedimento usado para remover suturas deslocadas. A rigidez facial se resolveu espontaneamente nas duas pacientes dentro de sete a 15 semanas.

Kang et al.[19] informaram o uso de fios de PDO em formato de cunha para o tratamento de rugas estáticas profundas da glabela e da testa em 33 pacientes coreanas. Três pacientes (9,1%) sofreram complicações induzidas pelo procedimento, resultando de inserção demasiadamente superficial dos fios de PDO. Duas pacientes sofreram ulcerações da pele, e a extrusão do fio foi notada em outra paciente, sendo essas duas complicações atribuídas à inserção excessivamente superficial dos fios de PDO. As complicações foram resolvidas em todos os casos com a remoção dos fios.

16.4 Prevenção de Complicações Usando Fios de PDO

O autor (KK) tem usado fios de PDO (Nova Threads, Miami, FL) por quase cinco anos e já executou mais de 2.000 procedimentos nesse período. A prevenção de complicações pode ser obtida, considerando-se o seguinte:

- Seleção de paciente.
- Consentimento informado apropriado.
- Protocolos de tratamento.
- Instruções e protocolos após o tratamento.

16.4.1 Seleção de Pacientes

A seleção de paciente é vital para desfechos positivos em sustentação com fios. O paciente "ideal" é aquele com espessura de pele e gordura subcutânea suficientes para minimizar a possibilidade de palpabilidade do fio, projeções ósseas fortes e pele com flexibilidade e mobilidade suficientes para permitir reposicionamento.[17] As pacientes podem ser jovens, sem muitas rugas ou pele redundante, ou que buscam melhora leve a moderada após ritidoplastia (▶ Fig. 16.4).[36]

O autor descobriu que a gordura subcutânea é o único fator mais importante a se considerar quando utilizamos suturas de sustentação. Ao se utilizar as suturas mais finas para, principalmente, efeitos bioestimuladores, isso se torna menos importante, pois esses tipos de fios são muito finos (sutura 6-0 e 7-0) e inseridos na subderme imediata.

16.4.2 Consentimento Informado Apropriado

É importante manter uma conversa franca com os pacientes que consideram o uso de fios de PDO para rejuvenescimento facial e/ou *lifting*. Os riscos de efeitos adversos discutidos explicitamente com os pacientes no processo de consentimento informado estão incluídos na ▶ Tabela 16.2.

Fig. 16.4 Seleção da paciente ideal para procedimento de rejuvenescimento por sustentação com fio de polidioxanona (PDO).

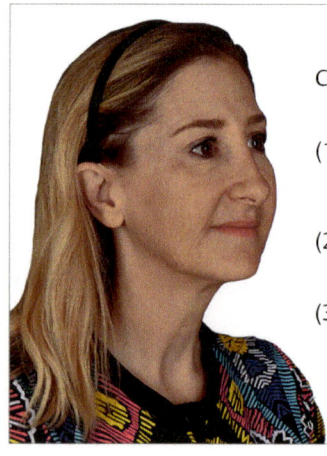

Candidata ideal

(1) Espessura de pele e de gordura subcutânea suficientes.

(2) Projeções ósseas fortes

(3) Flexibilidade e mobilidade da pele suficientes

Tabela 16.2 Efeitos adversos potenciais dos fios de polidioxanona (PDO)

Infecção
Equimoses
Migração do fio
Extrusão do fio
Hematoma
Celulite
Granuloma
Necessidade de remoção do fio
Lesão de estruturas mais profundas
Lesão de nervos
Alopecia[a] (se colocado em pele com cabelos)
Dor (estática e dinâmica)
Resultado estético subótimo ou piorado (irregularidade, covinhas, enrugamento)

[a]Se os fios forem inseridos em pele com cabelos.

Felizmente, não há risco de comprometimento vascular, isquemia, cegueira ou acidente cerebrovascular na realização de rejuvenescimento facial com fios de PDO. Na prática do autor, uma conversa é tomada com os pacientes para discutir os riscos "mais prováveis" que incluem: hematomas, dor e desconforto leves por até cinco dias e, mais raramente, formação temporária de covinhas, enrugamento ou irregularidade que se autorresolvem em 95% dos casos dentro de uma a duas semanas.

Tabela 16.3 Contraindicações à sustentação com fios de polidioxanona (PDO)

Doenças do sistema imune
Gravidez
Neurofibromatose cutânea
Doença aguda
Transtornos psiquiátricos (escoriação/esfoliação) da pele
Inflamação da área da pele a ser tratada
Implante não absorvível (p. ex., silicone) em zona de inserção de fio de sustentação
Tratamento oncológico (p. ex., quimioterapia)
Tendência à formação de queloide
Doenças do sangue ou de sangramento
Expectativas não realistas

16.4.3 Protocolos de Tratamento

Uma vez obtido o consentimento informado, os seguintes protocolos de tratamento devem ser obedecidos para (a) colocação de fio bioestimulador ou (b) colocação de fio de sustentação. A ▶ Tabela 16.3 mostra contraindicações ao procedimento.

Colocação de Fio Bioestimulador

A pele da paciente é preparada com ou sem clorexidina somente nas porções inferiores da face, álcool ou solução de ácido hipocloroso (0,01-0,03%). A betadina também pode ser usada e é aconselhada ser inserida em pele contendo cabelos. Embora a anestesia tópica não seja absolutamente necessária, ela ajuda em reduzir a dor do procedimento e pode ser aplicada entre 10 e 30 minutos antes da administração dos fios. A anestesia tópica é então removida completamente, e a pele é novamente preparada e seca. O autor prefere o uso de fios NovaThreads (Nova Threads, Inc., Miami, FL) "lisos" com calibre 29 e 1 ½ polegada, colocados ou próximos um ao outro, em padrão cruzado, ou em padrão de roda, dependendo da área sendo tratada. Os fios são inseridos puncionando a pele em ângulo de 30 graus e, imediatamente a seguir, inclinando para baixo o cabo do fio e avançando a ponta da agulha na subderme imediata. A agulha, carregada com o fio, é deixada inserida à medida que o restante dos fios é colocado na área em que o rejuvenescimento da pele é desejado. Uma vez colocados todos os fios, a agulha e o cabo são removidos simplesmente puxando-os para fora e aplicando-se pressão sobre qualquer área que demonstre sangramento. A pressão é mantida por dois a três minutos, e compressas frias são aplicadas imediatamente. Após a colocação dos fios, podem-se aplicar topicamente plasma rico em plaquetas, fibrina rica em plaquetas e/ou gel de arnica (Vídeo 16.1, Vídeo 16.2). A colocação de fios de PDO demonstrou produzir uma resposta robusta do colágeno que tem pico após um mês, mas depois diminui lentamente durante o curso de pelo menos sete meses.[37] Esse tratamento pode ser repetido em seis a oito semanas para melhora adicional da área de pele sendo tratada.

Colocação de Fios de Sustentação

Para a colocação de fios de sustentação, é realizado o protocolo a seguir, na prática do autor. A face é preparada com clorexidina, álcool ou ácido hipocloroso. Todo cuidado deve ser tomado para não usar clorexidina ao redor dos olhos. Antimicrobianos orais não são administrados rotineiramente e não são necessários antes do procedimento. O autor prefere um sistema sem fixação para a maioria de suas pacientes. Vetores são desenhados, dependendo dos desejos da paciente e do plano acordado e efeito desejado para levantar qualquer uma das seguintes áreas: sobrancelhas, face média, terço inferior e o pescoço submentual (▶ Fig. 16.5). O autor prefere usar fios de sustentação pré-carregados em cânulas de ponta romba para minimizar muitas das complicações discutidas. O autor geralmente usa fios "Barb4" calibre 21 da Nova Threads para as sobrancelhas e pescoço submentual, e fios "Barb4" calibre 18 ou fios moldados "Infinity" para face média, terço inferior e papadas e linha da mandíbula (NovaThreads Inc., Miami, FL). Os pontos de inserção planejados são injetados com uma pápula intradérmica pequena de lidocaína a 1% ou 2% com 1:100.000 de epinefrina. Aguardam-se sete a dez minutos para a vasoconstrição máxima das áreas injetadas. A seguir, a pele e as áreas ao redor são preparadas novamente, e a punção da pele é realizada com agulha hipodérmica calibre 20, se usando suturas Barb4 calibre 21, ou agulha hipodérmica calibre 18, se usando calibre 18 ou suturas Infinity. A agulha é

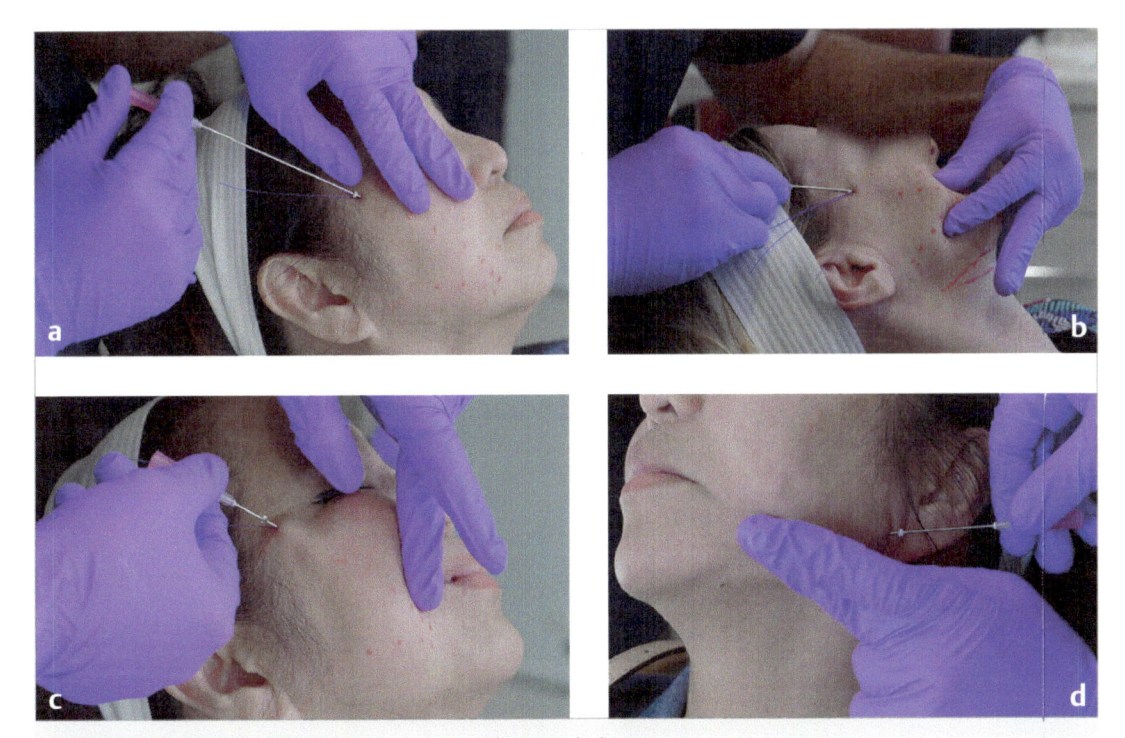

Fig. 16.5 (a-d) Vetores de fios. Planejamento e colocação de fios.

então removida, e administra-se anestesia complementar, injetando-se 0,3 mL de lidocaína pura a 1% tamponada com bicarbonato de sódio (2,5 mL de lidocaína pura a 1% ou 2% com 0,5 mL de bicarbonato de sódio) ao longo de cada vetor planejado, usando microcânula DermaSculpt calibre 22, 2 e ¾ polegadas. A microcânula é então removida, e a cânula contendo o fio pré-carregado é inserida pela punção da pele e avançada por via subcutânea ao longo do(s) vetor(es) desenhado(s). Enquanto se avança a cânula, todo cuidado é tomado para manter um plano subcutâneo apropriado, evitando a colocação superficial ou tocando a derme. Além disso, é igualmente importante evitar a colocação profunda, que poderia colocar as estruturas mais profundas em risco ou causar dor prolongada e desconforto. À medida que o fio avança, o autor terá, tipicamente, a ponta da cânula se movendo levemente mais superficialmente no aspecto mais distal do vetor, para reforçar o efeito do reposicionamento dos compartimentos de gordura superficial. A cânula é então removida, e a paciente é solicitada a se animar para garantir que o fio não está nem visível nem palpável. É também importante palpar gentilmente o traçado onde o fio foi colocado, para garantir que o fio não esteja palpável (Vídeo 16.3, Vídeo 16.4). Se houver enrugamento significativo, alça ou sutura palpável, isso poderá ser corrigido imediatamente puxando-se de volta o fio não aparado que vem para fora pelo ponto de inserção, e os tecidos poderão ser pregueados novamente (Vídeo 16.5). Se essa medida não corrigir o problema, o fio deverá ser removido completamente, descartado, e um novo fio deverá ser inserido. É importante aparar os fios corretamente, pressionando a tesoura contra o fio e provocando um enrugamento no ponto de inserção – somente depois de se ter conseguido essa condição o fio deverá ser aparado bem próximo à pele (Vídeo 16.6, Vídeo 16.7). Uma vez inseridos todos os fios, os pontos de punção são cobertos ou com pomada de bacitracina ou com pedaços pequenos de Steri-strip, deixados no local até o dia seguinte, quando a paciente pode removê-los.

16.4.4 Instruções e Protocolos após o Tratamento

As instruções pós-tratamento são fornecidas à paciente e incluem o seguinte:

1. Não aplicar maquilagem por 24 horas.
2. Lavar suavemente na direção da sustentação por uma semana.
3. Sem exercício ou movimentos faciais excessivos por 72 horas.
4. Sem massagens ou manipulação faciais de partes moles durante um mês.
5. Sem dispositivos ou tratamentos à base de energia por, pelo menos, seis semanas.
6. Compressas frias (nem gelo nem pacotes de gelo) por 10 minutos a cada hora, durante 24 horas.

16.5 Manejo das Complicações

As complicações mais comuns (▶ Tabela 16.4) encontradas na prática do autor são equimoses e irregularidade/enrugamento. O autor trabalha como consultor clínico para a NovaThreads, Inc. e compartilhará sua experiência no tratamento de complicações e reações adversas que tenham sido informadas por médicos em todo o país (EUA).

16.5.1 Equimoses

Arnica pode ser usada antes do procedimento para ajudar a minimizar o hematoma. Afinadores de sangue deverão ser evitados por uma semana antes da operação. Se surgir hematoma, gel de arnica e compressas quentes podem ser usados.

16.5.2 Enrugamentos e Irregularidades Leves a Moderados

Enrugamentos e Irregularidades leves a moderados são as complicações mais comuns a ocorrer após a inserção de fios de PDO de sustentação e que normalmente se resolvem por si mesmas; entretanto, se um paciente estiver extremamente preocupado, ele será convidado a voltar ao médico para avaliação complementar. Se o franzido for resultado de correção excessiva ou colocação superficial de parte do fio, os tecidos poderão ser massageados na direção oposta à do vetor de sustentação desejado e, às vezes, pode ser "descompactado" da área do fio, causando a complicação. Enrugamentos e irregularidades sempre se resolvem, mas podem levar vários meses para desaparecerem, se nenhuma intervenção for feita. Teoricamente, usando terapias à base de calor, como radiofrequência tópica, pode-se acelerar o metabolismo mais rápido dos fios, embora isso nunca tenha sido cientificamente comprovado.

Tabela 16.4 Manejo de Complicações

Complicação	Tratamento	Comentários
Equimoses	Gel de arnica (pré e pós-procedimento, compressas mornas)	Evitar afinadores de sangue 1 semana antes do procedimento
Enrugamento, irregularidade leve à moderada	Massagem, vetor de levantamento oposto; terapia à base de calor	Geralmente se resolve sem intervenção
Enrugamento ou irregularidade graves de colocação superficial de fios de sustentação	Remover o fio só se palpável; a técnica exige cuidado e paciência	Pode exigir agulha para ampliar punção e remover o fio
Infecção	Antimicrobianos orais	Se grave, antimicrobianos IV que cubram organismos Gram-positivos

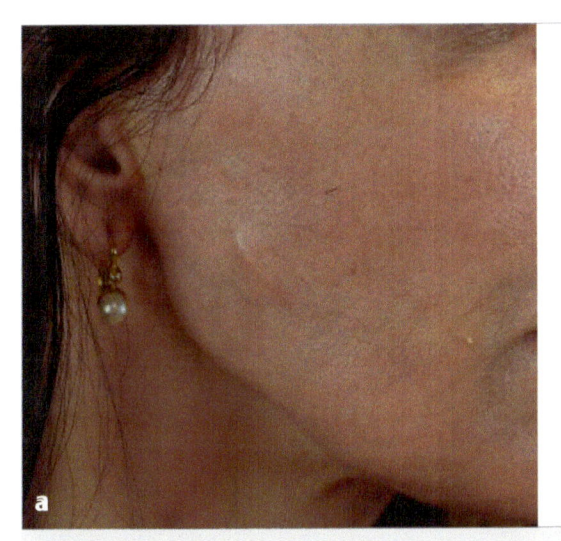

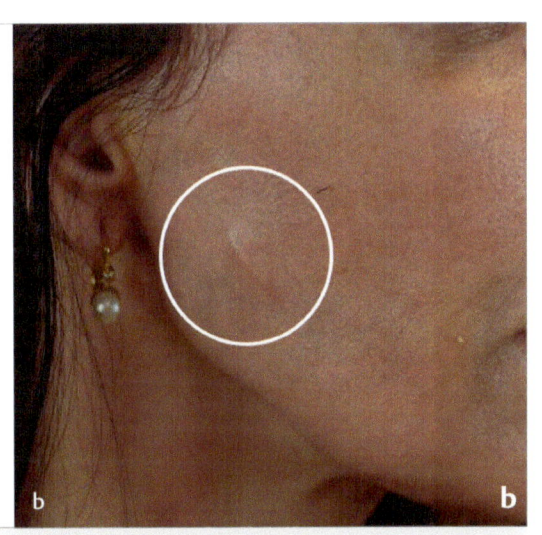

Fig. 16.6 (a,b) "Alça" de enrugamento de fio [de sustentação]. A irregularidade do fio colocado superficialmente aparece como uma "alça" sob a pele.

16.5.3 Enrugamentos e Irregularidades Graves de Colocação Superficial de Fios

O enrugamento, a irregularidade e a formação de covinhas graves são causados, uniformemente, pela colocação superficial de parte do fio e podem, de modo geral, ser evitados com técnica própria e prevenção, como discutido antes neste capítulo. Se houver uma alça de fio palpável, ela pode precisar ser removida. A remoção nunca deverá ser tentada se o fio não for sentido definitivamente ao se tocar a pele. O fio pode aparecer como uma "alça" ou um "nevo" em protrusão (▶ Fig. 16.6, ▶ Fig. 16.7). A remoção do fio é feita com a seguinte técnica: a área onde o fio está muito superficial e palpável é marcada. Aplica-se uma injeção de lidocaína a 1% com 1:100.000 de epinefrina nesse local, aguardando-se 7 a 10 minutos. A punção é realizada com agulha hipodérmica calibre 20 ou 18. Um dente de uma pinça de preensão fina ou ultrafina e sem dente é colocado na punção, executando-se movimentos de varredura até a expressão do fio, quando então ele pode ser removido inteiramente ou simplesmente aparado, uma vez que não haja mais porções de fio visíveis ou palpáveis (Video 16.8). O autor descobriu que é preciso paciência para realizar essa manobra com sucesso – uma dica: quando o fórceps estiver tocando o fio, um som perseverante e muito distinto e uma sensação são observados quando o fio é encontrado. Em raras circunstâncias, o autor precisou usar uma agulha de calibre 18 para ampliar a punção e remover o fio com sucesso.

16.5.4 Infecção

A infecção é extremamente rara e com ocorrência estimada em menos de 0,1% do tempo de colocação de um fio de PDO. Se uma infecção for encontrada, geralmente serão administrados antimicrobianos orais (doxiciclina 100 mg via oral, duas vezes ao dia × 10-14 dias ou amoxicilina/clavulanato 850 mg via oral, duas vezes ao dia por 10-14 dias). Se a infecção for grave, então o

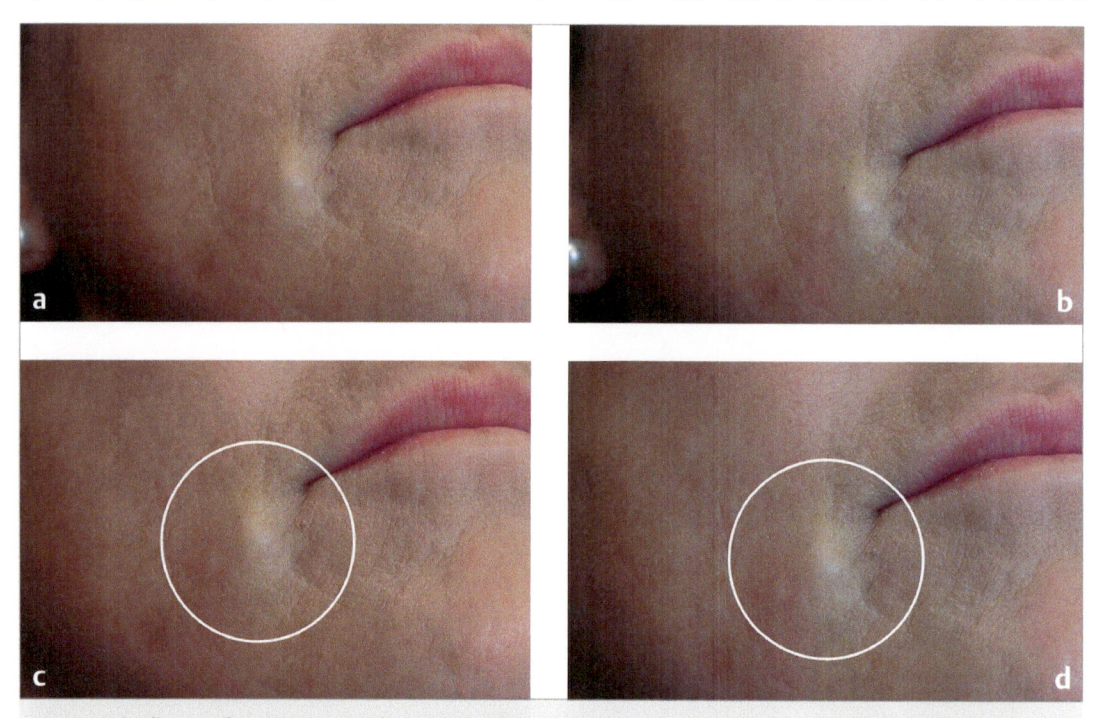

Fig. 16.7 (a-d) Nevo de enrugamento de fio [de sustentação]. A irregularidade do fio colocado superficialmente aparece como um "nevo" sob a pele.

paciente deverá ser internado para receber antimicrobianos intravenosos cobrindo organismos Gram-positivos. O autor tratou de uma infecção em paciente que havia sido tratado em outro local e que teve um fio acidentalmente penetrado na cavidade oral. O médico simplesmente "aparou" o fio em vez de removê-lo da boca, e o paciente sofreu uma reação de celulite grave, tendo sido internado no hospital para exames de imagem e antimicrobianos intravenosos (▶ Fig. 16.8). A infecção do paciente se resolveu sem qualquer outra intervenção e não há hoje nenhuma sequela após o incidente.

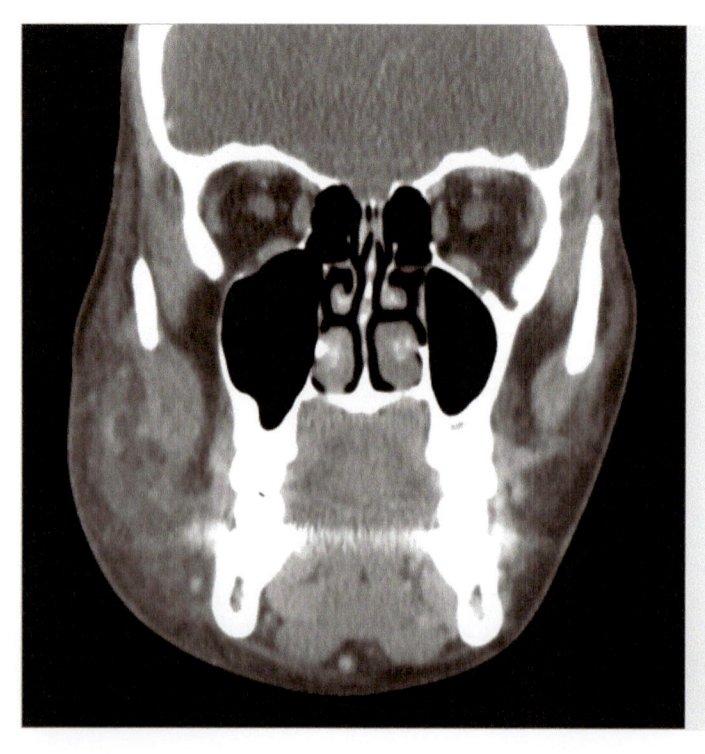

Fig. 16.8 Varredura de TC de complicação de fio de sustentação. Paciente sofrendo reação grave de celulite da complicação de colocação de fio.

16.6 Conclusão

Suturas dissolúveis entraram no mercado da estética e são hoje uma nova ferramenta no *armamentarium* estético para reposição e elevação de tecidos. Eles parecem ser mais eficazes quando combinados com outras modalidades, como neuromoduladores, preenchedores injetáveis e/ou plasma sanguíneo. As complicações dos fios dissolúveis são comuns e frequentes. Felizmente, a maioria dessas complicações é leve, tratável e temporária. Fios dissolúveis parecem ser uma nova ferramenta segura e eficaz nas opções do médico estético para rejuvenescimento da pele e ptose de tecidos de partes moles.

Referências

[1] Rachel JD, Lack EB, Larson B. Incidence of complications and early recurrence in 29 patients after facial rejuvenation with barbed suture lifting. Dermatol Surg. 2010;36(3):348-354.
[2] Kalra R. Use of barbed threads in facial rejuvenation. Indian J Plast Surg. 2008; 41 Suppl:S93-S100.
[3] Sulamanidze MA, Paikidze TG, Sulamanidze GM, Neigel JM. Facial lifting with "APTOS" threads: featherlift. Otolaryngol - Clin North Am. 2005;38(5):1109-1117.
[4] Tong LX, Rieder EA. Thread-lifts: a double-edged suture? A comprehensive review of the literature. Dermatol Surg. 2019;45(7):931-940.
[5] Tavares JP, Oliveira CACP, Torres RP, Bahmad F, Jr. Facial thread lifting with suture suspension. Rev Bras Otorrinolaringol (Engl Ed). 2017;83(6):712-719.
[6] Abraham RF, DeFatta RJ, Williams EF, III. Thread-lift for facial rejuvenation: assessment of long-term results. Arch Facial Plast Surg. 2009;11(3):178-183.
[7] Tonks S. Understanding thread lifting. https://aestheticsjournal. com/feature/understanding-thread-lifting. Accessed 1 October, 2019.
[8] Sulamanidze MA, Fournier PF, Paikidze TG, Sulamanidze GM. Removal of facial soft tissue ptosis with special threads. Dermatol Surg. 2002;28(5):367-371.
[9] Paul MD. Barbed sutures in aesthetic plastic surgery: Evolution of thought and process. Aesthet Surg J. 2013;33(3)Suppl:17S-31S.
[10] Gülbitti HA, Colebunders B, Pirayesh A, Bertossi D, van der Lei B. Thread-lift sutures: still in the lift? A systematic reviewof the literature. Plast Reconstr Surg. 2018;141(3):341e-347e.
[11] Bertossi D, Botti G, Gualdi A, et al. Effectiveness, longevity, and complications of facelift by barbed suture insertion. Aesthet Surg J. 2019;39(3):241-247.
[12] Wu WT. Barbed sutures in facial rejuvenation. Aesthet Surg J. 2004;24(6):582-587.
[13] SarigulGuduk S, Karaca N. Safety and complications of absorbable threads made of poly-L-lactic acid and poly lactide/glycolide: experience with 148 consecutive patients. J Cosmet Dermatol. 2018;17(6):1189-1193.
[14] Lorenc ZP, Ablon G, Few J, et al. Expert consensus on achieving optimal outcomes with absorbable suspension suture technology for tissue repositioning and facial recontouring. J Drugs Dermatol. 2018;17(6):647-655.
[15] De Masi EC, De Masi FD, De Masi RD. Suspension threads. Facial Plast Surg. 2016; 32(6):662-663.
[16] Ray JA, Doddi N, Regula D, Williams JA, Melveger A. Polydioxanone (PDS): a novel monofilament synthetic absorbable suture. Surg Gynecol Obstet. 1981; 153(4):497-507.
[17] Karimi K, Reivitis A. Lifting the lower face with an absorbable polydioxanone (PDO) thread. J Drugs Dermatol. 2017; 16(9):932-934.
[18] Suh DH, Jang HW, Lee SJ, Lee WS, Ryu HJ. Outcomes of polydioxanone knotless thread lifting for facial rejuvenation. Dermatol Surg. 2015; 41(6):720-725.
[19] Kang SH, Moon SH, Rho BI, Youn SJ, Kim HS. Wedge-shaped polydioxanone threads in a folded configuration ("solid fillers"): a treatment option for deep static wrinkles on the upper face. J Cosmet Dermatol. 2019; 18(1):65-70.
[20] Bharti J, Patil P. Polydioxanone threads in androgenetic alopecia: a novel innovation. 12th International Conference and Exhibition on Cosmetic Dermatology and Hair Care Nov. 28-30, 2016, San Antonia,TX, USA. J Cosmo Trichol. 2016;2:(3 Suppl):44.
[21] Della Torre F, Della Torre E, Di Berardino F. Side effects from polydioxanone. Eur Ann Allergy Clin Immunol. 2005;37(2):47-48.
[22] Kang SH, Byun EJ, Kim HS. Vertical lifting: a new optimal thread lifting technique for Asians. Dermatol Surg. 2017;43(10):1263-1270.
[23] Unal M, İslamoğlu GK, ÜrünUnal G, Köylü N. Experiences of barbed polydioxanone (PDO) cog thread for facial rejuvenation and our technique to prevent thread migration. J Dermatol Treat. 2019;15:1-4.
[24] Kaminer MS, Bogart M, Choi C, Wee SA. Long-term efficacy of anchored barbed sutures in the face and neck. Dermatol Surg. 2008; 34(8):1041-1047.
[25] Garvey PB, Ricciardelli EJ, Gampper T. Outcomes in thread lift for facial rejuvenation. Ann Plast Surg. 2009;62(5):482-485.
[26] de Benito J, Pizzamiglio R, Theodorou D, Arvas L. Facial rejuvenation and improvement of malar projection using sutures with absorbable cones: surgical technique and case series. Aesthetic Plast Surg. 2011;35(2):248-253.
[27] Shin JJ, Park JH, Lee JM, Ryu HJ. Mycobacterium massiliense infection after thread-lift insertion. Dermatol Surg. 2016;42(10):1219-1222.
[28] Yeo SH, Lee YB, Han DG. Early complications from absorbable anchoring suture following thread-lift for facial rejuvenation. Arch Aesthetic Plast Surg. 2017;23:11-16.
[29] Kim J, Kim HS, Seo JM, Nam KA, Chung KY. Evaluation of a novel thread-lift for the improvement of nasolabial folds and cheek laxity. J Eur Acad Dermatol Venereol. 2017;31(3):e136-e179.
[30] Yarak S, Ribeiro de Carvalho JA. Facial rejuvenation with absorbable and barbed thread lift: case series with Mint Lift™. J Clin Exp Dermatol Res. 2017;8:415-417.
[31] Lee H, Yoon K, Lee M. Outcome of facial rejuvenation with polydioxanone thread for Asians. J Cosmet Laser Ther. 2018;20(3):189-192.
[32] Ali YH. Two years' outcome of thread lifting with absorbable barbed PDO threads: innovative score for objective and subjective assessment. J Cosmet Laser Ther. 2018;20(1):41-49.
[33] Ahn SK, Choi HJ. Complication after PDO threads lift. J Craniofac Surg. 2019; 30(5):e467-e469.

[34] Lawson GA, III, Kreymerman P, Nahai F. An unusual complication following rhytidectomy: iatrogenic parotid injury resulting in parotid fistula/sialocele. Aesthet Surg J. 2012;32(7):814-821.

[35] Han HH, Kim JM, Kim NH, et al. Combined, minimally invasive, thread-based facelift. Arch Aesthetic Plast Surg. 2014;20:160-164.

[36] Lycka B, Bazan C, Poletti E, Treen B. The emerging technique of the antiptosis subdermal suspension thread. Dermatol-Surg. 2004;30(1):41-44, discussion 44.

[37] Kim J, Zheng Z, Kim H, Nam KA, Chung KY. Investigation on the cutaneous change induced by face-lifting monodirectional barbed polydioxanone thread. Dermatol Surg. 2017;43(1):74-80.

17 *Lift* do SMAS

Phillip R. Langsdon • Ronald J. Schroeder II

> **Resumo**
>
> O conceito de rejuvenescimento facial (*facelift*) SMAS envolve um espectro de manipulação do sistema músculo aponeurótico superficial (SMAS) que varia desde a imbricação ou plicatura até a dissecção em plano profundo. Definimos "*facelift* SMAS" como um processo de rejuvenescimento facial em que o procedimento progride sem dissecar extensivamente o SMAS (plano profundo), seguido de ressuspensão via plicatura ou imbricação. Esse procedimento é ideal para pacientes com flacidez leve ou moderada de pele e de partes moles faciais, ou para pacientes que possam estar predispostos à cicatrização insatisfatória de ferimentos que demandam uma dissecção mais limitada. Este capítulo cobre o procedimento em detalhes, assim como a otimização de desfechos e a minimização de complicações.
>
> *Palavras-chave: facelift*, ritidectomia, SMAS, rugas, estética, complicações

17.1 Introdução

O procedimento de rejuvenescimento facial (*facelift*) passou por várias modificações no século passado, desde que foi explicado pela primeira vez por Hollander, em 1901.[1] As várias técnicas diferem em extensão e colocação da incisão, extensão do descolamento dos tecidos e dissecção e o manejo do sistema músculo aponeurótico superficial (SMAS). Os métodos incluem: dissecção simples da pele, plicatura ou imbricação do SMAS, plano profundo, composto, SMAS alto, SMAS estendido, subperiósteo, SMASectomia e outras variações.[2,3-9]

Para os fins deste capítulo, é importante definir um "*facelift* SMAS". Tecnicamente, um rejuvenescimento por SMAS envolve um espectro de manipulação de músculo que varia desde imbricação ou plicatura até a dissecção em plano profundo (▶ Fig. 17.1). Nós definimos "*Facelift* SMAS" como um procedimento sem nenhuma dissecção significativa (> 3 cm) do músculo, seguida por ressuspensão do SMAS via plicatura ou imbricação.

17.2 Indicações e Seleção de Pacientes

Embora existam muitas variações do procedimento de *facelift*, os objetivos permanecem os mesmos, ou seja, remoção do excesso de gordura e o reposicionamento de tecido para se obter uma aparência mais jovem, e ainda um rejuvenescimento mais natural. A técnica do autor envolve a remoção de qualquer excesso de gordura cervical, reposicionamento do SMAS e do platisma e remoção do excesso de peles cervical e facial. Os candidatos ideais são aqueles em boa saúde, com boa vascularidade, que exibam perda de elasticidade da pele, flacidez dos tecidos da bochecha e do platisma cervical, e que também possam apresentar excesso de gordura no pescoço. Pacientes com peso médio, contorno ósseo facial estético e o osso hioide em posição posterior alta são, em geral, melhores candidatos que aqueles com tecidos finos, com sobrepeso ou com o osso hioide em posição anteriormente baixa.

Os pacientes deverão estar psicologicamente estáveis, com expectativas realistas e demonstrando compreensão das limitações do procedimento de rejuvenescimento facial. Na prática do autor, os detalhes são geralmente discutidos em três ocasiões antes da cirurgia: na consulta inicial, nas consultas pré-operatórias para instruções 2 ou 3 semanas antes e no dia da cirurgia. Os pacientes também precisam compreender que nenhum procedimento cirúrgico de rejuvenescimento pode remover assimetrias faciais, nem melhorar a deflação facial geral que ocorre com o envelhecimento, nem suspender o envelhecimento, remover rugas ou linhas de expressão facial ou restaurar a condição deteriorada da pele. Outras técnicas, não incluídas com o procedimento de *facelift*, poderiam ser consideradas ou necessárias para tratar atrofia facial, rugas, deterioração da pele, assimetria e/ou o envelhecimento futuro.

Na prática do autor, o candidato médio ao *facelift* é submetido a um rejuvenescimento em plano profundo. Nosso *facelift* com SMAS é selecionado para aqueles pacientes que precisam um mínimo de reposição de tecido, ou para aqueles com suprimento vascular potencialmente comprometido. Certamente, pacientes com flacidez tecidual mínima à moderada não precisam de dissecção de pele extensa ou de dissecção extensiva sub SMAS. Pacientes com história de tabagismo excessivo ou quadros clínicos, como lúpus, artrite reumatoide ou esclerodermia não são, em geral, bons candidatos para procedimentos de rejuvenescimento, por causa de um suprimento vascular comprometido. Entretanto, pacientes selecionados com história remota passada de tabagismo (consumo social corrente mínimo de 3-4 cigarros/dia) ou aqueles com casos muito leves de doença vascular do colágeno podem ser candidatos para

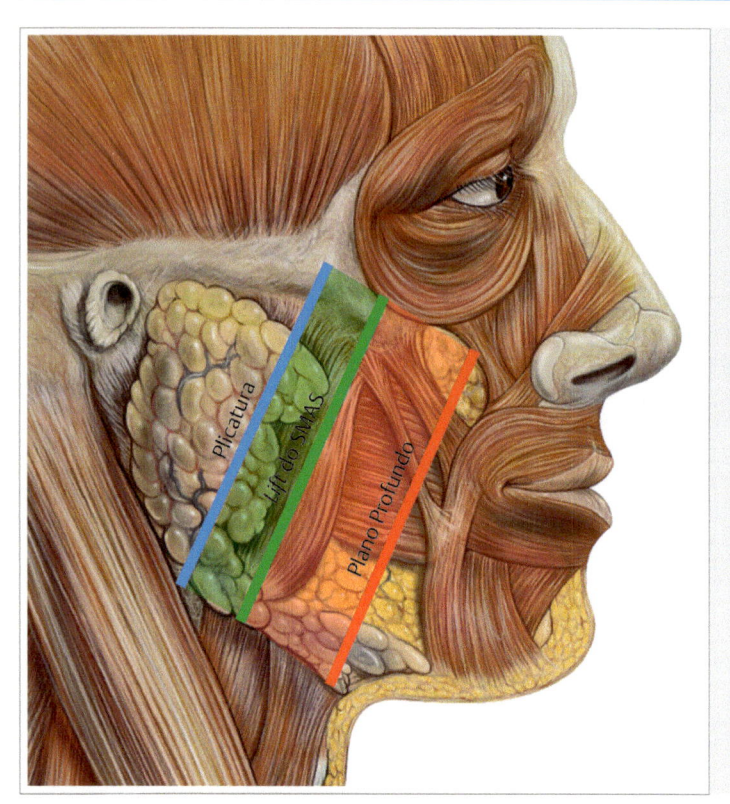

Fig. 17.1 Espectro de *facelift* de dissecção do sistema músculo aponeurótico superficial (SMAS). (Adaptada e usada com autorização de Patrick J. Lynch, ilustrador; C. Carl Jaffe, MD; cardiologista do Centro da Universidade de Yale para Mídia Avançada de Instruções; Ilustrações médicas por Patrick Lynch).

procedimentos de *facelift* de dissecção mínima da pele. O *facelift* com SMAS pode ser executado com dissecção mínima de pele e movimento excelente de tecido via reposicionamento do SMAS.

17.3 Técnica Cirúrgica

17.3.1 Detalhes do Procedimento

Descobrimos que a sedação intravenosa fornece anestesia excelente e segura, com emergência mais rápida e suave para pacientes de rejuvenescimento facial. Embora a anestesia geral seja comumente usada em todo o território dos EUA, descobrimos que ela é desnecessária. Nossa sedação é realizada em instalações licenciadas pelo Estado que devem estar conforme com as diretrizes de segurança. Todo o equipamento de emergência, pessoal apropriado e medicamentos de emergência apropriados estão disponíveis. Em nossas instalações, o paciente recebe diazepam 20 mg via oral, dimenidrinato 200 mg via oral e prednisona 40 mg via oral uma hora antes da cirurgia. O paciente também recebe um antimicrobiano oral. Pode levar uma hora ou um pouco mais para que o diazepam surta efeito. Durante esse tempo, o paciente é marcado para as incisões e injeção de anestésico local (▶ Fig. 17.2, ▶ Fig. 17.3).

O autor sênior acredita em preservar a costeleta temporal ao nível da porção superior da orelha. Portanto, uma marca horizontal é geralmente colocada nesse sítio para prevenir o reposicionamento de cabelo a um ponto superior da porção cefálica da orelha. A incisão resultante pode então ser usada novamente em futuros procedimentos de rejuvenescimento facial sem elevação da área da costeleta e perda de cabelo na têmpora. Em vez de raspar o cabelo do paciente, segmentos separados de cabelo temporal em qualquer lado da incisão são torcidos e embalados com fita de papel. A marca continua no sulco pré-auricular encontrado logo à frente da curvatura da aurícula. Nas pacientes do sexo feminino, uma marca pós-trago (1-2 mm atrás do trago) é incorporada para esconder a cicatriz. Nos homens, a marca de incisão é geralmente colocada em frente ao trago, em uma crista pré-auricular. O autor geralmente deixa uma área de pele sem cabelo entre o trago e a costeleta nesses pacientes. A marca então faz uma curva ao redor do lobo da orelha, sendo conduzida em sentido pós-auricular levemente para cima, na superfície posterior da orelha, paralela ao sulco pós-auricular. Alguns cirurgiões param a incisão embaixo, no sulco pós-auricular. Entretanto, o volume resultante (mesmo que apenas temporário) pode ser um pouco desconcertante aos pacientes no período pós-operatório precoce. A continuação da incisão pós-auricular ao longo da linha de cabelo posterior permite a remoção do excesso de pele e a redução do volume.

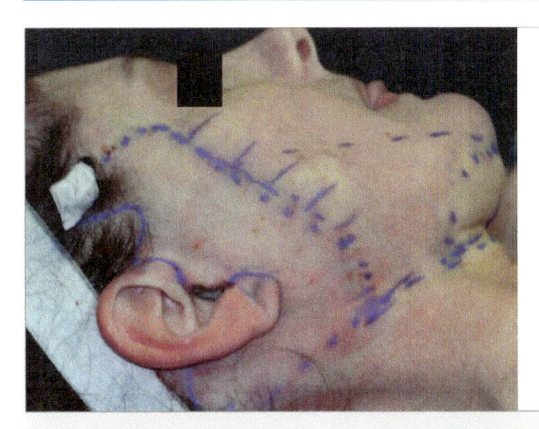

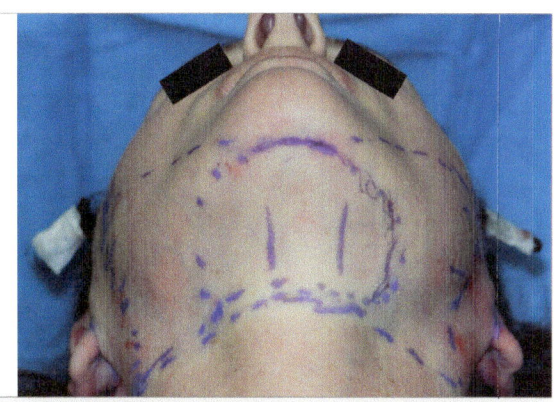

Fig. 17.2 Marcas pré-operatórias em uma mulher incluindo a marca pós-trago e a preservação da costeleta temporal. A marca de incisão é conduzida para o sulco pós-auricular, estendendo-se na linha de cabelo posterior e formando uma curva suave e curta ao longo da linha do cabelo.

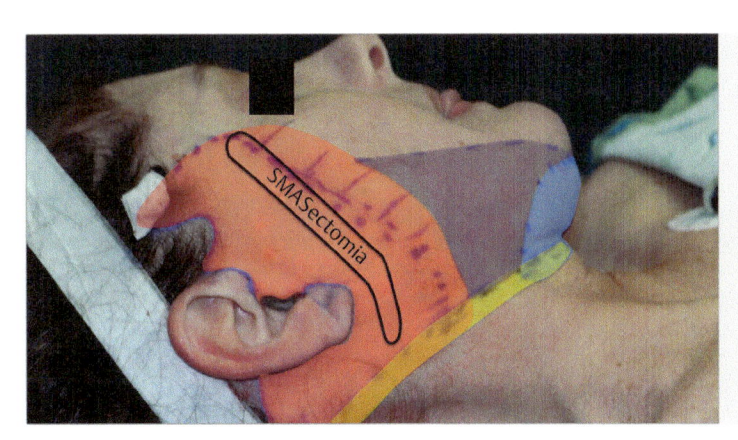

Fig. 17.3 A área em vermelho mostra a dissecção subcutânea estendendo-se cerca de 2 cm além, onde a SMASectomia é realizada. A área em azul mostra a dissecção subcutânea submentual. A área em amarelo é o sítio para o dreno. A área púrpura é opcional para dissecção subcutânea em pacientes com flacidez severa de pele.

A extensão da dissecção da pele é marcada aproximadamente a 5 cm do sítio da incisão, em orientação circunferencial ao redor da orelha.

A anestesia local é feita com xilocaína a 1% e bupivacaína a 0,25% com epinefrina a 1:150.000 ao longo das linhas de incisão e bordas das áreas a serem dissecadas. Uma mistura tumescente de xilocaína a 0,3% com epinefrina a 1:600.000 é injetada nas áreas a serem dissecadas. A sedação intravenosa pode ser muito útil durante a injeção de anestesia local. Em geral, ela é retardada até que o diazepam oral tenha sido completamente absorvido. A sedação intravenosa pelo anestesista ou anestesiologista geralmente torna o paciente completamente inconsciente da aplicação do anestésico local.

Após administração da anestesia local, espera-se cerca de 10 minutos para que a epinefrina faça efeito completo para a hemostasia. A pele deverá ficar notadamente empalidecida, o que permitirá determinar se anestésico local adicional é necessário em certas áreas. Entretanto, pacientes com pele espessa podem não apresentar branqueamento muito notável.

A área submentual é tratada primeiro, com lipoaspiração cervicofacial e platismaplastia, conforme indicado.[10,11] Os pacientes com ângulo cervicomental significativamente obtuso podem-se beneficiar do procedimento com SMMS (medialização e suspensão muscular submentual) para resultados mais substanciais. A SMMS é realizada com a excisão da gordura que cobre a fáscia milo-hióidea, suturando-se a seguir os músculos digástricos anteriores à fáscia milo-hióidea na linha média, para prevenir a deformidade do pescoço de cobra. O músculo platisma é então suturado aos músculos digástricos na linha média (▶ Fig. 17.4).[12-14]

Agora, a atenção se concentra na realização do rejuvenescimento facial por SMAS. Uma lâmina nº 15 é usada para fazer as incisões nas marcas periauriculares pré-operatórias. A incisão é conduzida pela derme e biselada na mesma direção dos folículos pilosos na incisão temporal horizontal com cabelo e a pele posterior da linha do cabelo. Essa manobra permite o crescimento do cabelo pela linha de incisão.

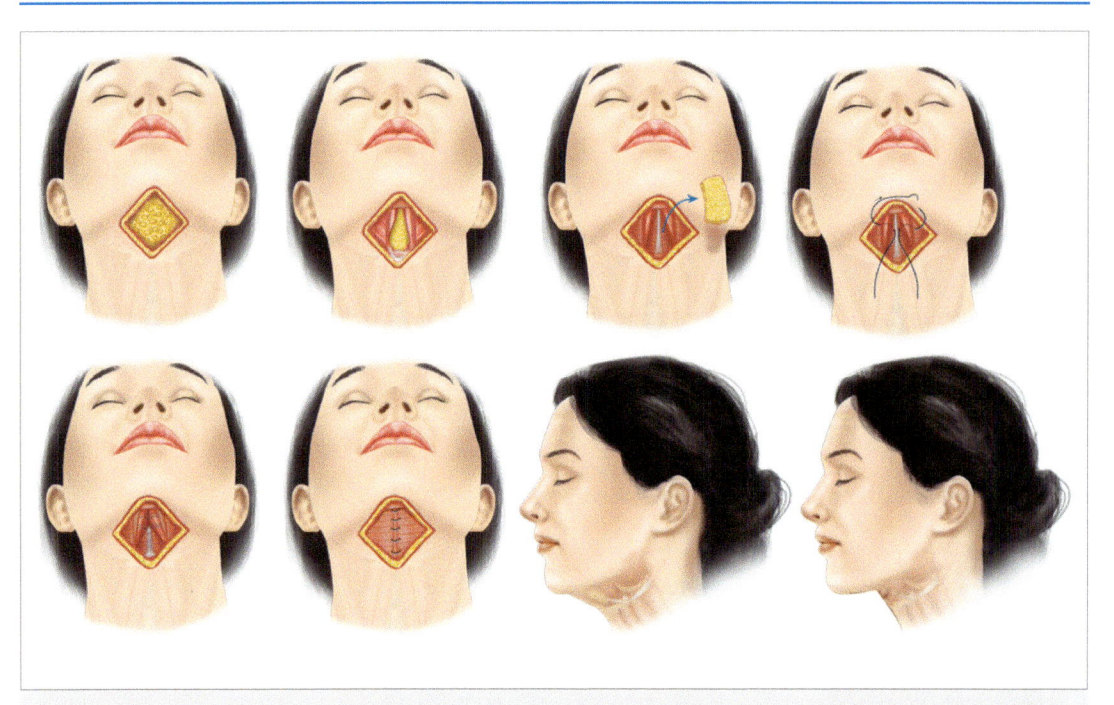

Fig. 17.4 Técnica da medialização e suspensão muscular submentual (SMMS) (esquerda para direita, de cima para baixo). Exposição da gordura pré-platisma; excisão da gordura pré-platisma; exposição da gordura subplatismal com exposição dos músculos digástricos e da fáscia milo-hióidea; medialização de sutura dos músculos digástricos com suspensão para a fáscia milo-hióidea; medialização de sutura do platisma; pré-SMMS; pós-SMMS.

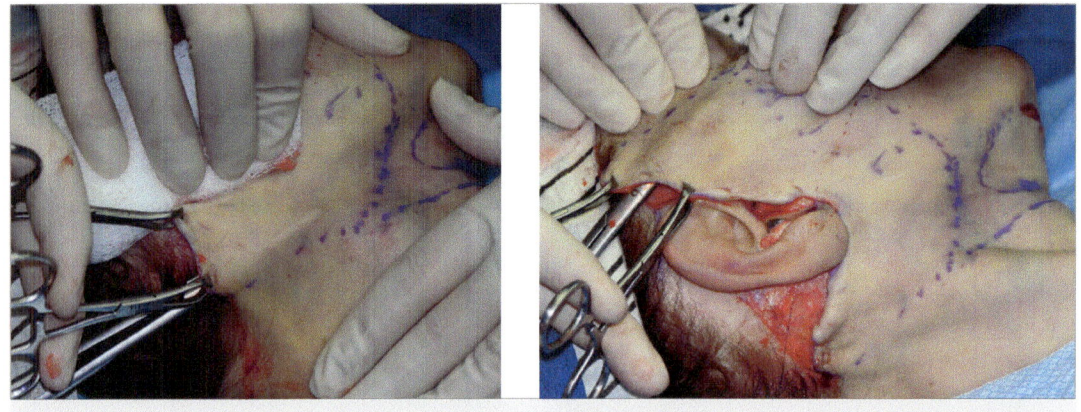

Fig. 17.5 Dissecção da pele facial de lateral para medial no plano subdérmico. O assistente é mostrado fornecendo tração contrária.

A pele então é dissecada com tesouras para *facelift* começando no trago, deixando-se o mais possível de tecido subdérmico anexo ao tecido profundo (▶ Fig. 17.5). Um retalho fino do trago minimiza a contratura tragal durante a fase de cicatrização pós-operatória. O restante da pele facial é então completamente dissecado em uma camada supraSMAS (subdérmica) até um ponto cerca de 5 cm a partir da incisão, seguindo o plano de marcação pré-operatório (▶ Fig. 17.6). Todo cuidado deve ser tomado para evitar dano ao plexo vascular subdérmico. A tração contrária é fornecida pelo assistente. A hemostasia é obtida com cautério bipolar mediante visualização direta. A extensão da dissecção da pele fica, geralmente, limitada a aproximadamente 4 a 5 cm. Isso preserva o suprimento vascular na maioria dos pacientes.

Com o retalho de pele adequadamente elevado, é realizada a SMASectomia (▶ Fig. 17.7). Uma tira com 1 cm de largura do SMAS é excisada a partir da área pré-auricular em sentido descendente até a fáscia infra-auricular. O SMAS pode então ser apreendido e tracionado, assegurando mobilidade adequada e reposicionamento dos tecidos. A dissecção do SMAS cerca de 2 cm permitirá mais mobilização e reposicionamento do músculo para resultados ótimos (▶ Fig. 17.8).

Lift do SMAS

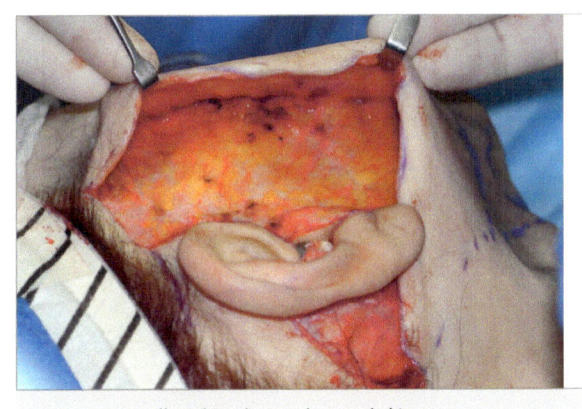

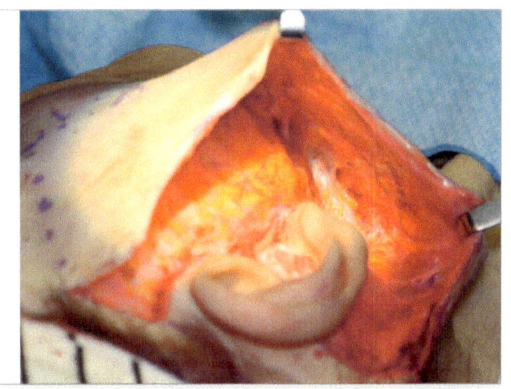

Fig. 17.6 Retalho elevado no plano subdérmico.

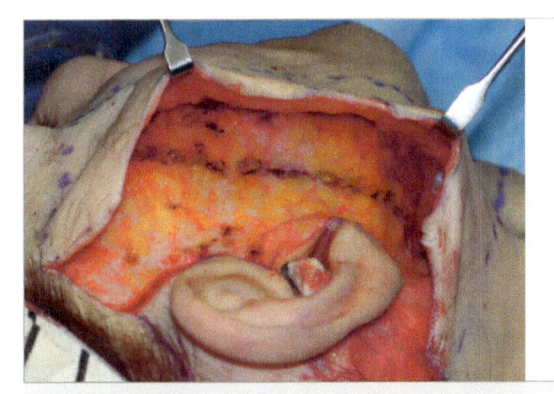

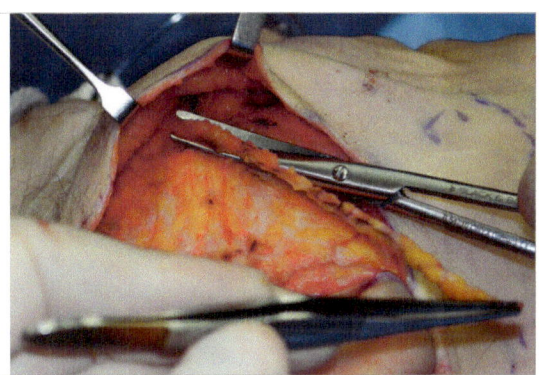

Fig. 17.7 SMASectomia mostrando remoção de faixa do sistema músculo aponeurótico superficial (SMAS) até a fáscia da parótida, estendendo-se do ângulo da mandíbula até o canto lateral.

Suturas de ancoragem de Mersilene 2-0 são usadas para sustentar o SMAS em duas posições. A primeira sutura é colocada na forte fáscia pré-auricular, diretamente na junção trago-lóbulo (▶ Fig. 17.9). A segunda é colocada pelo periósteo posterior do arco zigomático (▶ Fig. 17.10). A seguir, suturas ou de polidioxanona 2-0 (PDS) ou de Vicryl 2-0 são colocadas na região superior à sutura do arco e entre as duas suturas Mersilene. A colocação dessas suturas pode ser continuada inferiormente na região da mastoide, se o movimento do SMAS cervical for possível. A suspensão do SMAS elevará o *jowl*, pescoço e prega nasolabial. A extensão da prega nasolabial e melhora da área medial da bochecha dependem da extensão da dissecção do SMAS.

A pele é reposicionada em vetor posterior-superior e fixa ao ponto pós-auricular mais alto possível com sutura de *nylon* interrompida 2-0 ou grampos cirúrgicos (▶ Fig. 17.11). Segue-se uma segunda sutura ou grampeamento de fixação na junção da incisão temporal horizontal e a extensão superior da incisão pré-auricular. A pele redundante é então ressecada de maneira a criar tensão mínima da pele (▶ Fig. 17.12). Se qualquer depressão ou volume de pele for no-

tado, uma dissecção complementar poderá ser feita. A pele neotragal é deixada redundante para evitar deslocamento para frente do trago pela contratura de pele. O lobo da orelha é colocado em uma posição que fica cerca de ½ ou ¾ cm superiores à posição onde ele naturalmente repousa no estado não reparado (▶ Fig. 17.13). Essa correção extra ajuda a prevenir o estiramento descendente do lobo em demasia durante o processo de cicatrização natural, evitando assim a deformidade pixie (tipo "orelha de diabo") do lobo da orelha. A pele ao longo do cabelo occipital pós-auricular é reaproximada com os grampos cirúrgicos. As bordas da pele nas áreas pós-auriculares sem cabelo são aproximadas com sutura intestinal plana 5-0 corrida e de bloqueio, usando Monocryl 5-0 para suporte profundo adicional, conforme o necessário. O fechamento pós-auricular, acima da porção posterior do lobo da orelha e abaixo do nível da linha do cabelo, é realizado de modo a deixar espaços de 1 cm entre as suturas, ajudando assim qualquer drenagem de fluido. Um dreno JP redondo tamanho 7 é colocado posterior à incisão à direita, dentro do couro cabeludo com cabelo e tunelado sob o pescoço para a esquerda. A pele pré-auricular e

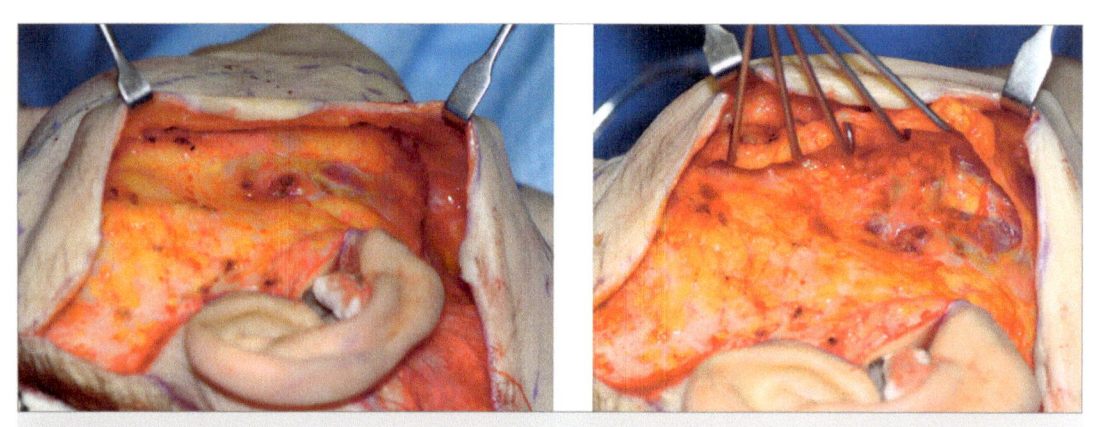

Fig. 17.8 À esquerda, imediatamente após SMASectomia. À direita, dissecção de 1 a 2 cm subSMAS (sistema músculo aponeurótico superficial).

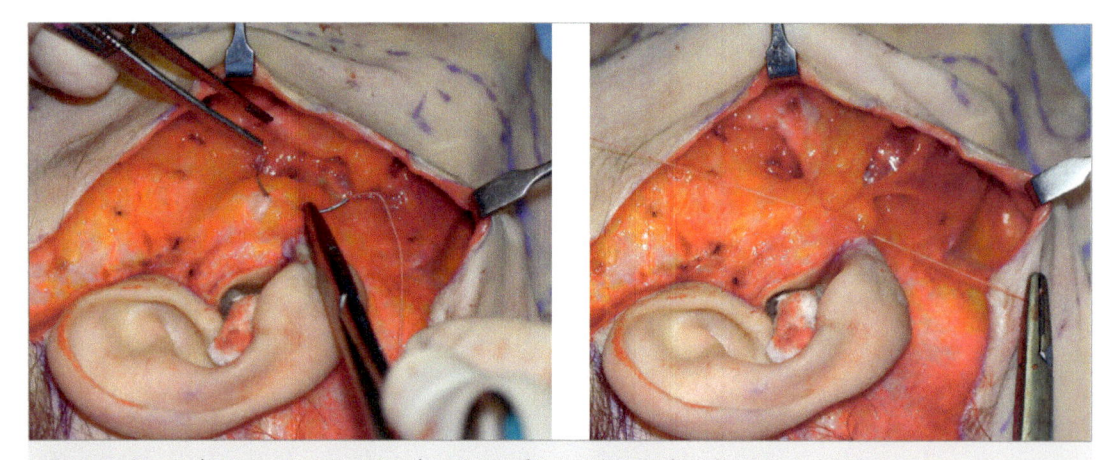

Fig. 17-9 Sutura de ancoragem com Mersilene 2-0 na fáscia pré-auricular adjacente ao lóbulo.

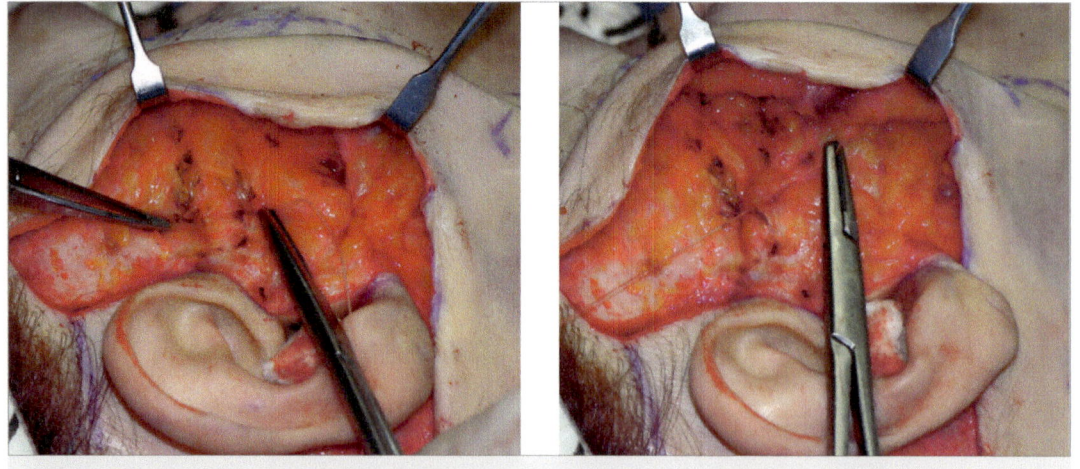

Fig. 17.10 Segunda sutura de ancoragem com Mersilene 2-0 através do periósteo do arco zigomático.

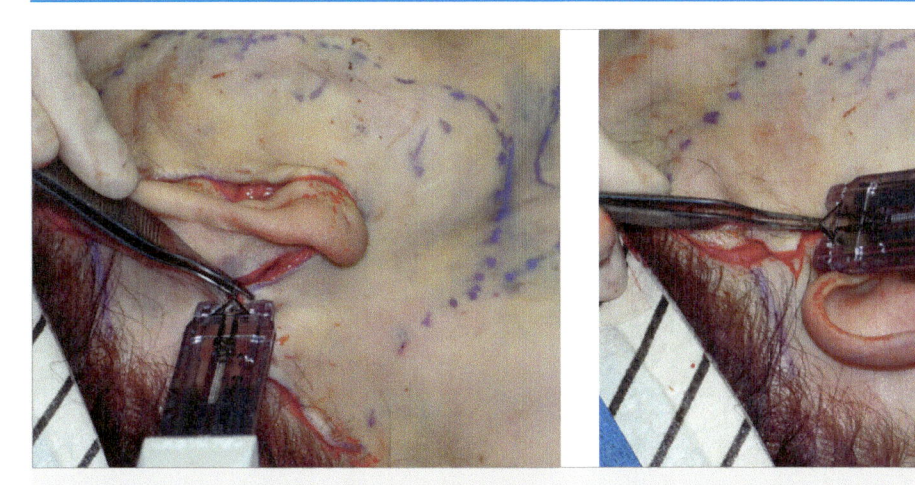

Fig. 17.11 Retalho avançado em vetor posterior-superior com grampos de fixação no mais alto ponto pós-auricular (à esquerda) e na junção da incisão temporal horizontal e a extensão superior da incisão pré-auricular (à direita).

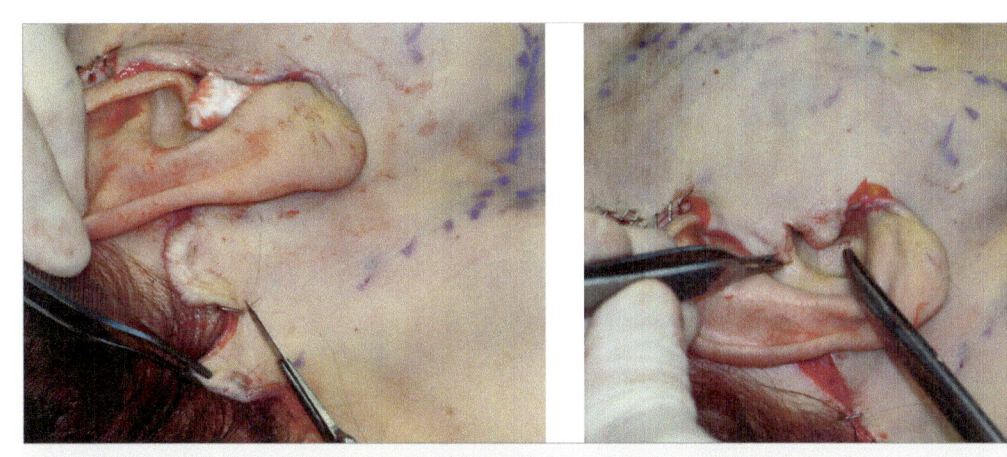

Fig. 17.12 Remoção do excesso de pele occipital e pré-auricular (à esquerda). A pele neotragal é deixada abundante (à direita) para evitar deslocamento para frente do trago por contratura da pele.

do trago é fechada com sutura intestinal plana 5-0 em modelo corrido e de bloqueio. A incisão no escalpo temporal com cabelo é fechado com grampos. A incisão submentual pode ser fechada com sutura intestinal plana 5-0 em modelo corrido e de bloqueio.

Qualquer sangue colhido é expresso sob os retalhos via os intervalos de fechamento pós-auricular. Aplicam-se então um curativo com coxins de gaze 4×4 e um envoltório de gaze Kerlix que exerce pressão muito suave na área pré-auricular, face inferior e pescoço. Por último, um envoltório elástico suave é colocado sobre o curativo usando envoltório Coban autoaderente. Esse envoltório elástico é removido quatro horas após a colocação.

O paciente é avaliado antes da alta e de novo no dia seguinte. O curativo remanescente é removido, e as incisões são limpas com peróxido de hidrogênio e curativos de Vaselina®. O dreno JP é removido, se o débito for inferior a 30 mL. O paciente é instruído para manter a cabeceira da cama elevada em 30 graus, evitar atividades extenuantes, não se inclinar e não virar a cabeça (▶ Fig. 17.14).

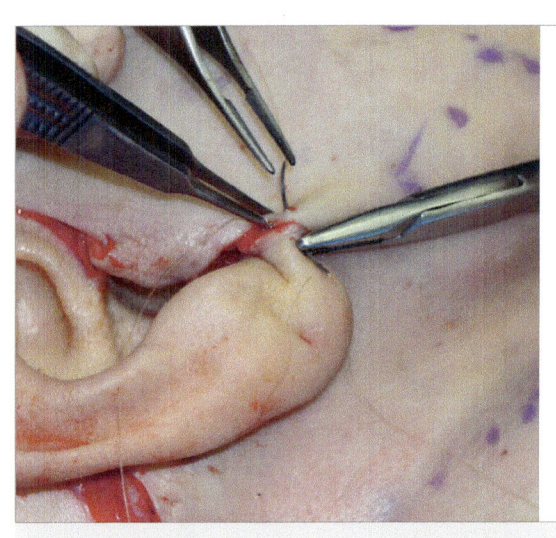

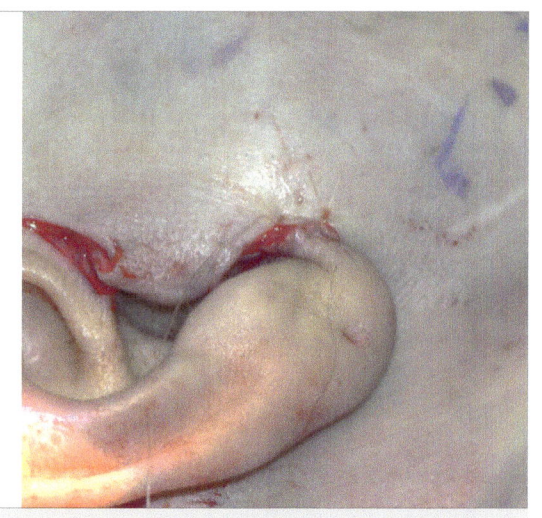

Fig. 17.13 Lobo da orelha colocado cerca de ½ cm superior à posição onde ele fica naturalmente no estado sem reparo. Essa correção extra evita que o lobo seja puxado demasiadamente para baixo durante o processo de cicatrização natural.

17.3.2 Otimização de Resultados

A colocação da incisão é um dos pontos mais importantes a considerar para resultados ótimos. Para a linha de incisão temporal é importante preservar o tufo de cabelo temporal, mantendo a porção horizontal no nível superior da orelha. Nós estendemos a porção vertical para dentro do couro cabeludo com cabelo para esconder o restante da incisão. Às vezes, uma pequena quantidade de couro cabeludo com cabelo precisa ser excisada, mas isso é, com frequência, insignificante e tem pouco efeito na linha de cabelo anterior. Nas mulheres, a incisão pós-trago é quase sempre usada, a menos que interfira com algum dispositivo de ajuda auditiva. Nos homens, uma incisão pré-trago é usada com frequência para prevenir o posicionamento de pele barbada sobre o trago. Na área pós-auricular, a incisão é escondida no sulco pós-auricular e conduzida ao longo da linha de cabelo posterior.

Muita atenção deve ser dedicada tanto à elevação, quanto à colocação do trago e do lobo da orelha. A pele do trago é elevada em um plano muito superficial, quase dérmico, deixando assim o mais possível de tecido profundo para prevenir contratura pós-operatória. No fechamento, a pele neotragal é deixada redundante para evitar deslocamento para frente do trago por contratura da pele. O lobo da orelha é colocado em uma posição cerca de ½ a ¾ cm superiores à posição em que ele normalmente se localiza em um cenário sem reparos. Essa supercorreção geralmente evita que o lobo seja puxado muito para baixo durante o processo de cicatrização natural.

Durante a mobilização e plicatura do SMAS, são colocadas duas suturas de ancoragem importantes. A primeira pela fáscia imediatamente anterior à junção do trago e lóbulo. A segunda sutura é colocada pelo periósteo do arco zigomático, cerca de 1 cm anterior à linha de incisão. Atualmente, o autor principal prefere Mersilene permanente para essas suturas de ancoragem, e PDS é usado para a plicatura do SMAS remanescente.

Duas suturas importantes de proteção são colocadas ao reposicionar o retalho de pele elevado, uma no ponto pós-auricular mais alto e uma na junção das incisões horizontal temporal e pré-auricular. Essas suturas ancoram a pele a ser aparada. Com frequência, um grampo de pele é colocado como âncora temporária que pode ser removida durante o fechamento da pele.

17.4 Complicações

17.4.1 Minimizando Risco e Complicações

Complicações ocorrem em qualquer procedimento cirúrgico, e o *facelift* (rejuvenescimento facial) não é exceção. A formação de hematoma é possível, mas pode ser minimizada com hemostasia cirúrgica meticulosa, seleção apropriada do paciente e a suspensão de todos os medicamentos, ervas, vitaminas e vinho tinto que podem causar sangramento duas semanas antes da cirurgia. Um dreno Jackson Pratt ajudará a reduzir o risco de formação precoce de hematoma pós-operatório. De vez em quando, dois drenos serão usados em pacientes que ou apresentam sangramento maior intraoperatório ou que estejam em alto risco (pacientes masculinos, uso de anticoagulantes etc.). Os drenos são mantidos em sucção na parede durante o procedimento e na área de recuperação até a alta; a sucção de bulbo é usada para cuidados

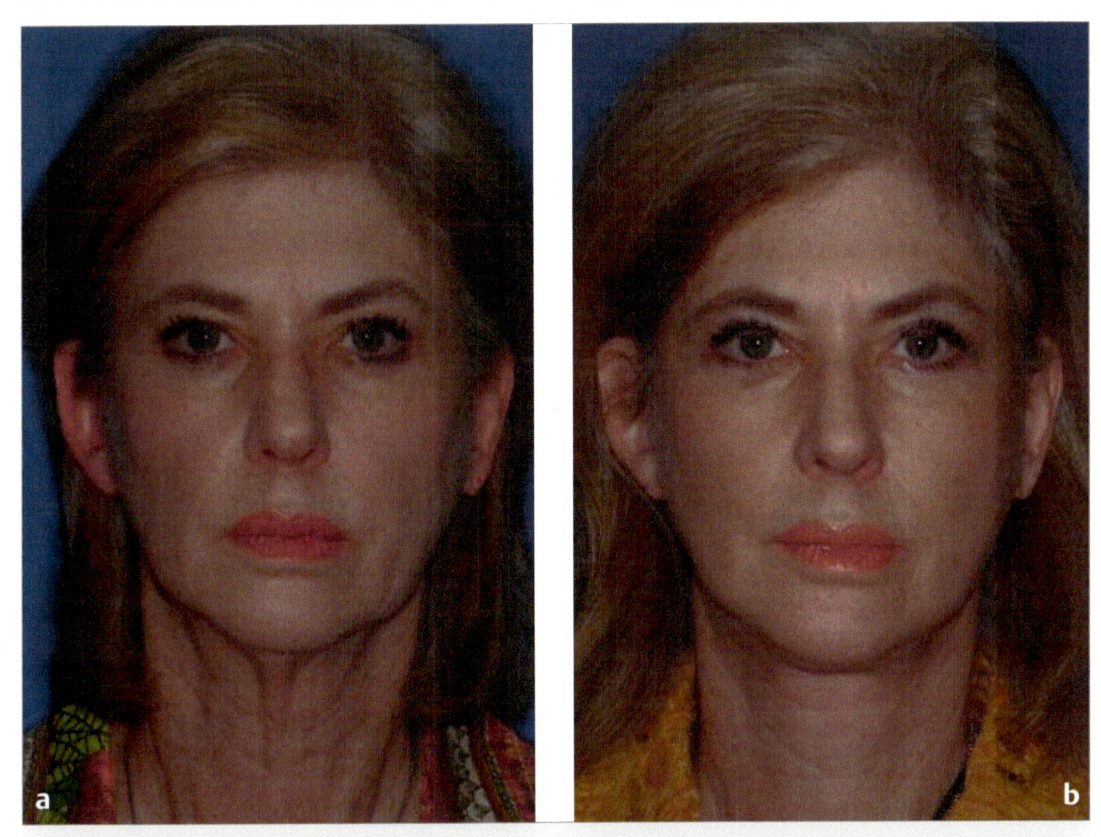

Fig. 17.14 *Facelift* com sistema músculo aponeurótico superficial (SMAS) antes (**a**) e depois (**b**).

em casa. Após a cirurgia, é importante aconselhar novamente os pacientes sobre a importância de evitar movimentos com a cabeça, inclinar-se para frente ou qualquer atividade extenuante.

Pode ocorrer necrose do retalho nas extremidades distais em que o suprimento de sangue é mais fraco. Mais geralmente, a necrose ocorre na região da mastoide, seguida pela pele do trago, porque o retalho é o mais fino possível nesses sítios, e essas áreas ficam mais longe do suprimento sanguíneo.[15] Isso será mais geralmente um problema em fumantes. Conscientemente, nós não aceitamos fumantes que consumam mais de três a cinco cigarros por dia como pacientes. Todo cuidado deve ser tomado com pacientes fumantes, diabéticos, com doença vascular do colágeno ou com a doença de Raynaud. Entretanto, o autor principal não considera essas situações ou condições como contraindicações necessariamente absolutas ao procedimento de *facelift*. Os fumantes deverão ser aconselhados a reduzir ou descontinuar o uso do tabaco pelo menos duas semanas antes da cirurgia. Nós não aceitamos candidatos que consumam mais de meio maço de cigarros por dia. É também útil avaliar os anticorpos antinucleares séricos naqueles pacientes que tenham doença vascular do colágeno ou que tenham parentes com essas doenças. Se os níveis forem elevados, nós geralmente adiamos a cirurgia até que esses níveis fiquem abaixo de 1:60. A dissecção é limitada em fumantes leves, diabéticos ou naqueles com doença vascular.

As infecções profundas são raras, assim como a celulite. A profilaxia com antimicrobianos é usada rotineiramente e deverá cobrir *Staphylococcus* e *Streptococcus*.

17.4.2 Identificação Precoce de Complicações

Antes da alta, os pacientes são avaliados na área de recuperação, quando totalmente acordados. A formação precoce de hematoma pode, às vezes, ser difícil de se detectar com os curativos colocados, mas a face pode mostrar inchaço assimétrico associado à equimose escura da pele ou da mucosa bucal. A função motora também é avaliada nesse momento. Pode haver alguma fraqueza temporária por causa da anestesia local. Dada a dissecção subSMAS limitada do *facelift* por SMAS, a lesão de nervos é muito rara. E o autor sênior nunca viu nenhuma paralisia permanente em mais de 30 anos de prática clínica. A fraqueza temporária pode ocorrer. O ramo do nervo facial mais usualmente lesionado durante o procedimento é o ramo frontal, que se torna superficial no arco zigomático logo abaixo dos tecidos subcutâneos subjacentes à camada SMAS. O nervo viaja 1,5 a

2 cm em frente à aurícula e a meio caminho entre a borda orbital lateral e o tufo de cabelo temporal.[16] A maior parte da fraqueza do nervo facial imediatamente após a cirurgia se deve ao anestésico local, estiramento ou compressão. Essas lesões do nervo geralmente se resolvem com o tempo.[15]

Após a alta, é importante manter a comunicação com o paciente. Os pacientes são examinados diariamente até que o dreno esteja pronto para ser removido, o paciente recebe uma ligação telefônica todas as noites durante a primeira semana (incluindo o dia da cirurgia). Os pacientes podem não estar cientes do que seja anormal e identificar e tratar a complicação precocemente podem ter impacto significativo no desfecho final. Além disso, a comunicação regular ajuda a aliviar o medo do paciente, além de facilitar a identificação de quaisquer questões que possam ocorrer.

17.4.3 Tratamento de Complicações

O hematoma é a complicação mais comum de um procedimento de *facelift*. No período inicial pós-operatório, pequenos hematomas podem com frequência ser expressos pelo espaço pós-auricular. Grandes hematomas, embora raros, podem precisar de evacuação e hemostasia intraoperatória. Hematomas tardios podem ocorrer em até duas semanas após o procedimento e podem ser tratados com aspiração por agulha. É importante também rever os medicamentos do paciente para assegurar que ele não esteja ingerindo nada que possa interferir com a coagulação.

A necrose do retalho sempre pode ser suspeita precocemente pela opacidade ou equimose do retalho distal. Se isso for detectado, então a pomada tópica Nitrobid, quatro a seis aplicações por dia, pode ser útil. Geralmente, nós instruímos os pacientes a se assegurarem de que a pele esteja limpa antes de cada aplicação. É importante instruir o paciente de que essas áreas terão cicatrização retardada do ferimento, comparado ao restante do retalho. Qualquer formação de escara poderá ser tratada com aplicação de peróxido de hidrogênio, em casa, e possível desbridamento conservador no consultório. Alguns cirurgiões preferem retardar o desbridamento até que a escara comece a se separar.

A lesão do nervo pode ser sensorial ou motora. A redução sensorial é comum e não considerada como complicação; em vez disso, é uma consequência normal de cirurgia que demanda somente o reconforto do paciente. A lesão do nervo motor facial é extremamente rara, mas será evidente no período pós-operatório imediato. É importante confortar o paciente de que isso provavelmente é decorrente do anestésico local ou de uma lesão de estiramento e deverá se resolver em algumas horas a dias. A fraqueza do ramo bucal pode ser vista com a dissecção profunda e extensa do SMAS. Isso normalmente se resolve com o tempo, mas pode levar vários meses. Se a fraqueza do ramo frontal for significativa, limitando o fechamento do olho, manter a hidratação com colírios e/ou lubrificantes, assim como tamponando o olho fechado durante o sono, é importante para proteger a córnea. A lesão do nervo frontal decorrente do cautério ou estiramento pode levar meses a um ano completo para a recuperação. O equilíbrio pós-operatório das sobrancelhas pode ser melhorado com neuromodulação com toxina botulínica do músculo frontal oposto.

As infecções são muito raras. Se ocorrer o desenvolvimento de um quadro de celulite precoce, teremos alto índice de suspeita de *Staphylococcus aureus* resistente à meticilina, e o paciente deverá ser colocado em um antimicrobiano com cobertura apropriada. A formação de abscesso deverá ser tratada assim que possível, com uma pequena incisão e drenagem para prevenir disseminação da infecção ao longo dos planos de dissecção. Em geral, essas infecções podem ser tratadas sem sequelas permanentes.

A minimização de complicações começa com a triagem pré-cirúrgica do paciente e instruções pré-cirúrgicas. Uma técnica cirúrgica cuidadosa e meticulosa ajudará a diminuir as complicações intraoperatórias e pós-cirúrgicas precoces. O diagnóstico e tratamento precoces das complicações podem minimizar o potencial para complicações em longo prazo.

Referências

[1] Hollander E. Plastiche (kosmetische) Operation: Kristische Darstellung ihres gengenwartigen Standes. In: Klemperer F, eds. Neue Deutsche Klinik. Berlin: Urban and Schwartzenberg; 1932.
[2] Hamra ST. The deep-plane rhytidectomy. Plast Reconstr Surg. 1990; 86(1):53-61, discussion 62-63.
[3] Ramirez OM, Mallard GF, Musolas A. The extended subperiosteal facelift: a definitive soft tissue remodeling for facial rejuvenation. 1991;88(2):227-36.
[4] Hamra ST. Composite rhytidectomy. Plast Reconstr Surg. 1992;90(1):1-13.
[5] Barton FE, Jr. The "high SMAS" facelift technique. Aesthet Surg J. 2002;22(5):481-486.
[6] Stuzin JM, Baker TJ, Gordon HL, Baker TM. Extended SMAS dissection as an approach to midface rejuvenation. Clin Plast Surg. 1995;22(2):295-311.
[7] Baker DC. Lateral SMASectomy. Plast Reconstr Surg. 1997;100(2):509-513.

[8] Saylan Z. The S-lift: less is more. Aesthetic Surg J. 1999;19: 406-409.

[9] Tonnard PL, Verpaele A, Gaia S. Optimising results from minimal access cranial suspension lifting (MACS-lift). Aesthetic Plast Surg. 2005;29(4):213-220, discussion 221.

[10] Langsdon P, Shires C, Gerth D. Lower facelift with extensive neck recontouring. Facial Plast Surg. 2012;28(1):89-101.

[11] Langsdon PR. Management of the lower third of the face and neck. Facial Plast Surg. 2012;28(1):1-2.

[12] Langsdon PR, Velargo PA, Rodwell DW, III, Denys D. Submental muscular medialization and suspension. Aesthet Surg J. 2013;33(7):953-966.

[13] Langsdon PR, Moak S. Use of "submental muscular medialization and suspension" to improve the cervicomental angle. Facial Plast Surg. 2016;32(6):625-630.

[14] Langsdon PR, Renukuntl S, Obeid AA, Smith AM, Karter NS. Analysis of Cervical Angle in the Submental Muscular Medialization and Suspension Procedure. JAMA Facial Plast Surg. 2019;21(1):56-60.

[15] Gillman GS. Facelift (rhytidectomy). In: Myers EN, ed. Operative Otolaryngology: Head and Neck Surgery. Philadelphia: Saunders; 2003:845-855.

[16] Perkins S, Dayan S. Rhytidectomy. In: Papel ID, ed. Facial plastic and reconstructive surgery. New York: Thieme; 2002:153-170.

18 Transplante Capilar

Alfonso Barrera ▪ *Christian Arroyo*

Resumo

Neste capítulo, nós apresentamos como realizar com segurança o transplante capilar e como evitar complicações, bem como tratar os problemas mais frequentes. Existem duas técnicas principais para a extração de cabelos da área doadora: (1) O transplante de unidades foliculares (FUT) que se refere à retirada de uma elipse horizontal da área doadora, separando depois cuidadosamente as unidades foliculares individuais, para em seguida transplantá-las. (2) A extração de unidades foliculares (FUE) em que cada unidade folicular individual é retirada uma a uma, utilizando-se um punch de 0,8 a 1,0 mm por métodos manuais, motorizados ou robotizados. Posteriormente, o transplante real é feito da mesma forma com qualquer um dos métodos, um a um. Nossa preferência pessoal é a FUT, ou seja, a elipse doadora horizontal (Faixa). Descrevemos passo a passo como fazemos isto com segurança. Os resultados desfavoráveis geralmente ocorrem em decorrência do planejamento e execução do procedimento realizados de modo inadequado. Os mais frequentes são: desenho muito baixo ou muito reto para a linha frontal do cabelo, enxertos que são muito grandes dando uma aparência semelhante a tufos de cabelos, alopecia cicatricial decorrente do fechamento com tensão da elipse doadora ou retirada excessiva com a FUE e crescimento deficiente do cabelo. Todos eles podem ser evitados por meio de planejamento e técnica apropriados. Oferecemos nossas recomendações de como obter, consistentemente, resultados de aparência natural, evitar as complicações e como tratá-las.

Palavras-chave: transplante de unidades foliculares (FUT), extração de unidades foliculares (FUE), transplante capilar, unidades foliculares do cabelo, alopecia cicatricial, enxerto capilar, complicações no transplante capilar

18.1 Introdução

O cabelo é um componente importante da estética facial tanto em homens, como em mulheres. A linha do cabelo ajuda a embelezar e emoldurar o rosto, assim como ajuda no estabelecimento de proporções faciais. Ter boa densidade capilar proporciona uma aparência jovem, e a falta dela nos faz parecer mais velhos. Descreveremos aqui nossa técnica preferida em transplante capilar e como prevenir e tratar a maioria das complicações.

Devemos dar crédito a *Norman Orentreich*,[1] pois aprendemos muito com ele. No final dos anos de 1950, ele introduziu e popularizou os enxertos com *punch* (implantes capilares ou plugues capilares) e descreveu o que conhecemos como "conceito de dominância" da área doadora que é chave para o transplante capilar: A genética do cabelo está nas raízes de cada folículo capilar individual, as raízes capilares extraídas da área doadora (áreas occipital e temporal) e transplantadas para as áreas de calvície continuarão a crescer cabelo, enquanto este procedimento for realizado na área doadora. Isto é fundamental e muito importante, pois o cabelo nas áreas doadoras é o mais duradouro que temos.

A calvície de padrão masculino e a alopecia de padrão feminino são um traço herdado e, portanto, geralmente causados pelos genes de cada pessoa individualmente. Isso torna as raízes capilares sensíveis à di-hidrotestosterona (DHT), resultando em queda de cabelo quando este hormônio está presente. No gênero masculino, normalmente começa na adolescência e avança, à medida que envelhecemos. Nas mulheres, é variável, tende a ser mais gradual e começa normalmente na terceira ou quarta década de vida.

A maioria dos homens que perdem o cabelo apresenta a calvície principalmente no topo da cabeça e não nas áreas temporal e occipital. Nas mulheres, tende a ser mais generalizada com menos perda nas áreas temporal e occipital inferior. Até o momento, não temos nenhum método para a criação de novos cabelos; todas as técnicas atuais para restauração capilar envolvem a redistribuição dos cabelos existentes do paciente. Portanto, candidatos ao transplante capilar são limitados àqueles que têm uma proporção favorável de densidade capilar na área doadora em relação ao tamanho da área a ser transplantada. Vários centros em todo o mundo estão trabalhando na engenharia de tecidos em uma tentativa de clonar folículos capilares ou cultivar e multiplicar os folículos capilares no ambiente de laboratório. Quando isto for bem-sucedido, poderemos tratar pacientes com área doadora de cabelos limitada e precisaremos extrair apenas uma amostra de seus folículos capilares.

A calvície de padrão masculino é uma condição progressiva. A taxa de queda de cabelo pode diminuir depois que um indivíduo tem cerca de 40 a 50 anos de idade, mas nunca para completamente. Assim, o plano pré-operatório deve assegurar um resultado de aparência natural, tanto em curto e longo prazos.

Como em qualquer outro procedimento eletivo, certifique-se de que o paciente é de baixo risco ao agendar o transplante. Se houver dúvidas sobre sua saúde, obter autorização de seu médico de atendimento primário. Certifique-se de que ele ou ela não esteja tomando anticoagulantes, e se estiver, certifique-se que é seguro interrompê-los. O tratamento de quaisquer problemas médicos deve ser otimizado antes de qualquer procedimento capilar eletivo. Por exemplo, se os pacientes tiverem hipertensão, deve estar sob controle; se diabéticos, certificar-se de que é bem controlado etc.

18.2 Técnica Atual de Transplante Capilar

Primeiramente, devemos mencionar que existem duas técnicas principais para a extração do cabelo na região doadora:

1. Faixa de área doadora: Isto é frequentemente referido na literatura de transplante capilar como transplante de unidades foliculares (FUT). Uma elipse horizontal da área doadora é retirada do couro cabeludo occipital e frequentemente inclui áreas temporais. O sítio doador resultante é depois fechado primariamente. A partir da elipse extraída, a dissecção cuidadosa sob ampliação é feita para separar os folículos capilares individuais para, subsequentemente, transplantá-los individualmente.
2. A extração de unidades foliculares (FUE) requer que uma grande área ou todo o couro cabeludo seja raspado e, com um *punch* de 0,8 a 1,0 mm de diâmetro, as unidades foliculares são colhidas uma a uma. Isto pode ser feito manualmente, utilizando equipamento motorizado ou com robótica. Posteriormente, as unidades foliculares são transplantadas.

Aqui compartilharemos com vocês nossa técnica pessoal com base em mais de 30 anos de experiência em que a extração da faixa de área doadora (FUT) era quase sempre utilizada. Mostraremos também como minimizar estas complicações e como corrigi-las.[2-11]

Além disso, compartilharemos com você nossas considerações em relação à FUE e como evitar complicações quando realizamos a técnica FUE.

Ao realizar o transplante capilar, devemos pensar e planejar em longo prazo. Mesmo em pacientes jovens, devemos planejar um plano de linha de cabelo maduro, com algum grau de recessão frontotemporal. Não existe qualquer medida mágica quanto à distância das sobrancelhas até a linha do cabelo, que varia dependendo das proporções craniofaciais. Algumas vezes a medida de 5 a 6 cm está adequada, outras vezes de 8 a 10 cm. O principal objetivo é mimetizar a linha do cabelo natural e madura.

A linha do cabelo também deve ser ligeiramente irregular sem fileiras ou linhas, queremos uma linha de cabelo sem linha. Além disso, só devem ser utilizados enxertos capilares simples na linha do cabelo.

Ao fazer a técnica da faixa na área doadora com auxílio de lupa com ampliação de 3,5×, realiza-se uma incisão paralela aos folículos capilares e o fechamento principalmente sem tensão, somos capazes de obter uma cicatrização quase invariável, minimamente detectável. Uma vez retirada a faixa na região doadora, utilizando-se iluminação de fundo e ampliação, pode-se visualizar bem cada raiz do cabelo de cima para baixo e, assim, somos capazes de manter pelo menos 95% intactos, enquanto os dissecamos, aumentando desta forma a viabilidade e o crescimento dos enxertos capilares. Alguns pacientes têm o cabelo doador limitado, por isso não queremos nenhum desperdício.

Preferimos ter o paciente na posição supina, sob sedação IV com midazolam (Versed®, Dormicum®), fentanil (Sublimaze®) e bloqueios dos nervos occipital e supraorbital com 0,5% de bupivacaína (Marcaine®) com adrenalina 1:200.000. Outros cirurgiões utilizam uma combinação de anestesia local e sedação oral leve, em vez de sedação IV. Se o paciente for uma criança pequena, claro que a anestesia geral pode ser melhor. Geralmente executamos estes casos em nossa instalação da AAAASF (**Vídeo 18.1**).

Uma vez que a área está bem anestesiada localmente, utiliza-se infiltração tumescente ao longo da elipse doadora. Isso proporciona hemostasia e também sentimos que ela auxilia na dissecção do enxerto.

Nossa solução tumescente consiste em 120 mL de solução salina normal com 20 mL de xilocaína simples a 2% mais 1 mL de adrenalina a 1:1.000 mais 40 mg de triancinolona (Kenalog®). A mesma solução é utilizada para infiltrar-se tanto na área doadora, quanto na área receptora. Ao acrescentarmos o Kenalog®, encontramos significativamente menos dor pós-operatória e significativamente menos edema pós-operatório.

A área occipital/temporal geralmente está situada onde o cabelo é o mais espesso e o mais permanente (▶ Fig. 18.1, ▶ Fig. 18.2, ▶ Fig. 18.3, ▶ Fig. 18.4, ▶ Fig. 18.5, ▶ Fig. 18.6, ▶ Fig. 18.7, ▶ Fig. 18.8).

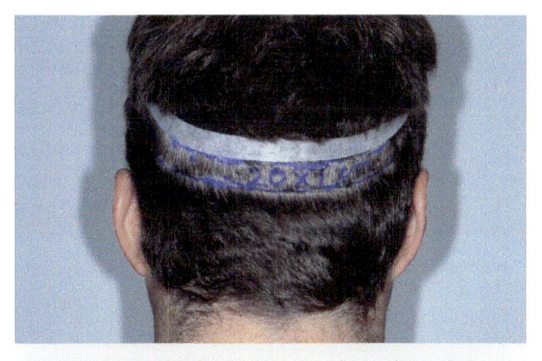

Fig. 18.1 Sítio doador para o transplante de unidade folicular (FUT). (Fonte: Chapter 6 Correction of Male Pattern Baldness. In: Barrera A, Uebel C, ed. Hair Transplantation: The Art of Follicular Unit Micrografting and Minigrafting. 2nd Edition. Thieme; 2013.)

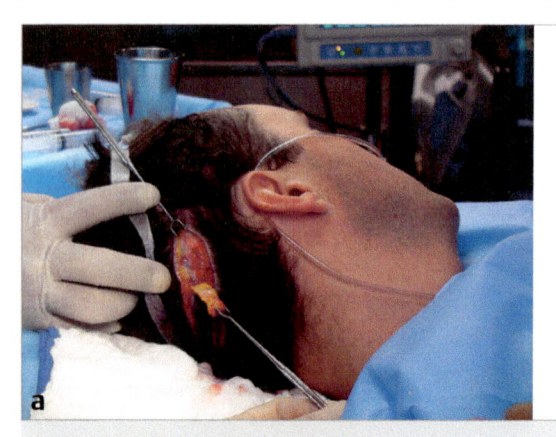

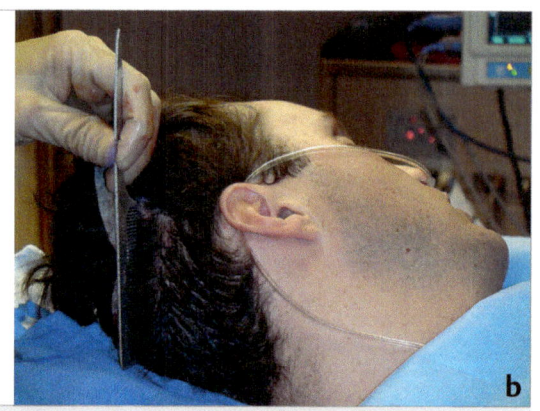

Fig. 18.2 (a) Extração da metade direita da elipse da região doadora com a incisão paralela aos folículos capilares; **(b)** fechamento do sítio doador com fio de sutura Prolene® 3-0 simples contínua. (Fonte: Chapter 6 Correction of Male Pattern Baldness. In: Barrera A, Uebel C, ed. Hair Transplantation: The Art of Follicular Unit Micrografting and Minigrafting. 2nd Edition. Thieme; 2013.)

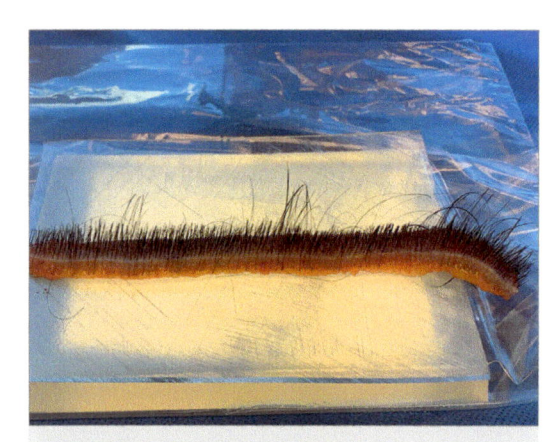

Fig. 18.3 Elipse da área doadora, observe a precisão da incisão no que diz respeito aos folículos capilares.

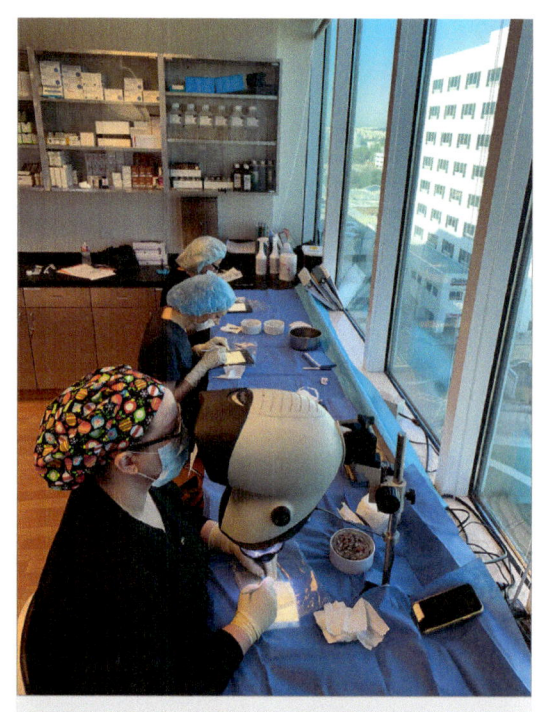

Fig. 18.4 Membros de nossa equipe de cirurgia dissecando a elipse doadora em enxertos de unidades foliculares.

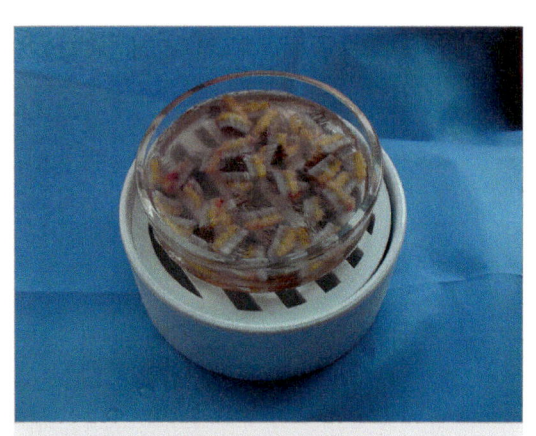

Fig. 18.5 Fatias de 1 a 2 mm de couro cabeludo submersas em solução salina normal refrigerada. (Fonte: Chapter 6 Correction of Male Pattern Baldness In: Barrera A, Uebel C, ed. Hair Transplantation: The Art of Follicular Unit Micrografting and Minigrafting. 2nd Edition. Thieme; 2013.)

É melhor colocar os enxertos a uma distância de cerca de 5 mm, um em relação ao outro inicialmente, começando pela linha frontal do cabelo e prosseguindo posteriormente.

Como o fibrinogênio se transforma em fibrina (15-20 min mais tarde), os enxertos se tornam mais seguros no lugar. Então nós retornamos anteriormente entre os enxertos inseridos previamente, separando-os aproximadamente a uma distância de 2,5 mm. Se você tentar inseri-los densamente cedo demais, eles frequentemente

Transplante Capilar

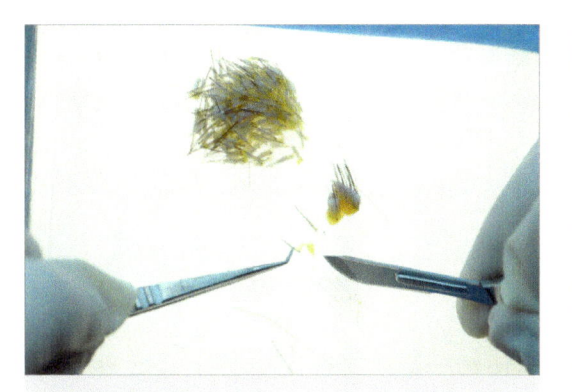

Fig. 18.6 Dissecção das fatias em enxertos de unidades foliculares. (Fonte: Part I Fundamentals. In: Barrera A, Uebel C, ed. Hair Transplantation: The Art of Follicular Unit Micrografting and Minigrafting. 2nd Edition. Thieme; 2013.)

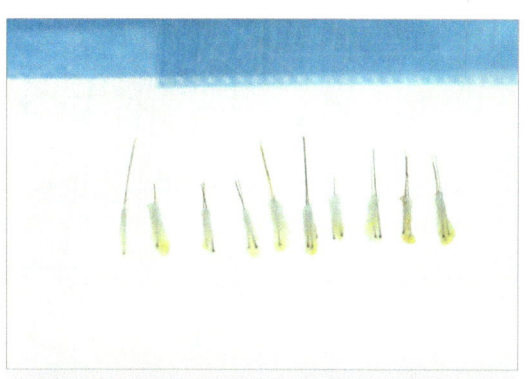

Fig. 18.7 Vista de perto de 1-2 e 3 unidades foliculares capilares para os enxertos. (Fonte: Part I Fundamentals. In: Barrera A, Uebel C, ed. Hair Transplantation: The Art of Follicular Unit Micrografting and Minigrafting. 2nd Edition. Thieme; 2013.)

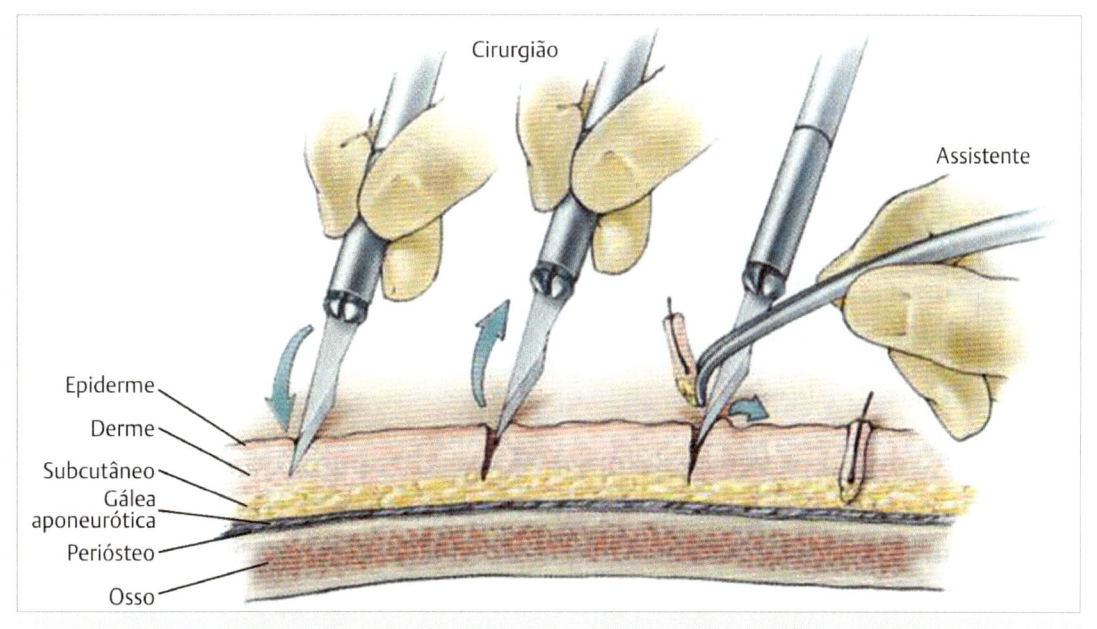

Fig. 18.8 Ilustração da técnica *Stick-and-Place* (Incisão e Implantação do enxerto), uma pequena incisão é feita e imediatamente um enxerto é inserido. (Fonte: Part I Fundamentals. In: Barrera A, Uebel C, ed. Hair Transplantation: The Art of Follicular Unit Micrografting and Minigrafting. 2nd Edition. Thieme; 2013.)

"saltam", que é muito frustrante e demorado, pois você teria que inseri-los novamente.

Novamente, quando o fibrinogênio se transforma em fibrina, voltamos várias vezes novamente para colocar mais enxertos no meio, aproximando-os cada vez mais um do outro até que estejamos a cerca de 1 a 1,5 mm de distância entre os enxertos (▶ Fig. 18.9, ▶ Fig. 18.10, ▶ Fig. 18.11, ▶ Fig. 18.12).

As suturas do sítio doador (fio Prolene® 3-0) são removidas no 10º dia de pós-operatório.

Os cabelos começam a crescer com 3 a 4 meses e parece bom aos 6 meses. Leva 12 meses para o resultado final.

Aqui está um exemplo dos resultados que podemos obter previsivelmente com a tecnologia de hoje.

O procedimento de transplante capilar funciona sempre. Com o manuseio dos enxertos de forma delicada e sem traumas, até 90% dos enxertos devem levar ao crescimento de bons cabelos saudáveis. Além disso, o número de enxertos capilares realizados terá impacto nos resultados. Em pacientes que querem o máximo de densidade possível, supondo que tenham muitos cabelos doadores, podemos fazer o procedimento várias vezes. Preferimos esperar um ano entre as sessões, para que possamos ver o que conseguimos da primeira vez e deixar o couro cabeludo se recuperar completamente. Um ano depois ou a qualquer momento depois disso, podemos rever a área novamente enxertando entre os transplantes anteriores, aumentando ainda mais a densidade capilar (▶ Fig. 18.13a-k).

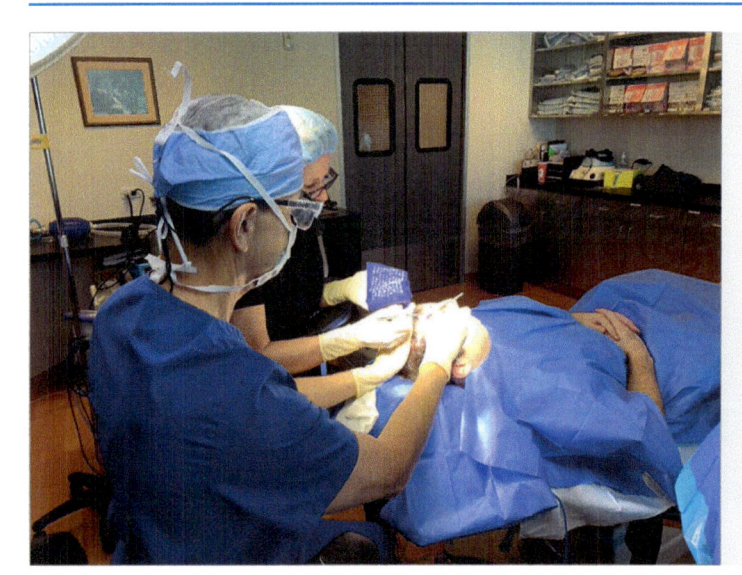

Fig. 18.9 Todos os enxertos inseridos pelo próprio cirurgião, é assim que sempre fazemos em nossa prática, em todos os nossos pacientes.

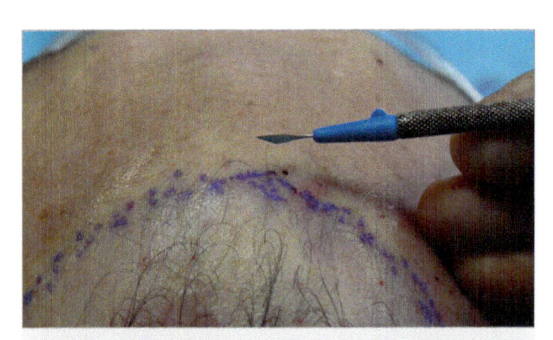

Fig. 18.10 A lâmina de 22,5 graus Sharpoint® é nossa lâmina favorita para transplante capilar no couro cabeludo.

18.3 Resultados Desfavoráveis no Transplante Capilar

Agora, vamos nos concentrar nos "Resultados desfavoráveis no Transplante Capilar", como preveni-los e como corrigi-los.[12-19]

A maioria deles tem a ver com o mau planejamento e execução do procedimento.

18.3.1 Linha do Cabelo que é Muito Baixa e/ou Muito Reta

A linha do cabelo de um homem maduro geralmente não é inferior a 8,0 a 8,5 cm da área média glabelar, é simétrica e apresenta uma recessão temporal bilateral. Os problemas mais comuns associados ao desenho da linha do cabelo são ângulos temporais embotados ou linhas capilares colocadas muito abaixo na testa. A correção geralmente envolve a excisão cirúrgica, redesenho e elevação ou reorientação da linha capilar. Na maioria dos casos, a linha do cabelo pode ser redesenhada em uma única sessão cirúrgica, e enxertos capilares podem ser incorporados concomitantemente no plano cirúrgico como parte de uma abordagem abrangente para correção.

Invariavelmente, uma aparência de linha capilar em tufos também coexiste, e a excisão linear também serve como um excelente método para eliminar diretamente a aparência ofensora em tufos grandes. Uma simples excisão linear da própria linha do cabelo é realizada para alcançar este objetivo. Deve-se ter o cuidado de evitar uma excisão muito ampla. O couro cabeludo frontal é tipicamente mais difícil para avançar do que se supõe com base na avaliação pré-operatória, e um fechamento com tensão na linha do cabelo anterior levará a uma ampla cicatriz. Como dito anteriormente com relação à correção do plugue, uma segunda e possível terceira sessão de redução do plugue e enxertia são frequentemente necessárias para obter o resultado ideal (▶ Fig. 18.14a-j).

18.3.2 Enxertos Muito Grandes (Muito Cabelo Por Enxerto) Dando uma Aparência em Grumos (em Tufos)

O problema essencial da aparência não natural do enxerto de cabelo é o tamanho do enxerto que o deixa com aparência de tufos. Portanto, a abordagem mais direta a este problema é reduzir o tamanho do enxerto. O conceito de enxertia anterior à linha do cabelo em tufos somente para alcançar uma melhoria no procedimento não funciona e não consegue resolver o problema básico do tufo denso. A técnica atual é empregar um *punch* que é aproximadamente 0,5 a 0,75 mm menor do que o tamanho estimado do tufo de má aparência. Como exemplo, se os tufos de 4 mm estiverem sendo reduzidos, um *punch* de 3,5 a 3,25 mm seria tipicamente escolhido para redução do tufo e posterior reciclagem (PR&R). A razão para isto é remo-

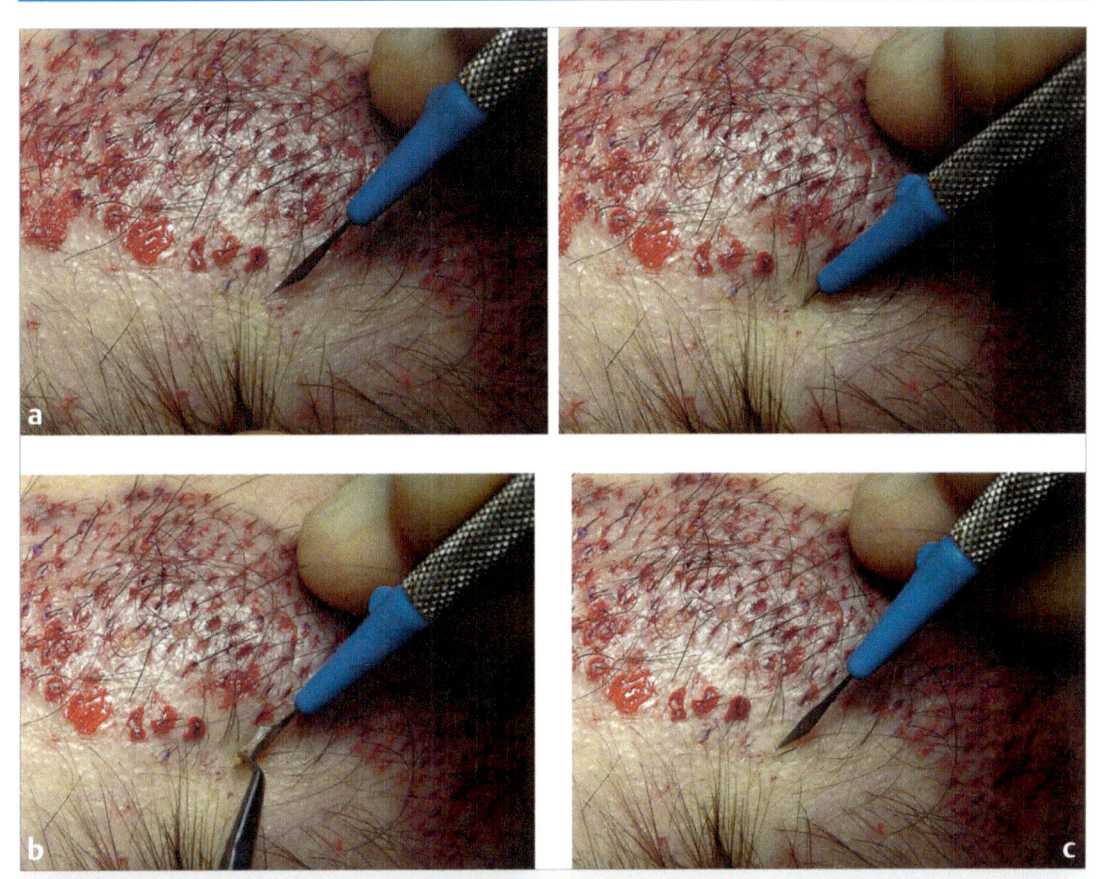

Fig. 18.11 (a) Criação de um sítio receptor. **(b)** Assistente trazendo o enxerto ao local. **(c)** Enxerto inserido. (Fonte: Technique. In: Barrera A, Uebel C, ed. Hair Transplantation: The Art of Follicular Unit Micrografting and Minigrafting. 2nd Edition. Thieme; 2013.)

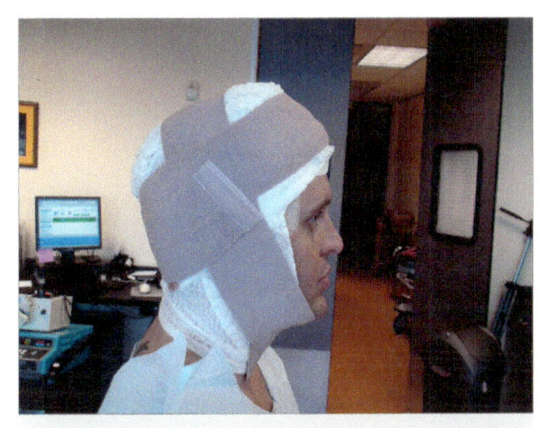

Fig. 18.12 O curativo consiste no Adaptic® impregnado com a pomada antibiótica, ou seja, Polysporin®, Kirlex® e um curativo Ace® de 3 polegadas, usado por 2 dias.

ver uma quantidade substancial dos cabelos em tufos e abandonar alguns cabelos que parecerão suaves e naturais.

A técnica real de remoção em tufos é muito simples. Os cabelos nos tufos a serem reduzidos são aparados com aproximadamente 3 mm de comprimento, e a remoção por *punch* é realizada de forma excêntrica para deixar uma lua crescente ou uma lasca do tufo original restante para deixar para trás aproximadamente três a quatro fios de cabelo. A excisão em *punch* deve ser suficientemente profunda para incluir de 1 a 2 mm de gordura subpapilar. Estes tufos removidos são então reciclados em enxertos de unidade folicular. O rendimento dos enxertos de unidades foliculares recuperados é de aproximadamente 50% a 70%.

Os cabelos reciclados dos tufos removidos, assim como os cabelos adicionais extraídos concomitantemente da região occipital, podem ser densamente transplantados em posição anterior, posterior e, mais importante, adjacente aos locais de redução dos tufos. Na maioria dos casos, os sítios de redução dos tufos não são submetidos a suturas fechadas. A aparência final da cicatriz curada após a redução do tufo é essencialmente indistinguível, se o local foi suturado ou deixado cicatrizar por intenção secundária. Dependendo do tamanho da remoção com *punch*, o fechamento com sutura pode ser apropriado.

Enquanto a distribuição de tufos em cada paciente é única, o plano cirúrgico final é sempre criar uma zona de aparência natural dos cabelos nas bordas principais, tanto anterior, como posteriormente, enquanto se toma vantagem dos tufos

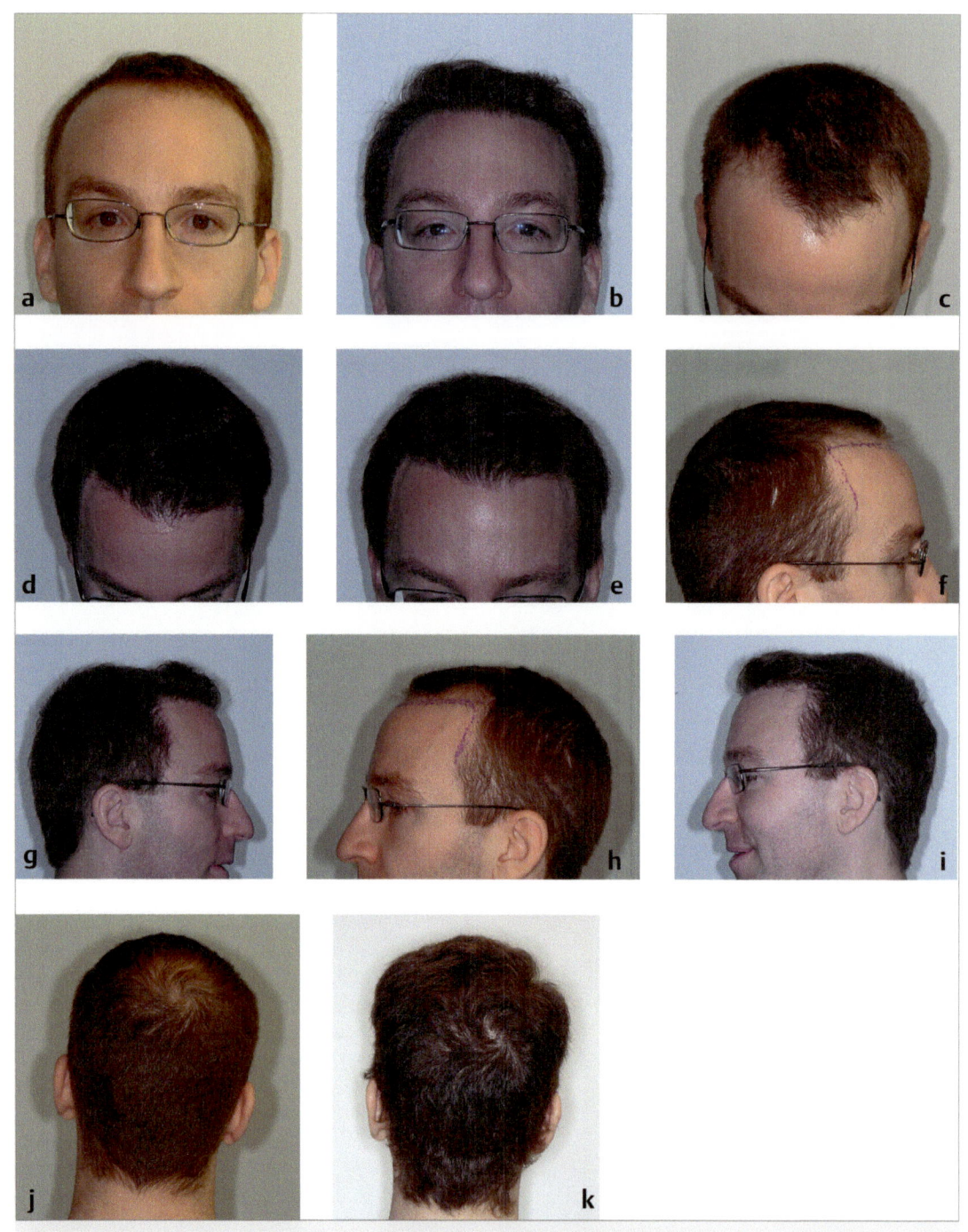

Fig. 18.13 (a-k) Homem de trinta e nove anos, antes e um ano depois de duas sessões de transplante capilar. Total de 5.300 enxertos. (As imagens são fornecidas por cortesia de Alfonso Barrera.)

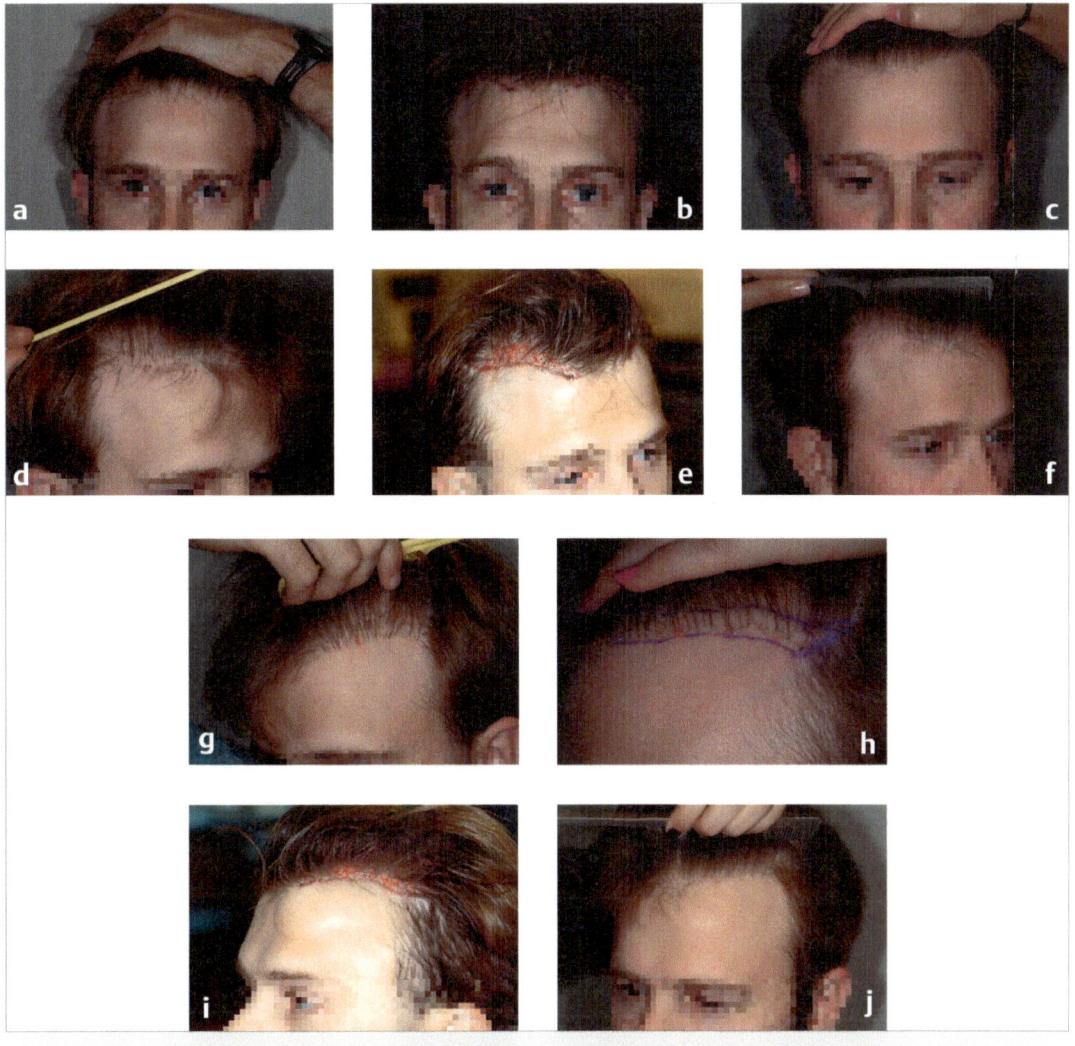

Fig. 18.14 (a-j) Este é um exemplo de transplante capilar feito previamente com a linha anterior do cabelo, muito baixa e os enxertos muito grandes, resultando em uma aparência não natural e aspecto de tufos. As fotos mostram a sequência de excisão e avanço cefálico da pele da testa para recriar uma ligeira recessão frontotemporal. Além disso, a adição de enxertos de unidades foliculares de um só fio. (Fonte: Chapter 11 Revision of Unfavorable Results. In: Barrera A, Uebel C, ed. Hair Transplantation: The Art of Follicular Unit Micrografting and Minigrafting. 2nd Edition. Thieme; 2013.)

capilares de maior densidade localizados centralmente. Em alguns casos, o paciente pode preferir suavizar todos os tufos previamente enxertados ou simplesmente tê-los removidos completamente.

Embora uma única sessão proporcione uma melhoria, duas e, às vezes, três sessões de redução dos tufos podem ser necessárias para converter o transplante de cabelo não natural em um resultado que não chame a atenção curiosa. Em geral, uma segunda sessão é realizada de 6 a 8 meses após o primeiro procedimento. Ocasionalmente uma abordagem "de rastreamento mais rápida" pode ser empregada, e a redução adicional de tufos e a enxertia são realizadas dentro dos dois primeiros meses após o procedimento de correção inicial (▶ Fig. 18.15, ▶ Fig. 18.16).

18.3.3 Alopecia Cicatricial do Sítio Doador

Isto se deve principalmente a fechamentos excessivamente tensos nas áreas do sítio doador (áreas occipitais e temporais).

Resulta em diferentes graus de cicatrização alargada, que pode ser extensa, principalmente se ocorrer necrose (▶ Fig. 18.17).

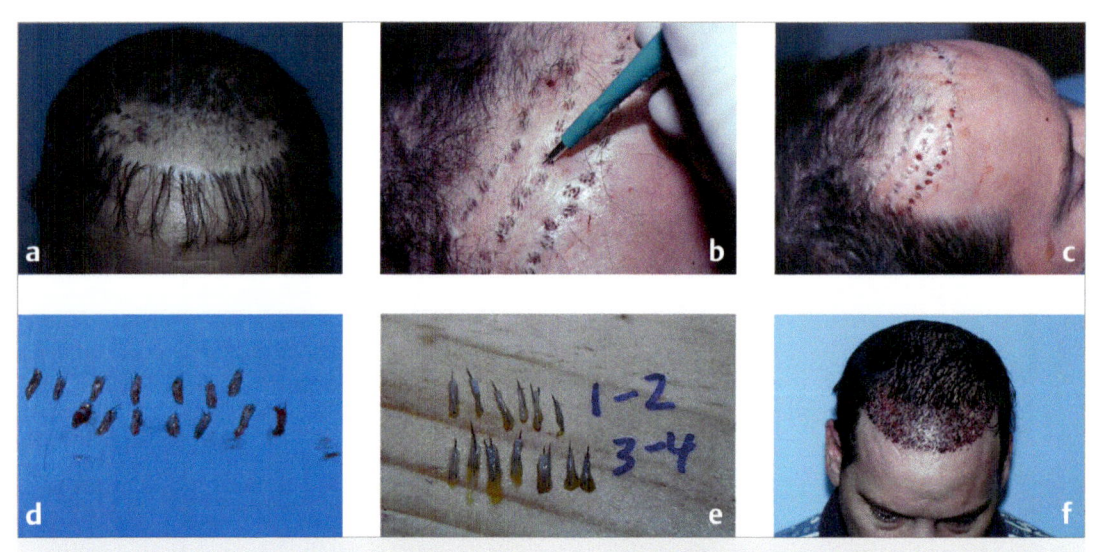

Fig. 18.15 (a-f) Exemplo da técnica de redução e reciclagem de tufos (PR&R) usando um *punch* de 2,5 mm, removendo a maioria dos cabelos dos tufos capilares anteriores, reciclando o cabelo dos tufos, além de enxertos capilares adicionais para camuflar ainda mais a deformidade. (Fonte: Chapter 28 Hair Restoration. In: Cohen M, Thaller S, ed. The Unfavorable Result in Plastic Surgery: Avoidance and Treatment. 4th Edition. Thieme; 2018.)

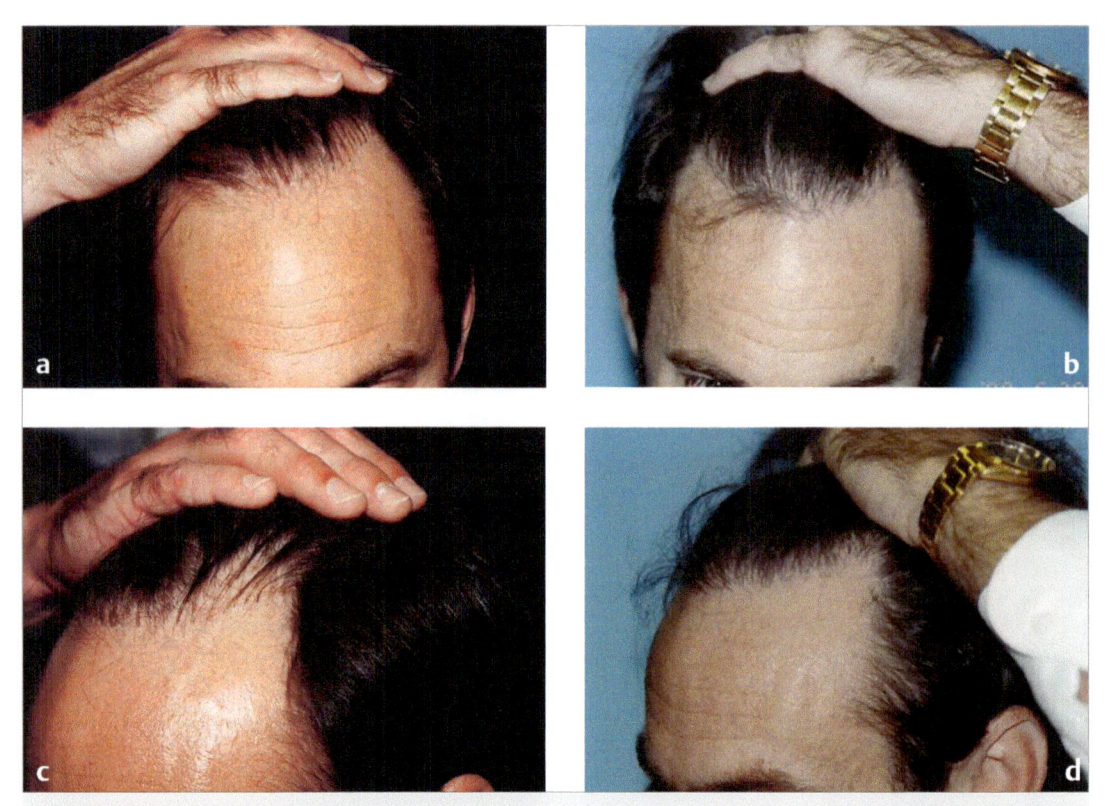

Fig. 18.16 (a-d) Exemplo real de redução e reciclagem dos tufos. (Fonte: Chapter 28 Hair Restoration. In: Cohen M, Thaller S, ed. The Unfavorable Result in Plastic Surgery: Avoidance and Treatment. 4th Edition. Thieme; 2018.)

A maneira de evitar isso é pela extração de tiras longas e estreitas das áreas doadoras, em oposição a tiras curtas e largas.

De longe, queremos dizer 15 a 20, até 30 cm de comprimento dependendo do número de enxertos que estão sendo feitos nesse caso em particular.

Com estreito significado 1 cm de largura, nestes casos nós geralmente podemos fechar o sítio doador sem qualquer prejuízo. Em casos selecionados com muita frouxidão, você poderia, é claro, ir mais longe, mas sustentar esta recomendação em mente, irá mantê-lo na zona segura. No transplante capilar secundário ou terciário, quando tecido cicatricial está presente e com menos elasticidade (frouxidão) na área doadora, você pode precisar seguir em uma área ainda mais restrita do que 1 cm de largura. Além disso, caso você se encontre em uma situação em que está muito justo para fechar a área doadora, o que acontecerá de vez em quando, a melhor solução é realizar uma extensa dissecção na direção do caudal. Neste caso, você teria que ir abaixo da linha capilar retroauricular até a região média do pescoço, para poder ganhar mobilidade suficiente para resolver o problema (▶ Fig. 18.18).

A FUE pode ser realizada manualmente, por sistema motorizado (energizado) ou usando robótica. De qualquer forma, devemos minimizar as cicatrizes por não coletara enxertos de maneira excessiva de pequenas áreas e usando *punches*, de modo ideal, não maiores do que 0,8 mm de diâmetro. A retirada deve ser feita em uma "área segura" maior e evitar também a extração próxima uma da outra.

Os defensores da FUE reivindicam e anunciam "que com sua técnica não há cicatrizes, certamente sem cicatrizes lineares". Deixe-me dizer, existe a formação de cicatriz no sítio doador tanto com técnicas de FUE, como FUT mesmo quando elas são bem executadas.

Veja os exemplos com ambas as técnicas na ▶ Fig. 18.19 e ▶ Fig. 18.20.

18.3.4 Crescimento Deficiente do Cabelo Após o Transplante Capilar

Naturalmente, o tipo e as qualidades do cabelo variam de paciente para paciente, alguns dos quais têm cabelos mais espessos do que outros. A textura, a cor, o diâmetro do fio de cabelo e o cacho (determinado geneticamente) resultarão em um visual mais grosso ou mais fino.

É claro, o número de enxertos feitos e a porcentagem de sobrevivência dos enxertos são importantes.

A causa mais comum do crescimento fraco do cabelo é a falta de acurácia na dissecção do enxerto folicular de cabelo. Os enxertos devem ser manuseados naturalmente, com cuidado e sem causar traumas. É também muito importante mantê-los refrigerados em solução salina. Não os deixar dessecar. Realizar o transplante o quanto antes, todos dentro de 4 a 5 horas, idealmente.

Com a inserção de enxerto excessivamente densa (mais de 50/cm^2) em uma sessão, eu sinto

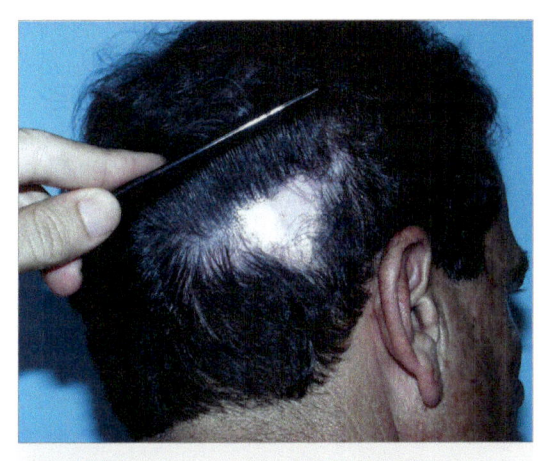

Fig. 18.17 Alopecia cicatricial do sítio doador em razão da tensão excessiva no momento do fechamento da área doadora. (Fonte: Chapter 28 Hair Restoration. In: Cohen M, Thaller S, ed. The Unfavorable Result in Plastic Surgery: Avoidance and Treatment. 4th Edition. Thieme; 2018.)

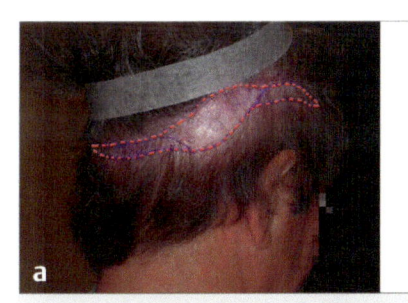

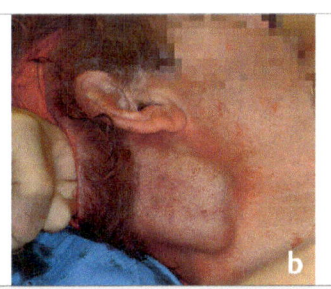

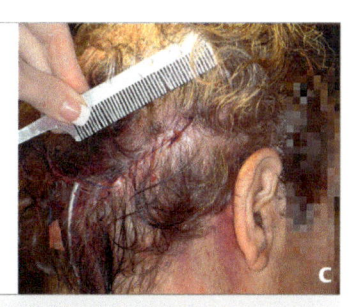

Fig. 18.18 (a-c) Exemplo de correção da alopecia cicatricial de um transplante capilar anterior com tensão excessiva no fechamento, resultando em necrose e a alopecia resultante. Pode ser reconstruída por enxerto de cabelo ou pode ser excisada por extensa dissecção e fechamento. (Fonte: Chapter 28 Hair Restoration. In: Cohen M, Thaller S, ed. The Unfavorable Result in Plastic Surgery: Avoidance and Treatment. 4th Edition. Thieme; 2018.)

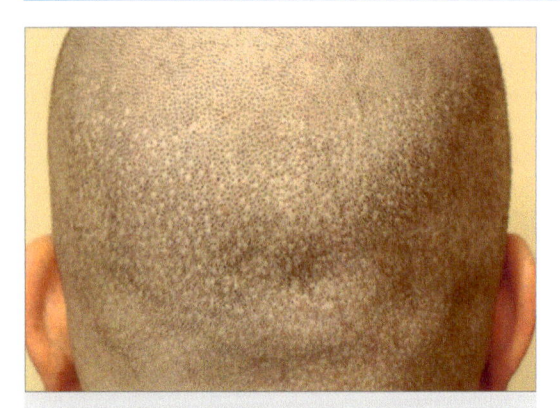

Fig. 18.19 Cicatrizes da extração de unidades foliculares (FUE).

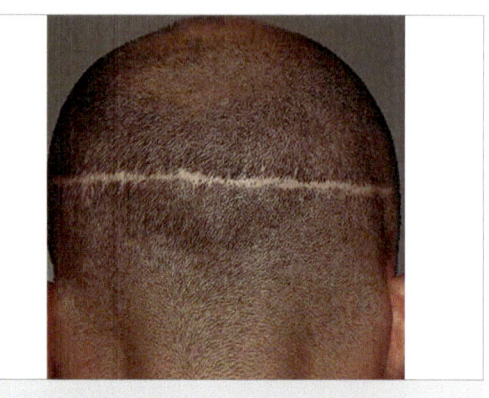

Fig. 18.20 Cicatrizes do transplante de unidades foliculares (FUT).

que diminui a porcentagem de crescimento final do cabelo da unidade folicular. Eles precisam de um pouco de espaço no meio (1-1,5 mm) para proliferar. Um ano mais tarde você pode realizar o procedimento para interligá-los e adicionar mais densidade com segurança.

18.4 Conclusão

Este capítulo representa a técnica atual de transplante capilar realizada pelos autores, suas opiniões e recomendações sobre como prevenir e corrigir resultados desfavoráveis.

Quando o cirurgião é confrontado com a correção destes tipos de problemas, a criatividade e uma variedade de técnicas podem ajudar, como descrito anteriormente. As técnicas exatas utilizadas em um paciente individual serão tão variadas quanto o próprio problema que apresenta. A maioria dos pacientes com resultados insatisfatórios de transplante capilar pode ser auxiliada desde que ainda estejam presentes cabelos remanescentes na área doadora.

Com técnicas de FUT ou FUE, os pacientes *não* devem planejar o uso de cabelos muito curtos na área doadora. Como mencionado anteriormente, *ambas* as técnicas podem resultar em cicatrizes visíveis.

Referências

[1] Orentreich N. Autografts in alopecias and other selected dermatological conditions. Ann N Y Acad Sci. 1959;83:463-479.
[2] Barrera A. Micrograft and minigraft mega session hair transplantation results after a single session. Plast Reconstr Surg. 1997;100(6):1524-1530.
[3] Barrera A. Refinements in hair transplantation: micro and minigraftmega session. Perspect Plast Surg. 1998;11(1):53-70.
[4] Barrera A. Hair transplantation: the art of micrografting and minigrafting. St Louis, MO: Quality Medical Publishing, Inc.; 2002.
[5] Barrera A. Hair grafting tips and techniques. Perspect Plast Surg. 2001;15(2):147-158.
[6] Barrera A. Advances in hair restoration. Aesth Surg J. 2003;23(4):259-264.
[7] Barrera, A. Clinical decision-making in hair transplantation. In: Nahii F, ed. The Art of Aesthetic Surgery: Principles and Technique, Vol. II. Quality Medical Publishing; 2005:1691-1724.
[8] Barrera A. Applied anatomy in hair transplantation. In: Nahii F, ed. The Art of Aesthetic Surgery: Principles and Technique. Quality Medical Publishing; 2005:1679-1689.
[9] Barrera A. Clinical decision making in hair transplantation. In: Nahii F, ed. The Art of Aesthetic Surgery: Principles and Technique, Vol. I, 2nd ed. Quality Medical Publishing; 2011:604-633.
[10] Vogel JE, Jimenez F, Cole J, et al. Hair restoration surgery: the state of the art. Aesthet Surg J. 2013;33(1):128-151.
[11] Barrera A, Uebel C. Hair transplantation: the art of folicular unit micrografting and minigrafting. 2nd ed. St Louis, MO: Quality Medical Publishing Inc.; 2014.
[12] Vogel JE. Correction of cosmetic problems secondary to hair transplantation. In: Unger W, Shapiro R, Unger R, Unger M, eds. Hair Transplantation. 5th ed. London: Informa Healthcare; 2010:291-296.
[13] Vogel JE. Hair restoration complications: an approach to the unnatural-appearing hair transplant. Facial Plast Surg. 2008;24(4):453-461.
[14] Vogel JE. Correcting problems in hair restoration surgery: an update. Facial Plast Surg Clin North Am. 2004;12(2):263-278.
[15] Vogel JE. Correction of the cornrow hair transplant and Other common problems in surgical hair restoration. Plast Reconstr Surg. 2000;105(4):1528-1536, discussion 1537-1541.
[16] Brandy DA. Corrective hair restoration techniques for the aesthetic problems of temporoparietal flaps. Dermatol Surg. 2003;29(3):230-234, discussion 234.
[17] Bernstein RM. The art of repair in surgical hair restoration–part II: the tactics of repair. Dermatol Surg. 2002;28:10.
[18] Epstein JS. Revision surgical hair restoration: repair of undesirable results. PlastReconstrSurg. 1999;104(1):222-232, discussion 233-236.
[19] Lucas MWG. Partial retransplantation: a new approach in hair transplantation. J Dermatol Surg Oncol. 1994;20(8):511-514.

19 Blefaroplastia

Fred G. Fedok • Sunny S. Park

> **Resumo**
>
> A blefaroplastia superior e inferior está entre os procedimentos cirúrgicos mais populares e seguros. A blefaroplastia é realizada tanto para indicações estéticas e funcionais em uma grande variedade de idades. Embora a incidência de complicações seja baixa, estas complicações podem ocorrer e acontecer. A prevenção de complicações envolve uma avaliação ótima dos pacientes subjacentes à anatomia e à seleção da blefaroplastia apropriada e de procedimentos complementares.
>
> *Palavras-chave:* blefaroplastia, complicações, estreitamento palpebral, ectrópio, quemose

19.1 Introdução

A blefaroplastia é um dos procedimentos estéticos mais comuns realizados nos Estados Unidos.[1] Embora possa ser considerado uma das cirurgias estéticas menos invasivas, não ocorre sem complicações. Estas complicações podem variar de problemas leves que resolvem de forma espontânea a danos devastadores e permanentes às estruturas associadas. Neste capítulo, as complicações relacionadas com a blefaroplastia e seu reconhecimento e manejo serão apresentados. Além disso, medidas preventivas serão discutidas a fim de minimizar a incidência dessas complicações.

19.2 Avaliação do Paciente

Uma avaliação pré-operatória completa do paciente é um primeiro passo importante para limitar o risco de complicações pós-operatórias. Por exemplo, doenças sistêmicas, como a doença da tireoide, devem ser investigadas, pois pode afetar a posição da pálpebra e o edema palpebral.[2] Além disso, anormalidades oculares, faciais e cutâneas, como olhos secos, ângulos estreitos da câmara, disfunção do nervo facial, blefarite, eczema, rosácea, blefarospasmo e acuidade visual/campo visual, estão entre os problemas que devem ser observados e documentados.

A identificação de características anatômicas periorbitais anormais e indesejáveis no paciente é necessária a fim de escolher a técnica cirúrgica apropriada. Durante o preparo para uma blefaroplastia superior, vários atributos anatômicos devem ser avaliados. Por exemplo, a quantidade de pele, a simetria das pregas palpebrais, a quantidade e a localização de gordura protuberante, assim como a presença de olhos encovados, blefaroptose, posição da pálpebra, além da posição da glândula lacrimal e sobrancelhas precisam ser anotadas. Estes achados devem ser discutidos com o paciente no pré-operatório e os procedimentos complementares oferecidos, quando necessário. Se estas características anatômicas periorbitais indesejáveis não forem diagnosticadas, os resultados cirúrgicos podem ser subótimos.

No exame da pálpebra inferior, a quantidade e a localização da pseudo-herniação de gordura, excesso de pele, a presença de deformidade do sulco nasojugal ou canal lacrimal, a presença de um vetor negativo na porção média da face ou deficiência na região média da face e as bolsas malares/festoons devem ser observadas. Estes achados podem determinar o tipo de cirurgia realizada. Pacientes com vetor negativo e deficiência na região média da face devem ser orientados sobre as limitações da cirurgia e dos resultados por causa de suas características anatômicas. O suporte da pálpebra inferior deve ser avaliado. Se a frouxidão for notada, pode ser necessário o encurtamento horizontal ou outro procedimento de tensionamento no momento da blefaroplastia para evitar o mau posicionamento da pálpebra no pós-operatório.

19.3 Problemas Comuns no Pós-Operatório: Sua Prevenção e Correção

19.3.1 Complicações da Blefaroplastia da Pálpebra Superior Ptose da Sobrancelha

O reconhecimento pré-operatório de uma sobrancelha ptótica é essencial para um resultado satisfatório na blefaroplastia superior. O paciente pode precisar de uma elevação das sobrancelhas em vez de, ou associada a um procedimento de blefaroplastia superior. Observa-se que quando a pele na parte superior das pálpebras é removida, a distância entre a sobrancelha e a margem da pálpebra é encurtada. Consequentemente, a ptose não corrigida da sobrancelha pode ser mais perceptível após a cirurgia, resultando em uma blefaroplastia aparentemente menos eficaz.[3] Portanto, quando a ptose da sobrancelha é observada, os pacientes devem ser aconselhados sobre os procedimentos disponíveis para reposicionamento da sobrancelha antes ou ao mesmo tempo que uma blefaroplastia superior (▶ Fig. 19.1).

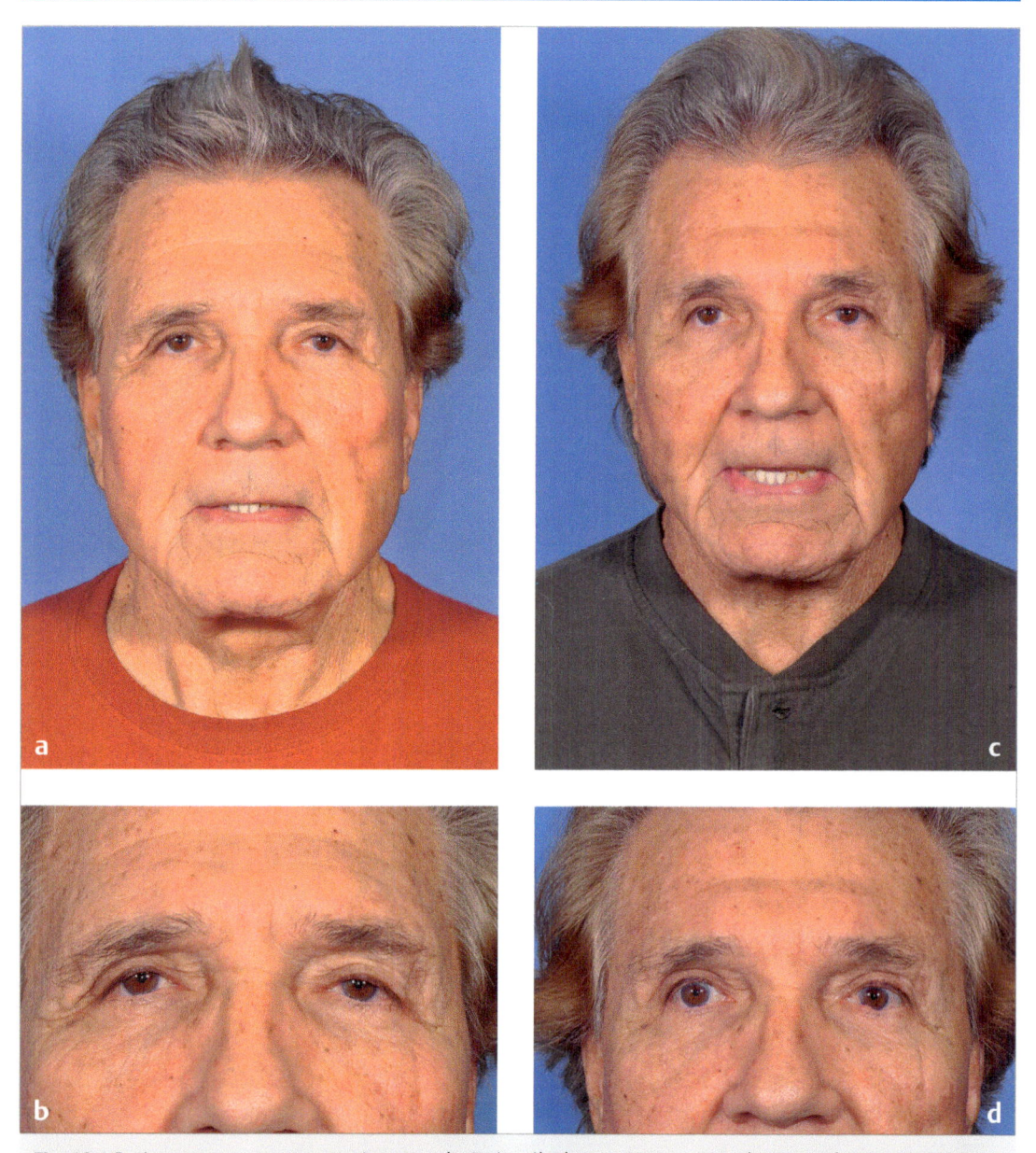

Fig. 19.1 Paciente que apresentava queixas em relação às pálpebras superiores após dois procedimentos anteriores de blefaroplastia superior e foi identificado ter ptose significativa das sobrancelhas. **(a, b)** Imagens pré-operatórias do paciente. **(c, d)** Imagens pós-operatórias do paciente somente após a elevação bilateral na região médio frontal.

Blefaroptose

Se a ptose da pálpebra superior for notada antes da operação, deve-se avaliar e documentar com medidas específicas. Isto inclui a avaliação da altura da fissura palpebral, a distância entre a margem superior da pálpebra ao reflexo corneano da luz (MRD1) e a função do músculo elevador. Estes achados devem ser discutidos com o paciente, e, se clinicamente significativos, um procedimento de reparo da ptose deve ser considerado para ser realizado simultaneamente à blefaroplastia superior. Os achados documentados também podem ser úteis para garantir a cobertura do procedimento pelo plano de saúde (▶ Fig. 19.2, ▶ Fig. 19.3).

Uma blefaroptose pós-operatória transitória também pode ser observada logo após a cirurgia de blefaroplastia e é considerada como sendo causado por edema, redução da função do levantador ou do músculo de Müeller ou formação de hematoma.[4,5,6] Este fenômeno transitório geralmente se resolve espontaneamente. Por outro lado, se a ptose no pós-operatório persistir por mais de 3 a 6 meses, uma desinserção inadvertida da aponeurose do levantador pode ter ocorrido

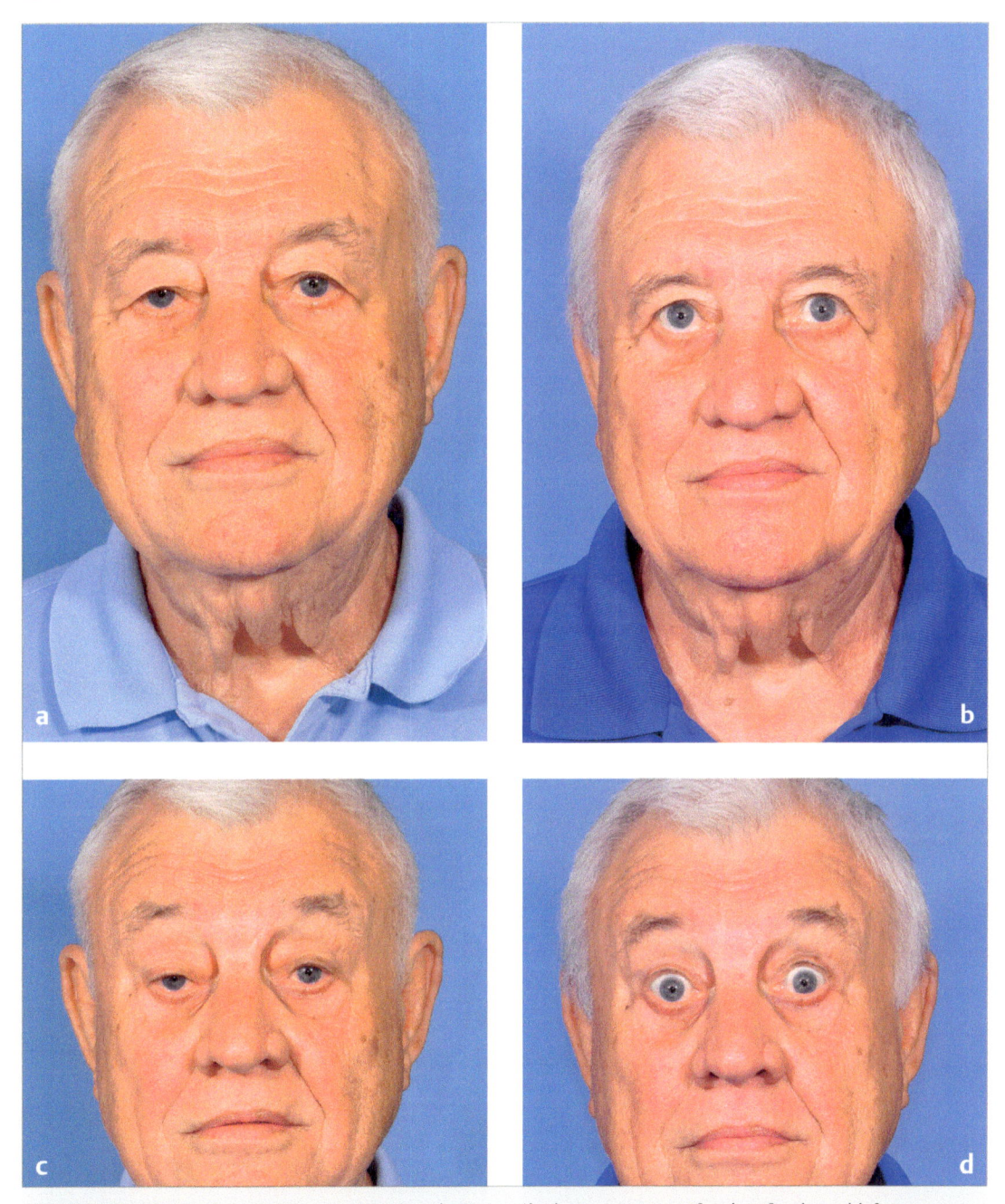

Fig. 19.2 Paciente que apresentava queixas em relação às pálpebras superiores e foi identificado ter blefaroptose significativa além de dermatocalasia. **(a, b)** Imagens pré-operatórias do paciente. **(c, d)** Imagens pós-operatórias do paciente após blefaroplastia superior e reparo de ptose. Notar a melhor abertura da pálpebra superior após a cirurgia em **d** em comparação ao **b**.

durante a ressecção do músculo orbicular ou da gordura pré-aponeurótica.[3] A fim de corrigir este problema, pode ser necessário um procedimento de avanço do levantador. Para evitar esta complicação em particular, é importante reconhecer que o músculo levantador é imediatamente posterior ao coxim central de gordura, e uma dissecção prudente deve ser realizada durante a cirurgia de blefaroplastia.

Dermatocalasia Persistente

A remoção inadequada do excesso de pele da pálpebra superior resulta em dermatocalasia persistente. Embora isso possa ser considerado um resultado abaixo do ideal, cabe ao cirurgião manter uma abordagem conservadora na remoção do excesso de pele na blefaroplastia superior, visto que o lagoftalmo a partir da excisão de pele ex-

Fred G. Fedok, MD FACS – Avaliação de ptose

Nome do(a) paciente _____

Medidas

Altura da pálpebra – Parte inferior UL – Parte Superior LL - 8–10 mm

_____   _____

Função do levantador - > 11 mm (estabilização da sobrancelha)

od_____   os_____

Prega EL – Margem para a prega, olhar para baixo - 7–8 para homens, 9–10 para mulheres

od_____   os_____

MRD1– UL central para o reflexo de luz na pupila (mL – 4,00–4,5 mm)

od_____   os_____

Teste de neosinefrina a 2,5% – 1 gota – 5 min – >2–3 mm – > Müller ou planejar hipercorreção

od_____   os_____

Examinador_____   Data_____

Fig. 19.3 Formulário simples utilizado para documentar os achados da avaliação de ptose.

cessivamente agressiva pode ser difícil de corrigir. É, portanto, melhor orientar os pacientes sobre a importância da excisão conservadora da pele e que, nesta situação, menos é melhor. Os pacientes também devem ser instruídos de que a remoção de pele adicional como um procedimento de consultório, se necessária, é sempre uma possibilidade sem comprometimento do resultado estético final.

Para avaliar a quantidade de pele que pode ser removida com segurança durante a blefaroplastia superior, a técnica de "pinçamento" pode ser considerada como um método seguro e eficaz a ser utilizado durante a marcação pré-operatória. Em primeiro lugar, o paciente é colocado em uma posição vertical. As marcações de planejamento são feitas com uma caneta de marcação cirúrgica. O aspecto inferior das incisões palpebrais propostas é marcado em primeiro lugar. Na porção central da pálpebra, esta marcação e a incisão subsequente são normalmente colocadas na ou em posição logo inferior à prega supratarsal ou 8 a 10 mm da margem ciliar. Medialmente, esta incisão é realizada até o nível do *punctum*, mas não mais medialmente, para evitar a formação de membrana da incisão. Lateralmente, nas mulheres, a incisão é comumente realizada a aproximadamente 1 cm sobre a borda orbital e geralmente colocada em uma ruga lateral da pálpebra. Em homens, a extensão lateral da incisão é planejada para terminar com apenas um cruzamento mínimo sobre a borda orbital lateral.

Ao marcar a pele, deve-se verificar se o fechamento do olho será completo com a quantidade de pele excisada e, portanto, deve haver certo conservadorismo durante a marcação planejada da pele (▶ Fig. 19.4). O excesso de pele das pálpebras é agarrado com uma pinça de ponta lisa. As pontas da pinça são ajustadas para aproximar a quantidade de pele a ser removida, enquanto mantêm a ponta inferior da pinça na incisão inferior planejada e suavemente pinçada à pele. Isto é repetido em várias posições ao longo da pálpebra para determinar alguns dos pontos para a colocação da incisão da pálpebra superior.[7] Enquanto segura o excesso de pele entre as pontas da pinça, a pálpebra deve ser observada se ainda é capaz de ser fechada. As incisões devem ser planejadas para serem limitadas à pele da pálpebra superior mais fina e para não se estender na pele mais grossa da região inferior da sobrancelha. Muitas vezes a pele mais fina das pálpebras, que pode ser removida, possui cor e textura diferentes do que a pele ao redor. A posição da sobrancelha também deve ser observada e não deve ser alterada por este processo. A quantidade de pele entre estas incisões superiores e inferiores varia entre os pacientes. Mesmo no mesmo paciente, pode variar entre os olhos esquerdo e direito. É importante evitar o excesso de excisão da pele, pois isso pode causar lagoftalmos e problemas de secura. Note que quando os olhos estão fechados, deve haver o fechamento completo das pálpebras. O aspecto lateral da incisão deve ser projetado ao longo de uma diagonal (paralelo aos pés de galinha) para que o capuz lateral seja reduzido durante a excisão da pele.

Cicatrização

A cicatriz pós-operatória significativa da pele na pálpebra superior é incomum após a blefaroplastia, pois a pele sobrejacente é muito fina e cicatriza muito rapidamente em comparação a outras partes do corpo. Os tipos de pele com pigmentação mais escura, no entanto, são mais propensos a mudanças pigmentares e hipertrofia após os procedimentos cirúrgicos. Portanto, o uso da tecnologia de *laser* de CO_2 para fazer incisões na pele mais escura, como em pacientes asiáticos ou negros, deve ser evitado.[8] Além disso, estender a incisão lateral até a borda orbital deve ser minimizada nestes pacientes para evitar a criação de uma cicatriz perceptível.

Uma vez feita a incisão, um fechamento meticuloso é crucial. Da mesma forma, a remoção das suturas de forma oportuna, geralmente em 3 a 7 dias, e o uso de sutura não reativa, como a de polipropileno, são importantes em minimizar as chances de cicatrizes de má qualidade e formação de granuloma.

Lagoftalmo

O lagoftalmo pode ocorrer após a blefaroplastia da pálpebra superior decorrente de várias razões. Ocorre mais comumente após a remoção excessiva de pele da pálpebra superior. Como orientação geral, a quantidade de pele intacta remanescente após a excisão por blefaroplastia deve ser prevista durante a marcação cirúrgica, conforme observado anteriormente. É recomendado que pelo menos 20 mm de pele devem ser retidos entre o aspecto inferior da sobrancelha e a margem da pálpebra para evitar o lagoftalmo. Se for reconhecido que uma quantidade excessiva de pele foi removida no momento da cirurgia, a pele excisada pode ser imediatamente suturada de volta ao lugar como um enxerto de pele. Alternativamente, se a excisão excessiva for uma menor preocupação durante a cirurgia, a pele removida pode ser armazenada em gaze com salina e refrigerada. Se considerarmos isto, existem alguns riscos associados que devem ser cuidadosamente considerados (considerando os riscos, o primeiro editor não utiliza esta técnica). Essa pele armazenada pode ser utilizada 1 a 2 semanas após a cirurgia, se necessário.[9]

O lagoftalmo também pode ser visto sem remoção excessiva de pele. A formação de cicatriz lamelar média pós-operatória pode ocorrer quando o septo orbital é inadvertidamente incluído durante o avanço da aponeurose do levantador, formação de prega palpebral ou fechamento da ferida.[9] A resolução deste tipo de lagoftalmo pode exigir a lise cirúrgica de adesões entre o músculo orbicular, o septo e a aponeurose do levantador.

Menores graus de lagoftalmo geralmente se resolvem durante algumas semanas, à medida que o edema diminui, e a função do músculo orbicular do olho se recupera. Enquanto isso, a superfície ocular deve ser protegida, aconselhando-se o uso de colírios e pomadas, enquanto é realizada de perto oa monitorização dos pacientes. Colocar uma fita adesiva nas pálpebras à noite também pode ajudar a evitar a secura excessiva relacionada com o lagoftalmo. Se isto for ineficaz, uma consulta com um especialista em córnea pode ser justificada. Se o lagoftalmo não melhorar com o tempo, a cirurgia adicional, incluindo enxertos de pele ou outros procedimentos, pode ser necessária.

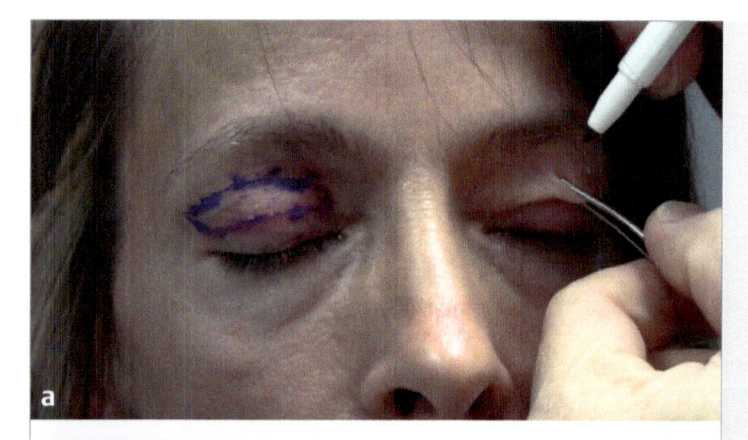

Fig. 19.4 (a, b) Marcação cirúrgica para blefaroplastia superior. Ver texto para descrição. (Adaptada de Fedok and Carniol 2013.[7])

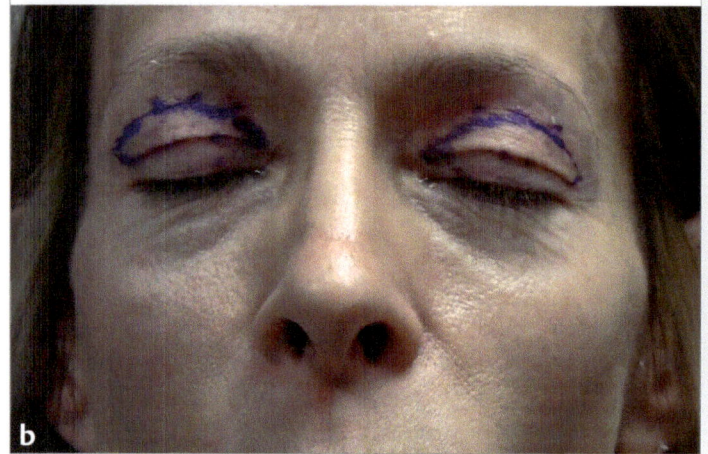

Olho Seco

Mudanças transitórias de visão ocorrem frequentemente após a blefaroplastia e são comumente causadas por olhos secos como consequência da exposição da superfície ocular. Com o tempo e a ajuda do tratamento, estes sintomas de olhos secos geralmente melhoram em 4 a 6 semanas. Pacientes já com os olhos secos por causa de condições preexistentes, como a diminuição do reflexo de piscar de olhos ou o mau posicionamento das pálpebras superiores ou inferiores e o lagoftalmo, podem apresentar o maior desconforto e visão embaçada, no pós-operatório.[9] Portanto, os pacientes devem ser instruídos sobre estas condições pré-operatórias para estabelecer suas expectativas pós-operatórias. Embora a maioria dos casos de olhos secos seja de curta duração, com a resolução ocorrendo por si só, ter uma avaliação oftalmológica pode acelerar a resolução destas complicações pós-operatórias com o uso de lentes de contato terapêuticas e plugues no ponto lacrimal.

Pregas Assimétricas/Má Posição da Incisão

A identificação de pregas naturais na pálpebra superior e a marcação adequada das incisões são importantes para evitar assimetrias das pregas palpebrais pós-operatórias. Uma prega de posição baixa pode ser elevada, fazendo uma incisão na área desejada e descolamento da prega palpebral indesejada. A pele é fechada pela inclusão da aponeurose do levantador logo acima da borda superior da placa tarsal.[9] Abaixar uma prega que é muito alta é mais difícil e pode envolver um enxerto Alloderm®, um avanço da gordura pré-aponeurótica ou colocar pérolas de gordura livre para evitar a nova adesão no nível mais alto.[3,9] Se a assimetria estiver presente após a cirurgia, o preenchimento com ácido hialurônico pode ser uma alternativa segura, não cirúrgica ao reparo.[10]

A prega assimétrica pós-operatória é a complicação mais comum após a realização da blefaroplastia asiática. Portanto, é importante discutir com o paciente, em profundidade, a posição desejada e a forma da prega. A colocação cuidadosa da incisão na pálpebra superior é principalmente crucial nesta população. Mesmo uma leve ptose de 1 a 2 mm deve ser corrigida antes de tentar criar uma prega palpebral dupla.[11]

19.3.2 Complicações da Blefaroplastia na Pálpebra Inferior

Retração/Ectrópio das Pálpebras

A retração e o ectrópio da pálpebra inferior estão entre as complicações mais significativas, comuns e difíceis de tratar, que ocorrem após a blefaroplastia. Portanto, a melhor solução é evitar. A prevenção é feita primeiramente avaliando adequadamente o risco do paciente de desenvolver essas complicações. O tônus e o suporte da pálpebra inferior devem ser avaliados com o teste de *tração* e o teste *snap*. Outros fatores importantes incluem a posição do globo e a estrutura da porção média da face. Se o paciente possuir anatomia desfavorável, o tipo de blefaroplastia realizada e se uma cantopexia, cantoplastia ou outros procedimentos de tensionamento da pálpebra devem ser realizados em conjunto com o procedimento de blefaroplastia.

O ectrópio pode ser causado pela remoção de uma quantidade excessiva de pele da pálpebra inferior ou pode ser o resultado de uma frouxidão da pálpebra inferior preexistente sem tratamento. Para pacientes com excesso significativo de pele, a blefaroplastia transcutânea da pálpebra inferior deve ser considerada com uma excisão conservadora de apenas alguns milímetros de pele. A quantidade de pele a ser removida deve ser verificada enquanto o paciente está olhando para cima com a boca aberta. A excisão da pele pela técnica de pinçamento com a blefaroplastia transconjuntival é outra opção para reduzir o risco de retração da pálpebra e do ectrópio[12] (▶ Fig. 19.5).

A retração e o ectrópio são complicações difíceis de administrar e tratar, pois afetam tanto a função e o resultado estético da pálpebra inferior. A retração é frequentemente causada por cicatrizes na lamela média que depois encurta e puxa a pálpebra em posição inferior. O tratamento conservador consiste em massagear e/ou administrar injeções de esteroides na área da retração. Se estes procedimentos não amenizarem a retração, pode ser necessária uma cirurgia adicional. Esta cirurgia complementar envolve a liberação da cicatriz na lamela média e a colocação de um tecido autólogo ou uma derme acelular como um espaçador. Em casos graves, um enxerto de pele pode ser necessário. Novamente, como uma alternativa à intervenção cirúrgica, os preenchedores à base de ácido hialurônico podem melhorar a retração.[13]

Lagoftalmo

O lagoftalmo pode ocorrer após uma blefaroplastia inferior por causa de uma retração e/ou ectrópio. Como discutido anteriormente, os cuidados de suporte com colírios e lubrificantes são cruciais para prevenir a ceratite. Uma cirurgia adicional pode ser necessária se uma abordagem conservadora não aliviar o problema.

Quemose

A quemose pode ocorrer como resultado da dissecção no tecido periorbital e exposição do globo a partir de um piscar inadequado e lagoftalmo. Embora mais comum em pacientes com rosácea e hipervascularização, pode causar um desconforto ocular significativo a todos os tipos de pacientes.[9] Semelhante ao tratamento de olhos secos, lágrimas artificiais e pomadas lubrificantes sem preservativos são recomendadas. Os sintomas geralmente melhoram dentro de alguns dias a semanas, mas se não, esteroides tópicos e orais podem ser adicionados. Na quemose pós-operatória refratária, uma variedade de técnicas cirúrgicas pode ser usada para aliviar os sintomas. Estas incluem a conjuntivoplastia com peritomia limbar, tarsorrafia temporária, conjuntivotomia de drenagem, manipulação perilimbar com agulha e conjuntivoplastia de corte. A intervenção cirúrgica precoce deve ser considerada para quebrar a cadeia de eventos que poderia levar à quemose crônica, mais difícil de tratar.[14]

19.3.3 Complicações Incomuns/ Desastrosas da Blefaroplastia

Lesão do Globo

Embora raras, podem ocorrer lesões no globo durante a blefaroplastia. O risco de lesão é aumentado em pacientes com proptose e pacientes com bolhas filtrantes por cirurgia de glaucoma. A lesão do globo não é limitada a qualquer ferramenta específica, pois pode ocorrer com um *laser*, bisturi e agulha utilizados para a anestesia local.[8]

Para reduzir a incidência de tais lesões, um escudo córneo é algumas vezes utilizado. Quando a lesão no globo for suspeita, uma consulta urgente com um oftalmologista é justificada. Caso contrário, pequenas escoriações podem ser tratadas com lubrificantes, colírios com antibióticos e pomadas.

Hematoma Retro-Orbital

Um hematoma retro-orbital pode levar à perda da visão. A incidência de hemorragia orbital após uma blefaroplastia cosmética é de 1:2.000 (0,05%). A incidência de hemorragia orbital

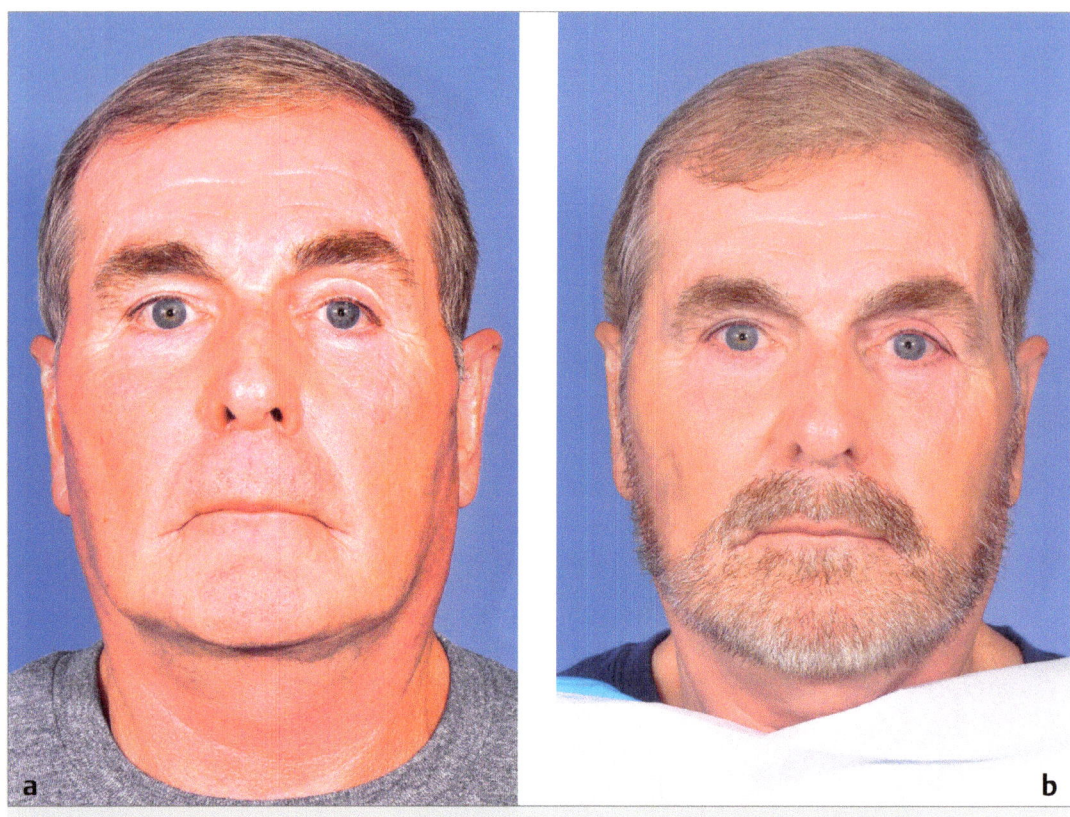

Fig. 19.5 (a) Imagem clínica de paciente com história de paralisia de Bell do lado esquerdo, que desenvolveu retração lateral persistente e sintomas de exposição da pálpebra inferior esquerda após blefaroplastia bilateral inferior. **(b)** Imagem do paciente 4 meses após a correção cirúrgica do problema com o procedimento de suspensão tarsal lateral esquerda.

resultando em perda de visão permanente é de 1:10.000 (0,01%).[15] É mais comumente presente nas primeiras 24 horas após a cirurgia, mas ainda pode ocorrer vários dias após a cirurgia. Acredita-se que o hematoma ocorra com mais frequência em razão da manipulação da gordura orbital depois de entrar no septo. Como resultado, o sangramento pode-se estender posteriormente, levando à neuropatia óptica isquêmica.[16,17]

O hematoma retro-orbital agudo é uma emergência, pois a perda permanente da visão pode ocorrer sem tratamento imediato. Os pacientes terão dores intensas, com hematoma periorbital edematoso de cor púrpura-escura e hemorragia incisional rápida. Com a pressão intraocular elevada, os agentes hipotensivos oculares tópicos devem ser instilados juntamente com uma consulta urgente ao oftalmologista. Agentes osmóticos intravenosos também podem ser administrados. Se houver suspeita de hematoma, os pacientes devem ser levados imediatamente ao centro cirúrgico para eliminação do hematoma. Se houver proptose, mudanças na visão e/ou reatividade pupilar anormal, a cantólise e a cantólise inferior devem ser realizadas à beira do leito para liberar o desenvolvimento da síndrome do compartimento orbital. Isto alivia a pressão sobre o nervo óptico e o fluxo sanguíneo ocular que podem impedir o dano anóxico permanente. Se for realizada a intervenção apropriada no período de 1 a 2 horas, danos isquêmicos permanentes da retina e do nervo óptico podem ser evitados.[18]

A prevenção do hematoma é realizada com hemostasia intraoperatória rigorosa. Se houver qualquer excisão da gordura orbital, o cautério deve ser utilizado para garantir que não haja sangramento na borda da gordura, que pode se retrair posteriormente ao septo. A pressão arterial precisa ser controlada no período intraoperatório e no pós-operatório. Os pacientes são comumente aconselhados a interromper o uso de todos os anticoagulantes, quer sejam prescritos ou não, 1 a 2 semanas antes da cirurgia. O consumo de álcool e as atividades extenuantes devem ser limitados. No pós-operatório, a elevação da cabeça e o uso de compressas de gelo nos primeiros 3 a 4 dias da cirurgia são úteis para minimizar o risco de hematoma.

19.4 Conclusão

Embora a blefaroplastia seja um procedimento popular e seguro, complicações podem ocorrer e acontecem. A avaliação dos pacientes e a identificação de fatores de risco são importantes na prevenção de complicações. A incorporação apropriada de procedimentos auxiliares, como os de tensionamento palpebral, é necessária quando os pacientes apresentam achados físicos desfavoráveis, incluindo frouxidão palpebral.

Muitos dos desfechos clínicos desfavoráveis significativos comuns da blefaroplastia foram revisados em conjunto com suas etiologias e tratamentos. Problemas pós-operatórios menores, como rítides fixas e dinâmicas, hematoma, edema e hemorragia subconjuntival, não foram cobertos por causa de sua baixa morbidez e a natureza autolimitada. O **Vídeo 19.1** demonstra a técnica de blefaroplastia da pálpebra superior.

Referências

[1] AAFPRS Membership Survey 2019. Link: https://www.aafprs.org/Media/Press_Releases/New%20Stats%20AAFPRS%20Annual%20Survey.aspx. Accessed July, 2020.
[2] Knopf H. Refractive distractions from drugs and disease. Ophthal Clin North Am. 1993;6:599-605.
[3] Whipple KM, Korn BS, Kikkawa DO. Recognizing and managing complications in blepharoplasty. Facial Plast Surg Clin North Am. 2013;21(4):625-637.
[4] Adams BJS, Feurstein SS. Complications of blepharoplasty. Ear Nose Throat J. 1986;65(1):6-18.
[5] Baylis HI, Sutcliffe T, Fett DR. Levator injury during blepharoplasty. Arch Ophthalmol. 1984;102(4):570-571.
[6] Rainin EA, Carlson BM. Postoperative diplopia and ptosis: a clinical hypothesis based on the myotoxicity of local anesthetics. Arch Ophthalmol. 1985;103(9):1337-1339.
[7] Fedok FG, Carniol PJ. Upper blepharoplasty. In: Fedok FG, Carniol PJ, eds. Minimally Invasive and Office-Based Procedures in Facial Plastic Surgery. New York: Thieme;2013, Chapter 22.
[8] Oestreicher J, Mehta S. Complications of blepharoplasty: prevention and management. Plastic Surgery International; 2012.
[9] Klapper SR, Patrinely JR. Management of cosmetic eyelid surgery complications. Semin Plast Surg. 2007;21(1):80-93.
[10] Mancini R, Khadavi NM, Goldberg RA. Nonsurgical management of upper eyelid margin asymmetry using hyaluronic acid gel filler. Ophthal PlastReconstrSurg. 2011;27(1):1-3.
[11] Chen WPD. Techniques, principles and benchmarks in Asian blepharoplasty. Plast Reconstr Surg Glob Open. 2019;7(5):e2271.
[12] Fedok FG, Perkins SW. Transconjunctival blepharoplasty. Facial Plast Surg. 1996;12(2):185-195.
[13] Zamani M, Thyagarajan S, Olver JM. Functional use of hyaluronic acid gel in lower eyelid retraction. Arch Ophthalmol. 2008;126(8):1157-1159.
[14] Jones YJ, Georgescu D, McCann JD, Anderson RL. Snip conjunctivoplasty for postoperative conjunctival chemosis. Arch Facial Plast Surg. 2010;12(2):103-105.
[15] Hass AN, Penne RB, Stefanyszyn MA, Flanagan JC. Incidence of postblepharoplasty orbital hemorrhage and associated visual loss. Ophthal PlastReconstrSurg. 2004;20(6):426-432.
[16] Anderson RL, Edwards JJ. Bilateral visual loss after blepharoplasty. Ann Plast Surg. 1980;5(4):288-292.
[17] Goldberg RA, Marmor MF, Shorr N, Christenbury JD. Blindness following blepharoplasty: two case reports, and a discussion of management. Ophthalmic Surg. 1990;21(2):85-89.
[18] Hayreh SS, Weingeist TA. Experimental occlusion of the central artery of the retina. I. Ophthalmoscopic and fluorescein fundus angiographic studies. Br J Ophthalmol. 1980;64(12):896-912.

Índice Remissivo

Entradas acompanhadas por um *f* ou *t* em itálico indicam figuras e tabelas, respectivamente.

A

Abordagem Geral
  a consulta, 3-6
    avaliação do paciente, 3-6
      aconselhamento pré-operatório, 5
      expectativas, 4
      histórico médico, 5
      transtorno dismórfico corporal, 4
Aconselhamento pré-operatório, 5
ACS (*American College of Surgeons*), 7
AFG (Tecido Adiposo Autólogo), 55
AFT (Transferência de Tecido Adiposo Autólogo), 55
Agulha(s)
  RF com, 102
    no *resurfacing*, 102
AH (Ácido Hialurônico), 44
  hipersensibilidade ao, 47
  injeção de, 46*f*, 49*f*
    efeitos sob os olhos por, 46*f*
      Tyndall, 46*f*
    intravascular, 50*f*
      na ponta nasal, 50*f*
        com comprometimento, 50*f*
    na bochecha, 49*f*
      livedo reticular após, 49*f*
  reações alérgicas ao, 47
AL (Lamela Anterior), 23*f*
Alopecia
  na aplicação, 93
    de ATX, 93
  AMA (American Medical Association), 7
American Academy of Facial Plastic and Reconstructive Surgery, 7
American Society
  of Aesthetic Plastic Surgery, 7, 43
  of Plastic Surgeons, 7
Anatomia, 15-34
  da pele, 15
    derme, 15
    epiderme, 15
  da testa, 16

    fossa temporal, 18
    glabela, 16
    região central, 16
  face média, 24
    bochecha, 26
    junção, 24
      pálpebra/bochecha, 24
  nasal, 30
    envelope de pele, 30
      tecido mole, 30
    profundo, 30
      estruturas osteocartilaginosas, 30
      inervação, 32
      músculos, 31
      vascularização, 32
  periorbital, 20
    pálpebras, 20
      inferiores, 20
      superiores, 20
    sobrancelhas, 23
    supercílios, 23
Anestesia
  local, 8
    bloqueio, 10
      dos nervos regionais, 10
    crioanestesia, 11
    dosagem, 8*t*
    duração da ação, 8*t*
    infiltração, 9
      subcutânea, 9
      tecidual, 9
    MAC, 12
      benzodiazepínicos, 12
      opiáceos, 12
      propofol, 12
      sedativos intravenosos, 12
    sedação oral, 12
    tópica, 9
      creme EMLA, 9
      LMX, 9
    tumescente, 11
  por lidocaína tumescente, 142*t*
    interações medicamentosas com, 142*t*
  tumescente, 143*f*
    para bochechas, 143*f*
    para linha da mandíbula, 143*f*
    para pescoço, 143*f*

  na cirurgia estética facial, 7-13
  minimamente invasiva, 7-13
    alta médica 13
    definição da OBS, 7
    laser, 12
      complicações da anestesia, 12
    local, 8
    preparação do pré-procedimento, 7
    recuperação, 13
Aponeurose
  do levantador, 22*f*
  e septo orbital, 22*f*
  na pele da pálpebra sobreposta, 22*f*
  prega palpebral, 22*f*
Arco
  zigomático, 20*f*
    coxim adiposo superficial, 20*f*
    superior ao, 20*f*
Área
  segurança na, 104, 106
    pontos-chave para maximizar a, 104, 106
    da bochecha, 106
    do olho, 104
    perioral, 106
Arritmia
  cardíaca, 114
    após *peeling* químico, 114
Artéria(s)
  no suprimento sanguíneo, 25*f*
    da pálpebra inferior, 25*f*
    angular, 25*f*
    facial transversa, 25*f*
    infraorbital, 25*f*
  superficial, 18*f*
    da porção central, 18*f*
    da testa, 18*f*
  supratroclear, 16*f*, 18*f*
    em relação aos músculos, 18*f*
      corrugador, 18*f*
      frontal, 18*f*
    vertical, 16*f*
      ponto de referência para a, 16*f*
      prega no músculo corrugador, 16*f*

zigomático facial, 29f
   na gordura suborbicular, 29f
   do olho, 29f
ASA (American Society of Anesthesiologists), 7
   Physical Status Classification, 7
ASDS (American Society for Dermatologic Surgery), 141, 160
ASPS (American Society of Plastic Surgeons), 7
ATX (Ácido Desoxicólico), 88-94
   complicações, 88
      do tratamento, 93
         identificação das, 93
            precoce, 93
         prevenção de, 88
            alopecia, 93
            comuns, 89
            disfagia, 92
            lesão ao nervo, 91
            necrose da pele, 92
            ulceração da pele, 92, 93f
      resumo das, 94t
   descrição, 88
      de procedimentos, 88
         mecanismo de ação, 88
      de tecnologia, 88
   otimização do uso, 88
      estudos clínicos, 88
         gordura pré-plastimal, 89, 91f
            avaliando a, 89, 91f
         injeção, 89, 90t, 91f
            pontos de referência para, 91f
            técnica adequada de, 89, 90t
      paciente ideal, 88
         determinação do, 88
ATX-101
   complicações em, 163
      vasculares, 163
   introdução ao, 162
   lesão com, 163
      do nervo mandibular, 163
         marginal, 163
   perfil de segurança, 162
Avaliação do Paciente
   abordagem geral, 3-6
      a consulta, 3-6
         aconselhamento pré-operatório, 5
         expectativas, 4
         histórico médico, 5
         transtorno dismórfico corporal, 4

B

Banda
   contínua, 65f
      do músculo frontal, 65f
Bell
   paralisia de, 210f
Benzodiazepínico(s)
   no MAC, 12
Blefaroplastia, 203-211
   avaliação do paciente, 203
   complicações da, 203
      da pálpebra superior, 203
         ptose da sobrancelha, 203
            blefaroptose, 204
            cicatrização, 207
            dermatocalasia persistente, 205
            lagoftalmo, 207
            má posição da incisão, 208
            olho seco, 208
            pregas assimétricas, 208
   desastrosas, 209
      hematoma retro-orbital, 209
   incomuns, 209
      lesão do globo, 209
   na pálpebra inferior, 209
      ectrópio das pálpebras, 209
      lagoftalmo, 209
      quemose, 209
      retração, 209
   pós-operatório, 203
      problemas comuns no, 203
         correção, 203
         prevenção, 203
   superior, 208f
      marcação cirúrgica, 208f
Blefaroptose, 205f
   após blefaroplastia, 204
Bloqueio
   na anestesia local, 10
      dos nervos, 10, 11f
         regionais, 10
         supraorbital, 11f
         supratroclear, 11f
Bochecha(s)
   anatomia da, 26
      coxins adiposos, 26
      inervação, 28
      ligamentos retentores, 30
         mandibular, 30
         massetéricos, 30
         zigomáticos, 30
      músculos, 26
      tecido mole, 26
      topografia, 26
      vascularização, 28
   anestesia para, 143f
      tumescente, 143f
   área da, 106
      segurança na, 106
         pontos-chave para maximizar a, 106
   contorno de, 147
      lipoaspiração do, 147
   gordura da, 28f
      medial, 28f
      profunda, 28f
   injeção vascular na, 49f
      com AH, 49f
         livedo reticular, 49f
   tratamento das, 104f
      com plasma de hélio, 104f
         eritema grave, 104f
         formação cicatricial, 104f
Borda
   tarsal, 23f
      inferior, 23f
         fáscia capsulopalpebral na, 23f

C

Cabeça
   lipoaspiração da, 140f, 146f
      anatomia cirúrgica, 146f
      tratamento por, 140f
         áreas comuns de, 140f
Camada(s)
   da derme, 15
   da epiderme, 15
Cânula(s)
   de aspiração, 146t
   inserção de, 167f
      com fio de PDO, 167f
   para lipoaspiração, 144
Cegueira
   por preenchedores, 51
Cirurgia Estética Facial
   minimamente invasiva, 7-13
      anestesia na, 7-13
         alta médica 13
         definição da OBS, 7
         laser, 12
         local, 8
         preparação do pré-procedimento, 7
         recuperação, 13
Colocação
   de preenchedores, 46
      complicações, 46

hipercorreção, 46
profundidade }
inapropriada, 46
Composição
da derme, 15
da epiderme, 15
Contorno
corporal, 145t
técnicas para, 145t
invasivas, 145t
não invasivas, 145t
de bochecha, 147
lipoaspiração do, 147
Couro Cabeludo
inervação do, 10f
cutânea, 10f
Coxim(ns)
adiposo(s), 20f, 24-26, 27f, 29f
bucal, 29f
múltiplos lobos do, 29f
da bochecha, 26
da junção, 25
pálpebra/bochecha, 25
da pálpebra superior, 27f
centrais, 24f
mediais, 24f
das sobrancelhas, 24
dos supercílios, 24
medial, 27f
profundo, 27f
superficial, 20f
superior ao arco
zigomático, 20f
de gordura, 29f, 147
malar, 147
lipoaspiração do, 147
superficial, 29f
infraorbital, 29f
de tecido adiposo, 19
da fossa temporal, 19
Creme
EMLA, 9
Crioanestesia, 11
Criolipólise, 160-163
ATX-101, 162
complicações em, 163
vasculares, 163
do nervo mandibular, 163
marginal, 163
introdução ao, 162
lesão com, 163
perfil de segurança, 162
complicações em, 162
diversas, 162
dor após, 162
retardada, 162

mecanismo de ação, 160
PAH em, 161
perfil de segurança da, 160

D

DAO (Depressor do Ângulo da
Boca), 62, 81f
injeção no, 82f
Deformidade
em *Jellyroll*, 70f
injeção para, 70f
técnica de, 70f
Deiscência
na linha média, 65f
do músculo frontal, 65f
Dermatocalasia, 205f
persistente, 205
após blefaroplastia, 205
Derme
anatomia, 15
camadas, 15
composição, 15
vascularização, 16
Disfagia
na aplicação, 92
de ATX, 92
DLI (Depressor do Lábio
Inferior), 62
Dor
após tratamento, 162
em criolipólise, 162
retardada, 162
na lipoaspiração, 152

E

Ectrópio
das pálpebras, 209
após blefaroplastia, 209
Edema
após injeção, 45
de preenchedores, 45
na lipoaspiração, 152
Eliminação
da fuligem, 38t
evacuador de fumaça, 38t
propriedades do, 38t
EMLA (Mistura Eutética de
Anestésicos Locais)
creme, 9
Enrugamento(s)
após inserção, 176, 177
de fios de sustentação, 176,
177
graves, 177
leves, 176

moderados, 176
nevo, 178f
Envelope
de pele, 30
na anatomia nasal, 30
tecido mole, 30
topografia, 30
Enxertia
de tecido adiposo, 56f, 59f
nas pregas nasolabiais, 56f,
59f
nos lábios, 59f
inferior, 59f
superior, 59f
Epiderme
anatomia, 15
camadas, 15
composição, 15
Equimose(s)
após inserção, 176
de fios de sustentação, 176
Eritema
após *peeling* químico, 114
Estrutura(s)
osteocartilaginosas, 30
abóboda, 30
cartilaginosa, 30
óssea, 30
ponta nasal, 30
septo, 31
ETAR (Embolia de Tecido Adiposo
vista na Retina), 60f
Evacuador
de fumaça, 38t
eliminação da fuligem, 38t
propriedades, 38t
Evento(s)
vasculares, 48
por preenchedores, 48
comprometimento
vascular, 50
manejo do, 50
tratamento do, 50
considerações
anatômicas, 48
identificação, 49
mecanismos, 48
técnica, 48
prevenção de, 48f
Expectativa(s)
avaliação das, 4

F

Face
inervação da, 10f
cutânea, 10f

lipoaspiração da, 148*f*
    tratamento por, 148*f*
        entrada para, 148*f*
    média, 24
        anatomia da, 24
            bochecha, 26
            junção pálpebra/bochecha, 24
        porção da, 62, 63*t*, 64*f*
            inferior, 63*f*
                neuromoduladores, 63t
            medial, 63*f*
                neuromoduladores, 63t
            superior, 62, 63*t*, 64*f*
                músculos, 64*f*
                    anatomia dos, 64*f*
                    neuromoduladores, 62, 63t
Facelift
    com SMAS, 189*f*
    espectro de, 182*f*
        de dissecção, 182*f*
            do SMAS, 182*f*
Fáscia
    capsulopalpebral, 23*f*
        na borda tarsal, 23*f*
            inferior, 23*f*
            septo orbital e, 23*f*
    temporoparietal, 19*f*
        ramo frontal em relação à, 19*f*
            do nervo facial, 19*f*
FCAA (Anestesia Forçada de Ar Frio), 11
Fio(s) de Sustentação, 167-179
    bioestimulador, 174
    colocação de, 175
        planejamento e, 175*f*
        vetores, 175*f*
    complicações, 168, 171*t*
        com PDO, 171*t*
            prevenção, 173
        tratamento de, 176, 177*t*
            enrugamentos, 176, 177
            equimoses, 176
            infecção, 177
            irregularidades, 176, 177
    de PDO, 167*f*, 170
        inserção de cânula com, 167*f*
    thread lift, 167-179
Fitzpatrick
    escala de, 111*t*
        de tipos, 111*t*
        de pele, 111*t*
Fonte(s)
    de *laser*, 116-125
        para lesões, 116-125
            de pigmento, 116-125
            vasculares, 116-125

de luz, 116-125
    para lesões, 116-125
        de pigmento, 116-125
        vasculares, 116-125
Fossa
    temporal, 18
        anatomia da, 18
            coxins de tecido adiposo, 19
            inervação, 20
            músculo, 19
            tecido mole, 18
            vascularização 20
FP (Ponto de Fusão), 23*f*
Frankfort
    plano horizontal de, 73*f*
Fuligem
    conteúdo da, 36
        inorgânico, 36
        orgânico, 37
    eliminação da, 38*t*
        evacuador de fumaça, 38*t*
            propriedades do, 38*t*
FUT (Transplante de Unidades Foliculares), 192
    sítio doador, 193*f*

G

GA (Anestesia Geral), 13
Glabela
    anatomia da, 16
        inervação, 18
        músculos, 17
        pregas, 16*f*
            dinâmicas, 16*f*
            rugas horizontais, 16*f*
                dinâmicas, 16*f*
        tecido mole, 17
        topografia, 16
        vascularização, 18
Glogau
    escala de, 112
        de classificação, 112*t*
        de pele, 112*t*
Gordura
    da bochecha, 28*f*
        medial, 28*f*
        profunda, 28*f*
    facial, 60
        necrose, 60
            tratamento, 60
    infraorbital, 29*f*
        coxim, 29*f*
            de gordura superficial, 29*f*
        suborbicular, 29*f*
        do olho, 29*f*

artéria na, 29*f*
nervo zigomático na, 29*f*
transferência de, 150
    autóloga facial, 150
    periorbitária, 150
Granuloma
    formação de, 52
        após injeção, 52
            de AH, 52

H

Hematoma(s)
    após injeção, 45
        de preenchedores, 45
    retro-orbital, 209
        após blefaroplastia, 209
Hiperpigmentação
    após *peeling* químico, 114
Hipertonicidade
    do músculo depressor, 77*f*
    do septo, 77*f*
Hipertrofia
    do músculo, 68*f*, 84*f*
        masseter, 84*f*
        temporal, 68*f*
            anterior, 68*f*
Hipopigmentação
    após *peeling* químico, 114
    após *resurfacing* perioral, 114*f*
Histórico
    médico, 5
        levantamento do, 5
HYAL (Hialuronidase), 51
    injeção de, 52
        nódulos após, 52
            não inflamatórios, 52

I

Incisão
    má posição da, 208
        após blefaroplastia, 208
Inervação
    cutânea, 10*f*
        da face, 10*f*
        do couro cabeludo, 10*f*
    da bochecha, 28
    da fossa temporal, 20
    da glabela, 18
    da região central, 18
    da testa, 18
    nasal, 32
Infecção(ões)
    aguda, 47
        após injeção, 47
            de preenchedores, 47

após injeção, 52
  de AH, 52
após inserção, 177
  de fios de sustentação, 177
após *peeling* químico, 114
atípicas, 57
  após transferência, 57
    de tecido adiposo, 57
  na lipoaspiração, 155
Infiltração
  na anestesia local, 9
    subcutânea, 9
    tecidual, 9
Injeção(ões)
  de gordura autóloga, 57*t*
    na área facial, 57*t*
      perda de visão após, 57*t*
        tratamentos, 57*t*
  intravascular, 50*f*
    de AH, 50*f*
      na ponta nasal, 50*f*
        com comprometimento, 50*f*
  mentual, 83*f*
    técnica de, 83*f*
  para deformidade, 70*f*
    em Jellyroll, 70*f*
      técnica de, 70*f*
  perioral, 79*f*
    técnica de, 79*f*
  vascular, 49*f*
    na bochecha, 49*f*
      com AH, 49*f*
        livedo reticular após, 49*f*
      na têmpora, 49*f*
        formação de pústula após, 49*f*
Interação
  medicamentosa, 142*t*
    com anestesia, 142*t*
      por lidocaína tumescente, 142*t*
IPL (Luz Pulsada Intensa), 121
Irregularidade(s)
  após inserção, 176, 177
    de fios
      de sustentação, 176, 177
        graves, 177
        leves, 176
        moderados, 176
        nevo, 178*f*

J

Jellyroll
  deformidade em, 70*f*
    injeção para, 70*f*
      técnica de, 70*f*

Jowl
  tratamento do, 147
    lipoaspiração no, 147
      técnica, 149*f*
Junção
  pálpebra/bochecha, 24
    anatomia da, 24
      coxins adiposos, 25
      músculos, 25
      tecido mole, 24
      topografia, 24

L

Lábio(s)
  levantadores do, 73*f*
    porção facial média, 73*f*
      anatomia dos músculos da, 73*f*
  superior, 75*f*, 77*f*
    assimetria do, 75*f*
    encurtamento do, 77*f*
Lagoftalmo
  após blefaroplastia, 207, 209
LAs (Anestésicos Locais), 8
Laser
  complicações da anestesia, 12
    incêndio, 12
  fracionado, 101*f*
    ablativo, 101*f*
      formação cicatricial após, 101*f*
      bolha após, 101*f*
  fontes de, 116-125
    para lesões, 116-125
      de pigmento, 116-125
      vasculares, 116-125
  de nanossegundos, 120
  de picossegundos, 120
  resurfacing a, 99-109
    fracionado, 99, 101
      sistema, 99, 101
      não ablativo, 101
    pele, 107, 108
      bronzeada, 108
      danificada pelo sol, 108
      étnica, 107
      irradiada, 108
    pontos-chave para maximizar a segurança com, 99, 104, 106, 107
      de penetração mais superficial, 99
      e outros dispositivos de energia, 99
      em diferentes tipos de pele, 107

na área, 104, 106
  da bochecha, 106
  do olho, 104
  perioral, 106
RF, 102
  com agulhas, 102
  com pinos, 102
  microagulhamento por, 102
  tratamento ablativo, 103
    não fracionado, 103
Laser/Cautério
  plumas, 36-39
    conteúdo da fuligem, 36
      inorgânico, 36
      orgânico, 37
    proteção, 38
      estratégias de, 38
LAST (Toxicidade Sistêmica do Anestésico Local), 7, 9
Lesão(ões)
  ao nervo, 91, 92*f*, 163
    mandibular marginal, 92*f*, 163
      com ATX-101, 163
    na aplicação, 91
      de ATX, 91
  de pigmento, 116-125
    fontes para, 116-125
      de *laser*, 116-125
      de luz, 116-125
  do globo, 209
    na blefaroplastia, 209
  na lipoaspiração, 155
    de nervos, 155
    por perfuração, 155
  pigmentadas, 120
    tratamento a *laser* de, 120
      complicações, 125
      de nanossegundos, 120
      de picossegundos, 120
      de pulso longo, 121
      dicas para
        o sucesso no, 123
      IPL, 121
  vasculares, 116-125
    fontes para, 116-125
      complicações, 125
      de *laser*, 116-125
      de luz, 116-125
Lidocaína
  toxicidade da, 157
    na lipoaspiração, 157
  tumescente, 142*t*
    anestesia por, 142*t*
      interações medicamentosas com, 142*t*

Lift
  do SMAS, 181-190
    complicações, 188
      identificação
        precoce de, 189
      minimizando riscos e, 188
      tratamento de, 190
    pacientes, 181
      indicações de, 181
      seleção de, 181
    técnica cirúrgica, 182
      detalhes
        do procedimento, 182
      otimização
        de resultados, 188
Ligamento(s)
  faciais, 31*f*
    e nervos, 31*f*
      interações entre, 31*f*
  retentores, 26*f*, 30
    da bochecha, 30
      mandibular, 30
      massetéricos, 30
      zigomáticos, 30
    do orbicular, 26*f*
Linha(s)
  da mandíbula, 143*f*
    anestesia para, 143*f*
      tumescente, 143*f*
  glabelares, 69*f*
    tratamento com
      neuromodulador de, 69*f*
      por atividade dos
        músculos, 69*f*
        corrugador
          do supercílio, 69*f*
        prócero, 69*f*
  laterais, 67*f*
    na testa, 67*f*
  média, 65*fi*
    do músculo frontal, 65*f*
      deiscência na, 65*f*
Lipoaspiração, 139-158
  anatomia cirúrgica, 146*f*
  anestesia, 142*t*
    por lidocaína
      tumescente, 142*t*
      interações
        medicamentosas, 142*t*
    tumescente, 143*f*
      para bochechas, 143*f*
      para linha
        da mandíbula, 143*f*
      para pescoço, 143*f*
  avaliação pré-operatória, 139
    exame físico, 140
    laboratorial, 140
    planejamento anestésico, 141
    seleção de ferramentas, 142
      para otimizar resultados
        estéticos, 142
  considerações
    pós-operatórias, 151
  contorno corporal, 145*t*
    técnicas para, 145*t*
      invasivas, 145*t*
      não invasivas, 145*t*
  histórico, 139
  manejo de complicações, 152
    desfechos estéticos
      subótimos, 154
    dor, 152
    edema, 152
    infecção, 155
    lesão, 155
      de nervos, 155
      por perfuração, 155
    melhora tardia, 156
    redistribuição de volume, 155
      intravascular, 155
    seroma, 156
    toxicidade da lidocaína, 157
    vasculares, 152
  minimizando riscos, 151
  procedimento, 144
    bochecha, 147
      contorno de, 147
    cânulas, 144
      de aspiração, 146*t*
    coxim, 147
      de gordura malar, 147
    etapas do, 157*t*
      visão geral das, 157*t*
    outros sítios do corpo, 151
    submentual, 149
    técnica cirúrgica, 144
      princípios gerais de, 144
    transferência de gordura, 150
      autóloga facial, 150
      periorbitária, 150
    tratamento, 147
      do *jowl*, 147
      do sulco pré-trago, 147
      prega nasolabial, 147
    tratamento por, 140*f*
      áreas comuns de, 140*f*
      da cabeça, 140*f*
      do pescoço, 140*f*
LMX (Lidocaína Lipossomal), 9
Luz
  fontes de, 116-125
    para lesões, 116-125
      de pigmento, 116-125
      vasculares, 116-125

M

MAC (Cuidados Anestésicos
  Monitorizados), 7
  benzodiazepínicos, 12
  opiáceos, 12
  propofol, 12
  sedativos intravenosos, 12
Mandíbula
  linha da, 143*f*
    anestesia para, 143*f*
      tumescente, 143*f*
Microagulhamento
  complicações de, 131-135
    administrar, 134
    evitar, 134
    identificar, 134
    por RF, 102
      no *resurfacing*, 102
        lesões por, 102*f*
    PRP injetado após, 132*f*
ML (Lamela Média), 23*f*
Músculo(s)
  anatomia dos, 73*f*, 78*f*
    da porção facial, 73*f*, 78*f*
      inferior, 78*f*
      média, 73*f*
  corrugador, 16*f*, 69*f*
    artéria em relação ao, 18*f*
      supratroclear, 18*f*
    do supercílio, 69*f*
      lateral, 69
        linha pupilar média, 69*f*
        linhas glabelares, 69*f*
          tratamento com
            neuromodulador de,
            69*f*
    prega no, 16*f*
      como ponto
        de referência, 16*f*
      para a artéria
        supratroclear
        vertical, 16*f*
    ventres do, 17*f*
      oblíquos, 17*f*
      transversos, 17*f*
  da bochecha, 26
  da fossa temporal, 19
  da glabela, 17
  da junção, 25
    pálpebra/bochecha, 25
  da região central, 17
  da testa, 17
  depressor, 17*f*, 77*f*
    do septo, 77*f*
      hipertonicidade do, 77*f*

Índice Remissivo

do supercílio, 17f
  orientado
    verticalmente, 17f
do nariz, 31
frontal, 18f, 65f
  artéria em relação ao, 18f
    supratroclear, 18f
  banda contínua do, 65f
  linha média do, 65f
    deiscência na, 65f
masseter, 84f
  hipertrofia, 84f
orbicular do olho, 69f
  anatomia do, 69f
  contração da porção
    orbital, 70f
    fissura palpebral por, 70f
prócero, 69f
  linhas glabelares, 69f
    tratamento com
      neuromodulador de, 69f
temporal, 68f
  anterior, 68f
    hipertrofia do, 68f

N

Nariz
  músculos do, 31
  subunidades do, 32f
  suprimento para, 33f
    vascular, 33f
Necrose
  da pele, 92
    na aplicação, 92
    de ATX, 92
  gordurosa, 58
    após transferência, 58
    de tecido adiposo, 58
Nervo(s)
  bloqueio de, 10
    regionais, 10
      na anestesia local, 10
    supraorbital, 11f
    supratroclear, 11f
  facial, 19f, 33
    ramo do, 19f, 33
      bucal, 33
      cervical, 34
      frontal, 19f, 33
        em relação à fáscia
          temporoparietal, 19f
      marginal, 33
      zigomático, 33
  lesão ao, 91, 155
    mandibular, 92f
    marginal, 92f

na aplicação, 91
  de ATX, 91
na lipoaspiração, 155
ligamentos faciais e, 31f
  interações entre, 31f
mandibular, 163
  marginal, 163
    lesão com ATX-101 do, 163
mentual, 11f
  injeção no, 11f
    anestésica local, 11f
supraorbital, 18f
  saindo da órbita, 18f
zigomático facial, 29f
  na gordura suborbicular, 29f
  do olho, 29f
Neuromodulador(es)
  para rugas, 62-86
    induzidas por músculo, 62-86
      face, 62
        porção superior da, 62
      pescoço, 63t, 84
      porção facial, 73
        inferior, 76
        média, 73
Nódulo(s)
  não inflamatórios, 52
    após injeção, 52
    de HYAL, 52
NOIP (Neuropatia Óptica
  Isquêmica Posterior), 56

O

OACP (Oclusão da Artéria Ciliar
  Posterior), 56
OACR (Oclusão da Artéria Central
  da Retina), 55
OAO (Oclusão da Artéria
  Oftalmológica), 55
OBS (Cirurgia de Consultório)
  definição da, 7
Oclusão
  vascular, 55
    após transferência, 55
    de tecido adiposo, 55
Olho(s)
  área do, 104
    segurança na, 104
      pontos-chave para
        maximizar a, 104
  seco, 208
    após blefaroplastia, 208
Opiáceo(s)
  no MAC, 12
ORAR (Oclusão de Ramo Arterial
  da Retina), 56

Orbicular
  ligamentos do, 26f
  retentores, 26f
Órbita
  nervo saindo da, 18f
    supraorbital, 18f

P

PAH (Hiperplasia Adiposa
  Paradoxal)
  em criolipólise, 161
Pálpebra(s)
  anatomia das, 20
    superiores, 20
      coxins adiposos, 21
      inervação, 22
      músculos, 21
        retratores, 21
      tecido mole, 21
      topografia, 20
      vascularização, 22
    inferiores, 20
      coxins adiposos, 22
      inervação, 22
      músculos, 21
        retração, 21
      tecido mole, 21
      topografia, 20
      vascularização, 23
  blefaroplastia da, 203
    complicações na 203
      inferior, 209
      superior, 203
        ptose
          da sobrancelha, 203
  inferior, 25f
    suprimento sanguíneo da, 25f
      artérias no, 25f
        angular, 25f
        facial transversa, 25f
        infraorbital, 25f
  superior, 24f
    coxins adiposos da, 24f
      centrais, 24f
      mediais, 24f
Paralisia
  de Bell, 210f
PDO (Polidioxanona)
  fios de, 167f, 170, 171t
    complicações com, 171t
      prevenção de, 173
    inserção de cânula com, 167f
    quadro de, 169f
Pé(s) de Galinha
  inferiores, 72f
    estáticos, 72f

Peeling(s)
  químicos, 111-115
    cenário, 111
    complicações, 112
      do tratamento, 113
        reepitelização
          retardada, 113
        prevenção de, 112
    diretrizes pré-operatórias, 111
    formação cicatricial, 113
      arritmia cardíaca, 114
      eritema, 114
      hiperpigmentação, 114
      hipopigmentação, 114
      infecção, 114
    infecção, 113
      profilaxia da, 113
    seleção do paciente, 111
Pele
  anatomia da, 15
    derme, 15
    epiderme, 15
  classificação de, 112*t*
    escala de Glogau, 112
  diferentes tipos de, 107
    no *resurfacing*, 107, 108
      bronzeada, 108
      danificada pelo sol, 108
      étnica, 107
      irradiada, 108
      segurança em, 107, 108
      pontos-chave para
        maximizar a, 107
  envelope de, 30
    na anatomia nasal, 30
      tecido mole, 30
      topografia, 30
  esquema da, 100*f*
    com água como alvo, 100*f*
    e lesões, 100*f*
    hemoglobina como alvo, 100*f*
  necrose da, 92
    na aplicação, 92
    de ATX, 92
  tipos de, 111*t*
    escala de Fitzpatrick, 111*t*
  ulceração da, 92
    na aplicação, 92
    de ATX, 92
Perda de Visão
  após injeções, 57*t*
    de gordura autóloga, 57*t*
      na área facial, 57*t*
        tratamentos, 57*t*
Perfil de Segurança
  da criolipólise, 160
  do ATX-101, 162

Perfuração
  lesão por, 155
  na lipoaspiração, 155
Periorbital
  anatomia, 20
    pálpebras, 20
      inferiores, 20
      superiores, 20
    sobrancelhas, 23
    supercílios, 23
Pescoço
  lipoaspiração do, 140*f*, 146*f*, 148*f*
    anatomia cirúrgica, 146*f*
    técnica de, 149*f*
    tratamento por, 140*f*
      acesso, 148*f*
      áreas comuns de, 140*f*
  neuromoduladores no, 63*t*, 84
Pigmento
  laser de, 122
    não específico, 122
  lesões de, 116-125
    fontes para, 116-125
      de *laser*, 116-125
      de luz, 116-125
PIH (Hiperpigmentação
  Pós-Inflamatória), 107, 127
Pino(s)
  RF com, 102
    no *resurfacing*, 102
PL (Lamela Posterior), 23*f*
Plano
  horizontal, 73*f*
    de Frankfurt, 73*f*
Pluma(s)
  laser/cautério, 36-39
    conteúdo da fuligem, 36
      inorgânico, 36
      orgânico, 37
    proteção, 38
      estratégias de, 38
Ponto(s)-Chave
  para maximizar
    a segurança, 99, 104, 106, 107
    com *laser*, 99, 104, 106, 107
      de penetração mais
        superficial, 99
      e outros dispositivos de
        energia, 99
      em diferentes tipos
        de pele, 107
      na área, 104, 106
        da bochecha, 106
        do olho, 104
        perioral, 106
Preenchedor(es), 43-53
  complicações, 45, 52

manejo de, 45, 52
  de eventos adversos
    iniciais, 46
  edema, 45
  hematomas, 45
  nódulos
    não inflamatórios, 52
  relacionadas com a
    colocação, 46
  hipercorreção, 46
  profundidade
    inapropriada, 46
considerações específicas, 51
  cegueira, 51
eventos vasculares, 48
  comprometimento
    vascular, 50
  manejo do, 50
  tratamento do, 50
  considerações anatômicas, 48
  identificação, 49
  mecanismos, 48
  técnica, 48
princípios gerais, 43
  fatores relacionados, 43, 44
    com a técnica, 44
    com o paciente, 43
    com o produto, 44
  pré-tratamento, 45
  profilaxia de, 45
reações adversas, 45, 52
  precoces, 45
    eventos iniciais, 46
    cânula com
      ponta romba, 46
  retardadas, 52
    inflamatórias, 52
      formação
        de granuloma, 52
      infecção, 52
reações inflamatórias, 47
  AH, 47
    hipersensibilidade ao, 47
    reações alérgicas ao, 47
  infecção aguda, 47
Prega(s)
  assimétricas, 208
    após blefaroplastia, 208
  dinâmicas, 16*f*
    na glabela, 16*f*
    na testa, 16*f*
  nasolabial, 56*f*, 59*f*, 147
    enxertia, 56*f*, 59*f*
      de tecido adiposo, 56*f*, 59*f*
    tratamento da, 147
      lipoaspiração no, 147

no músculo corrugador, 16f
    como ponto de referência, 16f
        para a artéria supratroclear vertical, 16f
Propofol
    no MAC, 12
Proteção
    no *laser*/cautério, 38
    estratégias de, 38
PRP (Plasma Rico em Plaquetas)
    complicações de, 131-135
        administrar, 133
        evitar, 133
        identificar, 133
        injeção de, 133f
            equimose após, 133f
            inchaço após, 133f
        injetado, 132f
            após microagulhamento, 132f
        tratamento de, 132f
            para perda de cabelo, 132f
Ptose
    avaliação de, 206f
        formulário, 206f
    da ponta nasal, 77f
    da sobrancelha, 66f, 203, 204f
        após blefaroplastia, 203
            na pálpebra superior, 203
        preexistente, 66f
            avaliação de, 66f
Pústula
    formação de, 49f
        após injeção vascular, 49f
            na têmpora, 49f

Q

Quemose
    após blefaroplastia, 209

R

Ramo(s)
    do nervo facial, 33
        bucal, 33
        cervical, 34
        frontal, 33
        marginal, 33
        zigomático, 33
Região Central
    da testa, 16
        anatomia da, 16
            inervação, 18
            músculos, 17
            tecido mole, 17
            topografia, 16
            vascularização, 18

Resurfacing
    a laser, 99-109
        fracionado, 99, 101
            sistema de, 99, 101
            não ablativo, 101
        pele, 107, 108
            bronzeada, 108
            danificada pelo sol, 108
            étnica, 107
            irradiada, 108
        pontos-chave para maximizar a segurança com, 99, 104, 106, 107
            de penetração mais superficial, 99
            e outros dispositivos de energia, 99
            em diferentes tipos de pele, 107
            na área, 104, 106
                da bochecha, 106
                do olho, 104
                perioral, 106
        RF, 102
            com agulhas, 102
            com pinos, 102
            microagulhamento por, 102
            tratamento ablativo, 103
            não fracionado, 103
    perioral, 114f
        hipopigmentação após, 114f
Retração
    após blefaroplastia, 209
    da pálpebra inferior, 209
RF (Radiofrequência), 99, 127-130
    ciência, 127
    complicações, 128t
        acne, 130
            infecção de, 130
            propensão a, 130
        anormalidades, 130
            de textura, 130
        cisto, 130
        desconforto, 129
        disestesia, 130
        eritema, 129
        inchaço prolongado, 129
        neuropraxia, 130
        perda de gordura, 129*
        PIH, 129
        quadro de, 128t
        queimadura, 129
            de segundo grau, 129
        seroma, 130
    medidas de segurança, 128
    método de envio de, 127
    neocolagênese,, 127

no *resurfacing*, 102
    com agulhas, 102
    com pinos, 102
    microagulhamento por, 102
        lesões por, 102f
    seleção de pacientes, 128
RFM (Radiofrequência com Microagulha), 127-130
    ciência da RF, 127
    complicações, 128t
        acne, 130
            infecção de, 130
            propensão a, 130
        anormalidades, 130
            de textura, 130
        cisto, 130
        desconforto, 129
        disestesia, 130
        eritema, 129
        inchaço prolongado, 129
        neuropraxia, 130
        perda de gordura, 129*
        PIH, 129
        quadro de, 128t
        queimadura, 129
            de segundo grau, 129
        seroma, 130
    medidas de segurança, 128
    método de envio de, 127
    neocolagênese,, 127
    seleção de pacientes, 128
Rítide(s)
    dinâmicas, 72f
    perioriais, 80f
        neuromodulador para, 80f
ROOF (Coxim Adiposo Retro-Orbicular do Olho), 22f
Ruga(s)
    horizontais, 16f
        dinâmicas, 16f
            na glabela, 16f
            na testa, 16f
    induzidas por músculo, 62-86
        neuromoduladores para, 62-86
            face, 62
                porção superior da, 62
            pescoço, 84
            porção facial, 73
                inferior, 76
                média, 73

S

Sedação
    oral, 12
        na anestesia local, 12

Sedativo(s)
  intravenosos, 12
    no MAC, 12
Septo
  orbital, 23*f*
  e fáscia capsulopalpebral, 23*f*
Seroma
  na lipoaspiração, 156
Sistema(s)
  de *laser* fracionado, 99, 101
    não ablativo, 101
SMAS (Sistema Músculo Aponeurótico Superficial), 19, 20*f*
  dissecção do, 182*f*
    facelift de, 182*f*
      espectro de, 182*f*
  facelift com, 189*f*
  lift de, 181-190
    complicações, 188
      identificação precoce de, 189
      minimizando riscos e, 188
      tratamento de, 190
    pacientes, 181
      indicações de, 181
      seleção de, 181
    técnica cirúrgica, 182
      detalhes do procedimento, 182
      otimização de resultados, 188
SMASectomia, 185*f*
SMF (Flacidez Submentual), 88
SMMS (Medialização e Suspensão Muscular Submentual)
  técnica da, 184*f*
Sobrancelha(s)
  anatomia das, 23
    coxins adiposos, 24
    tecido mole, 23
    topografia, 23
  posição da, 64*f*, 66*f*
    em relação às estruturas anatômicas, 64*f*
      circundantes, 64*f*
    horizontal, 66*f*
    muito baixa, 66*f*
  ptose da, 66*f*, 203, 204*f*
    após blefaroplastia, 203
      na pálpebra superior, 203
    preexistente, 66*f*
    avaliação, 66*f*
SOOF (Coxim Adiposo Suborbicular do Olho), 22*f*, 25, 29*f*
  lateral, 27*f*
  medial, 27*f*

SRF (Radiofrequência Superficial), 100*f*
Submento
  tratamento para, 149*f*
    lipoaspiração no, 149*f*
    técnica, 149*f*
Sulco
  pré-trago, 147
    tratamento do, 147
    lipoaspiração no, 147
Supercílio(s)
  anatomia dos, 23
    coxins adiposos, 24
    tecido mole, 23
    topografia, 23
  músculo do, 17*f*
    depressor, 17*f*
    orientado verticalmente, 17*f*
Suprimento
  vascular, 33*f*
    para o nariz, 33*f*

T

Tecido
  adiposo, 19, 55-61
    coxins de, 19
      da fossa temporal, 19
    transferência de, 55-61
      complicações, 55
      infecções atípicas, 57
      necrose gordurosa, 58
      oclusão vascular, 55
      riscos, 55
      tratamento, 60
        de necrose gordurosa facial, 60
  mole, 17, 18, 23, 24, 26, 30
    da bochecha, 26
    da fossa temporal, 18
    da glabela, 17
    da junção, 24
      pálpebra/bochecha, 24
    da região central, 17
    da testa, 17
    das sobrancelhas, 23
    do envelope de pele, 30
    dos supercílios, 23
Têmpora
  injeção na, 49*f*
    vascular, 49*f*
    formação de pústula, 49*f*
Testa
  anatomia da, 16
    fossa temporal, 18
    glabela, 16

    pregas, 16*f*
      dinâmicas, 16*f*
    região central, 16
    rugas horizontais, 16*f*
      dinâmicas, 16*f*
    linhas na, 67*f*
      laterais, 67*f*
    porção central da, 18*f*
      artéria da, 18*f*
      superficial, 18*f*
Topografia
  da bochecha, 26
  da glabela, 16
  da junção, 24
    pálpebra/bochecha, 24
  da região central, 16
  da testa, 16
  das sobrancelhas, 23
  do envelope de pele, 30
  dos supercílios, 23
Toxicidade
  da lidocaína, 157
    na lipoaspiração, 157
Transferência
  de tecido adiposo, 55-61
    complicações, 55
    infecções atípicas, 57
    necrose gordurosa, 58
    oclusão vascular, 55
    riscos, 55
    tratamento, 60
      de necrose gordurosa facial, 60
Transplante
  capilar, 192-202
    resultados desfavoráveis, 196
      alopecia cicatricial, 199
        no sitio doador, 199
      aparência em grumos, 196
      crescimento deficiente, 201
      enxertos muito grandes, 196
      linha do cabelo, 196
        muito baixa, 196
        muito reta, 196
    técnica atual, 193
Transtorno
  dismórfico, 4
    corporal, 4
      avaliação de, 4
Tyndall
  efeito, 46*f*
    sob os olhos, 46*f*
      por injeção de AH, 46*f*

U

UFPs (Partículas Ultrafinas), 36
   concentração de, 36*t*
      aumento da, 36*t*
         na depilação a *laser*, 36*t*
Ulceração
   da pele, 92, 93*f*
      na aplicação, 92, 93*f*
         de ATX, 92, 93*f*

V

Vascularização
   da bochecha, 28
   da derme, 16
   da fossa temporal, 20
   da glabela, 18
   da região central, 18
      da testa, 18
   nasal, 32

Ventre(s)
   do músculo corrugador, 17*f*
      oblíquos, 17*f*
      transversos, 17*f*
Volume
   intravascular, 155
      redistribuição de, 155
         na lipoaspiração, 155